Nicole Jardim

DER NATÜRLICHE WEG ZUM HARMONISCHEN ZYKLUS

Nicole Jardim

DER NATÜRLICHE WEG ZUM HARMONISCHEN ZYKLUS

Das 6-Wochen-Programm
für einen ausgeglichenen Hormonhaushalt.
Gegen Zyklus- und Fruchtbarkeitsstörungen,
PMS, Krämpfe, Stimmungsschwankungen

Aus dem Englischen von Anja Lerz und Dr. Kimiko Leibnitz

YES

Dieses Buch soll Ihnen helfen, Ihr persönliches Wissen über bestimmte medizinische Symptome, Therapien und Prozeduren zu erweitern. Den Rat medizinischen Fachpersonals kann und soll es dabei nicht ersetzen. Bei konkreten medizinischen Fragen, Problemen oder bei Krankheitssymptomen wenden Sie sich bitte an Ihre Ärztin oder Ihren Arzt. Es wurden alle Anstrengungen unternommen, um die Richtigkeit aller in diesem Buch enthaltenen Informationen zum Zeitpunkt der Veröffentlichung zu gewährleisten. Die Autorin und der Verlag lehnen die Verantwortung für nachteilige Auswirkungen, die sich gegebenenfalls aus der Anwendung dieser Informationen ergeben könnten, ausdrücklich ab.

2. Auflage 2023

Türkenstraße 89, 80799 München
info@yes-publishing.de

Die amerikanische Originalausgabe erschien 2020 bei Harper Wave, an imprint of Harper Collins Publishers, unter dem Titel *Fix Your Period. Six Weeks to Banish Bloating, Conquer Cramps, Manage Moodiness, and Ignite Lasting Hormone Balance.*

Redaktion: Dr. Doortje Cramer-Scharnagl
Umschlaggestaltung: Ivan Kurylenko (hortasar covers)
Layout und Satz: Daniel Förster, Belgern
Druck: GGP Media GmbH, Pößneck
Printed in Germany

ISBN Print 978-3-96905-062-0
ISBN E-Book (EPUB, Mobi) 978-3-96905-063-7
ISBN E-Book (PDF) 978-3-96905-064-4

Für Marguerite, Chantal, Albertine,
meine Großmütter und Urgroßmütter

INHALT

TEIL 3

Leben als Menstruationsexpertin

VORWORT

Hat Ihnen schon einmal jemand gesagt, es gehöre sich nicht, über die Menstruation zu sprechen? Oder dass man zwar darüber reden könne, aber bitte schön nur beim Arzt? Bloß nichts von der eigenen Periode erzählen – nicht im Freundeskreis und schon gar nicht auf Facebook & Co.! Diese unterschwellige Botschaft, dieses Menstruationstabu im Alltag hat dazu geführt, dass viele Frauen sich unnötig quälen und alleingelassen darüber nachgrübeln, ob ihre Erfahrungen mit der Periode eigentlich normal sind.

Doch nun hat eine neue Frauengeneration die Bühne betreten. Sie macht sich für einen positiven Umgang mit der Periode stark. Sie möchte das Reden über die Regel zur Selbstverständlichkeit machen und fordert stolz die Entscheidungshoheit über ihre Menstruation zurück. Trotz all der Stimmen, Frauen sollten peinlich-verkniffen über ihre Monatsblutungen schweigen, geht diese Bewegung konstant ihren Weg – unbeirrt von Scham, Kritik und Zensur in den sozialen Medien. Diese neue Offenheit hat sogar dazu geführt, dass das Magazin *Newsweek* das Jahr 2015 zum »Jahr der Periode« ernannt hat.

Das ist eine beachtliche Abweichung von dem Bild, das die Medien lange Zeit über die weiblichen Zykluserfahrungen vermittelten: Die Werbung für Monatshygieneprodukte verwendete traditionell eine schädigende »Anti-Perioden-Rhetorik«. Sie stellte die Monatsblutung als ein schambehaftetes Übel dar, das es zu verbergen galt. Symptome sollten am besten medikamentös abgeschafft werden. Vergleichen Sie das einmal mit dem Programm, das wir direkt vor und nach der Werbung zu sehen bekamen: In einem Moment schauen Sie sich einen Film an, in dem jemand zerfleischt wird, überall spritzt Blut. In der nächsten Sekunde begann ein Werbespot, in dem Blut unsichtbar und unerwähnt bleiben musste. Stattdessen wurde hier das natürliche Blut durch eine blaue Flüssigkeit ersetzt, die auf eine Binde oder Slipeinlage gegossen wurde, um deren Saugfähigkeit zu demonstrieren. (Nebenbei bemerkt konnte ich noch keinen Beweis dafür finden, dass blaue Flüssigkeit eine normale Absonderung des weiblichen, geschweige denn des menschlichen Körpers ist.)

Inzwischen ist das anders. Heute definieren Frauen auf der ganzen Welt soziale Normen neu, die mit dem Menstruationszyklus zu tun haben. Sie fordern einen offeneren Austausch über einen der wichtigsten biologischen Prozesse im weiblichen Organismus. Anstatt sich für ihre Menstruation oder ihren Körper zu schämen, akzeptieren Frauen diesen biologischen Unterschied als echte Stärke.

Wie in einem Staffellauf übernimmt diese neue Frauengeneration die Fackel, deren Flamme die Generationen vorher am Brennen gehalten haben – und das trotz des gewaltigen Gegenwinds und selbst in den finstersten Tagen der Medizingeschichte. Nachdem uns Ärzte jahrzehntelang »Hysterie« bescheinigten und sogar behaupteten, unsere Periode sei bedeutungslos, weist diese neue Frauengeneration uns einen neuen Weg. Nicole Jardim, eine der vielen Frauen, die zu dieser mutigen Generation gehören, sagt: »Der weibliche Körper ist nicht defekt. Dass er Symptome zeigt, heißt nicht, dass kein Verlass mehr auf ihn ist.«

Egal, was man Ihnen erzählt hat: Beschwerliche Perioden, Stimmungsschwankungen, Akne, prämenstruelles Syndrom und verminderte Libido gehören eben nicht »einfach zum Leben einer Frau dazu«. Diese Erfahrungen mögen weit verbreitet sein, *normal* sind sie aber mit Sicherheit nicht. Mit diesen Symptomen möchte unser Körper uns etwas mitteilen. Und da Sie dieses Buch lesen, vermute ich, dass Sie dazu bereit sind, zuzuhören.

Auf den folgenden Seiten werden Sie lernen, was die jeweiligen Symptome bedeuten, was Ihr Körper Ihnen damit sagen möchte und wie Sie an die Informationen kommen, mit denen Sie beim nächsten Arztbesuch endlich die korrekten Antworten auf Ihre Fragen erhalten. Ich will eines sehr deutlich machen: In diesem Buch werden Sie keinesfalls dazu aufgefordert, sich allein durchzuschlagen, eigenverantwortlich Medikamente abzusetzen, Labortests links liegen zu lassen oder die Fortschritte moderner Medizin zu missachten. Das Buch ist vielmehr eine Einladung, den Körper, in dem Sie zu Hause sind, ganz neu kennenzulernen, Verantwortung für Ihre Gesundheit zu übernehmen, einen ganzheitlichen Blick auf Ihren Zyklus zu gewinnen und zu verstehen, wie Sie mit Ihren Hormonen »zusammenarbeiten« können. Dieses Buch soll Ihnen außerdem helfen, die Kenntnisse über Ihren eigenen Körper auszubauen, sodass Sie hilfreichere Gespräche mit Medizinerinnen und Medizinern führen und Ihren eigenen Bedürfnissen besser nachkommen können.

Nicoles Weg begann – wie der vieler anderer Menschen, die sich der ganzheitlichen Medizin verschrieben haben – mit dem Wunsch, ihre eigenen gesundheitlichen Probleme anzugehen. Dazu gehörten unter anderem Menstruationsbeschwerden und ein beängstigender Verdacht auf eine Autoimmunerkrankung. Mit Anfang zwanzig wandte sie sich mit ihren Problemen an Ärzte, die von einer rheumatoiden Arthritis und anderen chronischen Erkrankungen ausgingen. Man sagte ihr, es gebe keinerlei Möglichkeit, dem Ganzen durch eine Umstellung der Ernährung und der Lebensgewohnheiten zu begegnen. Sie könne den Verlauf bestenfalls »beobachten und abwarten«. Damals beschloss sie, ihren Weg zur Heilung selbst zu finden.

Sie begann, mit ihren Hormonen zusammenzuarbeiten, und achtete sorgsam darauf, wie ihr Körper auf unterschiedliche Vorgehensweisen reagierte. Anhand ihrer Rechercheergebnisse stellte sie sich dann ihr eigenes »Perioden-Puzzle« zusammen. Und siehe da: Binnen weniger Monate verschwanden die Symptome, während ihre Neugier immer mehr zunahm.

Nachdem sie sich auf diese Weise selbst geheilt hatte, machte Nicole es sich zur Aufgabe, auch anderen Frauen zu helfen. Sie arbeitete jahrelang mit den besten Medizinerinnen und Medizinern auf dem Gebiet der Frauengesundheit zusammen und lernte von ihnen. Sie studierte unter der Anleitung der besten evidenzbasiert arbeitenden Medizindozentinnen und -dozenten und verwendete unermesslich viel Zeit darauf, zu lernen und ihr Wissen zu erweitern. Ein unkonventioneller Weg, von dem bereits Tausende Frauen weltweit profitieren konnten.

Nicole greift dabei auf, was in den letzten Jahren wissenschaftlich bewiesen wurde: Bioindividualität ist der Schlüssel auf dem Weg zur Heilung. Kein (Frauen-)Körper ist wie der andere. Der traditionelle Ansatz der Medizin, der lediglich Universalkonzepte bietet, hat dazu geführt, dass sich viele Frauen unzufrieden fühlten. Sie fragten sich, warum bestimmte Therapien ihnen nicht halfen oder warum es hieß, ihre Laborwerte seien alle »normal«, wenn sie sich doch ganz und gar nicht so fühlten.

Grundlage von Nicoles Botschaft ist die Überzeugung, dass wir alle unsere Periode unterschiedlich erleben: Niemand weiß besser, was uns guttut, als wir selbst. Ihr geht es darum, Frauen genau die Werkzeuge an die Hand zu geben, die sie benötigen, um für sich und ihre Gesundheit selbst Verantwortung zu übernehmen und um nicht länger von der Diskussion um ihren eigenen Körper ausgeschlossen zu sein. Nicole ist eine echte Wegbereiterin für die hormonelle Gesundheit der Frauen. Indem Sie dieses Buch lesen, können Sie gemeinsam mit ihr im Schein ihrer Fackel vorangehen. Tun Sie das und geben Sie die Fackel weiter – auch Sie sind jetzt Teil der Menstruationsbewegung!

In einer Welt, die der Periode erst 2015 öffentlich Aufmerksamkeit zollte, liegt noch ein weiter Weg vor uns. Einen Parkschein kann man mit einer App bezahlen. Mit einer Kreditkarte kann man an einem Automaten Geld holen. Wer jedoch in einer öffentlichen Toilette einen Tampon braucht, hat besser das passende Kleingeld parat. Unsere Arbeit ist noch lange nicht beendet, wenn wir das Thema Menstruation wirklich von aller Scham befreien wollen. Wenn wir dafür sorgen wollen, dass alle Menschen mit einem Zyklus Zugang zu den notwendigen Informationen und Hygieneprodukten bekommen, damit sie in Würde menstruieren können. Der erste Schritt dorthin ist es, seinen Körper zu kennen, seinen Zyklus zu verstehen und seine Gesundheit selbst in die Hand zu nehmen. Genau dabei hilft Ihnen Nicole mit diesem Buch.

Ich möchte Sie ermutigen: Sprechen Sie unbefangen über Ihre Erfahrungen. Jede Geschichte hat ihren Wert. Es ist heilsam, wenn wir einander unsere Geschichten erzählen. Und wer weiß, wer gerade durch Ihre Geschichte zur Heilung gelangt.

Diesen Weg können wir nur gemeinsam gehen. Es ist mir eine Ehre, mit Ihnen unterwegs zu sein!

Dr. Jolene Brighten, Autorin von *Es geht auch ohne Pille* und *Healing Your Body Naturally After Childbirth*

EINFÜHRUNG

Was ist mit Ihrer Periode los?

Der Fluch. Erdbeerwoche. Besuch der roten Tante. Einmarsch der Roten Armee. Nicht besonders nette Euphemismen, oder? Ich verstehe ja, warum die Periode einen so schlechten Ruf hat. Blähungen, Schmerzen, Akne, Stimmungsschwankungen, der Umgang mit Blut – Perioden können einem richtig auf die Nerven gehen. Viele opfern jeden Monat eine Woche oder sogar mehr für ihre Periode oder das Warten darauf. Und oft ist die Periode nicht nur eine Unannehmlichkeit, sondern stört ganz erheblich. Vielleicht müssen Sie Arbeit, Schule, Termine oder Verabredungen absagen, weil Sie sich vor Schmerzen krümmen und keine andere Möglichkeit sehen als Tabletten einzuwerfen und eine Wärmflasche zu umklammern. Sie ertappen sich dabei, wie Sie Kollegen, Partner und Freunde anblaffen und gute Beziehungen aufgrund von Stimmungsschwankungen strapazieren. Ihr Sexualtrieb ist abgetaucht. Überhaupt: sich sexy fühlen – was das angeht, könnten Sie täglich Periodenslips tragen und die Spitzenunterwäsche in der Schublade lassen. Tagsüber sind Sie müde und versuchen sich mit Unmengen Koffein und Zucker über Wasser zu halten – die Gelüste sind wirklich schlimm! –, und nachts leiden Sie an Schlaflosigkeit. Vielleicht ist Ihre Periode auch unregelmäßig oder bleibt manchmal ganz aus, sodass Sie gar nicht wissen, wann Sie wieder damit rechnen müssen.

»Irgendetwas muss sich ändern«, sagen Sie sich jeden Monat wieder. Doch wenn Sie ärztlichen Rat einholen, um diese grässlichen Symptome in den Griff zu bekommen, heißt es, dass die Pille die einzige Lösung sei. Dieses Zaubermittel beseitigt doch jedwede Störung des hormonellen Gleichgewichts – und schon ist alles wieder in bester Ordnung, oder? Synthetische Hormone gleichen aus, was bei Ihren echten Hormonen schiefläuft, stimmt's? Nein! Stimmt nicht!

Wenn Ihnen alle diese Probleme bekannt vorkommen, möchte ich Ihnen sagen, dass Sie nicht allein sind, dass Sie nicht Monat für Monat mit den körperlichen und emotionalen Symptomen Ihrer Periode kämpfen müssen und dass synthetische Hormone ganz sicher nicht immer die Lösung sind.

Wenn es um den Menstruationszyklus geht und alles, was so dazugehört, erzählen uns Medizinerinnen und Mediziner häufig, dass unsere Symptome (will sagen Stimmungsschwankungen, Benommenheit, Erschöpfungszustände, Fruchtbarkeitsstörungen und verminderte Libido) normal oder aber eine natürliche Begleiterscheinung des Älterwerdens seien. Kein Grund zur Sorge!

Bei allem Respekt gegenüber diesen Fachleuten: Das ist Schwachsinn.

Beschwerden und Leid im Zusammenhang mit Ihrem Menstruationszyklus sind unnötig und definitiv *nicht* normal. *Statistisch gesehen* mögen sie normal sein – beispielsweise haben zwischen 45 und 95 Prozent aller Frauen schmerzhafte Perioden und 10 bis 25 Prozent benötigen dann sogar Medikamente und eine Unterbrechung ihrer Alltagsaktivitäten[1] –, aber ich verspreche Ihnen, dass Ihr Organismus das nicht so für Sie vorgesehen hat und dass es daher nicht so bleiben muss. Es ist nicht so gedacht, dass Sie sich jeden Monat vor Schmerzen krümmen oder mehrere Tampons oder Einlagen verbrauchen, bevor Sie sich überhaupt auf den Weg zur Arbeit machen. Es ist nicht so gedacht, dass Sie sich ständig fragen, wann wohl Ihre nächste Periode einsetzt, oder sich permanent davor fürchten, einmal im Monat in der Woche vor Ihrer Menstruation einen emotionalen oder körperlichen Tiefpunkt zu erleiden.

Einer der größten Mythen, die Frauen heutzutage mitgegeben werden, ist der, dass unsere Menstruationsprobleme unüberwindlich seien. Denn sie sind lösbar. Dazu brauchen wir nicht einmal besonders viel medizinische Begleitung. Und schon gar nicht müssen wir unseren Zyklus mit diversen hormonellen Verhütungsmitteln und anderen Medikamenten regulieren. Es fehlt uns vielmehr an einer umfassenderen Kenntnis unserer Körperfunktionen. Denn genau diese Kenntnis befähigt uns zu verstehen, was unser Körper uns zu sagen versucht, und ihm zu geben, was er braucht.

Tatsache ist: Sie können Ihre Periode mit natürlichen Mitteln beeinflussen. Obwohl uns seit Urzeiten eingetrichtert wurde, dass Perioden einfach ein lästiges Übel seien, habe ich mein ganzes Berufsleben darauf ausgerichtet, Frauen zu zeigen, dass das nicht unbedingt der Fall sein muss. Im Rahmen meiner Coaching-Programme (sowohl privat als auch in Gruppen), Online-Kurse, meines Blogs und meines Podcasts *The Period Party* habe ich Zehntausenden Frauen auf der ganzen Welt geholfen, ihren Menstruationszyklus und die Rolle der Hormone für ihre Gesundheit besser zu verstehen und mehr zu respektieren.

Hormone sind der Schlüssel

Bei Periodenproblemen muss man vor allem drei Dinge wissen:

1. Ihr Körper und Ihr Menstruationszyklus sind nicht so kompliziert, wie man Ihnen eingeredet hat.
2. Die Hormone, die chemischen Botenstoffe Ihres Körpers, arbeiten den ganzen Tag lang zusammen und sind für beinahe alle Vorgänge im Körper verantwortlich.
3. Ihr Menstruationszyklus wird von einigen wenigen entscheidenden Hormonen gesteuert: Östrogen, Progesteron und Testosteron. Zwischen Ihren aktuellen Symptomen und einem Ungleichgewicht dieser drei Hormone besteht höchstwahrscheinlich ein Zusammenhang.

Die Sache ist die: Hormone gehen nicht spontan an die Arbeit, wenn man in die Pubertät oder in die Wechseljahre kommt. Sie spielen nicht nur für die Menstruation eine Rolle, sondern für beinahe jede Körperfunktion. Deshalb fühlen wir uns physisch und psychisch ziemlich elend, wenn die Hormone aus dem Gleichgewicht kommen.

Was die Periode angeht, haben Hormone einen schlechten Ruf bekommen:

»Ach, die wieder mit ihren Hormonen!«
»Die hat wohl gerade ihre Tage.«
»Die Pubertät nervt dermaßen!«

»Ich weiß nicht, warum ich nicht aufhören kann zu weinen.«
»Boah, bin ich zickig zurzeit!«
»Die Wechseljahre sind die Hölle!«

Und so weiter – Sie wissen ja, was ich meine. Der Ruf der Hormone als Störenfriede unserer Stimmung und unserer Gesundheit kommt sicher nicht von ungefähr. Des Pudels Kern ist jedoch, dass in Wirklichkeit ein *hormonelles Ungleichgewicht* als Grundursache hinter schmerzhafter Menstruation, Amenorrhö, polyzystischem Ovarialsyndrom (PCOS), prämenstruellem Syndrom (PMS), Endometriose und anderen Leiden steckt – nicht die Hormone an sich. Oft bringen Frauen ihre Menstruationsbeschwerden nicht mit ihren Hormonen oder gar einem hormonellen Ungleichgewicht in Verbindung. Sollten sie aber. Wenn wir nämlich das Hormonsystem unter unsere Kontrolle bringen, kann es uns gelingen, verschiedenste zyklusbedingte Symptome zu lindern oder ganz loszuwerden.

Schlechte Ernährung, unstete Schlafgewohnheiten, chronischer Stress und ein Übermaß an Umweltgiften haben einen erheblichen Einfluss auf unser hormonelles Gleichgewicht. Normalerweise schlagen die Sexualorgane zuerst Alarm, wenn etwas nicht stimmt. Statt diese Symptome medikamentös abzustellen, wäre es viel wichtiger, die dem Ungleichgewicht zugrunde liegenden Ursachen zu identifizieren und zu behandeln. Sie können Ihr hormonelles Gleichgewicht wiederherstellen, indem Sie Ihre Gesundheit einmal ganzheitlich betrachten und einige einfache Anpassungen Ihres Lebensstils vornehmen. Dadurch werden die unerwünschten Symptome auf natürliche Weise abklingen – Zeichen und Nebeneffekt Ihrer Genesung zugleich.

Eine neue Denkweise

Jeden Monat versucht unser Körper uns etwas über unsere Gesundheit mitzuteilen. PMS, eine starke Blutung, gar keine Periode – ganz egal, wie Ihre persönliche Erfahrung aussehen mag, sie ist keinesfalls das Ergebnis einer mutwilligen Meuterei Ihres Körpers. Er will sich vielmehr durch diese Probleme ausdrücken; so kommuniziert er, was los ist. Genau wie Fieber Zeichen einer Infektion ist, sind Periodenprobleme ein Zeichen dafür, dass der Körper

Aufmerksamkeit braucht. Ihr Körper arbeitet immer mit Ihnen, nicht gegen Sie. Wie bei Fieber oder Halsschmerzen signalisieren die begleitenden Symptome einer Periode, was im Inneren des Körpers vor sich geht – nur leider spricht unser Körper eine Sprache, die viele nie gelernt haben.

Dem englischen Begriff *body literacy* begegnete ich zum ersten Mal bei der Autorin und Frauengesundheitsexpertin Laura Wershler. Sie entwickelte das Konzept, das man im Deutschen mit dem Wort »Körperkompetenz« umschreiben kann, nachdem sie einen Roman über Analphabetismus und mangelnde Lesekompetenz gelesen hatte und darüber nachdachte, dass Frauen und Mädchen auf der ganzen Welt aufgrund mangelnder Bildung benachteiligt sind. So kam ihr der Gedanke, dass Frauen in der westlichen Welt von mangelnder Lesekompetenz einer anderen Art betroffen sind: Uns wird nicht beigebracht, unseren Körper zu »lesen«. Vielmehr lehrt man uns sogar, ihm zu misstrauen oder ihn sogar zu fürchten. Wie oft haben Sie Ihre Symptome ignoriert, weil es hieß, sie gehörten ganz normal zum Frausein dazu? Ganz besonders gilt das für die Periode. Laut Wershler wird Körperkompetenz »erworben, indem man lernt, wie man Ereignisse des Menstruationszyklus beobachtet, dokumentiert und interpretiert«. Dadurch eignen wir uns Wissen darüber an, wie Gesundheit und Allgemeinbefinden mit dem Zyklus zusammenhängen.

Von Wershler inspiriert beschloss ich, in meiner Praxis immer als erstes das Thema »Menstruationskompetenz« anzusprechen. Als zertifizierter Coach für Frauengesundheit, noch dazu spezialisiert auf Hormon- und Menstruationsgesundheit (immerhin bin ich online ja auch als »the Period Girl« bekannt!), wusste ich, dass meine Klientinnen ein Problem haben: Solange sie nicht wissen, wie ihr Körper funktioniert – oder sich vor den eigenen Körperfunktionen sogar fürchten –, können sie nicht die für sie persönlich besten Entscheidungen treffen.

Mit diesem Buch will ich Ihnen darum helfen, die verschiedenen Signale und Symptome im Zusammenhang mit ihrem Menstruationszyklus zu erkennen. So werden Sie besser interpretieren können, was sie Ihnen über das Geschehen »hinter den Kulissen« verraten, was rundläuft und was Ihrer Aufmerksamkeit bedarf. Im Hinblick auf den allgemeinen Gesundheitszustand bietet die Periode nämlich viele Antworten. Wenn Sie diese Antworten finden, finden Sie auch zu Ihrer ursprünglichen Kraft. Wenn Sie Körperkompetenz entwickeln, verstehen Sie, warum Sie beispielsweise eine unregelmäßige, lange oder schwere Periode haben. Sie werden in der Lage sein, im Umgang mit diesem Thema fundierte Entscheidungen zu treffen.

Dass ich meinen Körper zu lesen lernte, hat mein Leben verändert. Mit 14 Jahren musste ich feststellen, dass meine Periode immer intensiver wurde – eine Situation, die in einem demütigenden Missgeschick in der Schule gipfelte. Ich benutzte einen Tampon und eine Damenbinde gleichzeitig und trug obendrein Shorts unter meiner Schuluniform, und trotzdem ging etwas daneben! Und zwar komplett durch das Kleid hindurch. Ich weiß noch ganz genau, dass ich am liebsten den Planeten Erde hinter mir gelassen hätte. Ein anderes Mal erlebte ich ausgerechnet bei einem Besuch bei Freunden in New York eine Sturzblutung: Alle halbe Stunde musste ich Tampons und Binden wechseln. Keine Frage, wenn man seinen Zug verpasst, weil einem in einer öffentlichen Toilette in der Grand Central Station Blut durch alle Kleiderschichten sickert, hat man zweifellos ein Problem.

Ich hatte nicht nur jeden Monat unglaublich starke Blutungen, sondern auch unfassbare Schmerzen. Schmerzen, die einen Sternchen sehen lassen. Und die Schmerzen wurden im Laufe der Zeit immer intensiver. Jeden Monat konnte ich ein oder zwei Tage nicht zur Schule gehen. Musste ich doch hin, weil ein verbindliches Ereignis oder eine Prüfung anstand, nahm ich eine Handvoll Ibuprofen und kämpfte mich durch. Es war furchtbar.

Irgendwann verzögerte sich meine Periode, erst um ein paar Tage, dann um Wochen. Schließlich hatte ich nur noch alle zwei, drei Monate Blutungen. Zuerst kam mir das wie eine Verbesserung vor – doch wenn die Periode dann doch eintraf, kam sie mit noch mehr Wucht als zuvor. Meine Freundinnen hatten anscheinend alle ähnliche Periodenprobleme, und weil meine Mutter das als Teenager auch so erlebt hatte, nahm ich einfach an, es sei eben normal für mich.

Da niemand Alarm schlug, ging das etwa drei Jahre so, bis ich endlich eine Gynäkologin aufsuchte. Ein Hoffnungsschimmer! Ich erklärte ihr meine Symptome sehr detailliert. Sie erklärte mir überhaupt nichts, sondern stellte mir ein Rezept für die Pille aus. Das sollte meine Periodenprobleme lösen.

Endlich! Ich freute mich sehr darüber, nun zum illustren Kreis derer zu gehören, die die Pille nahmen. Von meinen Freundinnen wusste ich, dass diese Zauberpille mir mein Leben zurückgeben würde. Endlich verpasste ich keinen

Unterricht, keine Partys oder Verabredungen mehr, weil es mir so schlecht ging, dass ich nicht aufstehen konnte. Und tatsächlich fehlten bei meiner nächsten Periode viele Symptome, die mich so viele Jahren begleitet hatten: Ich hatte erheblich weniger Schmerzen, blutete weniger und stand nicht mehr ständig kurz vor einer Erschöpfungsohnmacht. Ich war überglücklich. Ich hatte das Wundermittel gegen meine Periodenprobleme gefunden!

Zeitsprung: Ein paar Jahre später. Inzwischen hatte ich zwar keine Probleme mehr mit meiner Periode – ich blutete summa summarum einen Tag pro Monat –, doch nun machten sich neue Symptome bemerkbar, angefangen von Haarausfall über entsetzliche Gelenkschmerzen bis hin zu chronischen Hefepilzinfektionen. Ich war 20 Jahre alt und eine wandelnde Baustelle. Ich hatte Dutzende Spezialisten aufgesucht, von denen mir trotz ausführlicher (und teurer) Untersuchungen keiner sagen konnte, was mir eigentlich fehlte. Ähnlich wie meine Gynäkologin griffen sie zum Rezeptblock und verschrieben mir Schmerztabletten, Antibiotika und andere Medikamente, die nie so richtig halfen. Erst durch einen Besuch beim Akupunkteur einer Freundin bekam ich Antworten auf meine Fragen. So erfuhr ich, dass meine nicht eben gesunden Lebens- und Ernährungsgewohnheiten meine Gesundheit im Allgemeinen negativ beeinflussten. Und nicht nur das: Sie brachten in Kombination mit der jahrelangen Pilleneinnahme auch meine Hormone durcheinander.

Wegen all meiner Beschwerden, die scheinbar voneinander unabhängig waren, hatte ich so viele Fachärzte aufgesucht. Keiner von ihnen hatte je erwähnt, dass es einen Zusammenhang zwischen diesen Beschwerden und der Pille geben könnte, geschweige denn, dass die Pille gar die Ursache des Ganzen sein könnte. Mein Akupunkteur jedoch brachte es auf den Punkt: Um gesund zu werden, musste ich meine Hormone selbst in den Griff bekommen. Mit seiner Hilfe versuchte ich, meine Symptome loszuwerden. Ich setzte die Pille ab und stellte meine Ernährung, mein Sportprogramm, meine Schlafgewohnheiten und meinen Umgang mit Stress auf den Prüfstand. Und wissen Sie was? Nach einigen Fehlversuchen funktionierte es. Als meine Periode nach dem Absetzen der Pille zurückkehrte, tat sie das in einer Form, mit der ich sehr gut umgehen konnte.

Das Zaubermittel gegen meine Periodenprobleme war nicht die Pille, sondern vielmehr ein ganzheitlicher Ansatz, der den gesamten Körper miteinbezog. Zugegeben, für das Gelingen waren viel Geduld, Nachsicht und

Experimentierfreude nötig. Aber ich habe mein Leben zurückbekommen. Und auch Sie können Ihr Leben zurückbekommen.

Meine Erfahrungen brachten mich dazu, anderen zu zeigen, wie sie einen ähnlichen Zugang zu ihrer Gesundheit finden konnten. Denn es ist auf jeden Fall möglich, Periodenprobleme ohne die Antibabypille zu lösen. Wenn Sie an schmerzhaften oder intensiven Monatsblutungen, PMS oder PMDS (prämenstrueller dysphorischer Störung), unregelmäßigen oder ausbleibenden Perioden leiden, wird Ihnen dieses Programm helfen, Ihr hormonelles Gleichgewicht wiederherzustellen und diese häufig auftretenden Menstruationsstörungen aus der Welt zu schaffen. Auch wenn Sie schwanger werden wollen oder Ihre Fruchtbarkeit für eine eventuelle spätere Schwangerschaft verbessern wollen, werden Sie von diesem Programm profitieren.

Die meisten meiner Patientinnen sind Cisgender-Frauen, deren Geburtsgeschlecht mit ihrer Geschlechtsidentität übereinstimmt. Dennoch ist mir bewusst, dass nicht alle Frauen menstruieren und nicht jede*r mit einem Uterus und einer Menstruation sich als Frau identifiziert. Dieses Programm richtet sich an *alle* Menschen mit einem Menstruationszyklus im Alter von 20 bis Mitte 40, die ihren gesundheitlichen Problemen auf den Grund gehen und sie auf natürliche Art und Weise beheben wollen. Wer zu mir kommt, hat es leid, synthetische Hormone einzunehmen, die dem Empfinden nach die Symptome ohnehin kaum lindern und in vielen Fällen das natürliche Hormonsystem umso mehr aus dem Gleichgewicht bringen. Wer zu mir kommt, hat häufig hormonelle Verhütungsmittel wie die Pille, Hormonpflaster, Vaginalring, Spritzen, Verhütungsstäbchen/Implantate oder Hormonspiralen bereits abgesetzt.

Hormonelle Verhütungsmittel abzusetzen ist der erste Schritt, das hormonelle Gleichgewicht auf natürlichem Weg wiederherzustellen. (Mehr dazu im Kasten »Ich kann also keine Pille dagegen nehmen?«) Wenn Sie während dieses Programms hingegen weiterhin die Pille einnehmen oder eine andere hormonelle Verhütungsmethode anwenden, werden Sie sich durchaus besser fühlen – beispielsweise werden sich wahrscheinlich Ihre Verdauung und Ihre Stimmung verbessern. Sie werden jedoch nicht in der Lage sein, das hormonelle Gleichgewicht wiederherzustellen. Die Wiederherstellung dieses Gleichgewichts ist während der Einnahme synthetischer Hormone, die dezidiert auf ein Ungleichgewicht hin entwickelt wurden, schlicht nicht möglich. Ja, ich weiß: Die Verhütungsmethode zu wechseln kann beängstigend sein, doch es gibt mehrere natürliche Verhütungsmethoden (siehe Kapitel 12), die ich Ihnen gerne ans Herz legen möchte.

Ich kann also keine Pille dagegen nehmen?

Ihnen wurde, wie mir damals auch, die Antibabypille verschrieben, um Ihre Menstruationsprobleme zu lösen. Damit sind Sie nicht allein: 58 Prozent der amerikanischen Frauen nehmen die Pille nicht, um eine Schwangerschaft zu verhüten, sondern aus anderen Gründen.[2] Ja, richtig gelesen: Die Hälfte aller Frauen, die die Pille nehmen, nimmt sie, weil sie Probleme im Zusammenhang mit ihrem Menstruationszyklus haben. Die Symptome werfen sie derartig aus der Bahn, dass sie einen starken synthetischen Hormoncocktail benötigen, um damit fertigzuwerden. Warum? Als in den USA Mitte der 1980er-Jahre die Kundenwerbung für verschreibungspflichtige Medikamente erlaubt wurde, begannen Pharmakonzerne, ihre Verhütungsmittel über die Kontrazeption hinaus anzupreisen. Die Mittel wurden damit zu sogenannten Lifestyle-Medikamenten. Im Fokus des Marketings stand die Verbesserung der Lebensqualität, indem Beschwerden behandelt werden sollten, die nicht ganz so folgenreich waren wie eine Schwangerschaft.[3] Zu diesen Leiden zählten in aller Regel Akne, PMS oder PMDS und ausbleibende, sehr starke oder schmerzhafte Monatsblutungen. Ich höre außerdem häufig, die Pille könne zur »Regulierung der Periode« eingesetzt werden. Das macht mich wahnsinnig. Die Pille reguliert die Menstruation auf gar keinen Fall. Das gilt auch für andere hormonelle Verhütungsmethoden (Pflaster, Hormonspirale, Vaginalring, Verhütungsstäbchen/Implantat und Spritze).

Was tun die Pille und die anderen hormonellen Verhütungsmittel dann? Sie verhindern schlicht und einfach den Eisprung.[4] Kein Eisprung, keine natürlichen Hormonschwankungen, keine Periodenprobleme. Einen Haken gibt es dabei allerdings: Weil der Körper nicht mehr seinen natürlichen monatlichen Zyklus der Hormonproduktion durchläuft, werden auch jene Sexualhormone nicht mehr in ausreichender Menge produziert, die für Gemütsverfassung, Libido, Scheidenfeuchtigkeit und Knochengesundheit benötigt werden. Wie Sie sehen, kontrollieren die natürlichen Hormone viele entscheidende Körperfunktionen. Daher verwundert es nicht, dass die Nebenwirkungen hormoneller Verhütungsmittel so vielfältig sind: von Migräne, Akne und Stimmungsschwankungen bis hin zu unregelmäßigen Blutungen, Gewichtszunahme, verminderter Libido und Depressionen.[5]

Und dann muss ich Ihnen noch etwas sagen: Die Blutung während der Einnahmepause ist keine echte Menstruationsblutung, weil ja gar kein Eisprung stattgefunden hat. Vielmehr spricht man hier von einer »Abbruchblutung«. Sie tritt nur auf, weil der Hormonspiegel in der Pause so weit abfällt, dass eine Abstoßung der Gebärmutterschleimhaut verursacht wird. Wieder: kein Eisprung, keine Periode.

Einfach ausgedrückt, setzen die Pille und andere hormonelle Verhütungsmittel die natürlichen Abläufe im Körper außer Kraft. Sie überdecken die zugrunde liegende hormonelle Imbalance lediglich. Kein Frauenkörper kann unter der Einnahme der Pille optimal funktionieren. Deshalb wird die Pille nie die Lösung für Ihre Menstruationsbeschwerden sein. Sie ist höchstens ein vorläufiges Pflästerchen, das nur versteckt, was unter der Oberfläche wirklich los ist.

Wenn Sie die Pille also gegen Ihre Menstruationsbeschwerden einnehmen, fragen Sie sich doch einmal, ob dieser Weg wirklich der richtige für Sie ist. Ich weiß, dass das Absetzen der Pille eine Entscheidung von großer Tragweite ist. Vielleicht fürchten Sie, Ihre Symptome könnten wieder auftreten. Oder vielleicht fragen Sie sich, ob Sie eine wirksame andere Verhütungsmethode für sich finden können. Das sind wichtige Fragen, und die Entscheidung sollte nicht leichtfertig getroffen werden. Nur Sie können den besten Weg für Ihre Gesundheit für sich finden und gehen. Ich hoffe, die Informationen in diesem Buch helfen Ihnen bei dieser Entscheidung.

Die Kontrolle liegt bei Ihnen

Wenn sich an Ihrem Unwohlsein oder Ihren Beschwerden im Zusammenhang mit der Menstruation etwas ändern soll, müssen Sie zunächst eine Entscheidung treffen. Sie müssen sich vergegenwärtigen, dass Sie bereits über alles verfügen, was für eine normale, gesunde – um nicht zu sagen: schöne – Periode nötig ist. Vertrauen Sie mir. Es ist alles da, in Ihnen.

Leider sieht unser heutiges Gesundheitssystem so aus, dass eine unter menstruationsbedingten Symptomen leidende Frau bei der Heilung ihres Körpers häufig gar nicht wirklich mit einbezogen wird. Bei der Diagnose (die normalerweise auf standardisierten Richtlinien beruht) und der Therapieplanung werden ihre individuellen biologischen Gegebenheiten und ihr Lebensstil nur selten berücksichtigt.

Diese Herangehensweise stellt ganz offenkundig ein großes Problem dar, denn sie hat zu einer Art Einheitslösung in Sachen Behandlung geführt. Aber genauso wie sich keine zwei Frauen völlig gleichen, sind auch keine zwei Menstruationszyklen exakt gleich. Deshalb kann für die eine Frau etwas normal sein, was für die andere nicht passt.

Die eigene Gesundheitsfürsorge einfach an den Arzt oder die Ärztin zu überantworten, funktioniert jedenfalls nicht. Nur Sie selbst wissen, was für Ihren Körper am besten ist, niemand sonst. Sie brauchen die Entscheidungshoheit über Ihren Körper nicht abzugeben, Sie dürfen für sich selbst einstehen. Ja, medizinische Fachleute können helfen (ich gehöre auch dazu!), aber niemand außer Sie selbst kann Ihnen Ihre Gesundheit zurückgeben. Ihr Wohlbefinden ist ein Geschenk, das Sie sich selbst machen müssen.

Um den Heilungsweg mit der notwendigen Entscheidungsfähigkeit gehen zu können, müssen Sie sich weiterbilden. Das Wissen um Menstruation und Frauengesundheit wird Sie zur Hauptakteurin machen, wenn es darum geht, Ihre menstruationsbedingten Beschwerden zu lindern oder zu heilen. Ich glaube fest daran, dass *alle* Frauen ihre Gesundheit aktiv unterstützen, verbessern und pflegen können (und sollten). Mein Anliegen ist es, Ihnen zu zeigen, wie Sie das Ruder übernehmen – und zwar ab heute.

Wie Ihnen dieses Buch helfen kann

Die Arbeit kann ich Ihnen zwar nicht abnehmen, aber ich kann Ihnen eine ganze Reihe Werkzeuge und Informationen an die Hand geben, mit denen Sie Ihre Ernährung, Ihr Stresslevel, Ihre Darmgesundheit, Schlafrhythmen und Genetik unter die Lupe nehmen können, um Ihren Periodenproblemen auf den Grund zu gehen. Dieses Buch verschafft Ihnen Zugang zu den aktuellsten wissenschaftlich belegten Informationen. Zusätzlich stellt es Ihnen viele praktische Schritte vor, durch die Sie wieder ans Steuer kommen, sodass Sie Ihre Periodenprobleme bald im Rückspiegel Ihres Lebens betrachten können.

Eine Anmerkung zum Sprachgebrauch in diesem Buch: Ich beziehe mich im ganzen Text immer wieder auf »Frauen«, bin mir aber der Tatsache bewusst, dass nicht jede Person, die menstruiert, sich als Frau identifiziert – auch Transmänner und nicht binäre Personen haben Perioden und können von den Empfehlungen in diesem Buch profitieren. Schlussendlich geht es mir darum, jede menstruierende Person in die Diskussion und in die Entscheidungen bezüglich ihrer Gesundheit miteinzubeziehen.

Wie die Erwachsenenversion eines Aufklärungsgesprächs stellt der erste Teil, »Der Menstruationszyklus im Überblick – wie alles funktioniert«, einen Fahrplan dar, der Sie vom Anfang bis zum Schluss durch den Menstruationszyklus führt. So erfahren Sie genau, wie die Hormone Ihre Gesundheit beeinflussen. Aber in diesem Buch geht es um weit mehr als nur um die Abläufe der Menstruation.

Teil 2, »In 6 Wochen zum harmonischen Zyklus«, führt Sie durch das Perioden-Harmonisierungsprogramm. Dabei werden die Grundursachen menstruationsbedingter Probleme behandelt – und nicht nur die Symptome an sich. Sie erhalten Informationen über die Wichtigkeit der Periode und werden dank der vorgestellten natürlichen, gesunden Behandlungsansätze auch zu einer ausgewiesenen Menstruationsexpertin.

In jeder Woche des Programms geht es um einen Hauptpfeiler des Hormonhaushalts. Wir beschäftigen uns damit, welche Rolle die jeweilige Komponente bei Menstruationsbeschwerden spielt, und Sie erfahren alles, was Sie wissen müssen, damit Ihr Körper optimal funktionieren kann. Wichtiger Bestandteil der Strategie für jede Woche sind konkrete Veränderungsvorschläge hinsichtlich Ernährung und Lebensstil. Damit können Sie sofort einsteigen, um mit kleinen Schritten einen großen Sprung nach vorn zu tun – hin zu besserer Gesundheit.

Weil die guten Gewohnheiten von Woche zu Woche übernommen werden, werden Sie am Ende der sechsten Woche ihren Lebensstil rundum aufpoliert und so Ihr hormonelles Gleichgewicht optimiert haben. Sie werden eine schmerzfreie, regelmäßige Periode, eine stabilere Stimmungslage und mehr Energie genießen können.

Jetzt reizt es Sie vielleicht, gleich zu der Woche vorzublättern, die Sie am meisten anspricht, oder das Buch nach einer To-do-Liste für Ihre spezielle Situation zu durchforsten. Bedenken Sie aber: Am meisten profitieren Sie, wenn Sie das Programm in der von mir vorgestellten Reihenfolge durcharbeiten, egal, wie sich Ihre Symptome oder Beschwerden derzeit konkret äußern. Gehirn und Hormondrüsen kommunizieren über Hormone miteinander. Dieses Programm wurde dafür entworfen, die Kanäle für diese Kommunikation zu öffnen und den Austausch aller Beteiligten so in Gang zu halten. Dabei eine Stimme zu bevorzugen und zuzulassen, dass ein Hormon die anderen quasi übertönt, wird nicht die angestrebten langfristigen Resultate bringen.

Der dritte Teil ist der letzte Teil unseres Perioden-Puzzles. Hier finden alle Puzzleteile ihren richtigen Platz und fügen sich zu einem harmonischen Ganzen zusammen. Hier erfahren Sie auch, wie Sie in Harmonie mit Ihrem Zyklus leben können. Sie werden mit klarerem Kopf arbeiten, besser schlafen und sich besser fühlen als je zuvor.

Im Anhang finden Sie vielfältige Ressourcen, unter anderem auch einfache, schnelle Rezepte für das 6-Wochen-Programm und darüber hinaus. Dazu Basisinformationen über Hormontests, eine Buchliste (deutsch- und englischsprachig, einige Internetadressen und weitere Hinweise.

Wenn Sie dem Rat in diesem Buch folgen, werden Sie Ihre Monatsblutungen positiver erleben. Was aber vielleicht viel wichtiger ist: Sie werden einen ganz wesentlichen Teil Ihrer selbst zurückerobern – nämlich die Fähigkeit, sich auf ungeahnte Weise in Ihrer Hormonlandschaft und in Ihrem Zyklus zurechtzufinden. Womöglich wussten Sie noch nicht einmal, dass das geht. Doch, es ist möglich: Sie können das Buch Ihrer Menstruation ganz neu schreiben und so zu Gesundheit gelangen.

TEIL 1

Der Menstruationszyklus im Überblick – wie alles funktioniert

1 GRUNDKURS PERIODE

Wie das mit der Regel in der Regel funktioniert

In Krankenhausserien im Fernsehen sagen Ärzte und Pflegekräfte oft Sätze wie: »Die Werte gehen runter! Vitalparameter im Auge behalten!« Damit meinen sie, sie müssen sich vergewissern, dass Herzfrequenz, Atemfrequenz, Blutdruck und Körpertemperatur (also die vier etablierten Vitalparameter) sich in einem Bereich befinden, der das Überleben der Patienten ermöglicht. Auch die Periode ist ein Vitalparameter, im Sinne eines Zeichens der allgemeinen gesundheitlichen Verfassung.

Im Jahr 2005 war die Society for Menstrual Cycle Research (deutsch etwa: Gesellschaft für Menstruationszyklusforschung – ja, diese Forschungseinrichtung gibt es wirklich!) – Sponsor eines Wissenschaftsforums mit dem Titel »Der Menstruationszyklus als Vitalparameter«. Zehn Jahre später, also 2015, veröffentlichte die größte gynäkologisch-geburtshilfliche Fachgesellschaft der USA, das American College of Obstetricians and Gynecologists, einen Bericht über Mädchen und heranwachsende Frauen, in dem festgestellt wurde, dass die Menstruation als Vitalfunktion betrachtet werden sollte.[1]

Trotz dieses Fortschritts werden Probleme im Zusammenhang mit dem Zyklus und der Periode häufig als eine unerfreuliche Begleiterscheinung des Frauseins abgetan – als ob hoher Blutdruck eine Begleiterscheinung des Menschseins wäre (ein Herz haben wir schließlich alle). Zwar zeichnet sich ein Wandel ab, aber bis dieser vollzogen ist, ist es ungeheuer wichtig, dass Frauen die Verantwortung für ihre Gesundheit wieder selbst übernehmen. Und dazu gehört auch das Wissen, dass der Menstruationszyklus ein Barometer ihrer Gesundheit ist. Ich gratuliere Ihnen: Sie sind eine dieser Frauen!

Der Eisprung – genauer gesagt: ein *regelmäßiger* Eisprung – ist ein Zeichen für Gesundheit und Fruchtbarkeit.[2] (Ob Sie's glauben oder nicht, das oberste Ziel des Körpers jeden Monat ist eine Schwangerschaft.) Ein regelmäßig auftretender Eisprung ist der Motor für einen ausreichenden Progesteron- und Östradiolspiegel (Östradiol ist die wirksamste Form des Östrogens im Körper). Progesteron und Östradiol sind die beiden wichtigsten weiblichen Sexualhormone. Sie sind zwar vor allem für ihre Rolle für den Menstruationszyklus und die Gebärfähigkeit bekannt, spielen aber auch im Zusammenhang mit anderen Körperfunktionen eine wichtige Rolle. Genauer gesagt sorgt das Östrogen dafür, dass Herz und Blutgefäße sauber arbeiten[3], das Progesteron kann Brüste und Uterus vor Krebs schützen[4] und beide sind ganz entscheidend dafür verantwortlich, dass die Knochen stark bleiben[5] und das Gehirn optimal funktioniert – da ist kein Platz für Benommenheit und Stimmungsschwankungen![6]

Eine ganze Anzahl Körperfunktionen wird also von denselben Hormonen beeinflusst, die auch den Menstruationszyklus steuern. Somit ist unsere Gesundheit im Ganzen gefährdet, wenn der Menstruationszyklus nicht innerhalb der »normalen« Parameter funktioniert. Ja, genau. Ihre Periode ist ein Anzeichen für allgemeines Wohlbefinden, Vorerkrankungen oder sogar chronische Krankheitszustände.[7] Man kann sich das als Frühwarnsystem des Körpers vorstellen: Es schlägt Alarm, wenn der Körper Hilfe braucht.

Beispielsweise signalisieren unregelmäßige Monatsblutungen (also Perioden, die nicht regelmäßig alle 25 bis 35 Tage eintreten) möglicherweise, dass der Körper unter zu viel Stress leidet oder ein Nährstoffmangel vorliegt.[8] Schmerzhafte Perioden, besonders diejenigen, die so schlimm sind, dass man sich in Fetalstellung auf dem Badezimmerfußboden krümmt, könnten ein Zeichen für eine den ganzen Körper betreffende Entzündung, eine Funktionsstörung des Beckenbodens oder sogar für Endometriose sein.[9] Außergewöhnlich starke Blutungen könnten in Zusammenhang stehen mit Fibromen, Adenomyose (eine Unterform der Endometriose, bei der der Gebärmutterschleimhaut ähnelndes Gewebe in die Gebärmuttermuskulatur hineinwächst, was eine Vergrößerung der Gebärmutter zur Folge hat) oder sogar mit einer Schilddrüsenunterfunktion.[10] Ausbleibende Monatsblutungen sind gleichbedeutend mit einem ausbleibenden Eisprung, was auch heißt, dass die für den Aufbau und das monatliche Abstoßen des Endometriums (der

Gebärmutterschleimhaut) notwendigen Sexualhormone nicht gebildet werden.[11] Menstruationsbeschwerden dieser Art sollten niemals ignoriert oder als »normal« abgetan werden. Doch Ihr körpereigenes Frühwarnsystem kann Ihnen nicht weiterhelfen, wenn Sie nicht wissen, wie seine Signale zu interpretieren sind. Deshalb ist es so wichtig zu wissen, wie eine Menstruation funktionieren sollte.

Sagen wir es gleich vorab: Die perfekte Periode gibt es nicht. Jede Frau erlebt ihre Menstruation anders. Die Periode wird beeinflusst von Genen, Lebensstil und allgemeiner gesundheitlicher Verfassung, was bedeutet, dass hier viel Raum für Variationen besteht. Ich möchte, dass Sie lernen, wie *Ihr* Zyklus ablaufen sollte, wieso er so funktioniert und was ihn beeinflusst. Indem Sie Ihren Zyklus besser kennenlernen, werden Sie ein besseres Verständnis für die Abläufe in Ihrem Körper entwickeln und dafür, was er Ihnen durch bestimmte Symptome sagen möchte. Lassen Sie uns also von vorn anfangen. Keine Sorge. Es wird viel spannender als das peinliche Aufklärungsgespräch mit Ihrer Mutter damals!

Die vier Phasen des Menstruationszyklus

Der Körper einer Frau arbeitet von Natur aus zyklisch. Zu verschiedenen Zeiten im Menstruationszyklus produziert er unterschiedliche Mengen Hormone, nämlich Östrogen, Progesteron und Testosteron (siehe Abb. 1). Auch andere Hormone, wie das follikelstimulierende Hormon (FSH), das Luteinisierungshormon (LH), das Anti-Müller-Hormon (AMH), Prolaktin, Oxytocin und Cortisol sowie Neurotransmitter wie etwa Serotonin, Adrenalin und Dopamin unterliegen Schwankungen. Und warum das alles? Damit Sie schwanger werden.

Was die Hormone angeht, kommen wir weiter unten zur Sache. Vorerst reicht das Wissen, dass sie für die vier Phasen des Menstruationszyklus verantwortlich sind. Wie auch andere Vorgänge in der Natur unterliegt unser Körper dem Rhythmus von Ebbe und Flut. Jede Phase des monatlichen Zyklus bringt entscheidende physische und emotionale Veränderungen mit sich. Frauen, die alle 25 bis 35 Tage ihre Periode bekommen, erleben diese Veränderungen also fast in wöchentlichem Wechsel.

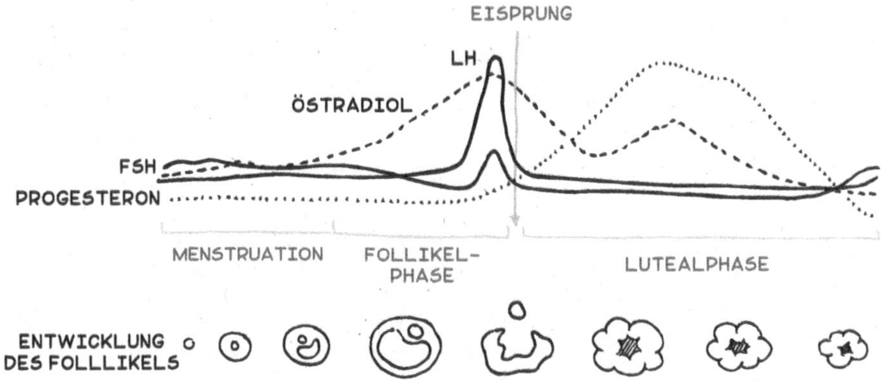

Abb. 1: Die vier Phasen des Menstruationszyklus, die wichtigsten beteiligten Hormone und die Phasen der Follikelentwicklung

Diesen inneren Rhythmus im Griff zu haben trägt entscheidend dazu bei, sich in seinem Körper mehr zu Hause zu fühlen. Es ist außerdem der erste Schritt zur Lösung vieler physischer und emotionaler Beschwerden im Zusammenhang mit dem Monatszyklus. Dieses Wissen wird Sie auf das Erleben Ihrer eigenen Gezeiten vorbereiten und Ihnen wichtige Hinweise liefern, ob Ihre Hormone in den verschiedenen Phasen so funktionieren, wie sie sollen.

Phase 1: Die Blutungsphase (Menstruation)

Vielleicht haben Sie gelernt, dass der Menstruationszyklus mit der Periode endet. In Wirklichkeit entspricht der erste Tag der Blutung dem ersten Tag des Menstruationszyklus. Durchschnittlich dauert diese Blutungsphase drei bis sieben Tage. Kurz vor Periodenbeginn sackt der Progesteronspiegel ab, was den Abbau und dann die Abstoßung der Gebärmutterschleimhaut auslöst. Zu Beginn der Menstruation erreichen die wichtigsten weiblichen Sexualhormone, Östrogen und Progesteron, ihre niedrigste Werte im gesamten Zyklus. Das Progesteron steigt erst nach dem Eisprung wieder an.

Mit Beginn der Menstruation brechen sozusagen alle Dämme. Nach dem Lauern und der Vorerwartung fühlen Sie sich jetzt wahrscheinlich befreit, womöglich sogar erleichtert. Es kann sein, dass Sie sich während dieser Woche müde, in sich zurückgezogen, nach innen gewandt und emotional verletzlich fühlen. Der Gebärmutterhals oder Muttermund (die Zervix), also das zylindrisch geformte Gewebe, das Vagina und Uterus verbindet, verändert im Zyklusverlauf seine Position. In dieser ersten Phase ist er eher fest zu tasten, etwa wie eine Nasenspitze. Er befindet sich in einer niedrigen Position und ist leicht geöffnet, damit das Menstruationsblut abfließen kann.

Die Blutung prägt auch die erste Hälfte der Follikelphase. Während der Follikelphase sondert ein Bereich des Gehirns, der Hypothalamus, das sogenannte Gonadoliberin ab (GnRH – *gonadotropin-releasing hormone*). Dieses Eiweiß wiederum erteilt der Hirnanhangsdrüse (der »Schaltzentrale«) die Anweisung, das follikelstimulierende Hormon (FSH) abzusondern. Dieses kommuniziert mit den Eierstöcken und rekrutiert von dort zwischen Tag 1 und Tag 4 der Periode eine Handvoll Eierstockfollikel. Das sind ballonartige kleine Säckchen, in denen sich je eine einzige Eizelle befindet. Zwischen Tag 5 und Tag 7, also für viele gegen Ende der Periode, wird ein Follikel aus dieser Auswahl nominiert. Bei der Ei-Auswahl geht es ein bisschen zu wie bei den Hungerspielen in Panem, weil nur ein Follikel zum Eisprung auserkoren wird, während die anderen aus der Gruppe der Rekrutierten sich auflösen. Mit Mutter Natur ist nicht zu spaßen!

Phase 2: Die Follikelphase

Als Nächstes geht es in die nicht menstruierende Hälfte der Follikelphase. Das ist die Zeit während des Menstruationszyklus, in der sich die Eierstöcke weiter auf das große *O* vorbereiten – soll heißen, die Ovulation (nicht der Orgasmus – wobei ich Ihnen davon natürlich auch eine Menge wünsche!).

Die reifenden Follikel produzieren immer größere Mengen Östradiol. Um Tag 8 des Menstruationszyklus herum (etwa in der Mitte der Follikelphase) lässt das ausgewählte Follikel langsam seine Muskeln spielen und dominiert dank der Wirkung des Anti-Müller-Hormons seine Kollegen.[12] Während das Östradiol weiter zunimmt, signalisiert es dem Gehirn, es solle die FSH-Produktion herunterfahren und die des Luteinisierungshormons in der Hirnanhangsdrüse ankurbeln. Steigende LH-Werte stimulieren die Produktion von Androstendion und Testosteron (männlichen Sexualhormonen), die bei der Ovulation, also dem Eisprung, eine unterstützende Funktion haben.

Im Vorfeld des Eisprungs bereitet das Östrogen den Uterus gleichzeitig auch auf eine Schwangerschaft vor, indem es die Blutgefäße der Gebärmutterschleimhaut verdickt. Der Muttermund bewegt sich nach und nach im Vaginalkanal nach oben und öffnet sich. Zervixschleim tritt in den ersten Tagen nach der Menstruation kaum auf. Je mehr Östrogen gebildet wird, das die Zervix stimuliert, desto dünnflüssiger wird die Konsistenz des Zervixschleims, der häufig weißlich, cremig, wie eine Lotion aussieht. In der zweiten Hälfte der Follikelphase, kurz vor dem Eisprung, ist die Fruchtbarkeit am größten. Wer nicht schwanger werden will, sollte in dieser Zeit eine Barrieremethode anwenden.

Phase 3: Die Ovulationsphase

Entgegen gängiger Meinungen ist die Ovulation der eigentliche Star in der Menstruationszyklus-Manege – nicht die Menstruation. Oder, wie Dr. Lara Briden in ihrem Buch *Die Perioden-Werkstatt* schreibt: »Durch den Eisprung werden Hormone gebildet.« Die Ovulationsphase ist die kürzeste Phase des Zyklus, aber in ihr steckt eine geballte Menger hormonaler Action. Sie ist der Höhepunkt der harten Arbeit, die der Körper während der Follikelphase geleistet hat.

Während dieser Phase steigt der Östradiolspiegel deutlich an; der Anstieg entspricht dabei der Größe des reifenden dominanten Follikels[13]. Immer höher steigende Östradiolwerte signalisieren dem Hypothalamus, dass es an der Zeit ist, den LH-Anstieg auszulösen. Dieser wird nämlich benötigt, um die Ovulation in Gang zu bringen. Kurz vor dem LH-Gipfel fällt dann der Östradiolspiegel ab, was häufig der Grund von Zwischenblutungen in der Zyklusmitte ist. LH und Progesteron bewirken einen Anstieg von Prostaglandinen und bestimmten Enzymen (Peptidasen), die die Wände des Follikels schwächen, damit die Eizelle leichter austreten kann.[14]

In bemerkenswert kurzer Zeit – der Ovulationsprozess vollzieht sich in nur 24–48 Stunden – führt dieser komplizierte Reigen von LH, FSH, Östradiol und Progesteron dazu, dass eine Eizelle aus dem Follikel herausplatzt (»springt«), vom Eileitertrichter aufgenommen, in den Eileiter weitergegeben und in Richtung Uterus transportiert wird. Ist ein Ei einmal freigesetzt, überlebt es 12 bis 24 Stunden. (Es besteht die Möglichkeit, dass in diesem Zeitfenster ein zweites

Ei freigesetzt wird. Auch dieses zweite Ei überlebt 12 bis 24 Stunden. Werden beide befruchtet, kann dies zweieiige Zwillinge zur Folge haben.) Das Ei wird auf seinem Weg durch den Eileiter entweder von einem Spermium befruchtet oder es löst sich auf.[15] Der Rest des Follikels wird nun übergangsweise zu einer Hormondrüse: zum Gelbkörper (*Corpus luteum*), der in dieser und der folgenden Phase eine wichtige Rolle spielt.

Übrigens: Der Eisprung vollzieht sich in jedem Zyklus beliebig in einem der beiden Eierstöcke. Es gibt jedoch Studien, die darauf schließen lassen, dass der Eisprung häufiger im rechten Eierstock stattfindet und dass ein Eisprung im rechten Eierstock eine höhere Schwangerschaftswahrscheinlichkeit in sich birgt.[16]

Zum Zeitpunkt der Ovulation wird der Muttermund weich, zieht sich noch höher in den Vaginalkanal zurück und öffnet sich. Das hilft dem freigesetzten Ei dabei, die besten (stärksten, gesündesten) Spermien zu erwischen. Denn diese müssen so einen weiteren Weg bis zum Muttermund zurücklegen, wo sie einen kurzen Boxenstopp einlegen, ehe die Hatz um das freigesetzte Ei weitergeht.

In Vorbereitung auf das Eintreffen des Spermas verwandelt sich der Zervixschleim. Er wird klar bzw. durchsichtig, zäh (wie Eiweiß) und hochelastisch oder aber sehr feucht und wässrig. Man bezeichnet ihn nun als »fruchtbaren Zervixschleim«. Unter einem Mikroskop erkennt man, dass sich im Schleim winzige Kanäle befinden, die den Spermien dabei helfen, durch den Gebärmutterhals zu schwimmen. Fruchtbarer Zervixschleim nährt die Spermien, schützt sie vor dem natürlich sauren Scheidenmilieu und leitet sie zum Ei.[17]

Phase 4: Die Lutealphase

Diese Phase dauert üblicherweise 11 bis 17 Tage, bei den meisten Frauen jedoch 12 bis 24 Tage[18]. Die Dauer der Lutealphase hängt ganz und gar davon ab, wie lange der Gelbkörper (also der Follikel, der das Ei freigegeben hat) seine Progesteronproduktion aufrechterhält.

Nach dem Eisprung sinken die FSH- und LH-Spiegel. Der LH-Spiegel bleibt für die Dauer des Zyklus niedrig, der FSH-Spiegel dagegen steigt kurz vor der Menstruation wieder an, um die nächste Runde Follikel vorzubereiten.[19] Das Östrogen fällt weiter ab, während dank der Progesteronproduktion des

Gelbkörpers dieser Hormonwert ansteigt[20]. Der Progesteronwert bleibt während der gesamten Lutealphase hoch.

Das Progesteron ist ein thermogenes Hormon. Das heißt, es erzeugt Wärme und lässt die Basaltemperatur für die restliche Dauer der Lutealphase ansteigen. Dieser Temperaturanstieg ist ein wichtiger Indikator dafür, ob ein Eisprung stattgefunden hat oder nicht[21]. Das Progesteron bereitet die Gebärmutterschleimhaut auch weiter auf eine mögliche Schwangerschaft vor. Es macht den zunächst spinnbaren, feuchten Zervixschleim nun weißlich und klebrig, weniger flüssig. Unter einem Mikroskop wäre eine Struktur ähnlich eines Korbgeflechts zu erkennen. Sie dient als Spermienbarriere der Vagina. Man bezeichnet diesen Schleim auch als »unfruchtbaren Zervixschleim«, weil er für Spermien zu diesem Zeitpunkt besonders schwer zu durchdringen ist.

Während der zweiten Woche der Lutealphase erreichen die Östrogenwerte einen zweiten Höhepunkt, um den Körper sozusagen in letzter Minute doch noch auf eine Schwangerschaft vorzubereiten. Aufgrund dessen könnte Ihnen eine vermehrte Schleimproduktion auffallen, die derjenigen im Vorfeld des Eisprungs ähnelt. (Keine Sorge, das ist unfruchtbarer Zervixschleim, Sie können also nicht schwanger werden.) Außerdem zeigen sich aus heiterem Himmel Energieschübe und Lust auf Sex. Das freut besonders diejenigen, die vor der Periode mit PMS-Symptomen zu kämpfen haben, weil Sex dann oft das letzte ist, worauf sie Lust haben!

Wird das Ei befruchtet, fängt es an, humanes Choriongonadotropin (hCG) zu produzieren, und wandert weiter durch den Eileiter in den Uterus. Das hCG signalisiert dem Gelbkörper, weiter Progesteron und Östrogen zu produzieren, damit die Schwangerschaft im Anfangsstadium aufrechterhalten wird.

Wenn es nicht zu einer Schwangerschaft kommt, lässt die Aktivität des Gelbkörpers etwa neun bis elf Tage nach dem Eisprung nach[22]. Die daraufhin abfallenden Östrogen- und Progesteronwerte sagen der Gebärmutterschleimhaut, dass es Zeit ist, zu verschwinden.

Stark, oder? Ist der Körper nicht wunderbar? Kein Jongleur der Welt könnte so viele Bälle gleichzeitig in der Luft halten. Nachvollziehbar, dass der kleinste

Fehler das System zum Einsturz bringen und Periodenprobleme nach sich ziehen kann. Aber nur, weil unser Zyklus so komplex und verschlungen ist, heißt das noch lange nicht, dass es schwierig ist, ihn zu pflegen und zu nähren. Für einen gesunden Menstruationszyklus braucht man nicht jonglieren zu lernen. Sie müssen Ihrem Körper nur die notwendige Unterstützung zukommen lassen, dann können Sie sich zurücklehnen und die Show genießen. Falls Ihre Symptome wirklich schlimm sind, finden Sie diese hormonelle Jonglagenummer vielleicht nicht so aufregend wie ich, aber lesen Sie weiter – es wird sich gleich alles ändern.

Wie sollte meine Periode beschaffen sein?

Jetzt, wo Sie wissen, was während des Menstruationszyklus im Körper vorgeht, wollen Sie wahrscheinlich erfahren, wie eine Menstruation eigentlich ablaufen sollte. Im Laufe der Jahre hat mich eine unglaubliche Menge an Fragen von Frauen über die Eigenschaften ihrer Periode erreicht, angefangen von »Wie lange sollte meine Periode dauern?« und »Sind Zwischenblutungen vor oder nach der Periode eigentlich normal?« über »Wie sollte die Blutung aussehen?« bis hin zu »Gehören Schleimklumpen zu einer Monatsblutung einfach dazu?«.

Erinnern Sie sich an den Aufklärungsunterricht in der Schule? Oder, wichtiger: Erinnern Sie sich, was Sie in den Stunden gelernt haben? Tja, nein, ich auch nicht! Ich ging auf eine katholische Highschool. Bei uns hieß der Aufklärungsunterricht deshalb »Christliche Familienplanung«. In CF wurde darüber diskutiert, warum wir keinen Sex haben sollten. Aus nachvollziehbaren Gründen war das weder für meine Klassenkameraden noch für mich besonders nützlich. Ich jedenfalls bekam auf keine meiner brennenden Fragen Antworten. Wie war das bei Ihnen?

Wahrscheinlich wurden mir diese und ähnliche Fragen deshalb so häufig gestellt. Und genau aus diesem Grund beschreibe ich im Folgenden Schritt für Schritt einen idealen Zyklus. Das Wissen um dessen Beschaffenheit hilft Ihnen dabei, Ihren persönlichen Referenzwert in Sachen Menstruation zu finden und ein Gefühl dafür zu entwickeln, wie der Zyklus aussehen könnte, auf den Sie hinarbeiten werden.

Was ist eine Periode überhaupt?

Die Begriffe *Periode* bzw. *Menstruation* und *Menstruationszyklus* sind häufig verwirrend. »Menstruationszyklus« bezeichnet den gesamten Zyklus vom ersten Tag der Blutung bis zum letzten Tag vor der nächsten Blutung. Die Begriffe *Periode* oder *Menstruation* beschreiben die vaginale Blutung, die etwa drei bis fünf Tage dauert und etwa alle 28 Tage auftritt. Doch wenn vor der Blutung kein Eisprung aufgetreten ist, handelt es sich nicht um eine richtige Periode.

Stopp – was?

Ja. Einer echten Periode geht immer ein Eisprung voraus. Das ist wichtig, deshalb noch einmal: Einer echten Periode geht *immer* ein Eisprung voraus. Ohne Ovulation erleben Sie einen sogenannten anovulatorischen Zyklus – einen Zyklus ohne Eisprung. In diesem Fall vollzieht sich keiner der im vorigen Abschnitt beschriebenen Schritte. Stattdessen befindet sich der Körper in einer andauernden Follikelphase ohne den typischen Progesteronanstieg, der normalerweise auf den Eisprung folgt. Bei manchen Frauen bleibt die Periode deshalb aus, andere bluten trotzdem. Wenn Sie Blutungen haben, gibt es also nur einen Weg herauszufinden, ob Sie einen Eisprung haben oder nicht: Sie müssen Ihren Zervixschleim beobachten und Ihre Basaltemperatur messen. Beide können Fruchtbarkeitszeichen zeigen.

Brauche ich meine Tage?

All das bringt uns unweigerlich auf die Frage: »Warum sagen dann so viele Ärzte, dass wir keine Periode brauchen?« Mhm. Vielleicht haben Sie auch schon einmal gehört, dass man eine Periode nicht unbedingt brauche. In den USA gab es einmal Werbeanzeigen für eine Pille, bei der es nur viermal im Jahr zu Blutungen kommt. Ich werde die Bilder nie vergessen und auch nicht das Gefühl, dass damit doch irgendetwas nicht stimmt. Egal, wie weit wir im medizinischen Bereich gekommen sein mögen, der Gedanke, dass es gut sein könnte, die Periode monatelang zu unterdrücken, will einfach nicht in meinen Kopf.

Wie oft habe ich gehört: »Aber Nicole, mein Arzt sagt, das ist alles kein Problem, und in Artikeln von anderen Medizinern steht das doch auch.«[23] Stimmt. Viele Ärzte und medizinische Fachleute glauben, dass eine Periode für den Körper nicht notwendig sei. Ich bin da anderer Meinung. Ein gesunder Menstruationszyklus ist notwendig. Und dazu gehört eine regelmäßige Periode.

Wie lange sollte ein Menstruationszyklus dauern?

Die Dauer des Zyklus umfasst die Anzahl der Tage zwischen den Perioden einschließlich des ersten Tages der Blutung und des letzten Tages vor Beginn der nächsten Menstruation. Die durchschnittliche Zykluslänge beträgt 29 Tage.[24] Die Länge wird bestimmt von der Dauer der Follikelphase und dem Tag des Eisprungs. Angenommen, der Eisprung findet am 15. Zyklustag statt. Abhängig vom Befinden des Gelbkörpers ist die Periode etwa 11 bis 17 Tage danach zu erwarten.[25]

Es hält sich hartnäckig der Glaube, jeder Menstruationszyklus solle 28 Tage dauern und der Eisprung müsse zuverlässig am 14. Zyklustag stattfinden. Eine kurze Internetsuche nach »Wie lange sollte mein Menstruationszyklus dauern?« bringt eine Menge Ergebnisse, die genau das untermauern.

Dieser Irrglaube hat seinen Grund womöglich darin, dass in Zeiten vor dem Siegeszug des elektrischen Lichts viele Frauen um den Vollmond herum einen Eisprung hatten und bei Neumond menstruierten (der Mondzyklus dauert 29,5 Tage). Aber in der Zwischenzeit hat sich doch eine ganze Menge geändert. Heutzutage haben nur wenige Frauen einen gleichbleibenden 28-Tage-Zyklus.

Auch die sogenannte Rhythmusmethode hat wohl zu diesem Missverständnis beigetragen. Dabei handelt es sich um eine Anfang des 20. Jahrhunderts entwickelte, kalenderbasierte Verhütungsmethode, die auf der Annahme beruht, dass der Menstruationszyklus grundsätzlich 28 Tage lang sei und der Eisprung etwa 14 Tage vor der nächsten Periode stattfinde. Hinzu kommt, dass die weitverbreitete Einnahme der Antibabypille seit den 1960ern die Daten verfälscht, weil deren Monatsdosis aus 28 säuberlich verpackten Tabletten besteht, die zu einem »perfekten« 28-Tage-Zyklus samt fünf bis sieben Tagen Blutung verhelfen. Egal – der Mythos vom 28-Tage-Zyklus, bei dem der Eisprung pünktlich am 14. Zyklustag eintritt, ist jedenfalls genau das: ein Mythos.

In der Medizin gibt es unterschiedliche Ansichten über die normale Dauer eines Menstruationszyklus. Studien zeigen, dass ein gesunder Zyklus Zeitspannen von 21 bis 35 Tagen umfassen kann.[26] Meiner beruflichen Erfahrung nach ist eine Zykluslänge von 25 bis 35 Tagen für die optimale hormonelle Gesundheit und die Fruchtbarkeit ideal. Frauen, deren Zyklus kürzer als 24 Tage war, neigten zu niedrigeren Progesteron- oder zu hohen Östrogenwerten und zu kurzen Lutealphasen. Das setzte ihre Fähigkeit, schwanger zu werden, herab. Obwohl solche kürzeren Zyklen noch im »gesunden« Bereich liegen mögen, sollte man nicht vergessen, dass Fruchtbarkeit und hormonelle Gesundheit eng miteinander verflochten sind. Auch wenn Sie vielleicht nicht auf eine Schwangerschaft aus sind, arbeitet der Körper doch immer auf eine hin. Ein wirklich gesunder Zyklus ist daher ein Zyklus, der dem Körper die Chance gibt, dieses Ziel zu erreichen. Meiner Erfahrung nach sind die besten Rahmenbedingungen dafür bei einer Zykluslänge von 25 bis 35 Tagen gegeben.

Und was ist mit der Ovulation? Entgegen dem gängigen Mythos vom pünktlichen Eisprung am 14. Zyklustag ändert sich der Zeitpunkt von Zyklus zu Zyklus. Diese Schwankung ist von einer ganzen Reihe Faktoren abhängig, die wir uns später näher anschauen. Im Allgemeinen ist es mir am liebsten, wenn sich der Eisprung im Zyklus meiner Patientinnen zwischen Tag 12 und Tag 21 ereignet.

Zyklen, die regelmäßig außerhalb des 25-bis-35-Tage-Spektrums fallen, weisen normalerweise auf hormonelle Probleme hin. Längere Zyklen sind oft ein Zeichen für ein polyzystisches Ovarialsyndrom (PCOS) oder andere Faktoren, die dazu führen, dass das Östrogen nicht über einen gewissen Wert hinauskommt, was den Eisprung verzögert. Kürzere Zyklen dagegen können auf einen Fehler in der Lutealphase (eine zu kurze Lutealphase) hindeuten, auf eine verfrühte Ovulation oder auf anovulatorische Zyklen.[27]

Wichtiger als die Länge des individuellen Zyklus jedoch ist dessen Gleichmäßigkeit. Anders gesagt: Die Zyklen sollten sich von Monat zu Monat nicht allzu sehr unterscheiden. Wenn zum Beispiel der Zyklus in einem Monat 25 Tage dauert, im nächsten 35 und im dritten 26 Tage, liegen all diese Werte im Normalbereich. Die Schwankung an sich aber ist ein Zeichen dafür, dass der Eisprung nicht regelmäßig erfolgt. Für eine gute Gesundheit wäre das jedoch nötig. Das Ziel sind Zyklusschwankungen von maximal zwei bis drei Tagen. Mein Zyklus spielt sich beispielsweise im Zeitraum von 27 bis 31 Tagen ab, dauert aber – abgesehen von ein, zwei atypischen Zyklen im Jahr – in aller

Regel etwa 28 bis 30 Tage. Die atypischen Zyklen sind dann vielleicht 26 oder 32 Tage lang.

Wenn der Tag Ihres Eisprungs von Zyklus zu Zyklus stark variiert, sollten Sie genau auf Ihre Lebensumstände achten. Haben Sie vielleicht eine außerordentliche, belastende Situation erlebt, die den Eisprung durcheinandergebracht haben könnte? Vielleicht sind Sie viel geflogen, waren krank, haben zu viel gefeiert oder sich ungesund ernährt, weil Sie viel arbeiten mussten? Alle diese Faktoren beeinflussen die ausgeklügelten Pläne des Körpers für die Reifung der Eizelle.

Sie kennen solche Unregelmäßigkeiten? Nur die Ruhe – Sie brauchen nun nicht hektisch durch den Kalender zu blättern, um nach deren Auslöser zu suchen. Studien haben gezeigt, dass bis zu 46 Prozent aller Frauen Schwankungen der Zykluslänge von über sieben Tagen im Jahr erleben.[28] Wichtig ist dabei allerdings, dass Zyklen dieser Frauen in den Studien kürzer und länger waren als das Ideal der 25 bis 35 Tage. Genau deshalb bevorzuge ich Abweichungen von nicht mehr als zwei bis drei Tagen. Kurz gesagt: Mir geht es nicht um statistische Normen, sondern um Ihre Gesundheit.

Wie lange sollte meine Periode dauern?

So wie es über die normale Länge eines Zyklus verschiedene Meinungen gibt, wird auch viel darüber diskutiert, wie lange eine Periode dauern sollte. Meiner Erfahrung nach sollte eine normale Periode drei bis sieben Tage dauern, wobei vier bis fünf Tage für die meisten Frauen normal sind (fünf Tage sind der statistische Durchschnitt).[29] Diese Dauer zeigt an, dass der Östrogenspiegel ausreicht, um die Gebärmutterschleimhaut in der ersten Zyklushälfte vor dem Eisprung aufzubauen.

Als ich damals mit Anfang zwanzig die Pille absetzte, veränderte sich meine Periode von zuvor fünf mittleren bis starken Blutungstagen zu einem Tag mit nur leichter Blutung. Während ich die Pille einnahm, dachte ich, meine schwächer werdende Periode sei das Beste, was mir passieren konnte. Doch die gesundheitlichen Konsequenzen einer praktisch nicht existierenden Periode und eines sehr niedrigen Östrogenspiegels wurden bald überdeutlich: chronische Blasenentzündungen, Kopfschmerzen, Gelenkschmerzen, praktisch keine Lust mehr auf Sex, Schmerzen beim Sex und Melasmen (braune Flecken) in meinem Gesicht, um nur einige meiner Symptome zu nennen.

Ich hatte keine Ahnung, was in meinem Körper vorging. Kurz gesagt, hatte sich die Produktion der Sexualhormone verschoben (weil kein Eisprung stattfand). Mit jedem Pillenmonat wuchs mein Östrogen-, Progesteron- und Testosteron-Defizit. Rechnet man die hohe Stressbelastung am College, zwei Praktika und eine Stellensuche dazu, kommt eine Katastrophe auf zwei Beinen heraus.

Ein Mangel an Sexualhormonen wirkt sich auf den ganzen Körper aus. Deshalb möchte ich, dass die Periode bei meinen Patientinnen drei oder mehr Tage dauert. Eine Dauer von zwei Tagen oder weniger ist häufig ein Anzeichen dafür, dass das Östrogen nicht ausreicht, um alle anderen Funktionen im Körper aufrechtzuerhalten, bei denen dieses wichtige Hormon benötigt wird. Zu den Symptomen eines Östrogenmangels gehören Scheidentrockenheit, Schmerzen beim Geschlechtsverkehr, herabgesetzter Sexualtrieb, Gelenkschmerzen, Konzentrationsschwierigkeiten, Gereiztheit, Ängste, Schlafstörungen und Nachtschweiß.[30] Glauben Sie das einer, die es erlebt hat!

Andererseits: Wenn Ihre Periode immer schon zwei Tage gedauert hat und Sie Ihr Leben ohne Symptome meistern, dann ist vermutlich alles in bester Ordnung. Dann ist eine zweitägige Periode für Ihren Körper und Ihre Hormonlage wahrscheinlich normal. Auch hier gilt wieder: Es kommt auf die Gleichmäßigkeit an. Falls Ihre Periode hingegen fünf Tage lang gedauert und sich langsam oder ganz plötzlich auf ein bis zwei Tage verkürzt hat, könnte das ein Anzeichen für eine gestörte Östrogenproduktion sein.

Befinden Sie sich dagegen am anderen Ende des Spektrums und Ihre Periode dauert acht Tage oder länger, könnte das ein Zeichen für eine Östrogendominanz (zu viel Östrogen im Verhältnis zum Progesteron) und/oder eine erniedrigte Schilddrüsenfunktion sein.[31]

Wie viel Blutverlust ist normal?

Normale Perioden gehen mit einem Blutverlust von 60 ml oder weniger einher. Durchschnittlich sind es etwa 35 bis 50 ml, wobei das tatsächliche Spektrum der Frauen dabei weitaus größer ist[32]. Sie wissen nicht, wie viel oder wenig 35 bis 50 ml eigentlich sind? Gießen Sie doch einmal die jeweiligen Mengen Wasser in einen kleinen Messbecher, um ein besseres Verständnis dafür zu bekommen.

Eine durchweichte Damenbinde oder ein Tampon fassen etwa 5 ml (oder 1 Teelöffel) Blut. Es gilt also als normal, etwa sechs bis zehn Binden und/oder Tampons pro Periode zu füllen[33]. Die meisten warten dabei nicht, bis die Binde oder der Tampon ganz voll ist. Außerdem gibt es ja Binden und Tampons verschiedenster Art und Marken mit jeweils unterschiedlichem Fassungsvermögen. Wenn Ihnen diese Zahl also zu niedrig erscheint, liegt das womöglich an der Sorte, die Sie benutzen, oder daran, dass Sie Binden oder Tampons häufiger wechseln.

Die tatsächliche Menge des Menstruationsbluts ist schwer zu bemessen. Das liegt daran, dass außer Blut auch noch Gewebe, Gebärmutterschleimhaut, Gerinnsel und andere Flüssigkeiten mit ausgeschieden werden. Was das Volumen der gesamten Menstruationsflüssigkeit angeht, verlieren Sie laut der Forschung möglicherweise mehr, als ich es gerade oben beschrieben habe. Auch hier kommt es immer auf jede Frau persönlich an. Nur Sie können wissen, was für Ihren einzigartigen Körper normal ist. Aber falls Sie dauerhaft Symptome einer überdurchschnittlich starken Periode haben (siehe Kasten unten: »Wie viel blute ich?«), ist es an der Zeit, mit Ihrer Gynäkologin zu sprechen.

Wie viel blute ich?

Ein voll gesättigter Tampon oder eine Damenbinde in Normalgröße fasst etwa 5 ml oder 1 Teelöffel Blut und ein voll gesättigter Super-Tampon etwa 10 ml. Dementsprechend fassen eine halb volle Damenbinde bzw. ein halbvoller Tampon in Normalgröße 2,5 ml und ein halb voller Super-Tampon 5 ml.[34]

Um herauszufinden, ob Sie eine überdurchschnittlich starke Blutung haben, notieren Sie sich an jedem Tag der Menstruation jedes Mal, wenn Sie Binde, Tampon oder Periodenslip wechseln oder die Menstruationstasse leeren. Schreiben Sie auch dazu, wie voll Ihr Hygieneprodukt war. Ist die Anzahl der voll gesättigten Binden oder Tampons insgesamt größer als 16 oder der Periodenslip für »normal starke Tage« an mindestens drei Periodentagen öfter als viermal pro Tag voll oder haben Sie eine halb volle 30-ml-Menstruationstasse mehr als sechsmal während der Periode geleert, dann haben Sie vermutlich eine überdurchschnittlich starke Blutung.

Wenn Sie pro Zyklus über 80 ml Blut verlieren oder über 16 Tampons oder Binden in Normalgröße füllen, ist das ein Zeichen einer Menorrhagie, also einer zu starken Menstruation.[35] Andere Anzeichen dafür sind eine Dauer von über acht Tagen, Sturzblutungen (wenn Sie alle 30 bis 60 Minuten die Binde oder den Tampon wechseln müssen) und Klümpchen im Blut, die größer als etwa 2,5 cm sind.

Auch zu leichte Perioden sind problematisch, wenngleich über sie weniger gesprochen wird als über starke Blutungen. Eine leichte oder spärliche Blutung kann ebenso wie eine kurze Periode auf einen Östrogenmangel hinweisen. Anhand meiner persönlichen Erfahrung und der Arbeit mit meinen Patientinnen würde ich sagen, dass eine Blutungsdauer von nur einem oder zwei Tagen und eine Blutungsstärke, die höchstens fünf Binden oder Tampons während der gesamten Periode erforderlich macht (entsprechend 25 ml, also etwa 5 Teelöffel oder weniger), Zeichen dafür sind, dass der Östrogenwert nicht hoch genug ist, um ausreichend Gebärmutterschleimhaut aufzubauen.

Wie immer ist es wichtig herauszufinden, was für *Sie* normal ist. Diese statistischen Zahlen sind gute Richtwerte, geben aber nicht zwingend wieder, was für Ihren Körper passt.

Wie sollte meine Periode aussehen?

Als ich in den sozialen Medien einmal erwähnte, dass ich Periodenunterwäsche bevorzuge, wurde ich gefragt: »Taugen denn Periodenslips für diese dicken zerdrückten Blutklümpchen?« Die Frage werde ich später beantworten, aber was mir an dieser Stelle wichtig ist: So sollte eine Menstruationsblutung nicht aussehen. Wenn Ihre Periode regelmäßig so aussieht, lesen Sie das richtige Buch.

Menstruationsflüssigkeit besteht aus abgestoßener Gebärmutterschleimhaut, roten Blutkörperchen und anderen Flüssigkeiten. Idealerweise hat die Periode anfangs eine satte, rote Farbe. Für die Beschreibung gesunden Menstruationsbluts kann man auf eine große Bandbreite Rottöne zurückgreifen, unter anderem Rubinrot, Erdbeer-, Kirsch- oder Johannisbeerrot, Karminrot, Scharlachrot und Rosenrot. Also keine Sorge, wenn das Blut nicht Feuerwehrrot ist.

Wenn das Blut braun oder sehr dunkel ist, ist das ein Zeichen dafür, dass es zu Beginn oder am Ende des Zyklus langsamer fließt. Langsamer fließendes Blut ist mehr Sauerstoff ausgesetzt, und oxidiertes Blut ist dunkler. Die

Spezialistin für Therapien des Bauchraums und Viszeraleosteopathie Barbara Loomis äußert sich folgendermaßen dazu: »Wenn sich der Uterus in einer angespannten oder stark gekippten Position befindet, kann das den Fluss des Menstruationsbluts aus dem Körper verlangsamen. Aufgrund des Oxidationsprozesses verfärbt sich das Blut braun. Darüber hinaus kann es diese Fehlhaltung dem Uterus erschweren, das gesamte Blut auszuscheiden. Daher kann sich braunes Blut aus dem vorigen Zyklus unter die aktuelle Menstruationsblutung mischen oder als Zwischenblutung auftreten.« Beckenschmerzen, Krämpfe, Verstopfung und Schmerzen im unteren Rücken können dann als Begleiterscheinungen der Periode auftreten. Sollten Sie den Verdacht haben, dass sich Ihr Uterus in einer ungünstigen Position befindet, empfehle ich die Zusammenarbeit mit einer in Viszeralosteopathie ausgebildeten Therapeutin, einer auf Beckenbodengesundheit spezialisierten Physiotherapeutin oder einer zertifizierten Arvigo-Therapeutin.

In der jahrelangen Zusammenarbeit mit meinen Patientinnen habe ich beobachtet, dass viele durch das Absolvieren meines Programms eine Veränderung von bräunlichem hin zu leuchtend rotem Blut erleben. Achten Sie also darauf, ob Ihnen das am Ende der sechs Wochen nicht auch so geht.

Das Blut sollte eine Konsistenz wie Ahornsirup von guter Qualität haben – es sollte also gut fließen. Menstruationsblut, das Gerinnsel aufweist und klumpig ist, das wie Blaubeer-, Himbeer- oder Brombeermarmelade aussieht oder zäh wie Schlamm ist, kann ein Anzeichen für eine Östrogendominanz und einen Progesteronmangel sein. Sehr dünnes Menstruationsblut, zu wenig Blut oder solches, das eher hell und beinahe pink anstatt rot wirkt (etwa wie Wassermelonensaft oder verdünnter Beerensaft), kann auf einen Östrogenmangel hinweisen.

Sind Zwischenblutungen vor oder nach der Periode normal?

Weil Zwischenblutungen oft für Kummer sorgen, ist es wichtig zu wissen, dass es unterschiedliche Arten gibt – manche sind okay, um andere sollte man sich kümmern.

Für viele beginnt die Periode mit einer prämenstruellen Zwischenblutung ein bis zwei Tage vor der eigentlichen Menstruation. (Achtung: Die Zwischenblutung gehört nicht zur Periode an sich. Wer seinen Zyklus dokumentiert, sollte die Zwischenblutung also nicht als Beginn der Menstruation notieren.) Das ist keine große Sache. Das Blut ist hier oft dunkelrot oder braun, weil es sich langsam bewegt oder vom vorigen Zyklus übrig geblieben ist – bei einem angespannten oder gekippten Uterus nicht ungewöhnlich. Dauern die Zwischenblutungen vor Beginn der Periode allerdings länger als drei Tage, gilt das nicht mehr als normal, sondern ist vielmehr ein Zeichen für einen zu raschen Abfall des Progesteronspiegels. Es könnte außerdem auf eine zugrunde liegende Erkrankung wie eine Endometriose, Gebärmuttermyome oder eine Schilddrüsenunterfunktion hinweisen.

Andersherum sollte die Blutung gegen Ende der Periode über ein, zwei Tage hinweg versiegen. Das sollte sich nicht über drei oder mehr Tage hinziehen. Ansonsten könnte es ebenfalls ein Indiz für die soeben genannten Erkrankungen sein.

Um den Eisprung herum sind Zwischenblutungen recht häufig. Sie gelten in den meisten Fällen als normal. Solche Ovulationsblutungen dauern zumeist ein bis drei Tage und zeigen sich im fruchtbaren Zervixschleim als hellrote oder rosafarbene Spuren. Sie treten auf, weil der Östrogenspiegel unmittelbar vor dem Eisprung abfällt und dadurch die Ablösung einer kleinen Menge Gebärmutterschleimhaut auslöst.

Auch eine Gebärmutterentzündung kann Zwischenblutungen verursachen. Dann ist das Blut meist leuchtend rot. Diese Entzündung wird durch eine Infektion, etwa eine Chlamydieninfektion, Gonorrhö oder bakterielle Vaginose, hervorgerufen und sollte ärztlich untersucht werden. Zwischenblutungen dieser Art tauchen häufig nach dem Geschlechtsverkehr auf, wenn die Gebärmutter angestoßen wurde.

Läuft eine normale Blutung nach einem bestimmten Muster ab?

Der erste Tag der Monatsblutung ist der erste Tag mit normalem Blutfluss. Das heißt: Sie bluten so, dass Sie Schutz in Form von Damenbinden, Tampons, Periodenunterwäsche, einer Menstruationstasse oder anderen Hygieneprodukten benötigen. Eine Periode beginnt normalerweise etwas stärker und nimmt dann nach und nach ab, bis sie ganz versiegt. Aber weil jede Frau einzigartig ist, machen manche auch die Erfahrung, dass die Menstruation schwach beginnt, stärker wird und dann wieder abebbt. Bei anderen ist der Blutfluss über alle Tage hinweg konstant und klingt abrupt ab oder verabschiedet sich mit einer leichten Schmierblutung. Jedes hier beschriebene Szenario gilt als gesund und stellt keinen Grund zur Sorge dar.

Was den Verlauf der Blutung angeht, so sind »Stop-and-go-Perioden« für die meisten Frauen am problematischsten. Sie ähneln dem Feierabendverkehr: Sie beginnen, legen an Tag 3 oder 4 eine Vollbremsung hin und fangen 24 Stunden später erneut an. Für dieses Phänomen gibt es mehrere mögliche Gründe, darunter zu hohe Östrogenwerte, ein ungleichmäßiges Abfallen des Progesteronwerts von Menstruationsbeginn an, die Gebärmutterposition sowie die Art und Weise, wie sich die Gebärmuttermuskulatur zusammenzieht.

Letztendlich kommt es darauf an, alle Aspekte der Menstruation und des Menstruationszyklus unter die Lupe zu nehmen, um einschätzen zu können, ob diese für Sie normal sind. Ihre typische Periode kann sich von der Ihrer besten Freundin durchaus unterscheiden. Vergessen Sie dabei nicht, dass die Monatsblutung von Ernährung, Stress und anderen Faktoren Ihres Lebensstils im Vormonat beeinflusst wird. Das alles gilt es also im Blick zu behalten, wenn Sie Ihre Periode von Monat zu Monat auswerten.

Phasen des Menstruationszyklus

Meine Freundinnen, die heute zwischen 30 und 40 Jahre alt sind, fragen mich oft nach den Veränderungen an ihrer Periode, die ihnen im Vergleich zu ihren Zwanzigern auffallen. Und die gibt es, meine Damen. Die Menstruation entwickelt sich zwischen den Teenagerjahren und Ende 30 – manchmal sogar beträchtlich. Einige Veränderungen ergeben sich aufgrund wichtiger Lebensereignisse wie einer Schwangerschaft, des Wochenbetts, aufreibender Zeiten mit viel Stress und der Nutzung hormoneller Verhütungsmittel. Von solcherlei Dingen einmal abgesehen, sollte sich die Periode aber vor Erreichen des 40. Geburtstags nicht allzu stark verändern. Fällt Ihnen etwas Außergewöhnliches auf, das länger als drei Monate anhält, ist es Zeit, nachzuhaken.

Die Periode im Teenageralter

Launen, aber hallo! Während der Pubertät und der Teenagerjahre tritt ein Mädchen von einem völlig anovulatorischen Stadium in eines mit regelmäßiger Ovulation und Menstruation ein – ein herausfordernder Wandel. Die Periode spiegelt diesen Wandel wider, indem sie ein bisschen chaotisch ist.

Weil sich der Fortpflanzungsapparat erst an seine neue Rolle anpassen muss, hat ein Mädchen in den fünf bis sieben Jahren nach der ersten Periode höchstwahrscheinlich gelegentlich einen anovulatorischen Zyklus, außerdem eine langsamere Follikelentwicklung und ein kleineres dominantes Follikel als eine erwachsene Frau.[36] Anovulatorische Zyklen und unzureichende Follikelentwicklung können ausbleibende Perioden, unregelmäßige Zyklen oder häufigere oder stärkere Blutungen nach sich ziehen, weil durch den Progesteronmangel die Gebärmutterschleimhaut nicht gehalten und der Östrogenanstieg in der Gebärmutterschleimhaut nicht gebremst wird. Leider wird Mädchen oft die Pille oder ein anderes hormonelles Verhütungsmittel verschrieben (Spirale oder Verhütungsstäbchen/Implantat), um solche Symptome zu »behandeln«, obwohl sie vielleicht nur ein Zeichen dafür sind, dass der Ovulationsprozess sich einspielt. Ich verstehe das ja, glauben Sie mir. Als Teenager nahm auch ich wegen meiner unheimlich starken und schmerzhaften Perioden die Pille. Aber indem wir dem Körper verwehren, in sich zu wachsen, begrenzen wir letztendlich seine Entwicklung und sein Potenzial. Als Menschen müssen wir erst lernen zu krabbeln, dann zu gehen und schließlich zu rennen. Wenn sich ein Neugeborenes nicht vom Fleck weg für die Olympiade qualifiziert, ärgert uns das nicht. Hormonsystem und Fortpflanzungsapparat benötigen dieselbe Geduld und Pflege.

Außerdem habe ich oft mitbekommen, dass jugendlichen Mädchen aufgrund ihrer unregelmäßigen Zyklen ein polyzystisches Ovarialsyndrom (immerhin die Hauptursache für Unfruchtbarkeit in den USA) diagnostiziert und infolgedessen fälschlicherweise gesagt wurde, sie würden später mit Empfängnisschwierigkeiten rechnen müssen. Das schlägt einem jungen Mädchen sehr auf die Psyche, und ich habe viele Frauen kennengelernt, die an diese Falschmeldung auch noch in ihren Zwanzigern und Dreißigern glaubten. Unter anderem deshalb ist Körperkompetenz von Anfang an so wichtig. Die Periode unterliegt auch in den Teenagerjahren den Auswirkungen von Ernährung und Lebensstil, deswegen sollten auch Mädchen auf diese Gesundheitsfaktoren achten.

Es gibt allerdings mehrere Anzeichen dafür, dass es in den Teenagerjahren tiefgreifendere Probleme geben könnte. Tritt eines der folgenden Symptome auf, ist ein Arztbesuch unbedingt angezeigt:

- ausbleibende Perioden oder ausbleibender Eisprung
- starke Blutungen oder Perioden, die immer wieder länger als acht Tage dauern
- extreme Menstruationsschmerzen, die alltägliche Aktivitäten und den Schulbesuch behindern
- dauerhaft zwei Perioden innerhalb eines Monats oder sehr unregelmäßige Periodenabläufe

Oft normalisiert sich die Periode gegen Ende der Teenagerjahre und wird regelmäßiger. Daran sollte man denken, ehe man gegen Periodenprobleme im Teenageralter eine hormonelle Verhütungsmethode anwendet (oder sie seiner Tochter empfiehlt). Alle Empfehlungen in diesem Buch gelten für Jugendliche ebenso wie für erwachsene Frauen – Teenagern, die länger als drei Monate an einem dieser Symptome leiden, empfehle ich daher dringend, mit den hier vermittelten grundlegenden Maßnahmen anzufangen.

Die Periode in den Zwanzigern und Dreißigern

Hat man die wilden Teenagerjahre hinter sich gelassen, ist es an der Zeit, den Menstruationszyklus so richtig für sich zu beanspruchen. In diese Lebensphase fallen viele wichtige Lebensereignisse wie der Beginn einer Ausbildung oder eines Studiums, der Abschluss dieser Ausbildung, die erste Arbeitsstelle (oder gar Gründung eines eigenen Unternehmens), der Umzug in die erste eigene Wohnung, Heirat, Kinder.

So spannend diese Zeit ist, sie ist auch total anstrengend. Und das beeinflusst die Hormone. Viele Frauen im Alter zwischen 20 und 30 Jahren, die nicht hormonell verhüteten, berichteten mir von einem dieser drei Szenarien: Entweder hielten die Probleme aus der Pubertät an oder ihre Menstruation pendelte sich ein und wurde normaler oder aber sie entwickelten neue Periodenprobleme, die sie als Teenager noch nicht gehabt hatten. Deshalb ist es so ungeheuer wichtig, auf die Grundpfeiler der Gesundheit zu achten: Ernährung, Stressbewältigung und sinnvolle Nahrungsergänzung. Die Jugend kommt uns in dieser Zeit zugute, deshalb kann man innerhalb kurzer Zeit viel erreichen. So, wie Sie sich als Twen schnell von allerhand Leiden (Erkältungen, Kater, Beziehungen) erholen, werden Sie auch Ihre Periodenprobleme schnell loswerden, wenn Sie ein paar wichtige Gewohnheiten übernehmen.

Schwangerschaft und Wochenbett gelten in diesem Abschnitt des Menstruationslebenszyklus als eigene Phase, weil die Periode von beidem beeinflusst wird. Ich habe sogar an einer signifikant großen Zahl Patientinnen beobachtet, dass eine Schwangerschaft ihren Hormonhaushalt völlig neu aufgestellt und sich ihre Periode nach der Geburt grundlegend verändert hat. Immer wieder höre ich von Frauen, dass ihre Periode nach der Geburt stärker und schmerzhafter geworden sei, während andere von schwächeren und weniger schmerzhaften Blutungen berichteten. Auch bei der Zykluslänge gibt es in den ersten Zyklen nach dem postnatalen Wiedereinsetzen des Eisprungs größere Unterschiede[37].

Mit am meisten für Verunsicherung sorgt eine Veränderung im Menstruationszyklus mit etwa Anfang dreißig. Die meisten Frauen berichten mir, sie beobachteten in dieser Zeit kürzer werdende Zyklen und stärkere Perioden. Andere erzählen von kürzeren und schwächeren Perioden. Ich schreibe das dem Umstand zu, dass uns in den Dreißigern Ernährungsfaktoren, Stress und Schadstoffe aus der Umwelt zunehmend belasten und dass Darm und Leber diesen Stressfaktoren gegenüber nicht mehr so widerstandsfähig sind wie in den Zwanzigern. Mein 6-Wochen-Programm wird sich in solchen Fällen besonders positiv auf die Darm- und Lebergesundheit auswirken.

Mit dem 35. Geburtstag beginnt offiziell die Perimenopause, die Übergangsphase zwischen den regulären Zyklusjahren und dem Beginn der Menopause bzw. der Wechseljahre. Doch die Perimenopause macht sich nicht sofort mit Symptomen bemerkbar. Den meisten Frauen, die auf die vierzig zugehen, fallen einige wenige anovulatorische Zyklen im Jahr auf, welche einen reduzierten Progesteronspiegel mit sich bringen. Weniger Progesteron führt zu mehr Schlafstörungen (beispielsweise beim Durchschlafen) und zu verstärkten Stimmungsschwankungen, besonders in der späten Lutealphase. Davon abgesehen sollte für Frauen Mitte/Ende dreißig, die regelmäßig einen Eisprung haben und menstruieren, alles erst einmal so bleiben wie gehabt.

Die Periode ab vierzig

Ab vierzig sieht das Ganze anders aus! Das Jahrzehnt vor der letzten Menstruation, ehe die Eierstöcke den sprichwörtlichen Laden dichtmachen, kann ziemlich turbulent sein. Entgegen gängiger Meinungen muss die Perimenopause aber nicht zwingend unangenehm verlaufen, das müssen Sie mir bitte glauben! Auch leiden müssen Sie während dieser Zeit nicht unbedingt.

Mit Beginn der Menopause verzeichnen Frauen häufig einen immer früher stattfindenden Eisprung und kürzere Menstruationszyklen. Hinzu kommen immer häufigere anovulatorische Zyklen und niedrigere Progesteronspiegel, was stärkere Blutungen oder gar Sturzblutungen zur Folge hat[38]. Dieser Progesteronrückgang im Verhältnis zu Östrogen (auch als Östrogendominanz oder Östrogenüberschuss bekannt) kann sich über Jahre hinziehen. Manche Frauen erleben einen unregelmäßigen Blutungsverlauf; in manchen Monaten ist die Periode stark und lang und in anderen kurz und schwach. Zwischenblutungen können zu verschiedenen Zeitpunkten im Zyklus auftreten. Außerdem bleibt bei vielen Frauen in dieser Phase der Perimenopause die Periode hin und wieder aus.

Je näher die Menopause kommt, desto mehr Dinge verändern sich. Das Östrogen lässt nach, das Progesteron auch, was immer längere Menstruationszyklen und somit weniger Perioden pro Jahr zur Folge hat. Die Menopause beginnt offiziell, sobald die Periode ein Jahr lang ausgeblieben ist.

Den Zyklus beobachten

Nun wissen Sie also alles über die Periode – jetzt ist es an der Zeit, den gesamten Zyklus zu beobachten. Dies ist der erste Schritt, wenn es darum geht, seinen Menstruationszyklus gut kennenzulernen und Körperkompetenz zu entwickeln. Verschiedene Faktoren zu bemessen – etwa die Länge des eigenen Zyklus, wie viele Tage die Blutung andauert und wie sich menstruationsbedingte Symptome äußern –, befähigt Sie, fundierte Entscheidungen in Sachen Gesundheit und Wohlbefinden zu treffen. Das mag anfangs eigenartig oder gar abschreckend wirken, aber ich verspreche Ihnen, dass Sie sich schnell daran gewöhnen werden.

Ich empfehle Ihnen, Ihren Zyklus mittels einer App zu dokumentieren, falls Sie das nicht ohnehin bereits tun. Es gibt Dutzende Apps, deswegen schlage ich vor, Sie suchen sich die aus, die Ihnen am besten gefällt. Alternativ können Sie natürlich auch gerne Zyklusblätter mit Stift und Papier führen – aber unter uns gesagt ist es doch sehr viel einfacher und weniger umständlich, den Zyklus mit dem Smartphone zu dokumentieren. Die Daten dieser Aufzeichnungen rückblickend über Monate oder Jahre auszuwerten und Trends zu identifizieren, ist mithilfe einer App einfacher. Außerdem können Sie die Kurven und Tabellen so recht einfach per E-Mail versenden, etwa an Ihre Gynäkologin.

Falls Sie Ihren Zyklus noch nie dokumentiert haben, halten Sie sich an die Anleitung »Einfache Zyklusbeobachtung«, die ich Ihnen hier gleich gebe. Wenn Sie bereits einen Menstruationskalender geführt haben oder sich derzeit die grundlegenden Symptome notieren, dann werfen Sie einen Blick in den Abschnitt »Erweiterte Zyklusbeobachtung«: Dort lernen Sie, wie Sie Ihre Basaltemperatur messen und aufzeichnen und die Qualität des Zervixschleims bewerten, um festzustellen, ob und wann Ihr Eisprung im Zyklus auftritt.

Wichtiger Hinweis: Bei der Auswahl einer App unbedingt die Datenschutzhinweise beachten. Manche Firmen verkaufen intime Daten tatsächlich weiter!

Einfache Zyklusbeobachtung

Ob Sie sich nun für eine App entscheiden oder Ihren Zyklus auf Papier festhalten: Ich schlage vor, erst einmal die wichtigsten Daten zu notieren. So üben Sie das Protokollieren ein und vermeiden Stress. Selbst wenn Sie sich auf das folgende simple Protokoll beschränken, lernen Sie schon sehr viel über Ihre menstruelle Gesundheit. Für eine einfache Zyklusbeobachtung sollten Sie folgende Punkte notieren:

- den ersten und letzten Tag der Blutung,
- ein paar wenige wichtige Details, etwa, wie stark oder schwach die Blutung an jedem Tag war – achten Sie hier besonders auf Tage mit starker Blutung (und darauf, ob Ihnen die Blutung stärker als gewöhnlich vorkommt),

- jede Schmier- oder Zwischenblutung, ob vor oder nach der Periode oder während des Zyklus, sowie
- alle körperlichen und emotionalen Symptome, die Sie während der Periode und auch während des ganzen Monats an sich feststellen. Notieren Sie sie kurz in der App oder auf dem Zyklusblatt: zum Beispiel Schmerzen, die Sie davon abhalten, zu tun, was Sie tun wollen oder müssen, Gelüste, Energieniveau/Tagesform, Schlaf, Verdauung, erhebliche Stimmungsschwankungen, unreine Haut/Pickel, Benommenheit oder was Sie sonst stört.

Viele Apps treffen Vorhersagen über den Tag des Eisprungs und den Beginn der nächsten Periode, sobald Sie mehrere Zyklen in dieser Form protokolliert haben. Sehr hilfreich für die Lebensplanung!

Jeden dieser Punkte aufzuzeichnen kann in der Summe anstrengend sein. Also einfach mal mit den ersten Punkten anfangen – machen Sie gemütlich einen Schritt nach dem anderen! Arbeiten Sie diesen Abschnitt so oft durch, wie es nötig ist, um zur vollen menstruellen Gesundheit zu gelangen. Sich diese zurückzuerobern ist manchmal ein langer Weg. Die besten Ergebnisse erzielt man mit Geduld und vielen kleinen Veränderungen.

Erweiterte Zyklusbeobachtung

Wer in Sachen Zyklusbeobachtung ein echter Nerd ist (wie ich!), darf bei der Datensammelei etwas kleinteiliger vorgehen. Je mehr Daten, desto mehr erfahren wir über den Zyklus und desto mehr können wir ihn unterstützen.

Bei der erweiterten Zyklusbeobachtung werden vor allem drei Symptome dokumentiert: Zervixschleim, Körpertemperatur und Lage der Gebärmutter[39]. Anhand dieser drei Faktoren lässt sich ablesen, ob und wann ein Eisprung stattfindet. So erhalten Sie einen Überblick über Ihre Fruchtbarkeit und das Muster Ihres ganz persönlichen Menstruationszyklus.

Daten wie diese sind unbezahlbar auf dem Weg zu besserer Gesundheit und helfen auch langfristig weiter. Durch sie wird der größere Zusammenhang deutlich, in dem sich Ihr Zyklus ereignet. Das bedeutet, Sie lernen die Nuancen Ihres individuellen Menstruationszyklus kennen. Sie werden in der Lage sein, Auffälligkeiten festzustellen, bevor ernsthafte Fehlentwicklungen eintreten. Stellen Sie sich vor, Sie vergleichen nach dem Abschluss des 6-Wochen-Programms in ein paar Monaten die dann aktuellen Daten mit denen von heute und sehen, wie sich die Parameter Ihres Menstruationszyklus verbessert haben. Biohacking vom Feinsten!

Notieren Sie Ihre Temperaturmessungen und die Qualität des Zervixschleims in einer App oder auf einem Zyklusblatt.

Schritt 1: Die Beschaffenheit des Zervixschleims dokumentieren

Wenn Sie Ihr persönliches Zervixschleimmuster kennen, können Sie beurteilen, wann Sie fruchtbar sind und wann nicht. Nach der Periode spüren Sie am Scheideneingang vielleicht wenig oder gar keinen Zervixschleim und haben das Gefühl, dass es dort trocken ist: Ihre Vulva fühlt sich bei Berührung nur ganz wenig feucht und beim Abwischen trocken an. Steigt der Östrogenspiegel, nimmt der Zervixschleim eine »nassere« Konsistenz an, wird oft cremig (wie eine Lotion) oder milchig und weiß.

Im Zeitfenster der fruchtbaren Tage bemerken Sie vielleicht, dass der Schleim glitschiger, zäher, dehnbarer (wie Eiweiß) oder wässrig wird. Das wird als fruchtbarer Zervixschleim bezeichnet. Die Vagina fühlt sich feucht oder schlüpfrig an; bei Berührung ist sie sehr nass und beim Abwischen wird das Toilettenpapier schmierig.

Nach dem Eisprung verdickt sich der Zervixschleim dann durch den Anstieg des Progesteronspiegels, seine Textur wird zäher, klebriger und teigiger oder er verschwindet vollständig. Im restlichen Verlauf der Lutealphase spüren Sie vermutlich ähnlich wie im Anschluss an die Periode wenig bis gar keinen Zervixschleim, die Scheide fühlt sich trocken an. Es kann sein, dass um die Mitte der Lutealphase herum (etwa fünf bis sieben Tage vor der Periode) noch einmal nasserer Zervixschleim auftritt. Das liegt am Östrogenanstieg in dieser Zeit und ist *kein* Anzeichen eines Eisprungs.

Ich schlage vor, den Zervixschleim bei jedem Toilettengang zu überprüfen, einfach, um sich daran zu gewöhnen. Tipp: Auf dunkler Unterwäsche ist der Zervixschleim leichter zu erkennen. Menge und Konsistenz des Zervixschleims notieren Sie gewissenhaft in der App oder auf dem Zyklusblatt.

Fällt Ihnen im Slip nichts auf (was nach dem Absetzen hormoneller Verhütungsmittel völlig normal ist!), tasten Sie mit dem Finger innen den Scheideneingang ab. Seien Sie geduldig mit Ihrem Körper, er gewöhnt sich doch gerade erst wieder an ovulatorische Zyklen.

Wenn Sie keine hormonellen Verhütungsmittel benutzt haben und dennoch in den fünf bis sieben Tagen vor dem Eisprung nicht besonders viel Zervixschleim produzieren, keine Sorge: Das muss nicht heißen, dass etwas nicht stimmt. Bei der Zervixschleimproduktion gibt es eine gewisse Bandbreite. Mit dem Älterwerden lässt die Schleimproduktion nach und obendrein ist jeder Mensch anders. Wenn Ihnen im fruchtbaren Zeitfenster zwei oder weniger Tage mit Zervixschleimbildung auffallen und sich dies nach dem Abschluss des 6-Wochen-Programms nicht steigert (bitte etwa drei Monate abwarten), sollten Sie den Rat einer entsprechend spezialisierten und naturheilkundlich versierten Therapeutin bzw. Ärztin suchen, um den Ursachen auf den Grund zu gehen.

Dieser Wechsel (trocken – nass – trocken) ist ein recht typisches Muster, von dem es aber auch Abweichungen geben kann. Wenn Sie auch nach dem Eisprung weiterhin feuchten Zervixschleim oder aber während des gesamten Zyklus Zervixschleim feststellen, ist das häufig ein Zeichen für eine hormonelle Störung. Denken Sie daran, dass der Zervixschleim in Reaktion auf das ansteigende Östrogen produziert wird. Wenn Sie an PCOS leiden oder bei Ihnen aus einem anderen Grund, etwa aufgrund einer Schilddrüsenerkrankung, das Östrogen über das Progesteron dominiert, könnte das bei Ihnen der Fall sein.

Auch eine Pilzinfektion, bakterielle Vaginose oder sexuell übertragbare Krankheit kann die Zervixschleimbildung stören. Dicker, weißer, nach Hefe riechender Ausfluss in Verbindung mit Juckreiz deutet auf eine Pilzinfektion hin, Fischgeruch in Verbindung mit grauweißem Ausfluss auf eine bakterielle Vaginose. Tritt eins dieser Symptome auf, lassen Sie sich umgehend ärztlich untersuchen.

Wie man anhand des Zervixschleims feststellt, ob ein Eisprung stattgefunden hat

Um festzustellen, ob ein Eisprung stattgefunden hat, identifiziert man zunächst den »Schleimhöhepunkt«. Dieser »Höhepunkt« ist nicht unbedingt der Tag mit der größten Schleimmenge oder der Tag, an dem sich der Schleim am nassesten anfühlt. Vielmehr handelt es sich – rückwirkend betrachtet – um den letzten Tag im Zyklus, an dem Sie fruchtbaren Zervixschleim beobachteten oder sich der Schleim feucht anfühlte.

Dieser Schleimhöhepunkt tritt normalerweise einen oder zwei Tage vor der Ovulation ein, er kann aber auch direkt auf den Tag des Eisprungs fallen. Sie werden Ihren Schleimhöhepunkt nur im Nachhinein ausmachen können: Es handelt sich um den Tag, bevor der Zervixschleim klebrig oder zäh wird oder ganz eintrocknet und bevor das Feuchtigkeitsgefühl in der Scheide verschwunden ist. Das Wissen um den Schleimhöhepunkt hilft Ihnen bei der Bestimmung Ihres Fruchtbarkeitsfensters: Wenn Sie beobachten, dass sich die Konsistenz des Zervixschleims verändert hat oder wenn Sie nach dem Schleimhöhepunkt drei Tage lang ein trockenes Gefühl haben, ist das ein Zeichen dafür, dass ein Eisprung stattgefunden hat.

Schritt 2: Die Basaltemperatur aufzeichnen

Die Basaltemperatur ist die Körpertemperatur unmittelbar nach dem Aufwachen, noch vor dem Aufstehen. Vor dem Eisprung ist sie eher niedrig, im Bereich von 36,11–36,5 °C. Einen oder zwei Tage nach dem Eisprung steigt sie dann um mindestens 0,2 °C. Diese Temperaturhochlage bleibt bis kurz vor der nächsten Periode bestehen. Nach dem Eisprung liegt die Basaltemperatur oft bis auf 36,55 °C oder höher. Verursacht wird dieses Phänomen durch das wärmebildende Hormon Progesteron.

Wie man die Basaltemperatur aufzeichnet

Für ein präzises Bild müssen Sie Ihre Temperatur unmittelbar nach dem Aufwachen messen, und zwar *nachdem* Sie mindestens drei Stunden am Stück geschlafen haben und *bevor* Sie sonst irgendetwas tun, etwa auf die Toilette gehen, die Zähne putzen oder Nachrichten schreiben. Da die Körpertemperatur im Tagesverlauf normalerweise um ca. 0,2 °C pro Stunde steigt, sollten Sie versuchen, sie immer ungefähr zur gleichen Zeit zu messen.

Halten Sie die Temperatur in einer App fest oder kreisen Sie den Tageswert auf einem Zyklusblatt ein. So können Sie die täglichen Temperaturwerte mit einer Linie verbinden. Vermerken Sie auch alle ungewöhnlichen Ereignisse wie Krankheiten, Flugreisen (besonders, wenn es in eine andere Zeitzone geht), Alkoholkonsum oder besonderen Stress sowie alle Temperaturwerte, die früher als normal gemessen werden. Diese Faktoren sollten alle bei der Auswertung Ihres Temperaturverlaufs berücksichtigt werden.

Der Zweck der Temperaturmessung in Verbindung mit der Beobachtung des Zervixschleims besteht darin, festzustellen, ob und wann Sie in einem bestimmten Zyklus einen Eisprung hatten (siehe Abb. 2). Seien Sie besonders aufmerksam, wenn die Temperatur um mehr als 0,2 °C über die vorherigen sechs Temperaturmessungen ansteigt und dieses Niveau für mindestens drei Tage anhält. Das ist das erste wichtige Anzeigen für einen Eisprung. Geht dieser Temperaturanstieg mit einer Veränderung des Zervixschleims von feucht zu trocken einher, können Sie sicher sein, dass eine Ovulation stattgefunden hat.

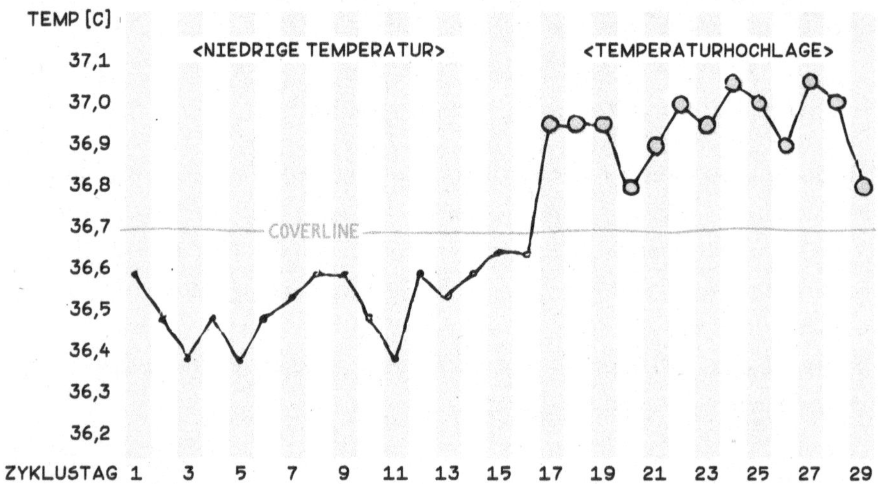

Abb. 2: Temperaturkurve mit Eisprung

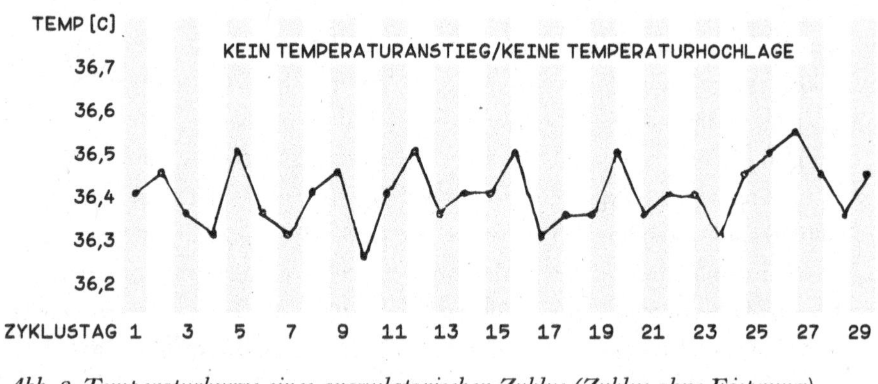

Abb. 3: Temperaturkurve eines anovulatorischen Zyklus (Zyklus ohne Eisprung)

Viele Frauen brauchen etwa drei bis vier Monate, um ein Muster in ihrer Temperaturkurve festzustellen. Keine Panik also, falls die Basaltemperatur bei Ihnen anfangs wild durcheinander zu gehen scheint. Wenn Sie einen Eisprung haben, sollte es einen deutlich sichtbaren Unterschied zwischen der ersten und der zweiten Zyklushälfte geben. Gibt es einen solchen Unterschied nicht, könnte das ein Zeichen dafür sein, dass kein Eisprung stattfindet (siehe Abb. 3) oder aber dass ein Progesteronmangel, eine Störung der Schilddrüsenfunktion oder eine versteckte Grunderkrankung vorliegt. Dies lassen Sie bitte medizinisch abklären.

Schritt 3: Den Muttermund beobachten

Die Lage des Muttermunds ist das dritte Fruchtbarkeitszeichen, auf das es im Zyklus zu achten gilt. Es zu beobachten ist nicht unbedingt notwendig, weil es lediglich bestätigt, was Zervixschleim und Temperatur bereits verraten haben. Doch wenn Sie nach Ihrem Muttermund tasten mögen, sollten Sie das tun!

Der Muttermund ist normalerweise fest und bleibt während der meisten Zyklustage niedrig und geschlossen. Der Anstieg der Östrogenwerte vor dem Eisprung führt jedoch dazu, dass der Muttermund weicher wird, sich im Vaginalkanal nach oben bewegt, sich öffnet und den charakteristischen fruchtbaren Zervixschleim produziert. Die Lage des Muttermunds kann ertastet werden, indem man einen Finger (Zeige- oder Mittelfinger) in die Scheide einführt. Bitte vorher unbedingt die Hände waschen!

Unregelmäßige oder ausbleibende Perioden dokumentieren

Ein regelmäßiger Zyklus ist super, aber mal ehrlich: Im Leben jeder Frau gibt es Zeiten, in denen der Zyklus aus dem Takt kommt oder die Periode ganz ausbleibt. Zu diesen Phasen gehören meistens die Pubertät, die Zeit nach dem Absetzen hormoneller Verhütungsmittel, größere Reisen oder Gewichtsveränderungen, das Wochenbett oder die Zeit nach einer Fehlgeburt, die Stillzeit und die Perimenopause. Das Schöne an der Zyklusbeobachtung ist, dass sie Ihnen in allen diesen Lebensphasen als Werkzeug dienen kann – nicht nur bei regelmäßigen Zyklen.

Ist Ihr Zyklus unregelmäßig, dokumentieren Sie ihn wie gehabt. Messen Sie täglich zur selben Zeit die Temperatur und beobachten Sie den Zervixschleim. So werden Sie viele wertvolle Informationen sammeln, beispielsweise ob und wann ein Eisprung stattfindet, wann die Periode zu erwarten ist und wann Sie möglicherweise fruchtbar sind.

Wenn Sie keinen Eisprung, aber eine Blutung haben, wird die Temperaturkurve keinen Temperatursprung und auch kein klares Zervixschleimmuster aufweisen. Stattdessen schwankt die Temperatur (siehe Abb. 3) und der Zervixschleim ist grundsätzlich unfruchtbar, anstatt von trocken über nass wieder zurück nach trocken zu wechseln. Wenn die Ovulation wieder einsetzt, verrät das (virtuelle) Zyklusblatt Ihnen auch dies. Falls Sie länger als sechs Monate keinen Eisprung haben und weder schwanger sind noch stillen, sollten Sie eine entsprechend spezialisierte und naturheilkundlich versierte Therapeutin bzw. Ärztin aufsuchen.

Den Zyklus während der dann angeordneten Therapie oder während meines 6-Wochen-Programms zu dokumentieren wird Ihnen dabei helfen, entstehende Muster frühzeitig zu erkennen, sodass Sie Ihre Hormone dabei unterstützen können, wieder ins natürliche Gleichgewicht zu finden. Setzen Sie die Dokumentation fort, bis Ihre Periode zurückkehrt.

Und da dachten Sie, das sei doch bloß eine Periode! Jetzt wissen Sie, was jeden Monat in Ihrem Körper vor sich geht – vermutlich besser als je zuvor. Dieses Wissen gibt Ihnen die Möglichkeit, sich auf eine ganz neue Weise mit Ihrem Menstruationszyklus zu befassen. Und dabei haben wir doch gerade erst angefangen … Denn Hormone sind an jedem Abschnitt Ihres Menstruationszyklus beteiligt. Im folgenden Kapitel wollen wir uns die Hauptakteure einmal genauer anschauen.

2
DIE HORMONELLE HIERARCHIE

Für mein Programm zur Harmonisierung des Zyklus fragte ich im Rahmen einer Umfrage zahlreiche Frauen, was ihnen zum Wort *Hormone* einfiel. Die meisten Antworten klangen etwa so:

> »Damit verbinde ich die Wechseljahre samt Hitzewallungen und Nachtschweiß.«
> »Bei Hormonen denke ich an die Pubertät oder an Schwangerschaften.«
> »Ich denke dabei an furchtbare PMS, schlimme Periodenschmerzen und schlechte Laune.«

Keine der Frauen sah Hormone als die dringend notwendigen chemischen Botenstoffe, die sie doch in Wirklichkeit sind. Bevor ich anfing, mich ausführlicher mit Hormonen zu beschäftigen, hatte ich genau genommen noch nie jemanden positiv über sie sprechen gehört. Dass sie hilfreich sein könnten, wurde nie thematisiert. Es klang immer, als lasteten sie wie ein Fluch auf dem Leben einer Frau.

Hormone haben also einen echt schlechten Ruf, und es ist allerhöchste Zeit, das zu ändern. Immerhin sind sie für beinahe jeden Prozess in unserem Körper verantwortlich. Sie sind die Stars auf der Bühne unseres Lebens, keine Zweit- oder Drittbesetzung. Entsprechend sollten sie auch gewürdigt werden.

Vom Moment unserer Geburt an (also lange vor irgendwelchen Problemen mit PMS und Menopause) steuern unsere Hormone eine unglaublich große Zahl von Körperfunktionen, die nicht mit unserem Menstruationszyklus zusammenhängen: zum Beispiel unseren Appetit, unseren Schlafrhythmus, unsere Reaktion auf Stress, unsere Verdauung, ob wir Glück oder Angst empfinden und noch sehr viel mehr. Deshalb ist ein gewisses Grundwissen über unser Hormonsystem, die Hormondrüsen und die Funktionsweise der Hor-

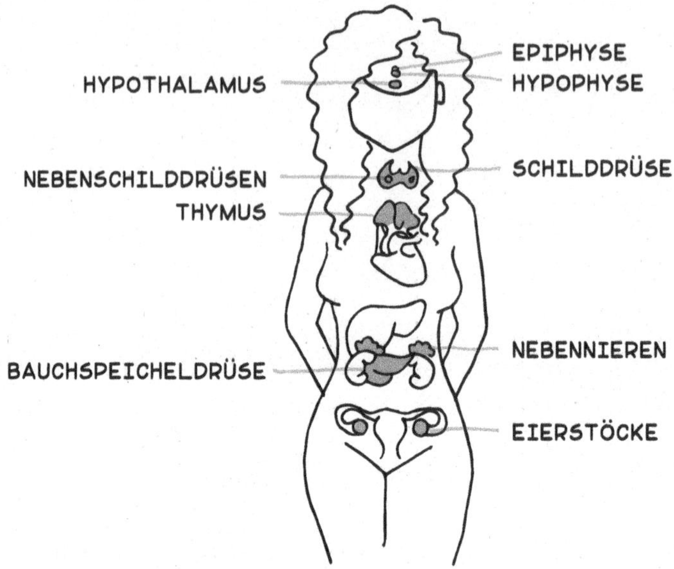

Abb. 4: Endokrine Drüsen (Hormondrüsen)

mone so wichtig, und zwar für Frauen jeden Alters. Sonst tappen sie beim Versuch, zu verstehen, was verflixt noch mal mit ihrem Körper los ist, jahrzehntelang im Dunkeln.

Zu unserem Hormonsystem gehören mehrere wichtige Hormondrüsen (endokrine Drüsen), wie zum Beispiel der Hypothalamus, die Zirbeldrüse (Epiphyse), die Schilddrüse, die Nebennieren, die Eierstöcke, die Bauchspeicheldrüse und vor allem die Hypophyse (Hirnanhangsdrüse). Sie wird auch als Schaltzentrale bezeichnet, weil sie den anderen Hormondrüsen vorgibt, was sie tun sollen (siehe Abb. 4).

Alle zusammen produzieren eine Menge Hormone – über 50 an der Zahl. Im Hormonsystem spielen die Drüsen und die Hormone wie in einer Symphonie zusammen: Jeder muss fein abgestimmt auf die anderen seinen Part spielen – nur dann bleiben wir gesund. Und wie in einem Orchester ein verstimmtes Instrument das Zusammenspiel aller stört, kommen auch alle anderen Hormone durcheinander, wenn nur eines von ihnen nicht tut, was es soll. Dann ist es mit der Harmonie vorbei.

Vermutlich haben Sie sich um Ihre Hormone bisher nicht gekümmert und sich nur dann mit ihnen beschäftigt, wenn sie aus dem Takt geraten sind. Deshalb möchte ich Ihnen ein paar Fakten zu den neun wichtigsten biochemischen Botenstoffen präsentieren: Cortisol und Insulin, Pregnenolon und DHEA sowie Östrogen, Progesteron, Testosteron, den Schilddrüsenhormonen und Melatonin.

Die Hierarchiestufen der Hormone

Wir können uns diese Hormone in einem mehrstufigen System vorstellen – in einer hormonellen Hierarchie sozusagen (siehe Abb. 5). Die Hormone auf Stufe 1, Cortisol und Insulin, sind für mich so etwas wie die Bienenköniginnen des endokrinen Systems.

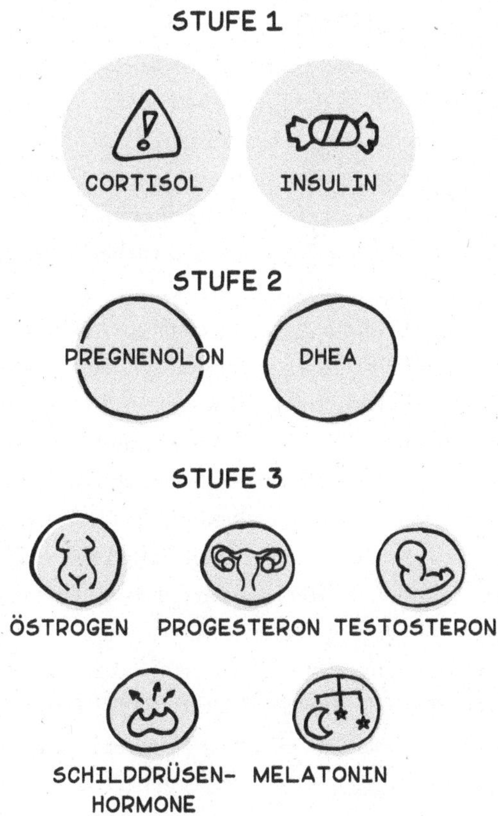

Abb. 5: Die hormonelle Hierarchie

Wenn diese beiden aus dem Gleichgewicht kommen, bringen sie auch die Hormone auf Stufe 2, Pregnenolon und DHEA, durcheinander. Und wenn dann *diese* Hormone nicht mehr funktionieren, beeinflussen sie wiederum die Hormone auf Stufe 3: Östrogen, Progesteron, Testosteron, die Schilddrüsenhormone und Melatonin. Die Hormone auf Stufe 1 können diejenigen auf Stufe 3 aber auch direkt beeinflussen. Verstehen Sie also, wie wichtig die beiden sind?

Stufe 1: Cortisol und Insulin

Cortisol und Insulin stehen an der Spitze der hormonellen Hierarchie, weil diese beiden die Hormone sind, bei denen es quasi um Leben und Tod geht. In einer gefährlichen oder bedrohlichen Situation ist das Cortisol das Hormon, das die Freisetzung von Glukose im Körper auslöst. Das Insulin wiederum wird diese Glukose effizient in die Zellen befördern, sodass Sie um Ihr Leben kämpfen oder wie der Wind weglaufen können.

Die Hormone auf dieser ersten Stufe bilden die Grundlage von ungefähr allem – und sie tun wirklich alles dafür, um ihre Bedeutung unter Beweis zu stellen. Sind die Werte extrem erhöht, können sie bei allen anderen Hormonen verheerenden Schaden anrichten: bei Pregnenolon, DHEA, Östrogen, Progesteron, Testosteron, den Schilddrüsenhormonen und beim Melatonin.

Fangen wir mit dem **Cortisol** an: Stellen Sie sich bitte vor, Sie gehörten zu einem Stamm Jäger und Sammler vor ungefähr 20 000 Jahren. Als Sie eines Tages auf der Suche nach Beeren durch die Gegend streifen, nehmen Sie aus dem Augenwinkel einen Löwen wahr, der sich im hohen Gras an Sie heranschleicht. Sobald Ihr Gehirn diese ungeheuerliche Gefahr registriert, erteilt es Ihren Nebennieren die Anweisung, Cortisol in den Blutkreislauf zu pumpen. Im Bruchteil einer Sekunde verwandelt Sie dieses Hormon von einer ruhigen, entspannten, tagträumenden Sammlerin in eine effiziente, hoch konzentrierte Kampfmaschine. Cortisol funktioniert wie ein Raketenantrieb, der Ihnen sofort körperliche und mentale Stärke verleiht, die für Kampf oder Flucht notwendig ist. Außerdem priorisiert es auf die Schnelle Ihre Körperfunktionen: Alles, was gerade unwichtig ist, wird vorübergehend abgestellt, etwa Ihre Verdauung oder Ihr Fortpflanzungsapparat. (Sagen wir es einmal so: Wenn Sie sich Auge in Auge mit einem Löwen wiederfinden, stehen die Verdauung des

Mittagessens und der Kinderwunsch nicht sonderlich weit oben auf der To-do-Liste, oder?)

In dieser Situation hat Ihnen das Cortisol also gerade Ihr Leben gerettet – oder Ihnen zumindest eine bessere Überlebenschance gesichert. Ziemlich gut, oder? Warum hat dieses Superpower-Hormon dann einen so schlechten Ruf? Das Problem ist, dass die Löwen heutzutage durch Staus, Steuererklärungen, Abgabetermine und finanzielle Sorgen ersetzt wurden. Obwohl die meisten dieser Stressoren nicht lebensbedrohlich sind, reagieren unsere Körper trotzdem so auf sie, als seien sie genau das. Und wo wir vor 20000 Jahren vielleicht ein- oder zweimal im Jahr einem Löwen begegnet wären, begleiten uns die heutigen Stressoren das ganze Jahr über, tagein, tagaus, rund um die Uhr, und bringen unsere Nebennieren dazu, fast ununterbrochen Cortisol in unseren Blutkreislauf zu pumpen.

Mit der Zeit wirkt sich dieser erhöhte Spiegel des Cortisols und anderer »Überlebens-Stresshormone« auf die »untergeordneten« endokrinen Drüsen aus, vor allem auf die Schilddrüse und die Eierstöcke. Im Grunde befiehlt das Cortisol den Eierstöcken dauerhaft, einen Gang herunterzuschalten, weil der Körper den Stress von außen als möglicherweise gefährlich wahrnimmt – also konstatiert, dass momentan nicht die beste Zeit für einen Eisprung oder gar eine Schwangerschaft ist. Folglich wird der Eisprung aufgrund des psychischen Stresses hinausgezögert oder sogar vorübergehend ganz eingestellt. Gleichzeitig signalisiert das Cortisol der Schilddrüse, dass sie es mit ihrer Verantwortung nicht ganz so genau nehmen muss, damit Sie genug Energie für die Auseinandersetzung mit der »Bedrohung« sparen können.

Und … zack! Schon wird Ihre Periode unregelmäßig oder setzt sogar ganz aus. Ihr PMS kommt gar nicht mehr zur Ruhe, und Ihre Menstruation wird stärker oder schmerzhafter. Ihr Sexualtrieb lässt nach und Sie haben mehr Lust, im Garten zu werkeln als zu schmusen. Oder vielleicht nehmen Sie aus unerklärlichen Gründen zu, verlieren Haare oder werden immer abgeschlagener, bis Sie das Gefühl haben, die Erschöpfung gar nicht mehr bewältigen zu können.

Cortisol wird oft dämonisiert. Denn chronischer Stress und dauerhaft erhöhte Cortisolwerte haben sich in unserer koffeinbefeuerten, überstimulierten, anspruchsvollen und schnelllebigen Welt zu einer echten Epidemie entwickelt. Ständig hören wir (zu Recht), wir sollten unsere Stresslevels senken und um jeden Preis unsere Cortisolwerte niedrig halten. Doch im normalen Rahmen ist dieses Hormon einer der besten Freunde unseres Körpers und keineswegs sein Feind!

Auch das **Insulin** bestimmt das Verhalten aller anderen Hormone in Ihrem Körper mit. Wie das Cortisol beeinflusst es unsere Sexualhormone so sehr, dass jeder Versuch, sie wieder ins Gleichgewicht zu bringen, scheitern muss, solange das Insulin neben der Spur ist. Seine Hauptaufgabe ist es, den Blutzuckerspiegel stabil zu halten. Jedes Mal, wenn Nahrung aufgenommen und in Glukose umgewandelt wird, schüttet die Bauchspeicheldrüse Insulin aus. Das Insulin befördert die Glukose aus dem Blutkreislauf in die Zellen, damit Sie daraus Energie gewinnen können. Eigentlich ganz einfach, oder?

Problematisch wird es, wenn man zu viele Kohlenhydrate isst – und das ist bei den meisten Menschen leider fast täglich der Fall. Der Glukosespiegel im Körper ist sehr penibel geregelt. Wenn wir uns also zum Beispiel zwei Kugeln Vanilleeis genehmigen (das entspricht etwa 28 g Zucker), muss unsere Bauchspeicheldrüse die Insulinproduktion mächtig ankurbeln.[1] Zu viel Glukose im Blut kann eine toxische Wirkung haben, also bemüht sich unser Körper sehr energisch darum, den Überschuss loszuwerden. Und um auf Nummer sicher zu gehen, wird lieber zu viel Glukose weggeschafft als zu wenig. Diese rasche Absenkung des Blutzuckerspiegels führt zum sogenannten »Fresskoma«. Was passiert nun, wenn der Blutzuckerspiegel so schnell sinkt? Man fühlt sich schwach, lethargisch und gleichzeitig reizbar (im Englischen gibt es dafür die schöne Mischform *hangry* – von *hungry*, »hungrig«, und *angry*, »wütend«). Wie oft pro Woche fühlen Sie sich so?

Wissen Sie, was die Insulinwerte noch steigen lässt? Stress. Stress hebt den Cortisolwert, und das Cortisol sorgt für eine erhöhte Blutzuckerproduktion. Und mit dem Blutzucker steigt das Insulin an. Hohe Blutzuckerwerte und hohe Insulinwerte stehen in direktem und indirektem Zusammenhang mit PMS, PCOS, Endometriose, Myomen, starken und schmerzhaften Blutungen, Migräne, Depression, Angstgefühlen, Akne … und so weiter, die Liste ist noch lange nicht vollständig. Ein Übermaß an Insulin beeinflusst so ziemlich jede Zelle in Ihrem Körper. Und weil zwischen einer Überproduktion von Insulin und Ihren Sexualhormonen eine Verbindung besteht, verbessert sich ein gestörtes hormonelles Gleichgewicht immer – ja, *immer!* –, wenn Sie Ihre Ernährung umstellen, um Ihre Blutzuckerwerte zu stabilisieren.[2]

Stufe 2: Pregnenolon und DHEA

Pregnenolon und DHEA, die beide in den Nebennieren produziert werden, betrachte ich als »Elternhormone«. Sie spielen nicht nur selbst jeweils eine ganz konkrete Rolle im Körper, sondern bringen auch eine Reihe nachgelagerter Hormone zur Welt, die noch bekannter sind als ihre »Eltern«.

Pregnenolon wird oft als »Mutter-Substanz« bezeichnet, weil es vom Körper aus Cholesterin hergestellt wird, um dann seinerseits viele andere Hormone zu produzieren. Pregnenolon ist der Vorläufer von Promi-Hormonen wie Progesteron und Cortisol. Beide gäbe es ohne Pregnenolon gar nicht. Trotzdem wissen die meisten Menschen fast gar nichts über diesen verkannten Helden.

Pregnenolon schützt Neuronen vor Beschädigung und ist dafür bekannt, Gedächtnisleistung, Motivation und Stimmung zu verbessern.[3] Nahrungsergänzungsmittel mit Pregnenolon werden sogar häufig zur Linderung von Symptomen neuropsychiatrischer Störungen wie Ängsten oder Depressionen eingesetzt[4]. Pregnenolon wirkt sich außerdem positiv auf die Schlafqualität aus, lindert PMS- und Wechseljahressymptome, stärkt das Immunsystem und trägt zur Reparatur der Myelinhülle bei (das ist das schützende Fettgewebe, das die Nervenzellen bedeckt). Der Pregnenolonspiegel ist genau wie der Spiegel anderer Sexualhormone in der Jugend am höchsten und sinkt mit dem Älterwerden.

DHEA ist ein Vorläufer von Stars wie Östrogen und Testosteron. Weil es sich aber auch von Pregnenolon ableitet, betrachte ich es als »Bonus-Elternteil«. Neben seiner Elternrolle kennt man DHEA auch als »Jungbrunnen-Hormon«, denn es wurde nachgewiesen, dass es Entzündungsreaktionen lindert, die Insulinempfindlichkeit verbessert, Bauchfett reduziert, die Libido steigert und gegen Depressionen hilft.[5] Der DHEA-Spiegel ist mit Mitte zwanzig am höchsten und fällt mit dem Alter stetig ab.[6]

Oh, die goldenen Zwanziger! Wer sich noch in den DHEA-Blütejahren befindet, sollte diese Zeit bloß nicht für selbstverständlich halten! Wer diese Jahre hinter sich hat, fragt sich jetzt vielleicht: »Warum pumpen wir uns nicht einfach mit diesem ›Jungbrunnen-Hormon‹ voll?«

Nun, wie in allen Lebensbereichen ist auch hier mehr nicht immer besser. DHEA ist ein androgenes, also ein männliches Hormon. Frauen, die DHEA einnehmen, sehen sich daher womöglich mit Symptomen wie Aggressionen, Erwachsenenakne und unerwünschtem Haarwuchs konfrontiert. Glauben

Sie mir: DHEA-Pillen zu schlucken ist nicht in Ihrem Sinne. Wie bei allen Hormonen gilt auch für das DHEA: Die Einnahme von Hormonpräparaten sollte nur unter der Aufsicht von erfahrenem medizinischem Fachpersonal erfolgen.

Stufe 3: Östrogen, Progesteron, Testosteron, Schilddrüsenhormone und Melatonin

Diese fünf Hormone gehören auf die dritte Stufe, weil sie von den oben beschriebenen Hormonen am stärksten beeinflusst werden. Sie befinden sich in der Hierarchie ganz unten. Wenn sie aus dem Gleichgewicht geraten, zeigt sich das an den Symptomen, die wir nur allzu gut kennen: Schlaf- und Energieprobleme, Menstruationsprobleme und Stimmungsschwankungen.

Östrogen wird oft für ein einziges Hormon gehalten. Dabei bilden die Östrogene eine ganze Hormonfamilie, die bei der Frauengesundheit, speziell bei Sexualität und Fortpflanzung, eine wichtige Rolle spielt. Östrogene werden vor allem in den Eierstöcken produziert. Aber auch Nebennieren, Fettzellen und Gehirn stellen kleine Mengen Östrogen her.

Über 15 Östrogenformen konnten bislang identifiziert werden. Glücklicherweise müssen wir uns aber nicht alle merken und dürfen auch einfach von »Östrogen« sprechen. Dabei konzentrieren wir uns auf die drei wichtigsten Östrogene: Östron, Östradiol und Östriol. Jedes hat ganz spezielle Aufgaben.

1. **Östron** oder Ö1 nimmt bei Frauen nach den Wechseljahren den Platz des dominanten Östrogens ein. Manchmal ist es erhöht, wenn junge Frauen an einer sogenannten primären Ovarialinsuffizienz leiden (früher auch als vorzeitiges Ovarialversagen bekannt), was im Grunde das verfrühte Einsetzen der Wechseljahre beschreibt.
2. **Östradiol,** auch als Ö2 bekannt, ist die vorherrschende Form des Östrogens bei nicht schwangeren Frauen im gebärfähigen Alter. Ö2 unterstützt das zyklische Freisetzen der Eizellen während des Eisprungs. Östradiolwerte, die im Vergleich zu Progesteron erhöht sind, stehen oft im Zusammenhang mit starken Menstruationsblutungen und PMS.
3. **Östriol** oder Ö3 ist das schwächste der drei Östrogene. Während der Schwangerschaft wird es in großen Mengen von der Plazenta ausgeschüttet.

Östrogen (vor allem das Östradiol) gilt als »weibliches Hormon«, weil es für die körperlichen Eigenschaften verantwortlich ist, die wir mit Weiblichkeit assoziieren. Es ist auch ein Proliferationshormon, also ein wachstumsfördernder Botenstoff: Wenn es bei jungen Mädchen ansteigt, löst es den Beginn der Pubertät und die damit einhergehenden körperlichen Veränderungen aus (also Beginn des Menstruationszyklus, Ausformung von Oberschenkeln, Hüften und Brüsten sowie Wachstum von Scham- und Achselhaaren). Bei erwachsenen Frauen ist Östradiol für die meisten Vorgänge des Menstruationszyklus verantwortlich – vor allem dafür, den Eisprung sowie ein Wachstum (Proliferation) der Gebärmutterschleimhaut auszulösen.

Das Östrogen wird oft ungerecht behandelt und in der Welt der Frauengesundheit mitunter sogar dämonisiert. Zum Beispiel heißt es von vielen Antibabypillen, sie enthielten so wenig Östrogen wie nur möglich. Als sei das Östrogen eine Art Bösewicht und könne schon in geringster Dosis wahre Katastrophen in unserem Körper auslösen. (Nur zur Info: In der Pille ist Östrogen nicht einmal enthalten. Vielmehr enthält sie Ethinylestradiol, eine sehr starke synthetische Form des Östrogens.) Da ist viel die Rede von »Östrogendominanz« oder »Östrogenüberschuss«, was dann mit *allem* Übel, etwa Brust- und Gebärmutterkrebs und Erkrankungen wie Endometriose und Myomen, in Verbindung gebracht wird. Dabei tritt eine Östrogendominanz nur auf, wenn das Östrogen zu lange im Körper bleibt. Das wiederum bedeutet, dass nicht genug Progesteron vorhanden ist, um die wachstumsfördernde Wirkung des Östrogens unter Kontrolle zu behalten. Doch dazu gleich mehr.

Laut Dr. Felice Gersh ist »Östrogen der stille Held des weiblichen Wohlbefindens«. Genau: Das vom Körper produzierte Östrogen ist absolut ein Held – mit Schirm, Charme und Melone. Obwohl Östrogen vor allem für seine Rolle in Menstruationszyklus und Schwangerschaft bekannt ist, macht es noch viel mehr: Es reguliert zum Beispiel die Gehirnfunktion und trägt zur Gesundheit von Harnwegen, Herz und Blutgefäßen, Magen-Darm-Trakt, Immunsystem, Knochen, Brüsten, Haut, Haar, Schleimhäuten und Beckenbodenmuskulatur bei. Ja – Östrogen heißt *Leben.*

Wie kommt es zu dieser weitreichenden Wirkung des Östrogens? Überall im Körper[7] befinden sich Östrogenrezeptoren (das sind sozusagen Anlegestellen, an denen die Hormone »andocken«, um ihre Anweisungen an die Zelle weiterzugeben). Deshalb fühlen sich Frauen, bei denen ein Östrogenmangel vorliegt – im Zusammenhang mit ausbleibenden Blutungen oder sehr häufig aufgrund von hormonellen Verhütungsmitteln –, oft ganz allgemein mies.

Progesteron ist das andere vorwiegend in den Eierstöcken gebildete weibliche Sexualhormon. Weil es in der Lage ist, das Nervensystem während der oft weniger würdevollen PMS-Tage zu beruhigen, nenne ich es auch das »Ruhebewahren-Hormon«. Progesteron ist am besten für seine Rolle beim Aufbau der Gebärmutterschleimhaut (des Endometriums) bekannt, durch den sich der Körper auf eine mögliche Schwangerschaft nach dem Eisprung vorbereitet. Man kann sich Östrogen als den Erbauer des Hauses vorstellen und Progesteron als das Hormon, das dieses Haus möbliert und dekoriert.

Woher kommt das Progesteron? Wenn ein Ei freigesetzt wurde, verwandelt sich der Follikel in den Gelbkörper (*Corpus luteum*). Das ist eine 2–5 cm große vorläufige Hormondrüse, die im Eierstock während der zweiten Hälfte des Menstruationszyklus entsteht[8]. Dieser Gelbkörper beginnt, Progesteron zu produzieren. (Ja, meine Damen: Ihr Körper ist in der Lage, jeden Monat in weniger als 24 Stunden eine Hormondrüse im Miniaturformat herzustellen!)

Im Falle einer Schwangerschaft würde das durch den Gelbkörper produzierte Progesteron den Embryo während der ersten drei Monate versorgen, ehe die Plazenta die nötige Progesteronproduktion übernimmt. Kommt keine Schwangerschaft zustande, zerfällt der Gelbkörper und verwandelt sich in narbiges Bindegewebe, den sogenannten *Corpus albicans*.

Progesteron erfüllt genau wie Östrogen einige überaus wichtige Aufgaben. Dazu gehört unter anderem die Gesunderhaltung von Brüsten, Herz, Schilddrüse und Nervensystem. Aber wohl am wichtigsten ist, dass das Progesteron zu einer gesunden Hirnfunktion und zur Stimmungsregulierung beiträgt. In der zweiten Hälfte des Zyklus lindert es Angstgefühle und fördert gesunden Schlaf.

Das im Blutkreislauf zirkulierende Progesteron hat direkten Zugang zu Gehirn und Nerven: Progesteronrezeptoren befinden sich im gesamten Nervensystem. Eine Hauptaufgabe des Progesterons ist es, das Nervensystem vor Schäden zu schützen und nach einer Verletzung bei dessen Reparatur mitzuhelfen. Dies geschieht, indem das Progesteron Wachstum und Heilung der Myelinhülle fördert, also des Gewebes, das die Nervenzellen umgibt und der Kommunikation zwischen den Neuronen dient[9]. Evolutionsgeschichtlich betrachtet sorgt das Progesteron für Entspannung, um im Falle einer Schwangerschaft die Einnistung und das Wachstums eines Embryos zu fördern. (Nicht vergessen: Der Körper bereitet sich *ständig* auf eine Schwangerschaft vor.)

Östrogen und Progesteron arbeiten wie zwei Tanzpartner zusammen. Kommt einer aus dem Takt, gerät die Choreografie durcheinander. Ist beispielsweise der Progesteronspiegel zu niedrig, kann das Progesteron die Effekte des Östrogens nicht hinlänglich ausgleichen. Dann zeigen sich Symptome einer Östrogendominanz (zum Beispiel starke Blutungen, empfindliche Brüste und Migräne).

Ah, und dann das **Testosteron**! Der hormonelle Spielmacher großer Muskeln in Wettkampfsportarten und Kneipenschlägereien. Oft gilt Testosteron als ein Hormon, für das sich nur Männer interessieren sollten – aber das ist ein Mythos. Sollte man Ihnen gesagt haben, Testosteron sei für Frauen völlig irrelevant, passen Sie jetzt bitte besonders gut auf.

Testosteron ist zwar tatsächlich für viele als männlich angesehene körperliche und emotionale Eigenschaften verantwortlich – von der Gesichts- und Körperbehaarung bis hin zu Durchsetzungsvermögen und Aggressivität. Doch auch Frauen hilft ein ausreichender Testosteronspiegel beim Aufbau von Muskeln, außerdem hält er die Haut geschmeidig, hebt die Stimmung, lässt uns Stress und Unsicherheiten meistern und bringt uns in die richtige Stimmung für Sex. Grrr! Deshalb nenne ich Testosteron das »Stark-und-sexy-Hormon«. Es verleiht Frauen Kraft, Motivation und Durchsetzungsvermögen.

Testosteron wird von den Eierstöcken und den Nebennieren produziert. Seinen Höchststand erreicht es bei Frauen kurz vor dem Eisprung. Kaum verwunderlich – schließlich befeuert es die Libido, was ja, wie wir wissen, die charmante Art des Körpers ist, uns zum Sex zu verführen und für eine Schwangerschaft zu sorgen.

Schilddrüsenhormone. Die Schilddrüse produziert zwei Haupthormone: Trijodthyronin (T_3) und Thyroxin (T_4). Die Schilddrüsenhormone bezeichne ich gerne im Kollektiv als »Antreiber-Hormone«, weil sie dafür zuständig sind, dass wir uns energiegeladen und munter fühlen. (Jetzt fragen Sie sich vielleicht: »Was ist denn mit dem Thyreoidea-stimulierenden Hormon, also dem TSH?« Das wird von der Hirnanhangsdrüse produziert, ist also kein Schilddrüsenhormon.)

T_3 ist die aktive Form des T_4. Der Körper produziert zwar auch eine kleine Menge T_3 direkt, doch 80 Prozent des aktiven Schilddrüsenhormons werden aus dem T_4 umgebaut. T_3 spielt eine unglaublich wichtige Rolle bei der Regulierung des körpereigenen Stoffwechsels, bei Herzfunktion, Verdauung, Muskelkontrolle, Gehirnentwicklung, Knochenerhalt und Menstruationszyklus. Anders ausgedrückt: T_3 hilft dem Körper, ein normales Gewicht zu halten, beugt Benommenheit vor und sorgt dafür, dass Sie sich gut fühlen.

Vielen Frauen ist nicht bewusst, dass die Gesundheit ihrer Schilddrüse mit der Periode zusammenhängt. Genauer gesagt haben Frauen, die an einer Schilddrüsenunterfunktion (Hypothyreose) leiden, einen niedrigen T_3-Spiegel. Das kann zu einer Einschränkung der Progesteronproduktion führen, was wiederum die Schilddrüse beeinflusst und deren T_3-Produktion noch stärker mindert.[10] Dies ist nur eine der Möglichkeiten, wie die Schilddrüse die Periode beeinflusst. Ein erstaunliches Beispiel für die enge Verflechtung der verschiedenen Hormondrüsen und die zahlreichen Feedback-Schleifen in unserem Körper!

Melatonin wird vor allem im Darm, aber auch in der Epiphyse hergestellt, und zwar nachts. Dieses Hormon ist für die Regulierung des Biorhythmus zuständig, auch bekannt als Schlaf-wach-Rhythmus. Im Grunde hilft es beim Ein- und Durchschlafen. Der Schlaf-wach-Zyklus wird durch Lichteinwirkung beeinflusst (Sonnen-, Mond- und Kunstlicht). Leider können große Mengen Blaulicht von Computerbildschirmen, Smartphones und Fernsehern die Melatoninproduktion des Körpers hemmen. Und das kann sich durchschlagend darauf auswirken, ob Sie gut schlafen können oder nicht. (Gehören Sie zu den Leuten, die ihr Smartphone mit ans Bett nehmen? Aha.)

Und jetzt kommts: Melatoninmangel sorgt nicht nur für Schlafstörungen, sondern wird auch mit ausbleibendem Eisprung, Unfruchtbarkeit und bei Endometriose sogar mit chronischem Beckenschmerz in Verbindung gebracht.[11] Ja, der Schlaf-wach-Rhythmus hängt ganz eng mit dem Menstruationszyklus zusammen. Wer hätte das gedacht?

Melatoninhaltige Nahrungsergänzungsmittel haben in unserer schnelllebigen, hektischen, künstlichen und lichtdurchfluteten Welt sehr an Beliebtheit gewonnen. Aber eine kräftige Dosis Melatonin ist nicht das Gleiche wie ein gesunder Schlaf-wach-Rhythmus und ein natürlich ausgewogener Melatoninspiegel. Große Melatoninmengen (manchmal weit über dem, was der Körper auf natürliche Weise produzieren könnte) können den Eisprung verzögern oder gar verhindern. Das stört womöglich den zeitlichen Ablauf

Ihres Menstruationszyklus oder hält ihn sogar ganz auf.[12] Jetzt wissen Sie es: Zu wenig Melatonin oder zu viel durch Nahrungsergänzungsmittel kann dem Zyklus einen Strich durch die Rechnung machen. Deshalb ist es so megawichtig, dem Schlaf oberste Priorität einzuräumen. Denn dann kann Ihr Körper sein Melatonin selbst herstellen.

Nun haben Sie die Grundlagen des Menstruationszyklus und die wichtigsten Hormone, die ihn beeinflussen, kennengelernt. Im nächsten Kapitel werfen wir einen Blick auf einige der häufigsten Periodenprobleme und mögliche Symptome und finden heraus, was die Hormone uns mitteilen. Denken Sie daran: Symptome sind die Sprache des Körpers. Mit ihnen bringt er zum Ausdruck, dass irgendetwas unsere besondere Aufmerksamkeit benötigt. Und wenn Sie wissen, wo bei Ihren Hormonen gerade etwas aus dem Ruder läuft, können Sie gezielt gegenlenken und die Symptome loswerden.

3 ENTSCHLÜSSELN SIE IHRE SYMPTOME

Was Ihr Körper Ihnen sagen will

Was also tun, wenn die Hormone aus dem Gleichgewicht geraten sind? Zuerst einmal ist es wichtig, sich vor Augen zu führen, wie verschlungen und verbunden die Hormone untereinander und das Hormonsystem im Ganzen sind. Vielleicht stellen Sie an sich mehrere Symptome fest, die auf den ersten Blick voneinander unabhängig sind. Die gute Nachricht ist, dass diese häufig auf nur ein oder zwei grundlegende Störungen der Schlüsselhormone zurückzuführen sind. Erinnern Sie sich an die hormonelle Hierarchie und die verschiedenen Stufen (siehe Abb. 5 auf S. 61)?

Wie wir im vorigen Kapitel gelernt haben, wirkt sich jedes hormonelle Ungleichgewicht auf Stufe 1 auf die Hormone der Stufen 2 und 3 aus. Haben Sie schon einmal den Spruch gehört »Der Flügelschlag eines Schmetterlings löst anderswo auf der Welt einen Sturm aus«? Das beschreibt den sogenannten Schmetterlingseffekt, der die Auswirkungen kleinster Veränderungen innerhalb in sich zusammenhängender Systeme veranschaulicht. Das Hormonsystem ist ein solches in sich zusammenhängendes System. Gibt es bei den Hormonen der Stufe 1 eine winzige Veränderung, kann das eine große Veränderung bei den Hormonen der darunterliegenden Stufen zur Folge haben.

Diese komplexe und enge Verbundenheit ist der Grund dafür, warum Periodenprobleme nicht separat behandelt werden können: Die Symptome sind eigentlich nur Manifestationen anderer zugrunde liegender Probleme. Um die Symptome zu verstehen, gilt es also, den Schmetterling zu suchen, ohne sich im Sturm zu verirren. Die gute Nachricht lautet, dass es oft einfacher ist, die kleinen Störungen auszubügeln, die zu den größeren Problemen geführt haben, als jedes Symptom einzeln anzugehen. Egal, wie beunruhigend sich das alles gerade anhören mag: Eigentlich ist es nicht besonders kompliziert, den Hormonhaushalt auszugleichen und seine Harmonie wiederherzustellen.

Was genau Sie für einen ausgewogenen Hormonhaushalt tun können, beschreibe ich in Teil 2 dieses Buches. Zunächst betrachten wir jedoch die Ursachen für häufig vorkommende Periodenprobleme.

Nein, Sie sind nicht »defekt«!

An Periodenproblemen leidende Frauen erzählen mir häufig, sie hätten das Gefühl, ihr Körper habe sie verraten. Oft entstand dieser Eindruck während eines Arzttermins, bei dem sie zu hören bekamen, sie hätten »XYZ« und dürften sich vermutlich auf eine Zukunft einstellen, in der entsetzliche Schmerzen, Empfängnisprobleme, unkontrollierbare Blutungen oder irgendein anderes Schreckensszenario auf sie warteten. Oder es hieß, ihre negative Erfahrung sei völlig »normal« und gehöre zum Frausein eben dazu.

Ich habe es bereits geschrieben. Aber das hier ist so wichtig, dass es wiederholt werden muss: Beschwerden und Leid im Zusammenhang mit Ihrem Menstruationszyklus sind nicht normal. Sollten Sie jemals gedacht haben, dass Ihr Körper irgendwie defekt sei, dass Sie sich vielleicht einfach nur zusammenreißen und mit der Situation leben müssten, möchte ich Ihnen eine andere Perspektive eröffnen. Es ist nämlich so: Egal, welche Menstruationsprobleme Sie haben oder wie das Ungleichgewicht Ihres spezifischen Hormonhaushalts aussieht – Ihr Körper ist *nicht* beschädigt oder fehlerhaft. Ihr Körper ist ein Wunderwerk der Natur, er ist schön. Symptome sind nur seine Art mitzuteilen, dass etwas Ihre Aufmerksamkeit braucht – auch wenn diese Kommunikation manchmal einem Hilfeschrei gleichkommt.

Menstruationsprobleme sind nicht nur ein Signal dafür, dass Sie mehr Tampons oder Schmerzmittel besorgen sollten. Sie weisen auf eine systemweite Störung hin. Richtig – Menstruationsprobleme sind so etwas wie der sprichwörtliche Kanarienvogel im Kohleschacht. Indem Sie Ihre Menstruationsprobleme und die Signale eines unausgeglichenen Hormonhaushalts identifizieren, werden Sie handlungsfähig: So können Sie Maßnahmen ergreifen und einen ganz persönlichen Plan entwickeln, der zu Ihnen passt, der den Problemen ein Ende bereitet und der Ihre Gesundheit insgesamt verbessert.

Häufige Zyklus- und Menstruationsprobleme

Ihre Menstruationsprobleme sind ein Indiz dafür, dass beim Dialog der Hormone etwas schiefläuft. Die Probleme sind keine Einbildung. Beschwerden gehören auch nicht einfach zum Leben dazu, wenn man menstruiert. Sie können sie nicht einfach ignorieren. Und Sie können sie auch nicht einfach vergessen, nur weil ein Arzt sie als unwichtig abtut. Ihr Körper versucht, Ihnen etwas zu sagen. Darauf müssen Sie hören.

Vielleicht merken Sie schon, dass etwas im Busch ist, weil Sie mehrere Symptome an sich feststellen. Nehmen Sie sich die Zeit, diese Symptome aufzulisten. Schreiben Sie deren Häufigkeit und Schwere dazu. Gut. Ich führe im Folgenden alles auf, sodass Sie anhand Ihrer Symptome einen unmittelbaren Bezug zwischen Ihrer Erfahrung und den häufigsten Krankheitsbildern herstellen können. Das ist nicht so verwirrend oder kompliziert wie manchmal behauptet, versprochen!

Zunächst einmal betrachten wir die häufigsten Zyklusprobleme. Anschließend schauen wir, wie sie in Bezug zu den beteiligten Hormonen stehen. Hier erst einmal die Beschwerden:

- PMS und PMDS (man sagt und tut wirres Zeug, kann aber nichts daran ändern)
- Menstruationsschmerzen
- Mittelschmerz/Schmerzen um den Eisprung herum
- starke Blutungen
- leichte oder kurze Blutungen
- kurze Zyklen oder zu häufige Perioden
- seltene oder unregelmäßige Perioden
- ausbleibende Perioden
- Zwischenblutungen
- vaginale Infektionen
- PCOS (mehr Symptome, als Sie zählen können)
- Endometriose

PMS und PMDS

Das prämenstruelle Syndrom (PMS) umfasst eine ganze Ansammlung körperlicher und psychischer Symptome, die zyklisch auftreten und in die zweite Hälfte des Menstruationszyklus fallen (also in die Lutealphase)[1]. Die Symptome zeigen sich zumeist zwei bis zehn Tage vor Beginn der Periode und verschwinden in der Regel mit dem Einsetzen der Menstruation.

Etwa die Hälfte aller Frauen weltweit haben PMS-Symptome[2] und mehrere Studien haben gezeigt, dass grob 91 Prozent aller Frauen zumindest ein PMS-Symptom pro Monat an sich feststellen[3]. Trotzdem sind viele Frauen überrascht, dass PMS überhaupt als Krankheitsbild anerkannt wird. In unserer Kultur gilt es einfach noch als »normale« negative Begleiterscheinung des Frauseins – samt der dazugehörigen miesen Witze und so weiter. Wenn je ein Krankheitsbild eine gesellschaftliche Frischzellenkur gebraucht hat, dann dieses.

Die größere, noch bösere Schwester des PMS ist die prämenstruelle dysphorische Störung (PMDS). Sie gilt als eine ernsthafte psychische Verstimmung und zeichnet sich durch gravierende emotionale und physische Symptome aus, die ebenfalls in der Lutealphase auftreten[4]. Schätzungen besagen, dass etwa zwei Prozent aller Frauen von PMDS betroffen sind,[5] manche Schätzungen gehen sogar von drei bis acht Prozent aus[6]. Bei diesen Frauen geht es nicht darum, sich einmal im Monat ein bisschen zickiger als sonst zu fühlen. Sie leiden vielmehr an lähmenden, ja manchmal traumatischen Symptomen, die sich negativ auf Beziehungen, Beruf und psychisches Wohlbefinden auswirken.

Die Symptome von PMS und PMDS schwanken stark in ihrer Ausprägung. Das liegt daran, dass sie von Nährstoffmangel, übermäßigem psychologischem Stress, genetischen Faktoren, Problemen mit der Darmgesundheit und Blutzuckerschwankungen[7] beeinflusst werden. All diese Faktoren führen wiederum dazu, dass das Östrogen über das Progesteron (das »Ruhe-bewahren-Hormon«) dominiert. Diese beiden Hormone beeinflussen auch ganz erheblich wichtige chemische Botenstoffe im Gehirn, darunter Serotonin, Dopamin und Oxytocin, die ihrerseits Stimmung und sogar Darmgesundheit beeinflussen. Deshalb gibt es so ein breites Spektrum an PMS- und PMDS-Symptomen.

Während die Symptome, an denen betroffene Frauen leiden, auf jeden Fall echt und ernst zu nehmen sind und auch für sich allein ihre Berechtigung haben, betrachte ich sie doch lieber als eine Gesamtbotschaft des Körpers: »Halt, hier stimmt etwas nicht!« Diese Symptome allerdings zu einem Syndrom zusammenzufassen oder zu einer Störung zu erklären könnte schnell zu dem Irrglauben führen, dass ein Leben mit der monatlichen PMS- oder PMDS-Hölle unausweichlich sei. Dabei können die richtigen Änderungen hinsichtlich Ernährung und Lebensstil die Tage vor den Tagen ganz erheblich verbessern.

Ganz ehrlich: Wie kann denn die Hälfte der weiblichen Weltbevölkerung an einem Syndrom leiden, das sie jeden Monat beeinträchtigt? Ihr Körper wurde doch nicht dafür geschaffen, jeden Zyklus ein oder zwei Wochen lang zu leiden. Ganz sicher nicht. Ihr Menstruationszyklus ist ein Wunderwerk der Natur, kein Konstruktionsfehler. Und um diese Zeit im Monat gibt der Körper lediglich eine Vorwarnung ab, dass die rote Tante bald wieder auftaucht. Je nachdem, wie gut Sie sich um sich kümmern, fallen Ihnen diese Symptome kaum auf – oder aber das Leben verwandelt sich in die reinste Klischeesammlung: Bei der kleinsten Provokation denkt und (oh Schreck!) sagt man die dämlichsten Dinge, erntet mitfühlende Blicke von der Kassiererin im Supermarkt, die die Tamponschachtel und zwei Becher Ben & Jerry's scannt, und bekommt wegen der Wassereinlagerungen den Reißverschluss der Lieblingsjeans nicht zu. (Ach, und wo wir schon dabei sind: Akne wie als Teenager und Überreaktionen auf jede Kleinigkeit gehören auch dazu.)

Noch einmal: Wenn Sie das Gefühl haben, dass Sie kurz vor der Periode die Kontrolle über Leib und Leben verlieren, ist das ein Zeichen dafür, dass es an der Zeit ist, sich um die Vorgänge hinter den Kulissen zu kümmern. Sie brauchen sich von PMS oder PMDS nicht beherrschen zu lassen!

Die häufigsten Symptome von PMS und PMDS

Wer PMS hat oder bei wem PMDS diagnostiziert wurde, leidet womöglich an einem (oder mehreren) der folgenden körperlichen, geistigen oder emotionalen Symptome. Achtung: Die Liste ist sehr lang. Über die Zahl der Anzeichen, die mit diesen beiden Krankheitsbildern in Verbindung gebracht werden, gibt es zwar unterschiedliche Forschungsergebnisse, aber zu den verbreitetsten bestätigten Symptomen gehören:

- Wassereinlagerungen
- Krämpfe
- Schmerzen im unteren Rückenbereich
- Akne
- Appetitveränderungen, insbesondere eine starke Zunahme von Heißhungerattacken und erhöhtes Verlangen nach Salz oder Zucker (Hallo, Chips und Schokolade!)
- Magenverstimmungen, Übelkeit oder Erbrechen
- Schlafprobleme (meist Schlaflosigkeit) und oft übermäßige Müdigkeit
- Kopfschmerzen und Menstruationsmigräne
- Empfindlichkeit der Brust bis hin zu Schmerzen
- verminderte Libido (Sex oder Eiscreme? Mal überlegen …)
- Angstzustände
- Reizbarkeit, Ärger oder Wut
- Niedergeschlagenheit, »Neben-sich-Stehen«
- Benommenheit oder Vergesslichkeit

Bei PMDS kommt zu den hier genannten Symptomen noch hinzu, dass Frauen oft eine »kleine Depression« im Monat beschreiben, die durch Traurigkeit, Hoffnungslosigkeit, ein Gefühl der Wertlosigkeit, außergewöhnliche Angstzustände und Jähzorn geprägt ist. Andere berichten, sie fühlten sich vom Leben völlig überfordert und hegten Suizidgedanken. Diese Beschwerden sollten niemals übergangen werden! Falls Sie selbst daran leiden, holen Sie sich bitte unbedingt ärztlichen Rat. Ich möchte noch einmal betonen, dass Sie PMS oder PMDS besser selbst kontrollieren können, als Sie vielleicht erwarten – weil Sie diese Probleme durch Ihren Lebensstil beeinflussen können. Viele Symptome können durch die Behandlung der zugrunde liegenden Störungen gelindert oder sogar ganz gestoppt werden. Wenn Sie regelmäßig an PMS leiden oder bei Ihnen eine PMDS diagnostiziert wurde, sollten Sie besonders darauf achten, den Blutzucker zu stabilisieren, Ihre Darmgesundheit zu verbessern und die Entgiftungsfähigkeit der Leber zu unterstützen. All dies wirkt sich auf die Entzündungswerte und auf die Menge an Östrogen aus, die in Ihrem Körper zirkuliert. Beide Faktoren sind eng mit PMS- und PMDS-Symptomen verbunden, daher werden die Wochen 3, 4 und 5 des sechswöchigen Programms besonders wichtig für Sie sein.

PMS-Symptome um den Eisprung herum?

Nein, Sie spinnen nicht! Bei manchen Frauen sind die PMS-Symptome unberechenbarer. Oft tauchen sie dann um den Eisprung herum auf – zu einer Zeit, zu der wir uns doch eigentlich super fühlen sollten. Höchstwahrscheinlich ist das ein Zeichen für eine Östrogendominanz und/oder für die fehlende Fähigkeit des Körpers, Östrogen abzubauen, kombiniert mit einer Histaminintoleranz oder einer Empfindlichkeit gegenüber Histamin. Zu diesem letzten Punkt mehr in Kapitel 7.

PMDS und Schulmedizin

Ich möchte die Erfahrung anderer Leute nicht abwerten. Bei der Diagnose PMDS kommt es mir allerdings schon so vor, als würden die Gesundheit und die Erfahrungen von Frauen übermäßig pathologisiert, also als krankhaft eingestuft. Vor allem vor dem Hintergrund der vielen Erfolgsgeschichten mit meinem 6-Wochen-Programm ist dieser Eindruck besonders stark. PMDS ist im *Diagnostischen und Statistischen Manual Psychischer Störungen* (DSM-5) aufgeführt. Anfang der 2000er-Jahre ließ die Lebensmittelüberwachungs- und Arzneimittelbehörde der Vereinigten Staaten (Food and Drug Administration) sogar vier Antidepressiva zur Behandlung von PMDS zu – und zwar bevor die American Psychiatric Association, die wichtigste Vereinigung von Psychiaterinnen und Psychiatern in den USA, es überhaupt als psychiatrische Erkrankung klassifiziert hatte![8]

Ich zweifle nicht daran, dass Frauen an diesen Symptomen leiden. Schwere menstruationsbedingte Probleme als psychiatrische Störungen zu kategorisieren, das scheint mir jedoch allzu drastisch. Außerdem unterstreicht es die gängige Rede davon, dass Frauen jeden Monat »ihren Verstand verlieren«. Wer vor der Periode unter extrem starken Symptomen leidet, ist nicht verrückt und sollte nicht als psychisch krank bezeichnet werden. Gleichzeitig muss man aber die Frage stellen, warum genau diese Symptome auftreten.

Schlussendlich glaube ich, wir sollten alle den erheblichen Unterschied hinterfragen, der zwischen der Behandlung von PMS-Symptomen (konventionell mit der Pille, ganzheitlich durch Änderungen des Lebensstils und Nahrungsergänzungsmittel) und der Behandlung von PMDS (maßgeblich mit Medikamenten, die in den Gehirnstoffwechsel eingreifen) besteht. Verstehen Sie mich nicht falsch: Wenn Sie das Gefühl haben, dass Sie eine solche Therapie benötigen, sollten Sie das selbstständig entscheiden. Aber ich empfehle Ihnen dringend, zunächst dem 6-Wochen-Programm eine Chance zu geben.

Menstruationsschmerzen (Dysmenorrhö)

Menstruationsschmerzen oder Dysmenorrhö werden in unserer Gesellschaft üblicherweise normalisiert. Und jetzt komme ich daher und behaupte, diese Schmerzen seien nicht normal und sollten nicht ignoriert werden. Rückenschmerzen oder Migräne lassen wir behandeln – ja, die Ärzte ziehen oft alle Register, um uns zu helfen. Warum sollte es bei Gebärmutterschmerzen denn eigentlich anders sein? Ich weiß, dass es schwer ist, sich von immer wieder eingetrichterten Glaubenssätzen zu lösen. Es ist aber an der Zeit, den Gedanken, Frauen dürften ruhig »krank und leidend« sein, hinter uns zu lassen und unsere Standards deutlich anzuheben.

Die Symptome sind ziemlich offensichtlich: Schmerzen. Große Schmerzen. Zusätzlich zu den Beckenschmerzen zähle ich auch andere Symptome zu den Menstruationsschmerzen, etwa Schmerzen, die in die Beine ausstrahlen, Schmerzen im unteren Rücken, Übelkeit, Erbrechen, Durchfall, Schweißausbrüche und Kopfschmerzen. All das kann in beliebiger Kombination und Zahl kurz vor oder während der Periode auftreten. Die Dauer der Probleme variiert, von ein paar Stunden bis zu zwei oder drei Tagen ist alles möglich. Eine gigantische Periodenparty!

Aber wie viel Schmerz gilt denn als »zu viel«? Alles, was über schwache Krämpfe hinausgeht, ist ein Hilferuf des Körpers. Schmerzen, die das Leben durcheinanderbringen und/oder medikamentös behandelt werden müssen (zum Beispiel mehr als eine Dosis Ibuprofen von 200 bis 400 mg pro Tag) oder gar eine Auszeit von Arbeit, Schule oder Alltag erzwingen, können durchaus ein Zeichen für eine unerkannte Entzündungsreaktion oder eine Grunderkrankung wie Endometriose sein.

Wenn es Ihnen so geht, sind Sie nicht allein. Dysmenorrhö ist die am häufigsten vorkommende gynäkologische Diagnose weltweit. Studien belegen, dass zwischen 45 und 95 Prozent aller Frauen an einer schmerzhaften Menstruation leiden und 10 bis 25 Prozent der Frauen Medikamente und eine Unterbrechung der Alltagsaktivitäten benötigen[9]. Tatsächlich sind Menstruationsschmerzen einer der Hauptgründe, warum Frauen bei der Arbeit fehlen – sie landen direkt auf dem zweiten Platz hinter der Fürsorge für erkrankte Kinder. Pah. Warum geben wir uns damit zufrieden? Da stimmt doch etwas nicht!

Was verursacht Dysmenorrhö?

Primäre Dysmenorrhö

Es gibt zweierlei Arten von Dysmenorrhö. Die primäre Dysmenorrhö beschreibt Krämpfe, die ausschließlich im Zusammenhang mit der Menstruation auftreten. Wenn Sie diesen Schmerz empfinden, steckt nur die Gebärmuttermuskulatur dahinter, die ihrer monatlichen Aufgabe nachkommt und das Menstruationsblut aus dem Körper ausleitet. Die primäre Dysmenorrhö gilt als normaler Bestandteil des Menstruationszyklus. Das bedeutet: Es liegt keine Erkrankung im Beckenbereich vor, wie etwa Endometriose, Myome oder Zysten,[10] und die Schmerzen zeigen sich normalerweise kurz nach der ersten Periode oder während der Jugendjahre. Wer an primärer Dysmenorrhö leidet, stellt kurz vor oder gleich nach dem Beginn der Periode Schmerzen fest, die wenige Stunden bis drei Tage lang anhalten.[11]

Eine Ursache primärer Dysmenorrhö sind hohe Prostaglandinwerte. Das sind hormonähnliche Substanzen, die den Uterus dazu bringen, sich zusammenzuziehen. Prostaglandine kommen in allen menschlichen Gewebearten vor. Verschiedene Typen Prostaglandin verursachen unterschiedliche Reaktionen. Beispielsweise regen die Prostaglandine E_2 und F_2 Entzündungen an, ziehen die Gebärmuttermuskulatur zusammen und verengen die Blutgefäße im beschädigten Bereich, um einem Blutverlust vorzubeugen. Wird die Gebärmutterschleimhaut abgestoßen, wird eine größere Menge Prostaglandine freigesetzt. Dadurch verengen sich die Blutgefäße in der Gebärmutter und die Muskulatur zieht sich zusammen. Höhere Prostaglandinwerte verursachen dabei stärkere Kontraktionen der Gebärmuttermuskulatur, was wiederum zu den schmerzhaften Krämpfen führen kann, die wir so gut kennen.

Also könnte man annehmen, die einfachste Lösung sei es, die Prostaglandinwerte zu senken. Und tatsächlich ist das auch die Standardempfehlung vieler Ärzte bei Menstruationsschmerzen. Zu den prostaglandinhemmenden Medikamenten gehören nichtsteroidale Antirheumatika (NSAR) wie Acetylsalicylsäure (Aspirin), Ibuprofen, Naproxen und Medikamente zur Behandlung von Osteoarthritis und rheumatoider Arthritis.[12]

Dabei gibt es allerdings einen Haken. Prostaglandine verursachen auch die Ausstoßung des Eis aus dem Eierstock. Prostaglandinhemmende Medikamente können also verhindern, dass der Follikel springt und ein Ei freisetzt. Was den menschlichen Körper angeht, ist das zwar umstritten, aber einige Forschungsergebnisse bringen NSAR mit verzögertem Eisprung oder anovulatorischen Zyklen in Verbindung[13] – und auch ich habe diesen Effekt bei Patientinnen, die täglich Schmerzmittel nehmen, beobachtet. Verrückt, oder? Aber keine Sorge. Wenn diese Medikamente die Ursache für Ovulationsprobleme sind, sollte sich der Eisprung nach dem Absetzen wieder normalisieren. Mir geht es in erster Linie darum, herauszufinden, warum jemand regelmäßig Schmerzmittel benötigt und ob die Schmerzen im Zuge des 6-Wochen-Programms nachlassen.

Auch Frauen mit einem »gekippten Uterus« (*Retroflexio uteri*, manchmal ist auch von einem geneigten Uterus die Rede) leiden häufig an primärer Dysmenorrhö. Faktoren, die möglicherweise zu einer gekippten Gebärmutter beitragen, sind ein Beckenschiefstand (zum Beispiel durch das gewohnheitsmäßige Tragen hoher Absätze), regelmäßiges falsches Sitzen auf dem Kreuzbein (dem großen dreieckigen Knochen an der Lendenwirbelsäule) und Stürze, die sich direkt auf das Kreuzbein auswirken.

Wer eine gekippte Gebärmutter hat, hat womöglich auch Schmerzen beim Sex sowie leichte bis starke Schmerzen im unteren Rückenbereich vor und während der Periode. Wurde bei Ihnen eine gekippte Gebärmutter festgestellt, sollten Sie zusätzlich zu dem 6-Wochen-Programm mit einer ausgebildeten Beckenphysiotherapeutin, einer zertifizierten Arvigo-Therapeutin und/oder einer in Viszeralosteopathie geschulten Spezialistin zusammenarbeiten.

Sekundäre Dysmenorrhö

Eine sekundäre Dysmenorrhö tritt als Folge einer Grunderkrankung auf, wobei die häufigste Ursache eine Endometriose ist.[14] Bei einer sekundären Dysmenorrhö beginnen die Schmerzen normalerweise schon früher im Zyklus, manchmal ein bis zwei Wochen vor dem Beginn der Periode. Sie halten auch länger an, als das bei den Menstruationskrämpfen der primären Dysmenorrhö der Fall ist (bisweilen über die gesamte Dauer der Menstruation). Als wären die Schmerzen nicht schlimm genug, sind Begleiterscheinungen einer sekundären Dysmenorrhö oft starke Blutungen, eine unregelmäßige Menstruation, Zwischenblutungen oder Blutungen während des Geschlechtsverkehrs.[15]

Grunderkrankungen, die eine sekundäre Dysmenorrhö auslösen, können sein:

- **Endometriose**: Eine Entzündungserkrankung, bei der Gewebe, das der Gebärmutterschleimhaut (Endometrium) ähnelt, außerhalb der Gebärmutter wächst. Dieses Gewebe verhält sich während jedes Zyklus wie die Gebärmutterschleimhaut auch – und zwar ganz egal, wo es im Körper wächst. Bei der Abstoßung kann es zu Gewebeblutungen und Narbenbildung kommen. Dies verursacht oft unsägliche Schmerzen und andere Symptome. Es wird angenommen, dass weltweit mindestens eine von zehn Frauen vor den Wechseljahren an Endometriose leidet.[16] (Mehr zu Endometriose ab S. 109.)
- **Adenomyose**: Wenn bei einer Endometriose das Gewebe in die Gebärmuttermuskulatur hineinwächst, spricht man von Adenomyose. Dabei werden die Wände der Gebärmutter dicker und sie vergrößert sich.[17] Man kann sich das wie einen dicken Schwamm vorstellen, der die Gebärmutterhöhle auskleidet. Auch bei der Adenomyose verhält sich das betroffene Gewebe wie die Gebärmutterschleimhaut, wird im Gleichklang mit den hormonellen Schwankungen dicker und wird irgendwann abgestoßen, was zu außergewöhnlich starken Blutungen und Krämpfen führt. Bei etwa 20 Prozent der Frauen, die an Endometriose leiden, handelt es sich um eine Adenomyose[18].
- **Gebärmuttermyome**: Die häufigste Form gutartiger Tumore im weiblichen Beckenraum. Myome, die bei bis zu 70 Prozent der Frauen vor der Menopause vorkommen,[19] können starke und ungewöhnlich lange Blutungen und manchmal heftige Menstruationskrämpfe auslösen.
- **Unterleibsentzündung (Pelvic Inflammatory Disease, PID) etwa durch Chlamydien oder Gonorrhö**: Unterleibsentzündungen verursachen nicht unbedingt eine schmerzhafte Menstruation, sondern vielmehr generelle, anhaltende Schmerzen im Becken. Ein Symptom von Chlamydien und Gonorrhö gleichermaßen sind Schmerzen im unteren

Bauchraum. Unbehandelt können beide sexuell übertragbaren Krankheiten eine Unterleibsentzündung zur Folge haben.[20]

- **Ovarialzysten**: Mit Flüssigkeit gefüllte Hohlräume in den Eierstöcken. In den meisten Fällen handelt es sich bei diesen Zysten einfach um Follikel auf den Eierstöcken. Sie wachsen jeden Monat im Rahmen des Menstruationszyklus, werden als funktionelle Ovarialzysten bezeichnet und sind im gebärfähigen Alter recht häufig. Die meisten Ovarialzysten sind harmlos und lösen sich von selbst auf. Manche jedoch erreichen eine problematische Größe, bei der sie zu platzen und den Eierstock zu beschädigen drohen. Ein stärker werdender Mittelschmerz (Schmerzen um den Zeitpunkt des Eisprungs herum) kann ein Anzeichen für eine solche Ovarialzyste sein. Falls Sie an den beschriebenen Symptomen leiden, vereinbaren Sie bitte einen Arzttermin zur Abklärung der Diagnose.
- **Die Kupferspirale**: Ein Verhütungsmittel, das in der Gebärmutter eine Entzündungsreaktion verursacht, wodurch die Einnistung der Eizelle verhindert wird. Es wird vermutet, dass die lokale Entzündung ein Grund dafür ist, dass viele Frauen in den ersten drei bis sechs Zyklen nach dem Einsetzen der Kupferspirale an lähmenden Krämpfen leiden. Krämpfe und Schmerzen außerhalb des Menstruationsfensters sind der häufigste Grund für die Entfernung der Kupferspirale.[21] Lassen Ihre Menstruationsschmerzen nicht innerhalb von sechs Monaten ganz oder teilweise nach, sollten Sie in Erwägung ziehen, die Spirale entfernen zu lassen. Diese Art Schmerzen kann zwar durch mein 6-Wochen-Programm gelindert werden, aber wenn tatsächlich die Kupferspirale dahintersteckt, ist ein vollständiges Abklingen der Probleme unwahrscheinlich.

Denken Sie daran: Störende Menstruationsschmerzen sind vielleicht statistisch betrachtet normal, biologisch normal sind sie aber nicht. Es ist wirklich wichtig, dass Sie eine Ärztin aufsuchen, um der Ursache Ihrer Schmerzen auf den Grund zu gehen. Danach entscheidet sich der Umgang mit dem Schmerz. Sollte eine Ärztin Ihre Schmerzen bisher heruntergespielt oder abgetan haben, möchte ich Sie ermutigen, dranzubleiben und eine Ärztin zu finden, die Sie mit Ihren Schmerzen ernst nimmt und mit Ihnen zusammen nach dem Grund dafür forscht. In der Zwischenzeit hilft Ihnen mein 6-Wochen-Programm, die Ursachen Ihrer Schmerzen anzugehen, die unter anderem in Ernährung, Blutzuckerwerten, Darmentzündungen, Stressreaktionen und Schilddrüsenstatus zu finden sein können.

Mittelschmerz

Es ist ganz normal, ein Kneifen oder sogar schwache Schmerzen oder Krämpfe im unteren Bauchraum zu spüren, wenn es Zeit für den Eisprung ist. Der Schmerz ist üblicherweise einseitig, weil er von dem Eierstock ausgeht, der das Ei freisetzt. Er rührt daher, dass eine winzige Menge Blut frei wird, wenn der Follikel die Wand des Eierstocks durchbricht. Meiner Erfahrung nach dauert dieser Schmerz wenige Minuten bis ein paar Tage. Manchmal wird er von einer vaginalen Blutung begleitet, die sich ebenfalls ein paar Stunden oder aber ein paar Tage hinziehen kann. Die meisten Frauen empfinden den Schmerz als erträglich und das Ganze als normales Zyklusereignis. Andere leiden an lähmenden Schmerzen und müssen sich deswegen einen Tag in der Schule oder bei der Arbeit freinehmen. (Sollten Sie zur Gruppe der Letzteren gehören, lassen Sie bitte mit einer Ultraschalluntersuchung ärztlich abklären, was da los ist.)

Liegt eine Entzündung oder eine übermäßige Prostaglandinproduktion vor – nicht vergessen, dass Prostaglandine eine Rolle bei der Freisetzung des Eis im Eierstock spielen! –, kann das die Ursache für stärkere Schmerzen in dieser Zeit sein. Auch bei Ovarialzysten oder Endometriose können solche Schmerzen auftreten. Weil das höhere Schmerzniveau mit Entzündungsreaktionen und erhöhten Östrogenwerten zusammenhängt, wird das 6-Wochen-Programm sehr effektiv zur Linderung und Beseitigung der Schmerzen beitragen.

Starke Regelblutungen (Menorrhagie)

Menorrhagie. Klingt ernst, oder? »Was, du Arme hast Menorrhagie?«, oder so. Dabei ist *Menorrhagie* nur der Fachbegriff für »starke Regelblutungen«, die ja nun nicht unbedingt lebensgefährlich sind – aber dem Leben im Allgemeinen eben doch einen ziemlichen Dämpfer verpassen. Starke Blutungen können von der Arbeit über Verabredungen und Strandbesuche bis hin zum Sport sehr viele Lebensbereiche einer Frau beeinflussen und schnell unbeherrschbar scheinen. Um nicht zu sagen peinlich bis demütigend. Ständig berichten mir Frauen von Unfällen, undichten Stellen, ruinierter Unterwäsche und fleckigen Kleidern, davon, dass es ihnen Stress verursacht, einfach nur das Haus zu verlassen oder normalen Aktivitäten nachzugehen, und von der überwältigenden Erschöpfung, die mit dem starken Blutverlust einhergeht.

Ein wenig haben wir uns mit übermäßig starken Blutungen schon in Kapitel 1 befasst. Kurze Wiederholung: Wenn Sie mehr als 80 ml Blut pro Zyklus verlieren oder über 16 Normaltampons pro Zyklus verbrauchen, könnte das ein Anzeichen für eine Menorrhagie sein. Eine starke Regeblutung liegt vor, wenn …

- die Periode immer mindestens acht Tage dauert,
- Normaltampons, Damenbinden oder Periodenunterwäsche täglich häufiger als alle zwei Stunden gewechselt werden müssen (oder eine Menstruationstasse mit einem Fassungsvermögen von 30 ml öfter als zweimal täglich voll ist und geleert werden muss),
- sowohl eine Binde *als auch* ein Tampon *und* Periodenunterwäsche nötig sind, um die Blutung in Schach zu halten,
- Sie nachts aufstehen und Binde, Tampon oder Periodenwäsche wechseln müssen,
- bei der Menstruationsblutung Blutklumpen auftreten, die über 2,5 cm groß sind, oder
- die Periode Ihnen regelmäßig »den Stecker zieht« – Sie leiden an Müdigkeit und Ihnen fehlt Energie, Sie fühlen sich kurzatmig oder es wurde ein Eisenmangel oder eine Eisenmangelanämie festgestellt.

Was verursacht starke Regelblutungen (Menorrhagie)?

Starke Regelblutungen können in jedem Alter auftreten, kommen jedoch am häufigsten jeweils am Anfang und am Ende des gebärfähigen Alters vor: während der Teenagerjahre und dann wieder während der Perimenopause, wenn die Östrogenwerte im Verhältnis zum Progesteron tendenziell höher sind.

Beide Lebensphasen zeichnen sich durch einen unregelmäßigen Eisprung aus, mit dem eine ebenfalls unregelmäßige Progesteronproduktion einhergeht.[22]

Heranwachsende haben vermutlich wegen ihres noch unreifen Hormonsystems stärkere Regelblutungen – vor allem wegen der unausgereiften Hypothalamusfunktion. (Der Hypothalamus kommuniziert mit der Epiphyse, die wiederum den Eierstöcken sagt, wann der Eisprung stattfinden soll. Solange der Hypothalamus sich also noch in der Entwicklung befindet, sind Störungen im Ablauf um den Eisprung nicht ungewöhnlich.) Die so entstehenden anovulatorischen Zyklen treiben die Östrogenwerte hoch und senken die Progesteronwerte, was zu stärkeren Perioden führt.

Frauen in der Perimenopause erleben stärkere Perioden, weil die Funktion der Eierstöcke allmählich nachlässt. Je älter die Eierstöcke, desto geringer ist die Wahrscheinlichkeit, dass der Vorgang des Eisprungs komplett vollzogen wird. Ohne regelmäßige Ovulation entsteht ein Mangel an Progesteron, was häufig Auslöser stärkerer Blutungen ist[23].

Die Ursachen für starke Menstruationsblutungen und Probleme im Zusammenhang damit sind in drei Gruppen aufzuteilen:

Störungen des Hormonhaushalts

- **Erhöhte Östrogenwerte**. Eine starke Blutung, bei der das Menstruationsblut geronnen oder klumpig wirkt oder aussieht wie gefrorene, zerquetschte Blaubeeren, die langsam zu schmelzen beginnen, ist ein Anzeichen für einen im Verhältnis zum Progesteron zu hohen Östrogenspiegel.[24]
- **Schilddrüsenunterfunktion (Hypothyreose)**. Schilddrüsenhormone und Progesteron sind untrennbar miteinander verbunden. Wenn der Körper nicht genug Schilddrüsenhormone produziert, fallen die Progesteronwerte womöglich ab. Das hat zur Folge, dass das Östrogen über das Progesteron dominiert.[25].

Gebärmutterprobleme

- **Endometriose** (siehe Seite 109).
- **Adenomyose** (siehe Seite 82).

- **Myome** (siehe Seite 82). Die beiden Arten von Myomen, die am ehesten starke Blutungen verursachen, sind die sogenannten intramuralen Myome, die in der Gebärmutterwand wachsen, und die im Inneren der Gebärmutterhöhle wachsenden submukösen Myome. Myome werden generell durch Östrogenüberschuss und Progesteronmangel gefördert, was zusätzlich zur Verdickung der Gebärmutterschleimhaut führt und die Blutungen noch verstärkt[26].
- **Gebärmutterpolypen**. Wenn diese gutartigen Wucherungen in die Gebärmutterhöhle hineinragen, können sie ungewöhnliche Vaginalblutungen auslösen, die aber normalerweise nicht besonders stark sind (siehe »Zwischen- oder Schmierblutungen außerhalb der Regelblutung«, S. 100).
- Aufgrund einer **Fehlgeburt,** einer **Eileiterschwangerschaft** und **postnatal** kann es zu starken Blutungen kommen. Oft berichten mir Frauen, dass ihre Blutungen nach der Geburt viel stärker sind als zuvor. Sollte das bei Ihnen der Fall sein, ist es sinnvoll, die Blutmenge zu dokumentieren. Lesen Sie Kapitel 9 und lassen Sie Ihre Schilddrüse untersuchen, um eine postnatale Thyreoiditis (Schilddrüsenentzündung) auszuschließen.

Andere Erkrankungen oder Medikamente

- **Allein auf Gestagen basierende Verhütungsmethoden.** Die Dreimonatsspritze und das Verhütungsstäbchen (Etonogestrel-Implantat) werden beide mit anhaltenden bzw. unregelmäßigen Blutungen in Verbindung gebracht. Diese auf Gestagen basierenden Verhütungsmethoden verhindern bei den meisten Nutzerinnen den Eisprung. Dazu der Gynäkologe Dr. Shawn Tassone: »In solchen Verhütungsmitteln funktionieren Gestagene in gewisser Hinsicht ganz ähnlich wie natürliches Progesteron, nämlich, indem sie die Gebärmutterschleimhaut dünner machen. Doch aufgrund der hohen Dosierung besteht die Möglichkeit, dass die Gebärmutterschleimhaut so dünn wird, dass die darunterliegenden Blutgefäße freigelegt werden, was übermäßige Blutungen zur Folge hat. Deshalb leiden viele Nutzerinnen der Dreimonatsspritze und des Verhütungsstäbchens an unregelmäßigen Blutungen.«[27]
- **Die Kupferspirale**. Diese hormonfreie Form der Verhütung kann neben Schmerzen (siehe Seite 83) auch zu außergewöhnlich starken und

übermäßig langen Menstruationsblutungen und Zwischenblutungen führen. Etwa 70 Prozent der Nutzerinnen stellen diese Symptome in den ersten drei bis sechs Monaten bei sich fest.[28]

- **Von-Willebrand-Jürgens-Syndrom.** Die häufigste vererbte Blutungsstörung bei Frauen,[29] bei der die Blutgerinnung beeinträchtigt ist. Die Krankheit ist eine häufige Ursache für starke Menstruationsblutungen und übermäßige Blutungen während der Geburt. Wenn Sie schon an schweren Blutungen leiden, so lange Sie sich zurückerinnern können, bitten Sie um eine ärztliche Abklärung. Bei etwa 13 Prozent aller Frauen mit starken Menstruationsblutungen fallen entsprechende Untersuchungen positiv aus.[30]

Ist Ihre Menstruationsblutung eher stark, sind Woche 4 und 6 des 6-Wochen-Programms für Sie besonders wichtig. In diesen Wochen liegt der Fokus vor allem auf der Entgiftung der Leber und der Unterstützung der Schilddrüse, denn sowohl Leber als auch Schilddrüse werden mit ausufernden Östrogenwerten und starken Blutungen in Verbindung gebracht.

Leichte oder kurze Perioden

Am anderen Ende der Skala befinden sich Frauen, die während ihrer Menstruation nur wenig bluten. Obwohl das manch einer Frau vielleicht entgegenkommt – es hat wohl noch keine gesagt, sie hätte gerne eine stärkere Periode! –, kann auch eine leichte oder kurze Monatsblutung ein Problem darstellen.

Der Blutverlust menstruierender Frauen variiert sehr stark. Aufgrund meiner Erfahrung würde ich eine Periode mit einem Blutverlust von 25 ml oder weniger und einer Dauer von nur ein bis zwei Tagen als »leichte« Periode bezeichnen. Praktischer ausgedrückt: Während einer leichten Periode werden etwa fünf Normaltampons/normale Damenbinden oder weniger benötigt. Wer eine Menstruationstasse benutzt, füllt diese vielleicht nur einmal ganz (das hängt natürlich von der Kapazität ab; die Modelle variieren zwischen 15 und 40 ml). Außerdem fällt vielleicht auf, dass das Blut nicht gleichmäßig fließt und eher unberechenbar auftritt, ähnlich wie bei einer Zwischenblutung. Farblich ist es eher wässrig-hellrot, rosa oder braun und nicht leuchtend rot.

Was verursacht leichte oder kurze Regelblutungen?

Meine Patientin Jamie litt unter extrem starken Perioden, ehe sie anfing, die Pille zu nehmen: Sieben Tage pro Monat verbrauchte sie alle zwei Stunden einen Supertampon und eine Damenbinde. Nachdem sie fünf Jahre lang die Pille genommen hatte, wurde ihre Menstruation beträchtlich weniger: Sie blutete ganze zwei Tage pro Monat und musste ihre Einlage nur ein- oder zweimal täglich wechseln. Ja, ich weiß, was Sie jetzt denken. Was soll denn daran falsch sein? Nun, Jamie wollte mit mir zusammenarbeiten, weil sie unter Migräne und mindestens zwei Wochen pro Monat unter schrecklichen Stimmungsschwankungen litt.

Die Wirkstoffdosis von Ethinylestradiol und Progestin (auch bekannt als die synthetischen Versionen von Östrogen und Progesteron) in ihrer Pille hatte ihren natürlichen Zyklus mit Eisprung und Menstruation außer Kraft gesetzt – und damit die Östrogen- und Progesteronproduktion ihres Körpers. Ihre Pille war sehr niedrig dosiert, deshalb hatte sie nicht genug Ethinylestradiol im Körper, um jeden Monat ausreichend Gebärmutterschleimhaut für eine ordentliche Blutung aufzubauen. Zu wenig Östrogen (ob körpereigenes oder synthetisches in der Pille) führt dazu, dass die Gebärmutterschleimhaut sich nicht jeden Monat ausreichend aufbaut. Das hat leichtere Perioden und manchmal nach einiger Zeit das vollständige Versiegen der Blutung zur Folge.

Außerdem steigert die Pille die Produktion eines Proteins in der Leber, das Sexualhormon-bindendes Globulin (SHBG) genannt wird. Dieses bindet sich an das Östrogen und senkt den Östrogenspiegel auf diesem Weg noch weiter.[31] Als Jamie nach dem Absetzen der Pille zu mir kam, war ihr SHBG-Wert sehr hoch und sie verlor jeden Monat nur ein paar Tröpfchen Blut.

Den ausbleibenden Eisprung gingen wir an, indem wir die Nährstoffmängel und die Probleme mit der Darmgesundheit behandelten, die sie während der Zeit der Pilleneinnahme entwickelt hatte. Innerhalb von drei Monaten kam ihr Eisprung wieder zurück. Sie hatte auch wieder eine Menstruation, wenn auch eine sehr leichte. Migräne bekam sie gar nicht mehr und ihre chaotischen Stimmungsumschwünge hatten sich gebessert. Im Laufe der nächsten sechs Monate, in denen sie die Regeln des 6-Wochen-Programms weiter anwandte, pendelte sich ihre Periode zu einer regelmäßigen, drei Tage anhaltenden Blutung ein, weil sich ihr Menstruationszyklus samt Eisprung und auch ihr Östrogenspiegel normalisierten.

Wenn Sie nicht die Pille nehmen, kann eine leichte Periode ein Anzeichen für eine ausbleibende Ovulation sein. Der erste Schritt bei der Ermittlung eines Eisprungs ist die Zyklusbeobachtung (siehe »Den Zyklus beobachten« in Kapitel 1, S. 50):

- Falls Sie *keinen* Eisprung feststellen, müssen Sie die zugrunde liegenden Ursachen ausfindig machen. Hierzu zählen häufig: chronischer Stress[32], plötzlicher Gewichtsverlust, niedriges Körpergewicht oder niedriger Körperfettanteil, eine vegetarische, vegane oder kohlenhydratarme Ernährung (dies gilt nicht für alle, aber ich habe das schon häufig beobachtet – bitte nicht auf die Überbringerin der schlechten Nachrichten losgehen!), zu viel Soja[33], Schilddrüsenerkrankungen, Nährstoffmangel oder schlechte Nährstoffaufnahme (besonders Fette) und Grunderkrankungen wie PCOS[34] oder hypothalamische Amenorrhö (siehe Seite 98).[35]
- Können Sie jedoch einen Eisprung feststellen, produziert Ihr Körper zwar genug Östrogen, um den Eisprung auszulösen, aber nicht genug, um hinreichend Gebärmutterschleimhaut aufzubauen.

Beide Szenarien werden in den Kapitel 4 bis 9 behandelt. Ein hilfreicher Hinweis an dieser Stelle: Keine Panik, wenn Sie schon immer eher leichte Regelblutungen hatten und im Zusammenhang mit der Menstruation *nicht* an anderen Symptomen leiden, wie etwa einem fehlenden Eisprung, einer kurzen Lutealphase oder typischerweise mit Östrogenmangel verbundenen Problemen (Stimmungstiefs, Angstzustände, Scheidentrockenheit, schmerzhafter Sex, Harnwegsinfektionen und verminderte Stressresistenz). Durchaus möglich, dass bei Ihnen alles in bester Ordnung ist!

Kurze Zyklen oder eine zu häufige Menstruation

Ein normaler, von der Ovulation bestimmter Zyklus sollte sich in der Regel in einem Zeitfenster von 25 bis 35 Tagen vollziehen. Innerhalb dieses Zyklus sollte die Periode etwa drei bis sieben Tage dauern. Zeigt sich die Periode häufiger als alle 24 Tage oder fühlt es sich so an, als käme sie öfter als einmal pro Monat, so ist das zu oft. Theoretisch gilt eine Blutung, die nicht auf einen Eisprung folgt, nicht als echte Menstruation – aber praktisch kann sie durchaus wie eine solche wirken.

Vielleicht hat man Ihnen irgendwann einmal gesagt, ein kurzer Zyklus sei keine große Sache. Ist er aber. Ehrlich. Kurze Zyklen steigern das Brustkrebsrisiko, weil der Körper dadurch langfristig potenziell länger Östrogen ausgesetzt ist, ohne dass ein ausreichendes Gegengewicht besteht.[36] Außerdem gehen zu kurze Zyklen fast immer mit starken oder langen Monatsblutungen einher – überhaupt nicht schön, wenn Sie mich fragen.

Blutungen in einem Abstand von 24 Tagen oder weniger sind oft ein sicheres Anzeichen für:

- einen ausbleibenden oder sehr unregelmäßigen Eisprung (zum Beispiel nur alle paar Zyklen),[37]
- einen Eisprung zu einem sehr frühen Zeitpunkt im Zyklus und eine kurze Follikelphase[38] oder
- einen Eisprung in der Zyklusmitte, einhergehend mit einer kurzen Lutealphase (kürzer als zehn Tage).[39]

Wie Sie inzwischen wissen, ist so ein Eisprung keine einfache Angelegenheit. Daher können während des ganzen Prozesses eine Reihe hormoneller Ausrutscher vorkommen, die einen kurzen Menstruationszyklus zur Folge haben. Dazu gehören zum Beispiel erhöhte Östrogenwerte, zu wenig Progesteron oder eine Schilddrüsenunterfunktion. (Kleine Info am Rande: Kurze Zyklen werden auch mit hohem Koffeinkonsum, hohem Alkoholkonsum und Tabakkonsum in Verbindung gebracht.[40])

Vor einigen Jahren, als ich wegen einer Fernbeziehung alle paar Monate nach Europa reiste und gleichzeitig mein Unternehmen leitete – Luxusstress, ich weiß –, hatte ich selbst sehr kurze Zyklen. Damals kam ich beispielsweise nach einer besonders anstrengenden Reise durch drei verschiedene Länder und einem überaus langen Tag nach Hause und hatte prompt eine Zwischenblutung. Es war erst der 13. Zyklustag, deshalb dachte ich, es sei eine Ovulationsblutung. War es aber nicht: Die Zwischenblutung wurde stärker und entwickelte sich zu einem leichten Blutfluss, der die restliche

Zyklusdauer über anhielt, bis meine nächste Periode am 24. Zyklustag begann. Das war kaum mehr als drei Wochen nach der letzten und für mich viel zu früh.

Was verursacht kurze Zyklen oder eine zu häufige Menstruation?

Extremer Stress stachelt die Nebennieren an und fördert so die Produktion von Cortisol und anderen Stresshormonen. Diese pfuschen der Sexualhormonproduktion ins Werk – speziell der Progesteronproduktion. Weil das Progesteron dafür sorgt, dass die Gebärmutterschleimhaut bis zur nächsten Menstruation an Ort und Stelle bleibt, kann ein Progesteronmangel zu einer verkürzten Lutealphase, einer Zyklusdauer von weniger als 24 Tagen und zu häufigen Perioden führen.

Mein eigener kurzer Zyklus war eine energische Erinnerung daran, dass Frauenkörper auf Stress besonders empfindlich reagieren. Mit der frühen Periode signalisierte mir mein Körper, dass ich es ernsthaft übertrieb. (Hallo, Cortisol!)

Ich wusste, dass ich mein Leben auf die Reihe bekommen musste, wenn ich im nächsten Monat nicht wieder einen dreiwöchigen Zyklus und wochenlange Blutungen erleben wollte. Daher reagierte ich sofort auf den Hinweis und setzte meine emotionale und körperliche Gesundheit ganz nach oben auf meine Prioritätenliste. Meine Selbstfürsorge sah so aus, dass ich täglich meditierte und Tagebuch schrieb, jede Nacht acht bis neun Stunden schlief und Ernährung und Nahrungsergänzungsmittel anpasste, um meinen Hormonhaushalt und mein überreiztes Nervensystem optimal zu unterstützen.

Selbstverständlich ist die Harmonisierung des Zyklus nicht immer so einfach mit mehr Entspannung, weniger Reisen oder der Bereinigung des Terminkalenders zu erreichen. Aber manchmal ist es damit wirklich schon getan. Nochmals: In einem ersten Schritt gilt es, mithilfe der Zyklusbeobachtung festzustellen, ob und wann ein Eisprung erfolgt (siehe Kapitel 1). Das wird Ihnen helfen, der Grundursache Ihrer Symptome auf die Spur zu kommen. Dann müssen Sie mit dem 6-Wochen-Programm beginnen und sich darauf konzentrieren, die Ernährung umzustellen und besser mit Stress fertigzuwerden. Das wird bei den oben beschriebenen Szenarien schon unglaublich viel bringen.

Seltene oder unregelmäßige Perioden (Oligomenorrhö)

In manchen Monaten gibt es eine Menstruation, in anderen nicht. Manchmal sind es zwei nacheinander und dann wieder monatelang gar keine. Die offizielle Bezeichnung für einen solchen unregelmäßigen Menstruationsrhythmus lautet *Oligomenorrhö*. Ich ahne, was Sie jetzt denken: Freuen sich nicht die meisten Frauen, wenn sie hier und da mal eine Periode »schwänzen« können? Na klar, sicher. Einen ganzen Monat lang braucht man sich dann nicht damit herumzuschlagen, gerade im ungünstigsten Moment keinen Tampon zur Hand zu haben, man braucht sich nicht mit Schokoladegelüsten und Weingelagen abzugeben und damit, wegen der geringsten Kleinigkeit in Tränen auszubrechen. Bin dabei. Aber einmal im Jahr keine Periode zu haben, ist doch etwas ganz anderes als volle drei Monate lang nicht zu menstruieren.

Die meisten Frauen entwickeln irgendwann im Leben eine Oligomenorrhö, vor allem nach der Geburt, während akuter Stressphasen und nach dem Absetzen hormoneller Verhütungsmittel. Und wenngleich die Symptome dieses Zustands angenehmer sind als etwa extrem starke Menstruationsschmerzen, sind sie dennoch ein Anzeichen für ein zugrunde liegendes Problem. Und das sollten Sie nicht ignorieren.

Seltene oder unregelmäßige Perioden entsprechen im Grunde einem seltenen oder unregelmäßigen Eisprung. Für eine echte Menstruation ist ein Eisprung nötig, aber denken Sie daran, dass Sie auch in einem Zyklus ohne Ovulation eine Blutung haben können. Da das Östrogen in der ersten Zyklushälfte den Aufbau der Gebärmutterschleimhaut verursacht, wird diese Schleimhaut auch irgendwann ausgeschieden und es kommt zur Blutung.

Was verursacht seltene oder unregelmäßige Perioden (Oligomenorrhö)?

Nachdem wir jetzt geklärt haben, wie das mit dem Eisprung alles so funktioniert, ist es an der Zeit, die möglichen Hinderungsgründe für einen regelmäßigen Eisprung zu verstehen und warum es manchmal zu »Schönwetter-Perioden« kommen kann. In den meisten Fällen besteht ein Zusammenhang zwischen seltener oder unregelmäßiger Ovulation und niedrigen Östrogen- und/oder Progesteronwerten. (Na, fällt Ihnen was auf? Diese beiden

Hormone halten den Fortpflanzungszirkus in Gang!) Aber um überhaupt über genug Östrogen und Progesteron zu verfügen, ist ein regelmäßiger Eisprung nötig.

Stellen Sie sich das Ganze so vor: Alles, was der Körper als Stressor wahrnimmt (ob nun eine äußerliche oder innerliche Stressquelle oder aber etwas, was eine Stressreaktion im Körper verursacht, ohne dass Ihnen das überhaupt bewusst ist), kann eine Ovulationsstörung verursachen. Das hier sind die häufigsten Ursachen:

- **Übermäßiger oder andauernder psychischer oder körperlicher Stress**. Eine langwierige Krankheit, berufsbedingte Stressfaktoren oder auch Ereignisse wie ein Todesfall in der Familie, eine Heirat oder eine längere Reise sind mögliche Auslöser.
- **Absetzen hormoneller Verhütungsmittel**. Nach dem Absetzen eines hormonellen Verhütungsmittels kann es einige Zeit dauern, bis der Zyklus sich wieder einpendelt.
- **Zu viel Sport/übermäßiges Training.** Geht hier vielleicht jemand fünfmal die Woche zum CrossFit? Nicht jeder Körper kann mit dieser Art von intensivem Training umgehen, ohne in den »Kampf-oder-Flucht-Modus« zu geraten.
- **Polyzystisches Ovarialsyndrom (PCOS)**. Das PCO-Syndrom ist eine entzündliche Stoffwechselstörung, für die hohe Androgenspiegel (männliche Hormone wie Testosteron) und erhöhte Werte an Luteinisierungshormon charakteristisch sind. Diese beiden Hormone verhindern, dass die Eierstockfollikel die Ovulationsphase erreichen.
- **Essstörungen**. Anorexie oder Bulimie, eine geringe Nährstoffaufnahme, ein niedriges Körpergewicht und ein unzureichender Körperfettanteil signalisieren dem Gehirn womöglich, dass sich der Körper im Hungermodus befindet, woraufhin er reagiert, indem er nicht lebensnotwendige Vorgänge wie den Eisprung einstellt.
- **Schilddrüsenfehlfunktion**. (Siehe Kapitel 9 – darin geht es um den Einfluss der Schilddrüse auf den Menstruationszyklus.)
- **Bestimmte Medikamente**. Medikamente wie Antibiotika und Antidepressiva sowie Chemo- und Strahlentherapien bei Krebs können ebenfalls eine Oligomenorrhö auslösen.

Während des Programms zur Harmonisierung des Zyklus sollten Sie sich vor allem auf Woche 2 und 5 konzentrieren, in denen es um den Ausgleich des Blutzuckerspiegels und um Stressbewältigung geht. Diese beiden Strategien greifen bei der Behandlung unregelmäßiger Perioden am besten.

Ausbleibende Regelblutungen (primäre und sekundäre Amenorrhö)

Die Periode bleibt aus. Wo ist sie denn bloß hin? Und warum? Wann kommt sie wieder? Und warum macht Ihnen das so zu schaffen, wo Sie sich doch immer wieder gewünscht haben, sie würde Sie in Ruhe lassen? Jede Frau, deren Menstruation schon einmal ausgeblieben ist, kennt die Sorgen, die mit der unerwarteten Abwesenheit der monatlichen Besucherin einhergehen. Ich meine, was bildet die sich eigentlich ein, Sie einfach so hängen zu lassen, wo sie Sie doch (ungebetenerweise!) so oft zum Tanzen, zu Verabredungen, Strandwochenenden und Abschlussprüfungen begleitet hat?

Von einer Amenorrhö spricht man, wenn eine Periode für mindestens drei Monate ausbleibt oder wenn zuvor ein regelmäßiger Zyklus vorlag, auf den mindestens sechs Monate lang eine unregelmäßige Menstruation folgt. Das ist keine Erkrankung und schon gar kein Fluch, aber wie alle Periodenprobleme durchaus ein Hinweis darauf, dass irgendetwas in Ihrem Körper vorgeht. Es kann ganz schön knifflig sein, herauszufinden, warum die Menstruation gerade jetzt durch Abwesenheit glänzt, denn das Ausbleiben der Periode kann Anzeichen einer ganzen Anzahl zugrunde liegender Probleme sein. Aber es ist jedenfalls nicht unmöglich, der Ursache auf den Grund zu gehen!

Wir halten fest: Wer keinen Eisprung hat, bekommt keine Menstruation (nicht vergessen, dass es den Menstruationszyklus überhaupt nur wegen des Eisprungs gibt). Das ist schon eine ziemlich wichtige Angelegenheit – Fortbestand der Menschheit und so weiter –, deshalb besteht ein ebenso enger Zusammenhang zwischen Amenorrhö und ausbleibendem Eisprung wie zwischen Amenorrhö und ausbleibenden Monatsblutungen.

Wie bei der Menorrhagie gibt es auch bei der Amenorrhö zwei Formen. Von primärer Amenorrhö spricht man bei Personen über 16, bei denen die Menstruation noch nicht eingetreten ist. Eine sekundäre Amenorrhö liegt vor, wenn die Periode bei einem ansonsten regelmäßigen Zyklus länger als drei Monate oder bei einem unregelmäßigen Zyklus länger als sechs Monate ausgeblieben ist.[41]

Was verursacht ausbleibende Perioden (primäre und sekundäre Amenorrhö)?

Die Ursachen für ausbleibende Monatsblutungen sind eng verwandt mit denen unregelmäßiger Perioden – es liegt am Eisprung, Sie ahnten es bereits. In vielen Fällen ist eine unregelmäßige Menstruation Vorbote ausbleibender Perioden. So bleibt bei einer Frau vielleicht anfangs hier und da mal eine Periode aus, dann kommt die Blutung nur alle paar Monate und schließlich zeigt sie sich gar nicht mehr.

Zu den hormonellen Störungen in Verbindung mit Amenorrhö gehören typischerweise eine Fehlregulation der Hormone im Gehirn, die die Eierstöcke beeinflussen (FSH und LH), ein niedriger Östrogenspiegel, eine Kombination aus niedrigen Östrogen- und Progesteronwerten, erhöhte Testosteronwerte sowie eine Schilddrüsenüberfunktion (und damit erhöhte Mengen an Schilddrüsenhormonen). All diese Hormone müssen sehr fein aufeinander abgestimmt zusammenspielen, um einen Eisprung auszulösen und für eine Menstruation zu sorgen. Wenn der gesamte Ovulationsprozess aufgehalten wird, baut sich die Gebärmutterschleimhaut nicht schnell genug auf und kann so auch nicht rechtzeitig wieder abgestoßen werden (also für eine Monatsblutung sorgen).

Die Ursachen für eine Amenorrhö ähneln denen von unregelmäßigen oder schwachen Perioden. Diese drei haben viele hormonelle Gemeinsamkeiten, aber der entscheidende Unterschied ist, dass bei unregelmäßigen oder schwachen Menstruationen noch ein Eisprung vorliegt (zwar unregelmäßig, aber doch). Bei einer Amenorrhö ist das nicht der Fall.

Für eine Amenorrhö gibt es mehrere mögliche Ursachen.[42] Die häufigsten sind:

- **Hormonelle Verhütungsmittel, vor allem die Antibabypille.** Viele Rat suchende Frauen berichten mir, sie hätten aufgrund der Einnahme oraler Verhütungsmittel eine Amenorrhö entwickelt.

- **Absetzen hormoneller Verhütungsmittel.** Von einer Post-Pill-Amenorrhö spricht man, wenn die Menstruation drei Monate nach dem Absetzen eines hormonellen Verhütungsmittels noch nicht wieder eingesetzt hat.[43]
- **Fehlfunktionen der Schilddrüse.** Speziell eine Schilddrüsenüberfunktion kann eine Amenorrhö zur Folge haben.
- **Medikamenteneinnahme.** Bestimmte Psychopharmaka (Antipsychotika, Antidepressiva) und Opiate[44] sowie Chemo- und Bestrahlungstherapien gegen Krebs sind mögliche Auslöser einer Amenorrhö. Die letzteren beiden können einen dauerhaften Verlust von Menstruation und Fruchtbarkeit zur Folge haben.
- **Früh einsetzende Menopause aufgrund primärer Ovarialinsuffizienz.** Auch als vorzeitiges Ovarialversagen bekannt. Hier stellen die Eierstöcke vor dem 40. Geburtstag ihren normalen Dienst ein.
- **Hyperprolaktinämie (erhöhter Prolaktinspiegel).** Kann durch einen Tumor in der Hirnanhangsdrüse ausgelöst werden.
- **Schwangerschaft.** (Entschuldigung, aber das gehört einfach mit auf die Liste.) Wenn die Periode nicht pünktlich kommt, sollte eine Schwangerschaft durch einen Test ausgeschlossen werden.
- **Autoimmunerkrankungen wie Zöliakie.** Ganz im Ernst – diese Autoimmunerkrankung kann sich nicht nur in anderen Symptomen einer gestörten Fruchtbarkeit, sondern auch in einer Amenorrhö zeigen.[45] (Mehr darüber in Kapitel 6.)
- **Polyzystisches Ovarialsyndrom (PCOS).** Unregelmäßige Perioden sind oft ein Hauptmerkmal des PCO-Syndroms, bei manchen Frauen jedoch bleibt die Menstruation über einen beträchtlich langen Zeitraum auch ganz aus. Eine ausführlichere Beschreibung der Erkrankung finden Sie auf S. 105.
- **Anatomisch-strukturelle und genetisch bedingte Auslöser.** Unter anderem Asherman-Syndrom (Verwachsungen oder Verklebungen der Gebärmutterwände, wodurch das Blut nicht aus dem Uterus austreten kann), ein Tumor in der Hirnanhangsdrüse (der den Prolaktinspiegel anhebt, was wiederum Ovulation und Menstruation unterdrückt) und Mayer-Rokitansky-Küster-Hauser-Syndrom (unterentwickelte oder fehlende Fortpflanzungsorgane). Für die Behandlung dieser Erkran-

kungen ist mehr nötig als nur eine Veränderung der Lebensweise und eine Ernährungsumstellung. Eine primäre Amenorrhö (wenn also bis zum Alter von 16 Jahren keine Menstruation erfolgt ist) ist der wichtigste Anhaltspunkt für diese Probleme oder Krankheiten. Wenn Sie an einer primären Amenorrhö leiden, sollten Sie sich so bald wie möglich ärztlich untersuchen lassen.

- **Natürliche Gründe.** Unser Körper durchläuft normale, natürliche Phasen und Zyklen, während derer mit einer Amenorrhö durchaus gerechnet werden darf. Kein Grund zur Besorgnis also. Zu diesen Phasen gehören Schwangerschaft, Stillzeit, die späteren Phasen der Perimenopause und die Wechseljahre.

Hypothalamische Amenorrhö

Diese Form der sekundären Amenorrhö ist auch als funktionelle hypothalamische Amenorrhö bekannt und entsteht durch eine Unterbrechung der Kommunikation zwischen Hypothalamus und Eierstöcken.[46] Diese Unterbrechung wird dadurch verursacht, das irgendetwas in die Hypothalamus-Hypophysen-Ovar-Achse hineinfunkt. Bei dieser Achse handelt es sich um die Hormon-Autobahn, auf der FSH und LH in die Eierstöcke sausen und Östrogen und Progesteron Signale zurück ans Gehirn schicken. Bei der hypothalamischen Amenorrhö macht der Hypothalamus Ferien und hat aufgehört, Gonadoliberin (GnRH) zu produzieren, also das Hormon, das wiederum der Hirnanhangsdrüse die Anweisung erteilt, FSH und LH herzustellen.

Eine hypothalamische Amenorrhö wird dann diagnostiziert, wenn andere Faktoren ausgeschlossen wurden (beispielsweise Funktionsstörungen der Schilddrüse, Hyperprolaktinämie bzw. zu hohe Prolaktinwerte, Schwangerschaft, PCOS und Autoimmunerkrankungen wie etwa Zöliakie). Nicht vergessen: Wittert der Körper Gefahr (ob nun zu viel Sport oder zu wenig Energieaufnahme aus Nahrung), schaltet er in den Energiesparmodus, um andere, für das Überleben wichtigere Prozesse wie Hirn- und Herzfunktionen zu schützen. Der Eisprung verbraucht jeden Monat enorm viel Energie, also fällt er solchen Sparmaßnahmen als Erstes zum Opfer.

Was verursacht eine hypothalamische Amenorrhö?

Stress. Übermäßiger oder dauerhafter psychischer oder körperlicher Stress (zum Beispiel extremer beruflicher Stress oder eine hartnäckige Krankheit) können eine Rolle spielen.

Extreme Diäten oder Essstörungen. Anorexie und Bulimie und/oder drastische Gewichtsverluste sind mögliche Ursachen einer hypothalamischen Amenorrhö.

Zu viel Sport oder Übertraining. Vor allem ihr Athletinnen da draußen seid gemeint – aber dieses Problem kann auch jede andere Frau betreffen.

Wie oft habe ich Frauen Sätze sagen hören wie »Ist schon ein Segen, keine Periode zu haben« oder »Ich will schließlich keine Kinder, da kann mir die Menstruation doch egal sein«. Völlig unabhängig davon, ob jemand Kinder möchte, ist es extrem wichtig zu verstehen, dass die menstruelle Gesundheit ein Spiegel der allgemeinen gesundheitlichen Verfassung ist. Alle Frauen sollten einem gesunden Menstruationszyklus den gleichen Stellenwert einräumen wie einer guten Darmgesundheit oder ihrer Sehkraft: Er ist ein wesentlicher Bestandteil der gesundheitlichen Verfassung und langfristig wichtig für das generelle Wohlbefinden – er ist keineswegs nur auf das Kinderkriegen beschränkt. Mit anderen Worten: Der Menstruationszyklus fördert die Gesundheit im Allgemeinen. Ich betrachte den Eisprung als einen erforderlichen Prozess im Lebenszyklus einer Frau. Wie es ein Anzeichen einer Sehschwäche ist, wenn man plötzlich die Straßenschilder nicht mehr gut lesen kann, ist eine ausbleibende (oder nie eingetretene) Periode ein Anzeichen dafür, dass etwas mit den Fortpflanzungsorganen nicht stimmt.

Wenn Ihre Menstruation ausbleibt, müssen Sie herausfinden, was dahintersteckt. Dieses Symptom zu ignorieren heißt nur, das Unausweichliche vor sich herzuschieben. Außerdem drohen gesundheitliche Folgeschäden wie etwa Osteopenie (Minderung der Knochendichte), Osteoporose (Knochenschwund, eine Störung im Knochenstoffwechsel, die mit erhöhter Bruchgefahr einhergeht), ein gesteigertes Risiko für Herzerkrankungen, psychische Erkrankungen wie Angststörungen oder Depressionen, sexuelle Funktionsstörungen (verminderter oder gar kein Sexualtrieb und Schmerzen beim Sex) oder Unfruchtbarkeit.[47]

Medikamente, die die Menstruation stören können

Kennen Sie die vielen angsteinflößenden Nebenwirkungen, die in den Packungsbeilagen der meisten Medikamente aufgelistet sind? Manchmal gehört auch eine ausbleibende Menstruation dazu. Hier einige Medikamente, die häufig Oligomenorrhö oder Amenorrhö auslösen:

- hormonelle Verhütungsmittel[48]
- Antidepressiva, unter anderem die Serotonin-Wiederaufnahmehemmer Fluoxetin, Paroxetin und Sertralin[49]
- Chemotherapeutika[50]
- Neuroleptika[51]
- Antibiotika[52]

Eine Anmerkung zum letzten Punkt: Ausbleibende Monatsblutungen gelten offiziell nicht als Nebenwirkungen von Antibiotika, aber mir liegen Hunderte Berichte über verspätete oder ausbleibende Perioden aufgrund der Einnahme von Antibiotika vor.

Zwischen- oder Schmierblutungen außerhalb der Regelblutung

Der medizinische Fachbegriff für Schmier- oder Zwischenblutungen zwischen den eigentlichen Monatsblutungen lautet *abnorme uterine Blutung*. Klingt krass – aber keine Panik. Mir ist nur wichtig, dass Sie die Fachbegriffe kennen.

Meiner Patientin Catherine kam es vor, als hätte sie zweimal im Monat ihre Periode. Muss echt nervig gewesen sein, oder? Sie wusste, welches ihre richtige Menstruation war, weil die zuverlässig alle 28 Tage kam, fünf bis sieben Tage dauerte und mit starken Krämpfen und starken Blutungen einherging. Ihre Zwischenblutung dagegen war weniger vorhersagbar. Sie trat zwischen dem 11. und dem 14. Zyklustag auf und dauerte mal ein paar Tage, mal bis zu zwei Wochen. Leichte Krämpfe waren dabei, und der Blutfluss war viel schwächer, ähnlich einer Schmierblutung.

Catherine litt schon immer unter Menstruationsbeschwerden, aber diese Blutung in der Zyklusmitte trat in einer Zeit auf, als sie mit Anfang 20 stark unter Stress stand. Nach der Behandlung durch einen Akupunkteur verschwand die Zwischenblutung für ein paar Jahre, trat aber wieder auf, als Catherine eine Langzeitbeziehung beendete (eine sehr traumatische Erfahrung). Als sie mich aufsuchte, erzählte sie mir, dass sie jeden Abend zwei, drei Gläser Wein trank, um mit dem Trennungsschmerz und der Belastung ihrer sehr aufreibenden und wenig zufriedenstellenden Arbeit fertigzuwerden.

Sie hatte keine zwei Perioden im Monat – wir erinnern uns, dass für eine echte Menstruation ein Eisprung nötig ist, und im selben Zyklus sind keine zwei Ovulationen möglich –, sondern erlebte in jedem Menstruationszyklus eine abnorme uterine Blutung.

Eine abnorme uterine Blutung liegt möglicherweise dann vor, wenn die Periode verhältnismäßig zuverlässig ist und Ihnen gleichzeitig Folgendes auffällt:

- Schmierblutungen, die nach dem Ende der eigentlichen Periode zwei Tage oder länger anhalten
- Schmier- oder Zwischenblutungen um den Zeitpunkt des Eisprungs herum, die länger als zwei Tage anhalten (soll heißen, Sie hatten Ihre Periode gerade erst vor zwei Wochen und haben schon wieder das Gefühl, dass sich eine Blutung anbahnt)
- Schmierblutungen, die kurz nach dem Eisprung anfangen und bis zur richtigen Menstruation andauern
- Schmier- oder Zwischenblutungen, die drei bis zehn Tage vor der eigentlichen Menstruation einsetzen
- Schmier- oder Zwischenblutungen nach dem Geschlechtsverkehr
- andauernd nervige Blutungen

In meiner Praxis erlebe ich viele Fälle, in denen Schmier- oder Zwischenblutungen auftreten. Für die darunter leidenden Frauen ist das wirklich belastend. Im Laufe der Jahre habe ich zahlreiche aufgebrachte Textnachrichten von Frauen bekommen, die wissen wollten, was zum Teufel es eigentlich mit den Blutungen nach dem Sex oder mit dem tagelangen Getröpfel vor der eigentlichen Periode auf sich habe. Mal davon abgesehen, dass das Ganze wirklich ausgesprochen lästig ist, fühlen sich solche Blutungen auch einfach nicht normal an. Das weckt oftmals Sorgen über den aktuellen Zustand des eigenen Hormonhaushalts und über die zukünftige Fruchtbarkeit.

Was verursacht Schmier- oder Zwischenblutungen?

Manchmal sind Blutungen zwischen den Monatsblutungen ganz normal, beispielsweise am Tag des Eisprungs. Eine Ovulationsblutung kann sogar ein Fruchtbarkeitszeichen sein – vorausgesetzt, sie zeigt sich *nur* am Tag des Eisprungs und nicht auch noch zu anderen Zeiten während des Zyklus. Treten zu anderen Zeitpunkten Schmierblutungen auf, kann dies ein Anzeichen für Endometriose bzw. Adenomyose, Myome oder Polypen sein. Eine Ovulationsblutung sieht aus wie fruchtbarer Zervixschleim mit ein bisschen rosa, rotem oder bräunlichem Blut darin. Eine solche Blutung tritt mitunter am Tag des Eisprungs auf, wenn der Follikel springt und das Ei in den Eileiter abgegeben wird. Andernfalls kann die Ursache auch der Östrogenabfall unmittelbar vor dem Eisprung sein, durch den ein wenig Gebärmutterschleimhaut abgestoßen und ausgeschieden wird. Sobald das Progesteron seine Wirkung tut, hört die Blutung wieder auf.

Treten Schmier- oder Zwischenblutungen zu anderen Zeiten als am Tag des Eisprungs auf, könnten die folgenden Ursachen dahinterstecken:

- **Niedrige Progesteronwerte.** Schmierblutungen aufgrund niedriger Progesteronspiegel können nach dem Eisprung bis zum letzten Tag vor der Periode jederzeit vorkommen. Niedrige Progesteronwerte sind mit Abstand die häufigste Ursache für Schmier- oder unregelmäßige Blutungen, die mir in meiner Arbeit mit Frauen begegnet ist. (Nur zur Information: In der Follikelphase, das heißt in der Zeit *nach* der Menstruation im Vorfeld des Eisprungs, kann das nicht der Grund sein.) Progesteron hält die Gebärmutterschleimhaut bis zum Beginn der Periode an Ort und Stelle.[53] Ist der Progesteronspiegel nicht hoch genug, fängt die Gebärmutterschleimhaut womöglich schon kurz nach dem Eisprung an, sich aufzulösen. Oder die Progesteronwerte fallen ein paar Tage vor Menstruationsbeginn frühzeitig ab und verursachen eine prämenstruelle Schmierblutung. Diese variiert farblich von hellrot über dunkelrot bis bräunlich (rostfarben). Auch extremer Stress und eine Schilddrüsenunterfunktion hemmen mitunter das wertvolle Progesteron und fördern so prämenstruelle Schmierblutungen.

- **Pilzinfektionen, bakterielle Infektionen oder sexuell übertragbare Krankheiten.** Eine weitere Ursache, die ich bei meinen Patientinnen beobachtet und auch selbst bereits erlebt habe, ist eine Infektion oder eine Störung des bakteriellen Gleichgewichts in der Scheide. Diese Art Schmierblutung hat nichts mit hormonellen Schwankungen zu tun, sondern tritt eher aufgrund einer Entzündung auf. Hier fällt eine hellrote Schmierblutung auf, entweder vor der Periode oder im Zervixschleim, nachdem der Muttermund irritiert wurde, etwa während des Geschlechtsverkehrs oder durch einen PAP-Abstrich. Egal warum – wenn Sie eine Infektion vermuten, sollten Sie sich sofort ärztlich untersuchen lassen.
- **Myome, Endometriose oder Adenomyose.** Auch ernsthaftere Erkrankungen wie diese drei tragen zu Schmierblutungen und unregelmäßigen Blutungen bei. Bei ihrer Entstehung wirkt eine Vielzahl von Faktoren mit, unter anderem Probleme mit dem Immunsystem, genetische Veranlagung, Nährstoffmangel, Störungen im Blutzucker- und Insulinhaushalt, ein unausgewogenes Verhältnis von Östrogen und Progesteron, Übergewicht und Darmerkrankungen. Einige meiner Patientinnen, die in der Follikelphase (also *vor* dem Eisprung) Zwischenblutungen haben, leiden an Endometriose bzw. Adenomyose oder an Myomen.
- **Hormonelle Verhütungsmittel.** Diverse hormonelle Verhütungsmittel können Schmier- und Zwischenblutungen verursachen. Pille (vor allem die sogenannte Minipille, die nur Progestin enthält), Verhütungsspritze und Verhütungsstäbchen/Implantat wurden mit Zwischenblutungen in Verbindung gebracht. (In Kapitel 12 werden Verhütungsmethoden und -mittel ausführlich erörtert.) Falls Sie eins der genannten Verhütungsmittel verwenden und an Schmierblutungen leiden, sollten Sie selbstverständlich das Gespräch mit Ihrer Ärztin suchen.
- **Endometriumkarzinom bzw. Krebserkrankungen der Gebärmutterschleimhaut.** Auch Krebs kann abnorme uterine Blutungen in Form von Schmier- oder Zwischenblutungen verursachen.[54]

Schmierblutungen sind meines Erachtens keine harmlose Nebensache. Treten sie über einen längeren Zeitraum auf, ist da irgendetwas hinter den Kulissen los. Beispielsweise tat sich eine meiner Patientinnen schwer damit, schwanger zu werden, als sie zwischen 20 und 30 Jahre alt war. Sie war in einer unglaublich anstrengenden Arbeitssituation, aß zum Trost viel Zucker und kümmerte sich wenig um sich selbst. Jeden Monat bekam sie hartnäckige Schmierblutungen, manchmal schon zehn Tage vor dem eigentlichen Menstruationsbeginn. Das war das Schlüsselsymptom im Zusammenhang mit ihren Empfängnisschwierigkeiten – doch kein Arzt nahm diese Angelegenheit ernst oder ging der Ursache mit genaueren Untersuchungen auf den Grund. Wie Sie inzwischen wissen, könnte sie aufgrund von Stress und schlechter Ernährung unter niedrigem Progesteron gelitten haben. Nachdem sie fünf Jahre lang versucht hatte, auf natürlichem Wege schwanger zu werden, entschied sie sich zu einer künstlichen Befruchtung (In-vitro-Fertilisation) und wurde endlich beim ersten Versuch schwanger.

Was können wir daraus lernen? Der Körper versucht immer, uns zu erzählen, was los ist. Es liegt in Ihrer eigenen Verantwortung, die Botschaften Ihres Körpers zu entschlüsseln, sodass Sie Vorbeugungsmaßnahmen treffen und möglicherweise teure Behandlungen vermeiden können.

Braune Schmierblutungen

Ich weiß nicht mehr, wie oft ich schon nach braunen Schmierblutungen gefragt wurde. Zeigt sich zu Beginn oder am Ende der Menstruation braunes Blut, ist das normalerweise einfach nur älteres Blut, das langsamer aus dem Körper ausgeschieden wird. Wenn Blut Sauerstoff ausgesetzt ist, verfärbt es sich von rot zu braun. Das kann man sich vorstellen, als wenn man sich einen Schnitt zuzieht: Anfangs ist das Blut rot, wird dann schnell dunkelrot und schließlich braun. Mögliche Gründe für braun verfärbtes Blut habe ich in Kapitel 1 erörtert (siehe ab Seite 43). Sobald Sie die Ursachen für Ihre braunen Schmierblutungen behandelt haben, werden Sie beobachten, dass das Blut nunmehr unterschiedliche Rottöne anzunehmen beginnt.

Vaginale Infektionen

Himmel hilf, vaginale Infektionen ... Lieblingsthema einer jeden Frau! Vaginale Infektionen sind zwar an und für sich keine Periodenbeschwerden, aber eng mit dem Menstruationszyklus verbunden. Deshalb müssen sie im Zusammenhang mit Menstruationsgesundheit auf jeden Fall angesprochen werden. Vaginale Infektionen sind nicht nur ausgesprochen lästig – der Körper sollte grundsätzlich nicht über längere Zeit gegen Infektionen ankämpfen müssen. Also mach was, Mädchen! Ein Arztbesuch zur Abklärung von Diagnose und Behandlung muss sein. Zusätzlich wird die dritte Woche des Programms (in der es um die Darmgesundheit und die Verbindung von Darmgesundheit und Scheidenflora geht) besonders hilfreich dabei sein, die Infektionen ein für alle Mal loszuwerden.

Die häufigsten Infektionsformen sind Pilzinfektionen und bakterielle Vaginosen. Damit habe ich *reichlich* Erfahrung. (Ich weiß. Schreck lass nach! Wir sprechen ohnehin schon ungern über die Vagina, geschweige denn über vaginale Infektionen, und ich posaune das hier in der Gegend herum.) Als ich die Pille nahm, litt ich unter üblen Pilzinfektionen. Das machte mich echt fertig. Es war, als hätte die Praxis meines Frauenarztes eine Drehtür: Ich ging ebenso schnell wieder rein, wie ich herausgekommen war, und hatte nach jedem Besuch ein neues Rezept in der Hand. Nachdem ich das jahrelang mitgemacht hatte, fand ich heraus, dass ich meine Darmflora verbessern konnte und musste. Wer hätte das gedacht? Sobald ich meinen Darm in Ordnung gebracht hatte, waren die Scheidenprobleme Geschichte und mein Leben veränderte sich für immer.

Viele Frauen, die an vaginalen Infektionen leiden, haben das Gefühl, ihre Scheide wollte sie bestrafen. Das dauernde Jucken, das Brennen, der Geruch – oh, der Geruch! – und der ekelhafte Ausfluss sind wirklich ein Martyrium der Extraklasse. Falls Sie bei sich eine vaginale Infektion vermuten, lassen Sie bitte ärztlich abklären, welche Infektion vorliegt und wie sie behandelt werden muss.

Polyzystisches Ovarialsyndrom (PCOS)

Diese entzündliche hormonelle Erkrankung verhindert, dass die Eierstockfollikel die Ovulationsphase erreichen. Dies führt zu erheblichen Verschiebungen des Ovulationszeitpunkts (oder verhindert einen Eisprung sogar), was wiederum zu einer unregelmäßigen oder ausbleibenden Menstruation führt.[55] Das PCO-Syndrom ist eine der häufigsten hormonellen Erkrankungen von Frauen im gebärfähigen Alter und Hauptursache für ovulationsbedingte Unfruchtbarkeit.[56] Weltweit sind über hundert Millionen Frauen davon betroffen.

Die Bezeichnung *polyzystisches Ovarialsyndrom* ist dabei ein wenig irreführend. Es handelt sich nämlich um eine ganze Ansammlung von Symptomen, die alle von unterschiedlichen Ursachen herrühren können und nicht einmal mit Zysten in den Eierstöcken zu tun haben müssen. Genau genommen haben etwa 20 Prozent aller Frauen, die *kein* PCOS haben, Eierstockzysten. Andererseits haben ungefähr 30 Prozent der PCOS-Patientinnen *keine* Zysten.[57] Viel wichtiger dabei ist, dass diese »Zysten« eigentlich Follikel sind, die den Reifeprozess nicht durchlaufen haben.[58] Neben den »Zysten«, einem unregelmäßigen oder nicht stattfindenden Eisprung und Empfängnisproblemen gehören zu den häufigsten Symptomen eines PCOS:

- Insulinresistenz
- erhöhte Androgenspiegel (männliche Hormone)
- Mittelschmerz (Ovulationsschmerz in der Zyklusmitte)
- Akne oder fettige Haut
- Haarwachstum im Gesicht oder auf anderen Körperteilen, etwa der Brust
- androgenetischer Haarausfall
- unerwünschte Gewichtszunahme, Unfähigkeit abzunehmen, Übergewicht

Die Liste ließe sich fortführen (Depressionen, Angststörungen, sexuelle Funktionsstörungen, Schlafapnoe), aber Sie wissen ja, was ich meine. Die Symptomvielfalt und die Tatsache, dass sich ein PCO-Syndrom bei jeder Frau anders zeigt (eine Frau hat vielleicht Eierstockzysten und Akne, eine andere zwar keine Zysten und auch keine Akne, dafür aber androgenetischen Haarausfall) erschwert die Diagnose immens.

Um das Ganze etwas zu vereinfachen, haben die European Society of Human Reproduction and Embryology (Europäische Fachgesellschaft für Reproduktionsmedizin und Embryologie) und die American Society for Reproductive Medicine (Amerikanische Gesellschaft für Reproduktionsmedizin) sich auf die »Rotterdam-Definition« verständigt, einen Kriterienkatalog für die

Diagnose des PCOS. Für eine Diagnose müssen bei einer Frau demnach mindestens zwei der folgenden Kriterien vorliegen:

- Oligoovulation (unregelmäßiger Eisprung) oder Anovulation (gar kein Eisprung)
- Hyperandrogenismus (gesteigerte Androgenwerte, zum Beispiel erhöhtes Testosteron)
- polyzystische Eierstöcke (das heißt vergrößerte Eierstöcke, in denen im Ultraschall mindestens zwölf Follikel in einer Größe von 2–9 mm sichtbar sind)

Weil die Symptome sich sehr unterschiedlich äußern, sind diese Kriterien nur ein unvollkommenes Diagnosewerkzeug. Es ist durchaus möglich, dass man an PCOS-Symptomen leidet, die Rotterdam-Definition aber nicht erfüllt. Oder es liegt eine von der Antibabypille verursachte (oder Post-Pill-)Amenorrhö vor, eine vorübergehende Erkrankung, deren Symptome eine hohe Schnittmenge mit denen eines PCO-Syndroms haben. Oder vielleicht hat man Ihnen auch nach einer Ultraschalluntersuchung gesagt, Sie hätten ein PCO-Syndrom, dabei liegt gar keines vor. PCOS ist eine allumfassende Sammeldiagnose für ein Sammelsurium von Menstruationsbeschwerden, besonders bei Teenagern. Denn in diesem Alter tauchen häufig Symptome auf, die denen eines PCO-Syndroms ähneln.

Kommt es Ihnen jetzt vielleicht ein bisschen so vor, als wüsste man in der klassischen Schulmedizin gar nicht so recht mit dem PCO-Syndrom umzugehen? Ja, so geht es mir auch. Anstatt nach den eigentlichen Ursachen zu suchen, verlegen sich Ärzte häufig darauf, nur die Symptome zu behandeln, indem sie Medikamente wie die Antibabypille und Metformin verschreiben (das ist ein Medikament, das oft in der Behandlung von Diabetes Verwendung findet, weil es hohe Blutzuckerwerte in Schach hält und die Insulinempfindlichkeit steigert). Wie gut das funktioniert, wissen Sie ja selbst! In der konventionellen Medizin werden auch häufig genetische Aspekte als eine Ursache für PCOS betont. Diese Entdeckung hat zu der weitverbreiteten Fehlannahme geführt, dass man dem Syndrom weder vorbeugen noch es heilen könne. Davon, dass Frauen mit einer PCOS-Diagnose durch diese Annahme jede Hoffnung genommen wird, ihre Heilung selbst in die Hand zu nehmen, brauchen wir gar nicht zu reden.

Die Genetik spielt eine Rolle, aber sie ist nicht schicksalsentscheidend. Ja, Studien haben gezeigt, dass Frauen mit PCOS zu 40 Prozent eine Schwester und zu 35 Prozent eine Mutter ebenfalls mit PCOS haben.[59] Das deutet darauf hin, dass die genetische Veranlagung bei manchen Frauen eine größere Rolle spielt als bei anderen. Aber nur, weil man eine Veranlagung dazu hat, heißt das noch lange nicht, dass man ein Syndrom auch entwickelt. Gene werden durch Umweltfaktoren und Lebensstil ein- und ausgeschaltet, etwa durch die Ernährung und durch die Einwirkung bestimmter Umweltgifte (wie zum Beispiel Bisphenol A). Eine unausgewogene Ernährung mit viel raffiniertem Zucker, wie wir sie oft aus unserem Elternhaus übernehmen, ist eine viel wichtigere Grundursache des PCOS als die Gene – und überdies ein Faktor, den Sie selbst beeinflussen können.

PCOS und Insulinresistenz

Eine erhebliche Zahl von PCOS-Patientinnen leidet an Hyperinsulinismus (erhöhtem Insulinspiegel) oder Insulinresistenz.[60] Völlig unabhängig von genetischen Faktoren kommt es nämlich bei dieser Erkrankung ganz wesentlich darauf an, seinen Blutzucker unter Kontrolle zu bekommen. Sollte bei Ihnen PCOS diagnostiziert worden sein oder sollten sich PCOS-Symptome zeigen, ist Woche 2 des 6-Wochen-Programms (»Steigen Sie aus der Blutzucker-Achterbahn aus«) spielentscheidend für Ihren weiteren Genesungsweg. Sobald Fehlregulationen des Insulinstoffwechsels oder Insulinresistenzen durch Veränderungen von Lebensstil und Ernährungsweise behandelt werden, sollten die Symptome eines PCO-Syndroms deutlich nachlassen und in manchen Fällen sogar ganz verschwinden.

PCOS und Androgenspiegel

Laut Dr. Fiona McCulloch, der Autorin des Buchs *8 Steps to Reverse Your PCOS*, »beruht ein echtes PCO-Syndrom auf einem lebenslangen Androgenüberschuss«. Tatsächlich weisen 60 bis 80 Prozent der Frauen mit PCOS einen solchen Überschuss auf.[61] Ein erhöhter Androgenspiegel ist häufig das Ergebnis von zu viel Insulin. Denn ein Insulinüberschuss veranlasst die Leber, weniger Sexualhormon-bindendes Globulin (SHBG) herzustellen – also das Protein, das im Wesentlichen dafür zuständig ist, Testosteron zu binden und es davon abzuhalten, über die Stränge zu schlagen. So entsteht mehr freies Testosteron und damit der Nährboden für PCOS-Symptome. Auch in den Eierstöcken führen hohe Insulinwerte zu einer Überproduktion von Androgenen, besonders von Testosteron.

Halten wir also fest: PCOS ist kein lebenslängliches Urteil, sondern auf jeden Fall behandelbar. Ob Sie eine offizielle Diagnose erhalten haben oder an sich PCOS-Symptome feststellen: Das 6-Wochen-Programm wird Ihnen bei der Behandlung der Grundursachen helfen.

Endometriose

Endometriose kann Schmerzen verursachen. Manchmal richtig heftige Schmerzen. Bei manchen Frauen tritt der Schmerz zyklisch auf, bei anderen eher gleichmäßiger oder zwischen den Monatsblutungen.

Endometriose ist eine Erkrankung, bei der sich außerhalb der Gebärmutter im Körper Gewebe bildet, das der Gebärmutterschleimhaut ähnelt (aber nicht ganz identisch ist).[62] Dieses versprengte Gewebe befindet sich am häufigsten im Beckenbereich, etwa auf den Eileitern, auf der Außenseite der Gebärmutter, an den Eierstöcken und dem Bauchfell im Bereich der Beckenhöhle. Oft sitzt auch auf dem oder nahe des Darms oder der Blase versprengtes Gewebe, manchmal selbst an weiter entfernten Stellen wie der Lunge oder in der Nase.

Das Gewebe, das diese Wucherungen und Blutungen verursacht, reagiert genauso wie die Gebärmutterschleimhaut auf die Hormonschwankungen, die den Menstruationszyklus steuern: indem es sich aufbaut und wieder ablöst. Doch anders als das Blut und das Gewebe, die die eigentliche Gebärmutterschleimhaut ausmachen und die der Körper durch die Vagina ausscheidet, findet dieses versprengte Gewebe nicht aus dem Körper hinaus. Das verursacht Entzündungen, Verklebungen und Narbengewebe um die Gebärmutterschäden herum.

Jede Endometriosepatientin erlebt Schmerzen und Symptome auf ganz eigene Weise, weil zwischen der Schwere der Schäden und den Symptomen kein direkter Zusammenhang besteht. Falls Sie an Schmerzen im Beckenbereich leiden (ob nun zyklisch im Einklang mit dem Menstruationszyklus oder auch zwischen den Menstruationen), sollten Sie sich ärztliche Hilfe holen, um eine Endometriose auszuschließen. Zu den häufigsten Symptomen der Endometriose gehören unter anderem:

- heftige Becken- oder Menstruationsschmerzen, die den gewohnten Alltag unterbrechen und Sie dazu zwingen, länger als einen Tag bei der Arbeit oder in der Schule zu fehlen und sich vom Sozialleben zurückzuziehen
- Monatsblutungen, die länger als sieben Tage andauern
- starke bis übermäßig starke Menstruationsblutungen
- Verdauungsstörungen, die symptomatisch einem Reizdarmsyndrom ähneln, zum Beispiel Verstopfung, Durchfall oder beides
- Unterleibsschmerzen (Vaginal- oder Blasenschmerzen) bei gleichzeitiger Diagnose von Vulvodynie, interstitieller Zystitis oder Beckenbodenfunktionsstörung[63]
- Übelkeit oder Erbrechen, besonders bei stärker werdenden Schmerzen
- Blähungen
- Erschöpfung
- Depressionen und Angstzustände
- Schmerzen beim Sex
- Unfruchtbarkeit

Schätzungen zufolge hat etwa eine von zehn Frauen im gebärfähigen Alter Endometriose – das sind weltweit ungefähr 176 Millionen Frauen.[64] Zahllose Frauen (genauer gesagt 20 bis 25 Prozent) wissen nicht einmal, dass sie an Endometriose leiden, bis sie vergeblich versuchen, schwanger zu werden, und versprengtes Gewebe entdeckt wird.[65]

Studien zeigen, dass zwischen dem ersten Erscheinen der Symptome und einer endgültigen Diagnose oft drei bis elf Jahre vergehen – im Durchschnitt sind es sogar 9,28 Jahre, bis die Patientin eine vernünftige Diagnose erhält![66] Schockierende Zahlen. Das ist nicht in Ordnung und ein ziemlich krasses Beispiel dafür, wie oft gesundheitliche Beschwerden (vor allem Schmerzen) von Frauen abgetan oder ignoriert werden. Frauen, die an dieser kräftezehrenden und belastenden Krankheit leiden, bekommen oft Schmerzmittel gegen ihre »schlimmen Krämpfe« und Antidepressiva verschrieben und werden dann wieder nach Hause geschickt. Deshalb dauert es auch so lange, bis es endlich zu einer Diagnose kommt.

Als wäre das noch nicht genug, sind die für eine Diagnose notwendigen Untersuchungen invasiv und teuer (in Deutschland erstatten in der Regel die Krankenkassen die Behandlungskosten). Eine Bauchspiegelung, also eine Operation, bei der Gewebeproben entnommen werden, ist momentan die einzig zuverlässige Methode zur Diagnose einer Endometriose. (Mit anderen Worten: Falls ein Arzt bei Ihnen allein auf der Grundlage von Laborergebnissen eine Endometriose diagnostiziert oder ausschließt, suchen Sie sich bitte schnellstmöglich einen anderen!)

Was verursacht Endometriose?

Was verursacht denn nun Endometriose? Das ist nicht genau bekannt, aber es gibt mehrere Theorien über mögliche Faktoren, die Endometriose fördern oder auslösen könnten, etwa genetische Aspekte, Entzündungen, Umweltfaktoren (wie Xenoöstrogene, also hormonell aktive Substanzen in der Umwelt), Progesteronresistenz und Autoimmunerkrankungen.[67] Der Endometriose liegen zwar genetische Faktoren zugrunde, aber zum Glück bestimmen die Gene nicht über das Schicksal. Es gibt eine ganze Anzahl möglicher Stellschrauben im persönlichen Lebensstil, die die Erkrankung beeinflussen können. Mein gesamtes 6-Wochen-Programm ist zum Beispiel darauf ausgelegt, Entzündungen zu reduzieren. Die Förderung von Darm- und Lebergesundheit (speziell in Woche 3 und 4) ist dabei von besonderer Bedeutung, weil sie bei Entzündungsreaktionen und der Entstehung von Autoimmunerkrankungen eine Rolle spielen.

Während es wichtig ist, weiterhin eine klare Diagnose auf der Basis einer Gewebeprobe anzustreben, wird die in diesem Buch beschriebene Strategie Ihnen in der Zwischenzeit helfen, die Entzündungslast zu senken. So können Symptome im Zusammenhang mit der Endometriose deutlich reduziert werden, und zwar unabhängig davon, ob sie sich normalerweise mit der Menstruation verschlimmern oder nicht.

Na, überwältigt von den ganzen Symptomen, den vielen Symptomüberlagerungen und all dem? Keine Sorge, das wird schon. Die Periode auszubalancieren ist gar nicht so kompliziert. Denn die gute Nachricht ist, dass Hormone normalerweise zwar das Problem sind – aber dort versteckt sich auch die Lösung. Die Verbesserungsvorschläge zu Ernährung, Lebensstil und Nahrungsergänzungsmitteln im 6-Wochen-Programm im zweiten Teil dieses Buches werden nicht nur Ihre schlimmsten hormonbedingten Symptome lindern, sondern können sogar dazu führen, dass die Probleme komplett verschwinden. Bereit? Na, dann sehen wir mal zu, dass Ihre Hormone ab jetzt *für Sie* arbeiten! Ab sofort sind Sie wieder selbst für Ihre Periode zuständig.

TEIL 2

In 6 Wochen zum harmonischen Zyklus

4 WOCHE 1

Nutzen Sie die Superkräfte der Lebensmittel, um Ihre Hormone zu füttern

Herzlich willkommen zur ersten Woche Ihres 6-Wochen-Programms! Sind Sie bereit, Körper und Hormone neu zu beleben und die Symptome hinter sich zu lassen? Während der nächsten sechs Wochen werden kleine Anpassungen Ihrer Lebens- und Ernährungsweise Ihr Erleben von Menstruation und Fruchtbarkeit ganz grundsätzlich verändern.

Ob Sie sich mit grässlichem PMS oder PMDS, starken Monatsblutungen oder ganz ausbleibender Periode, mit Unfruchtbarkeit, Akne, Schilddrüsenproblemen, PCOS oder Endometriose oder sonst einem hormonell bedingten Problem herumschlagen müssen: Jeder Schritt dieses Programms wird dazu beitragen, die eigentlichen Ursachen, durch die Sie in dieser Hormonhölle gelandet sind, zu identifizieren und zu beheben. Vergessen Sie dabei nicht, dass die Ergebnisse jeder Woche die der Folgewoche beeinflussen. Immerhin arbeiten Ihre Hormone ja nicht im luftleeren Raum, sondern sie werden samt und sonders von Ernährungsweise und Blutzuckerspiegel, Darmgesundheit, Entgiftungsfähigkeit der Leber, Stressniveau und Schilddrüsenhormonen beeinflusst. Jede Woche werden Sie Ihre Hormone auf eine neue Art und Weise unterstützen, um auf Ihrem Genesungsweg richtig große Fortschritte zu machen.

Zu Beginn konzentrieren wir uns auf Nahrungsmittel als Arznei – und zwar zur Unterstützung von Blutzuckerbalance und Darmgesundheit. In den darauffolgenden Wochen werden wir uns nacheinander mit der Entgiftung der Leber, der Stressbewältigung und der Optimierung der Schilddrüsenfunktion befassen. Nach den sechs Wochen kennen Sie alle notwendigen Werkzeuge, um das natürliche hormonelle Gleichgewicht in Ihrem Körper weiter zu fördern. Schließlich ist der Organismus auf genau dieses Gleichgewicht angelegt.

In der ersten Woche werden Sie vor allem darauf achten, für die Hormongesundheit hilfreiche Lebensmittel zu essen. Das ist die Basis für alles Weitere, was in den nächsten Wochen dazukommt. Wenn es Ihnen an den notwendigen Nährstoffen für eine gut funktionierende Hormonproduktion mangelt oder Sie nicht wissen, wie unterschiedliche Nahrungsmittel auf den Körper wirken, fehlt Ihnen das Fundament, um weiterzumachen.

Ja, genau: Gute Ernährung ist die Basis der Hormongesundheit. Was wir essen, beeinflusst das Verhalten unserer Hormone. Es ist sogar so, dass Nährstoffmängel die Hauptursache für hormonelle Imbalancen, Menstruationsbeschwerden und Empfängnisprobleme darstellen.

Die Periode kommt (normalerweise) nur einmal im Monat, klar. Aber was Sie während des gesamten Monats essen, kann und wird sich darauf auswirken, wie Sie die Menstruation erleben. Denken Sie daran: Der Körper versucht, aus dem vorhandenen Rohmaterial das Beste zu machen. Je besser also die Rohstoffe, die Sie ihm zur Verfügung stellen, desto besser kann der Körper die benötigten Hormone produzieren. Ganz egal, wie Ihr konkretes Periodenproblem aussieht oder was die spezifische hormonelle Störung ausmacht – von einer optimierten Ernährung profitieren Sie auf jeden Fall.

Über kaum etwas anderes haben Menschen eine so ausgeprägte Meinung wie über das Essen. Ernährungsgewohnheiten prägen Kultur und Familientradition. Essen steht im Mittelpunkt unseres Soziallebens. Mitunter spiegelt unsere Ernährungsweise sogar unsere Haltung zu politischen und umweltpolitischen Fragen wider. Fast in jeder Hinsicht gilt der Spruch »Du bist, was du isst«.

Das betone ich deswegen, weil mir Folgendes so wichtig ist: Eine einheitliche Ernährungsempfehlung für alle kann es nicht geben. Gerade jetzt am Anfang möchte ich das noch einmal klarstellen. Das liegt nicht nur an kulturellen Unterschieden, sondern vor allem auch an unserer biologischen Diversität. Diese äußert sich in den biochemischen Faktoren, die unser individuelles Verhalten und Immunsystem beeinflussen, unserer seelischen Gesundheit, Persönlichkeit, Allergieneigungen, Geschmack und nicht zuletzt der Fähigkeit, unterschiedliche chemische Stoffe abzubauen. Wir alle sind einzigartig und reagieren auf sehr unterschiedliche Weise auf verschiedene Nahrungsmittel.

Die für Ihre Hormongesundheit optimale Ernährungsweise passt ganz spezifisch nur zu Ihnen allein. Außerdem kann sich die Situation im Laufe des Lebens verändern, beispielsweise durch eine Schwangerschaft, in der Zeit nach der Geburt, während einer Krankheit oder mit Beginn der Perimenopause.

Den Weg gibt es nicht – es gibt nur Ihren Weg

Viele Menschen sind verwirrt, um nicht zu sagen genervt, was aktuelle Ernährungsempfehlungen angeht. Tausende Diätbücher sind auf dem Markt. In jedem wird behauptet, man habe die ultimativ beste Ernährung für die gesamte Menschheit entdeckt. Doch allen diesen Vorschriften und Diäten fehlt der eine ausschlaggebende Faktor: das Individuelle. Ohne Kenntnis des Individuums samt Genetik, Geschlecht, Alter, Lebensstil und Körperform kann keine Diät und keine Ernährungsform der Welt für sich beanspruchen, perfekt zu passen.

Die Forschung hat gezeigt, dass dieselben Nahrungsmittel auf verschiedene Menschen ganz unterschiedlich wirken. Beispielsweise wurde in einer Studie 800 Personen das gleiche Gericht serviert. Anschließend maß das Forschungsteam die Blutzuckerwerte der Probanden. Diese waren ganz und gar nicht einheitlich, sondern variierten sehr stark. Diese Variationen ergaben sich aus den vielen individuellen Unterschieden der Probanden. Im Zuge der gleichen Studie zeigte sich außerdem, dass eine personalisierte Ernährungsempfehlung die Stabilisierung des Blutzuckerspiegels erfolgreicher beeinflusst als eine pauschale.[1]

Ich betrachte es als meine Mission, Ihnen zu zeigen, wie man sich die angeborene Weisheit des Körpers wieder zu eigen machen kann. Dazu gehört, häufig in sich hineinzuhorchen, ob etwas für einen persönlich passt und funktioniert (oder eben nicht) und sich nicht auf eine spezielle Diät oder einen Ernährungsguru zu verlassen. Ich möchte, dass Sie genau darauf achten, wie Sie sich körperlich und seelisch fühlen, wenn Sie bestimmte Dinge essen. Das Ziel dabei ist, eine Ernährungsweise zu finden, mit deren Hilfe Sie sich energiegeladen, glücklich, stark und gesund fühlen.

Achtung: Ich schreibe bewusst »Ernährungsweise finden«, nicht »einer Diät folgen«. Das Wort »Diät« gefällt mir gar nicht, weil Diäten uns schnell auf eine sehr beschränkte Ernährungsform festnageln. In meiner Praxis sind mir schon viele Veganerinnen begegnet, die wieder tierische Produkte in ihren Speiseplan aufnahmen, um ihr erschöpftes Hormonsystem wieder aufzubauen und die ausbleibende Periode zur Rückkehr zu bewegen. Umgekehrt habe ich auch viele Fleischesserinnen kennengelernt, die auf eine vegane Ernährung umgestellt haben und denen es damit sehr viel besser geht. Dann wieder gibt es Frauen, denen unter einer Low-Carb-Diät die Menstruation abhandenkommt, und andere, für die genau diese Ernährungsform der Schlüssel dazu ist, ihren Zyklus wieder ins Lot zu bringen. Schon erstaunlich, oder?

Ebenso wichtig ist die Beobachtung, dass bei dem Wort »Diät« heutzutage mitschwingt, man müsse sich der gesellschaftlichen Vorstellung von einer Idealfigur anpassen. Höre ich jemanden von seiner Diät reden, denke ich automatisch an meine Mutter und ihre Slim-Fast-Phasen in den 1990ern. Oder daran, wie ich selbst als Teenager jede noch so verrückte Strategie ausprobiert habe, um abzunehmen, ob es nun Diätpillen waren oder die Beschränkung auf 1500 Kalorien am Tag. Der reinste Wahnsinn. Ich weiß noch, wie ich eine Zeit lang nach 15 Uhr nichts mehr gegessen habe, damit ich am nächsten Morgen ein paar Pfund leichter aufwachte. Herrje! Modediäten und die Diätkultur ganz im Allgemeinen gefährden Gesundheit und Hormonhaushalt.

Das Idealgewicht oder *die* bestimmte Idealfigur zur Förderung eines gesunden Menstruationszyklus gibt es nicht. Genauer gesagt dürfte das »Idealgewicht« so mancher Frau die Periode eher aus der Bahn werfen, als dass es die Hormone wieder zurück ins Gleichgewicht bringt. Ich dachte beispielsweise immer, wenn ich erst einmal die 55 Kilo erreicht hätte, wäre mein Leben perfekt. (Echt jetzt, kein Witz.) Nachdem ich meinen Körper zu diesem Gewicht gezwungen hatte, musste ich mich sehr bemühen, es auch zu halten – ständig hatte ich Hunger, aß Unmengen Möhren mit Hummus (bäh) und verbrachte unanständig viel Zeit auf dem Laufband. Wenig überraschend, dass meine Periode unregelmäßiger wurde und sich manchmal sogar einen Monat freinahm.

Kommt Ihnen das bekannt vor? Falls ja, möchte ich Ihnen gerne eine Frage stellen: Werden Sie Ihren Körper weiterhin zwingen, sich zu unterwerfen, oder sind Sie bereit, ihn als das Zuhause anzunehmen, das Ihnen für dieses Leben geschenkt wurde? Sind Sie bereit, sich einzugestehen, dass wahre Gesundheit weit mehr ist als das vermeintlich richtige Körpergewicht? Den menschlichen Körper gibt es in so vielen verschiedenen Größen und Formen. Da kann der gesellschaftliche Druck noch so hoch sein, die genetische Disposition ändert sich dadurch nicht. Wenn man die Auswirkungen der Ernährung auf den Hormonhaushalt erkunden möchte, ist es wirklich immens wichtig, jegliche starre Erwartung, wie der Körper auszusehen haben könnte, ganz bewusst abzulegen. Dem Körper zu vertrauen – und auch darauf, dass Sie ihn gut versorgen –, ist ein ganz entscheidender Schritt hin zu bester Gesundheit und einem harmonischen Menstruationszyklus.

Fett nimmt nicht nur Raum ein. Es macht Ihnen das Leben nicht nur deshalb schwer, weil es verhindert, dass Sie den Reißverschluss Ihrer Lieblingsjeans zubekommen. Körperfett, auch adipöses Gewebe genannt, ist hormonell aktiv und trägt zur Regulierung von Blutzucker, Wachstum, der Produktion von Blutkörperchen und Appetit bei.[2] Fettgewebe erfüllt die Funktion eines endokrinen Organs[3] – es produziert Östrogen –, weshalb wir einen gewissen Körperfettanteil für einen normal funktionierenden Menstruationszyklus benötigen. Bei zu wenig Körperfett können sich Symptome eines Östrogenmangels zeigen, etwa ein unregelmäßiger Eisprung und unregelmäßige Perioden, lange Zyklen, Amenorrhö und Benommenheit. Andererseits kann auch zu viel Körperfett zu einer ganzen Reihe von Menstruationsbeschwerden führen. Deshalb haben viele übergewichtige oder adipöse Frauen mit Östrogenüberschuss und den entsprechenden Symptomen zu kämpfen, zum Beispiel mit starken und lang anhaltenden Monatsblutungen, PCOS und anovulatorischen Zyklen.

Vor diesem Hintergrund habe ich verschiedene Elemente mehrerer unterschiedlicher Ernährungstheorien kombiniert, um eine für einen ausgeglichenen Hormonhaushalt förderliche Ernährungsweise zu komponieren. Je mehr Sie darüber lesen, wie Sie Ihren Zyklus mithilfe der Ernährung harmonisieren können, desto mehr werden Sie feststellen, dass es hier keine Diätbezeichnungen gibt, kein Paläo, Keto, Low Carb oder dergleichen. Um die Hormongesundheit zu fördern, wollen wir es einfach halten: Sie werden viel Gemüse, tierische Proteine aus nachhaltiger Landwirtschaft, glutenfreie Getreide, viele gesunde Fette, fermentierte Lebensmittel und Obst essen. Es ist Zeit, herauszufinden, was und wie *Sie* sich ernähren sollten, um *Ihre* Hormone optimal zu fördern.

Diese ganzen Leckereien sind für den Anfang vielleicht ein bisschen viel. Kümmern Sie sich anfangs daher nicht darum, wie viel Sie hiervon oder davon essen. Einfach nachlesen, was es so alles an schönen Optionen gibt. Weiter hinten in diesem Kapitel (siehe »Protokoll für Woche 1: Füttern Sie Ihre Hormone«) stelle ich Ihnen vor, wie Sie auf eine einfache Art und Weise Ihren

Speiseplan für die Hormongesundheit aufpolieren und alle nötigen Nährstoffe zu sich nehmen.

Kohlenhydrate

Die englische Redewendung, man könne den Kuchen nur entweder essen oder aufbewahren, aber nicht beides, fand ich schon immer doof. Unter uns: Das Leben ist doch viel zu kurz, um keinen Kuchen zu essen. Allerdings bin ich zwar einerseits leidenschaftliche Kuchenbefürworterin, andererseits aber auch leidenschaftlich dafür, dass Sie mit der Nahrung, die Sie zu sich nehmen, die bestmögliche Basis für ein stabiles hormonelles Gleichgewicht schaffen. Und leider macht Kuchen die Hormone unglücklich, wenn man zu viel davon isst.

Als Hauptbestandteil von Getreide, Obst, Milchprodukten und Gemüse bilden Kohlenhydrate oft den größten Teil der Ernährung. Sie sind eine hervorragende Energiequelle, die schnell und ohne große Mühe angezapft werden kann, weshalb wir so gerne beinahe automatisch zu kohlenhydrathaltigen Snacks greifen, wenn wir hungrig sind. Kohlenhydrate unterstützen außerdem die Schilddrüsenfunktion und die Produktion von Schilddrüsenhormonen. Zudem signalisieren sie Gehirn und Nebennieren, dass der Körper ausreichend Kalorien aufgenommen hat, was die Stressreaktion mindert (können wir doch alle gut gebrauchen, oder?), und sind eine gute Quelle für Ballaststoffe und resistente Stärke, einen echten Leckerbissen für eine gesunde Darmflora.

Doch nicht alle Kohlenhydrate sind gleich. Ich kann es gar nicht genug betonen: Die besten Kohlenhydrate sind die in Vollwertprodukten. Je weniger verarbeitet und verpackt die Nahrungsmittel sind, desto besser für Körper und Gesundheit. Einfache oder raffinierte (also in hohem Maß industriell verarbeitete) Kohlenhydrate wie weißer Zucker, Weißmehl und daraus hergestellte Produkte wie Pasta und Backwaren sind normalerweise am wenigsten zum Verzehr geeignet. Am anderen Ende der Skala glänzen die Gemüsesorten als Stars der Kohlenhydratwelt: wenig Zucker, viele Ballaststoffe und eine große Vielfalt an Vitaminen, Mineralstoffen und Antioxidantien – an Bausteinen also, die im Körper Schäden vorbeugen oder reparieren können, die von freien Radikalen verursacht werden.

Ein Programm zur Wiederherstellung des Gleichgewichts im Hormonhaushalt sollte so viele gesundheitsfördernde Kohlenhydratquellen wie nur möglich enthalten. Das erste gesunde Kohlenhydrat, das bald viel Raum in Ihrem Speiseplan einnehmen wird, könnte der neue beste Freund Ihrer Hormone werden: Blattgemüse.

Blattgemüse

Popeye hatte recht, meine Damen. Blattgemüse tut dem Körper wirklich gut. Diese Gemüsesorten sind die nährstoffreichsten Lebensmittel der Welt, werden aber völlig unterschätzt – und kommen auf dem Speiseplan vieler Leute gar nicht vor. Zeit, sehr viel mehr Grünzeug zu sich zu nehmen! Immerhin gehören grüne Blattgemüse zu den wenigen Nahrungsmitteln, die die Gesundheit beinahe sofort beeinflussen können.

Es gibt viele verschiedene Blattgemüsesorten. Jede enthält ihre ganz eigene Mixtur an Nährstoffen, die nicht nur das allgemeine gesundheitliche Befinden beeinflussen, sondern auch ganz erheblich auf die Fortpflanzungsorgane einwirken. Für eine optimale Hormonproduktion und -regulierung sind sie außerordentlich wichtig:

- Rucola
- das Grün von Wurzelgemüse, zum Beispiel von Karotten
- Rübstiel
- Blattkohl
- Löwenzahn
- Grünkohl
- Brauner Senf
- rote/grüne Blattsalate
- Römersalat
- Spinat
- Mangold

Die Wirkung von grünem Blattgemüse auf den Körper stellen Sie sich am besten so ähnlich vor wie die Wirkung des Amazonas-Regenwalds auf den Planeten: Wie der Regenwald die Luft säubert, so trägt die Nährstofffülle in grünem Blattgemüse (vor allem das Chlorophyll) dazu bei, schädliche Giftstoffe aus dem Körper zu entfernen. Außerdem fördert sie die Bildung roter

Blutkörperchen, regt den Kreislauf an, stärkt das Immunsystem und mildert Entzündungsreaktionen. Was Menstruationsbeschwerden angeht, sind die Nährstoffe in Grünzeug einfach Gold wert:

- **Kalzium.** Dieses Mineral fördert nicht nur die Gesundheit von Knochen und Zähnen, sondern kann auch erheblich dazu beitragen, PMS-Symptome wie zum Beispiel Angstgefühle, Depression, Erschöpfung und Schmerzen zu lindern.[4] Tatsächlich hat sich gezeigt, dass niedrige Kalziumwerte in der Lutealphase PMS verursachen oder verstärken können.[5] Östrogen fördert die Aufnahme von Kalzium im Darm.[6] Deshalb ist es für die Knochendichte so wichtig, dass ausreichend Östrogen im Körper vorhanden ist. Für Frauen mit Amenorrhö oder niedrigem Östrogenspiegel ist es entscheidend, dass sie über die Nahrung genug Kalzium aufnehmen und gegebenenfalls über Nahrungsergänzungsmittel Kalzium zuführen.
- **Magnesium.** Magnesium reduziert Blähungen und Brustempfindlichkeit und fördert die Progesteronproduktion.[7] Es reduziert Angstgefühle und Schlafstörungen im Zusammenhang mit PMS und hilft ganz wunderbar gegen Menstruationsschmerzen und Migräne.[8]
- **Eisen.** Eisen leistet einen Beitrag zu einer gesunden Eiproduktion, einem stabilen Energieniveau und einem gesunden Blutfluss während der Menstruation.[9] (Hinweis: Zu starke oder zu schwache Monatsblutungen können Anzeichen eines Eisenmangels sein.)
- **Kalium.** Dieses Kraftpaket von einem Mineral ermöglicht es dem Körper, aus den aufgenommenen Lebensmitteln Energie zu gewinnen. Es reduziert Blähungen und mildert Menstruationskrämpfe.
- **Vitamin A.** Dieses Vitamin sorgt für eine gesunde, aknefreie Haut und kann sogar zur Linderung starker Monatsblutungen beitragen.[10]
- **Vitamin B_9 bzw. Folsäure.** Es ist weithin bekannt, dass die Einnahme von Folsäure vor und während der Schwangerschaft Neuralrohrdefekten bei Föten vorbeugen kann. Folsäure fungiert aber auch als ein mildes Antidepressivum, indem es zur Serotonin- und Dopaminproduktion beiträgt.[11] Außerdem hat sich gezeigt, dass es bei Frauen vor den Wechseljahren den Progesteronspiegel erhöht[12], die Gebärmutterhalszellen schützt und sogar Zervixdysplasien, also bereits vorhandene Veränderungen der Gebärmutterhalszellen, rückgängig machen kann.[13]

- **Vitamin C.** Auch als Ascorbinsäure bekannt. Vitamin C fördert die Eisenaufnahme, was zur Rückkehr einer ausbleibenden Periode beitragen kann und außerdem durch schwere Blutungen verursachte Anämien lindert.[14] Es hebt nachweislich den Progesteronspiegel.[15] Obendrein schützt es die Eizellen und die Gebärmutterhalszellen, was das Risiko für Zervixdysplasien und Gebärmutterhalskrebs senkt.[16]
- **Vitamin E.** Vitamin E ist ein starkes Antioxidans. Es konnte nachgewiesen werden, dass das Vitamin chronische Beckenschmerzen von Endometriosepatientinnen[17] und durch primäre Dysmenorrhö verursachte Menstruationsschmerzen lindern kann.[18]
- **Vitamin K.** Ein für die Blutgerinnung wichtiger Nährstoff. In manchen Fällen kann Vitamin K zur Verlangsamung oder Stillung einer übermäßig starken Blutung eingesetzt werden.[19]

Nicht zu vergessen: die Ballaststoffe in grünem Blattgemüse. Wenn die Leber Östrogene abbaut, werden die dabei anfallenden Stoffwechselprodukte zur Entsorgung an den Darm geschickt. Die Aufnahme von mehr Ballaststoffen fördert die normale Darmtätigkeit, was dafür sorgt, dass diese Östrogenüberbleibsel ausgeschieden werden und nicht weiter im Körper zirkulieren und Hormonchaos verursachen. (Mal von den ganzen anderen Vorteilen abgesehen, die regelmäßiger Stuhlgang so mit sich bringt.) Ist es zu fassen, wie viele Pluspunkte für den Menstruationszyklus in einer Handvoll Blattgemüse stecken?

Gemüse im Blickpunkt: Löwenzahngemüse (Zichorien)

Löwenzahn ist nicht nur wie andere Blattgemüsesorten bis oben hin vollgepackt mit Nährstoffen und Mineralien, sondern enthält in Blättern und Wurzel auch große Mengen Kalium. Das macht ihn zu einem der besten Harntreiber, gut gegen Wasseransammlungen im Gewebe und Brustempfindlichkeit bei PMS. Löwenzahngemüse eignet sich gut zur Leberentgiftung, weil es zur Deaktivierung und Ausscheidung von Östrogen beiträgt, was für Frauen mit Östrogendominanz sehr wichtig ist.

Kreuzblütler

Einige Blattgemüsesorten wie Grünkohl, Blattkohl, Senfgemüse, Brauner Senf und Rucola sind Kreuzblütler. Andere Kreuzblütengewächse sind zum Beispiel Brokkoli, Blumenkohl, Weißkohl, Brokkolisprossen und Rosenkohl. Kreuzblütler enthalten einen Bestandteil namens Indol-3-Carbinol (I_3C), der die Fähigkeit des Körpers erheblich steigert, Karzinogene zu neutralisieren und Östrogene auf gesunde Weise abzubauen. So schützt Indol-3-Carbinol gegen diverse Krebsarten, indem es bestimmte Enzyme stärkt, die die Leber entgiften und bei der Neutralisierung potenziell gefährlicher Östrogenabbauprodukte und Xenoöstrogene helfen.[20]

Wird I_3C abgebaut, entstehen die Stoffwechselprodukte Diindolylmethan (DIM) und Sulforaphan-Glucosinolat (SGS). DIM unterstützt die erste Phase der Leberentgiftung (Hormone abbauen und Gifte neutralisieren). SGS wirkt ähnlich wie DIM, unterstützt aber die zweite Phase der Leberentgiftung (Hormone und Gifte zu einer Form weiterverarbeiten, in der sie aus dem Körper ausgeschieden werden können). Zu den verschiedenen Phasen der Leberentgiftung siehe Kapitel 7. I_3C wird am besten über die Nahrung in Form von Vollwertkost – genauer gesagt: über viel Kreuzblütengemüse – aufgenommen.

Was Kreuzblütler betrifft, gilt es allerdings zwei wichtige Punkte zu beachten. Erstens: Diese Gemüsesorten enthalten von Natur aus Komponenten, die als Goitrogene bezeichnet werden. Goitrogene (und im Fall der Kreuzblütler speziell die Glucosinolate) können die Funktion der Schilddrüse stören, indem sie die Aufnahme von Jod erschweren und die Umwandlung von T_4 in die aktive Form des Schilddrüsenhormons (T_3) verlangsamen.

Meiner Meinung nach jedoch wird der schädliche Effekt der Glucosinolate in Kreuzblütlern unverhältnismäßig überbetont. Die Menge der Glucosinolate ist in den meisten Gemüsesorten nicht groß genug, um die Schilddrüsenfunktion zu beeinflussen. Wenn Sie allerdings an einer Schilddrüsenunterfunktion leiden, ist es besser, auf Nummer sicher zu gehen. Hier rate ich dazu, zu den Kreuzblütengewächsen zählende Gemüsesorten, vor allem Blattkohl, Rosenkohl und Schnittkohl, zu kochen.[21] Dadurch zerfallen die Glucosinolate, und die goitrogene Wirkung dieser Lebensmittel wird reduziert.[22]

Zweitens kann die in Kreuzblütengewächsen natürlich vorhandene Oxalsäure (beispielsweise in Rosenkohl, Rüben und Blattgemüse wie Spinat, Blattkohl, Petersilie und Rübstiel) beim Verdauungsprozess Kalzium binden und so die Aufnahme dieses Minerals in den Organismus behindern. Diese Lebensmittel sollten daher gekocht oder gedämpft werden, um die negative Wirkung der Oxalsäure und ihrer Salze (Oxalate) zu reduzieren.

Falls Sie an Schmerzen im Beckenbereich leiden, kann es angezeigt sein, weniger von diesen Gemüsesorten zu essen. Wissenschaftlich betrachtet gibt es zwar nur eine sehr schwache Korrelation zwischen Vulvodynie (chronischen Schmerzen in der Scheide) und Oxalaten, aber mir liegen viele Erfahrungsberichte aus meiner Praxis vor, in denen eine sehr oxalathaltige Ernährung – täglich frischer Salat aus Blattspinat plus Spinat im Frühstückssmoothie zum Beispiel – chronische Schmerzzustände im Beckenbereich förderte, beispielsweise Vulvodynie und interstitielle Zystitis (auch als Blasenschmerzsyndrom bekannt). Wenn meine Patientinnen auf eine oxalatarme Ernährung umstellten, fiel ihnen eine Besserung oder sogar ein vollständiges Abklingen der Symptome auf, zu denen anhaltende Schmerzen im Scheidenbereich, häufiges und dringliches Wasserlassen und eine unvollständige Entleerung der Blase zählten. Dies hat sich auch in einer kleinen Studie bestätigt, in der Frauen untersucht wurden, die sich oxalatarm ernährten und mit Kalziumcitrat behandelt wurden.[23]

Kreuzblütengemüse

- Pak Choi
- Brokkoli
- Rosenkohl
- Weißkohl
- Blumenkohl
- Chinakohl
- Radieschen
- Rüben
- Brunnenkresse

Sprossen und Microgreens

Sprossen sind gekeimte Samen, also Sprösslinge einer Pflanze ganz am Anfang ihres Lebens. Obwohl sie so klein sind, stecken massenhaft Nährstoffe darin. Man kann sie leicht zu Hause ziehen und so auf billige und praktische Art etwas für seine Hormone tun.

Brokkolisprossen enthalten eine außergewöhnlich hohe Konzentration an Senföl (Sulforaphan), das über Superkräfte gegen Entzündungen verfügt.[24] Es verändert die Art und Weise, wie die Leber Östrogen verstoffwechselt, und leitet dieses auf einen gesünderen Stoffwechselweg um.[25] Durch diese Umleitung verhindert Senföl die Entstehung und das Wachstum von Brust- und Eierstockkrebs (und auch von anderen Krebserkrankungen). Außerdem reduziert oder eliminiert es PMS-Symptome, Akne, Wassereinlagerungen, Schmerzen um den Zeitpunkt des Eisprungs herum und eine ganze Reihe anderer Probleme, die auf Östrogendominanz zurückzuführen sind.[26]

In der nächsten Wachstumsstufe der Pflänzchen wachsen winzige Blättchen, die sogenannten Grünkräuter oder »Microgreens«. Diese kann man aus einer Vielzahl von Samen ziehen, etwa aus Saatgut von Weißkohl, Spinat, Brokkoli, Rucola und Mangold. Vielleicht sind Ihnen Grünkräuter schon als eine hübsche Garnitur auf schön angerichteten Tellern im Restaurant aufgefallen. Dabei sind sie weit mehr als nur Dekoration. Es gibt sogar Forschungsergebnisse darüber, dass Microgreens über eine höhere Nährstoffdichte verfügen als ihre ausgewachsenen Pendants.[27]

Mit ihrem milderen Geschmack stellen Grünkräuter eine hervorragende Alternative für all diejenigen dar, die sich mit dem herben oder bitteren Geschmack dunkelgrünen Blattgemüses schwertun. Um auf das Tagessoll zu kommen, empfiehlt es sich, sie in Smoothies oder als Topping auf Salaten, Eintöpfen oder Suppen auszuprobieren.

Süße(re) Gemüsesorten

Beim Bestreben, sich mit seinen Hormonen gut zu stellen, spielen alle Gemüsesorten eine wichtige Rolle. Süße (oder süßere) Gemüsesorten mag ich irgendwie besonders gern, vor allem, weil sie doch so manches Mal verhindert haben, dass ich mich mit zuckrigen Lebensmitteln vollstopfte. Echt überraschend, wie einfach eine Beilage aus Roter Bete oder Süßkartoffeln diesen Gelüsten einen Riegel vorschieben kann.

Diese Gemüsesorten gehören auf den täglichen Speiseplan – ganz besonders in der Woche vor der Periode, weil ihr natürlicher Stärkegehalt die Serotoninproduktion unterstützt, also den Glücks-Neurotransmitter, der Angstzustände und Spannungen ausbalanciert. Diese Gemüsesorten werden Ihnen dabei helfen, Heißhungergefühlen zu widerstehen und das allgemeine körperliche und seelische Wohlbefinden zu verbessern. Sie sind süß (logisch!), enthalten massenhaft Ballaststoffe und obendrein eine Menge für die Menstruation förderliche Nährstoffe wie Kalzium, Magnesium, die Vitamine A und C sowie eine Reihe B-Vitamine.

Süße(re) Gemüsesorten

- Gartenkürbis
- Rüben
- Butternusskürbis
- Karotten
- Maniok
- Yambohne
- Kabocha- oder Winterkürbis
- Kochbananen
- Spaghettikürbis
- Süßkartoffeln und Yamswurzel

Bohnen (und B-Vitamine)

Bohnen (und andere Hülsenfrüchte) stehen wegen ihres Nährstoffgehalts bei mir ganz hoch im Kurs. Sie sind supergesund, supervielseitig und supergünstig. Genau wie süßes Gemüse machen sie über längere Zeit satt und liefern nachhaltig Energie. Bohnen stecken voller Ballaststoffe, Proteine und Mineralien, und ihr Arsenal an Antioxidantien ist unübertroffen!

Das B in Bohnen könnte für »B-Vitamine« stehen. Das ist großartig, denn jede Frau sollte es sich zur Aufgabe machen, in jeder Lebensphase ausreichend Vitamine des B-Komplexes zu sich zu nehmen – insbesondere B_6 und B_9, die bei der Förderung des Menstruationszyklus eine wichtige Rolle spielen. Abgesehen davon, dass sie echte Vitamin-B_9-Kracher sind (1 Tasse der meisten Bohnensorten deckt über die Hälfte des Tagesbedarfs) enthalten Bohnen:

- **B_1, B_2 und B_3**, die nachweislich PMS-Symptome lindern.[28]
- **B_5**, das zur Regulierung einer Cortisol-Überproduktion beitragen und die Corticosteroid- (in den Nebennieren gebildete Steroidhormone) sowie den Progesteronspiegel anheben kann. Das hilft Frauen, die an einer Störung der Hypothalamus-Nebennierenrinden-Achse oder niedrigen Progesteronwerten leiden,[29] was sich häufig in Form von ausbleibender Menstruation, unregelmäßigen Zyklen oder fehlendem Eisprung äußert.
- **B_6**, das die Symptome einer Östrogendominanz mildert, indem es die Leber dabei unterstützt, Östrogene abzubauen und zu deaktivieren, und

indem es die Progesteronbildung fördert.[30] Dies kann die Lutealphase des Zyklus verlängern und unregelmäßige Menstruationszyklen verbessern. Forschungsergebnisse belegen, dass Vitamin B_6 in seiner aktiven Form (Pyridoxal-5-Phosphat) zur Reduzierung von Symptomen beiträgt, die allgemein mit PMS in Verbindung gebracht werden. Dazu gehören auch prämenstruelle Depressionen.[31] B_6 ist außerdem an der Serotoninproduktion beteiligt, also dem Stoff, der Stimmung, Appetit und Schlafrhythmus kontrolliert. Weiterhin unterstützt es die Produktion von GABA bzw. Gamma-Aminobuttersäure, die ich als angstlindernden Neurotransmitter bezeichne. B_6 kann zur Besserung von unregelmäßigen Zyklen, Östrogendominanz, Progesteronmangel, Angstzuständen und schlechter Eizellenqualität beitragen. Also: Ja, was den Menstruationszyklus angeht, ist B_6 eine ziemlich große Nummer. Deshalb sind B_6-reiche Lebensmittel ein Muss für eine bessere Periode.[32] Her mit dem B_6!
- **B_9 oder Folsäure** ist in jeder Hinsicht wunderbar für die Menstruation (denken Sie nur an den Abschnitt über Blattgemüse in diesem Kapitel).

Wenn Bohnen so gut für uns sind, warum sind sie dann in Paläo- und Low-Carb-Diäten tabu? Das Hauptargument ist, dass Hülsenfrüchte schädlich sind, weil sie sogenannte Lektine enthalten. Lektine werden mit Entzündungen, dem Leaky-Gut-Syndrom (durchlässiger Darm) und einer Malabsorption, also einer schlechteren Aufnahme von Nährstoffen in Verbindung gebracht. Diesen Zusammenhang gibt es wirklich. Aber das Einweichen und Kochen reduziert die Lektine.[33] Die Zubereitung durch Kochen (speziell im Dampfkochtopf) deaktiviert den größten Teil dieser Stoffe und gleicht die negative Wirkung auf den Körper aus. Auch Fermentieren und Ankeimen mindert die Wirkung der Lektine. Bei einem lektinhaltigen Lebensmittel ist allerdings besondere Vorsicht angebracht: Erdnüsse. Sie werden oft roh oder in Form von roh zubereiteter Erdnusscreme verzehrt. Außerdem sind Erdnüsse anfällig für Schimmelbefall – womöglich ein Grund dafür, warum sie eines der häufigsten Allergene sind.[34]

Wenn Sie also keine Allergie gegen Hülsenfrüchte haben, können zwei- bis dreimal pro Woche Bohnen in kleineren Mengen auf dem Speiseplan stehen. Etwa ½–1 Tasse pro Mahlzeit – auf Salaten, als Beilage oder in Suppen. Sie sind eine gute Kohlenhydratquelle, aber nicht unbedingt ein ebenbürtiger Ersatz für tierische Proteinquellen mit höherer Nährstoffdichte.

Sojabohnen

Die meisten Menschen nehmen zu viel hochverarbeitetes Soja zu sich, beispielsweise in Form von Sojamilch, Proteinprodukten aus Soja und Käse auf Sojabasis. Heutzutage ist Soja weltweit Spitzenreiter unter den genveränderten Nutzpflanzen.[35] Ungefähr 94 Prozent des in den USA angebauten Sojas ist genmanipuliert.[36] Auch die Unkrautvernichtungsmittel, mit denen GMO-Erzeugnisse (GMO steht für gentechnisch modifizierte Organismen) häufig behandelt werden, richten im Hormonhaushalt verheerenden Schaden an.

Kurz gesagt: Kaufen Sie Soja nur in Bioqualität, so wenig verarbeitet wie möglich (als ganze Bohne oder fermentiert), und nehmen Sie Soja nur in geringen Mengen zu sich oder meiden Sie es ganz. Die Fermentation reduziert den Phytinsäuregehalt. Phytinsäure ist eine Speicherform des Phosphors und hemmt die Aufnahme von Eisen, Kalzium, Magnesium, Kupfer und Zink. Die Fermentation steigert allerdings auch den Histamingehalt in den Endprodukten. Bei vorliegender Histaminintoleranz gilt es also, fermentierte Sojaprodukte zu vermeiden.

Soja ist ein möglicher Auslöser von Menstruationsbeschwerden, weil es die stärksten Phytoöstrogene der Pflanzenwelt überhaupt enthält: Isoflavone. Phytoöstrogene sind natürlich vorkommende Pflanzenstoffe, die im Körper eine ähnliche Wirkung wie das körpereigene Östrogen haben. Die meisten meiner Patientinnen, die zu viel Soja zu sich nehmen, entwickeln eine starke Östrogendominanz. Andere stellen fest, dass ihre Menstruation schwächer und kürzer wird, weil die Phytoöstrogene wie eine Art Ersatz-Östrogen wirken und potentere Östrogene daran hindern, an die Rezeptoren anzudocken.[37]

Falls Sie also regelmäßig Lebensmittel auf Sojabasis verzehren oder Soja auf der Zutatenliste eines Produkts steht, das Sie häufig essen, und Ihnen Zyklusprobleme wie starke, unregelmäßige oder schmerzhafte Monatsblutungen, empfindliche Brüste, starke emotionale PMS-Symptome, Verdauungsbeschwerden oder Hautprobleme wie Akne auffallen, könnte es an der Zeit sein, das Soja wegzulassen und die Reaktion des Körpers zu beobachten. (Warten Sie's ab: Wir kümmern uns in der dritten Woche des Programms darum.)

Achten Sie darauf, ob Sie nach dem Verzehr Blähungen, ein Völlegefühl oder Verdauungsbeschwerden an sich wahrnehmen, und passen Sie die Ernährung entsprechend an. Diese Symptome könnten auf eine Erkrankung wie eine Dünndarmfehlbesiedlung (SIBO), zu wenig Magensäure oder eine Nahrungsmittelunverträglichkeit hinweisen. (Mehr darüber in Kapitel 6.)

Glutenfreie Getreidesorten

Noch so eine umstrittene Sache. Manche halten sich zwar strikt an eine getreidefreie Ernährungsweise, aber meiner Beobachtung nach ist es für die meisten Frauen weder wünschenswert noch praktikabel und überdies oft nicht einmal notwendig, Getreide zu meiden. Es kommt schlicht darauf an, hartnäckig die für unseren jeweiligen Körper passende Nahrung ausfindig zu machen. Und zwar ohne dem Gedanken zu erliegen, wir müssten dauerhaft ganze Lebensmittelgruppen weglassen.

Was Getreide angeht, so ist das volle Korn das allerbeste. Das sind nahrhafte kleine Schätzchen voller Ballaststoffe, B-Vitamine, essenzieller Fettsäuren und mit einer großen Bandbreite an Mineralien. Vollkorngetreide liefert nachhaltig Energie, weil der Körper es langsam verdaut. Es verfügt außerdem über starke antioxidative Eigenschaften, durch die der ganze Organismus inklusive Geschlechtsorgane vor Schäden durch freie Radikale geschützt wird.

Schlecht sind raffinierte (verarbeitete) Getreideprodukte wie Weißmehl. Hier wurden Kleie und Keim entfernt – also ausgerechnet die Bestandteile, in denen die Vitamine, Mineralien und Proteine enthalten sind. Übrig bleibt lediglich das kohlenhydratreiche Endosperm, also das reine Nährgewebe, das anschließend manchmal mit synthetischen Formen der B-Vitamine und Mineralien angereichert wird (die natürlichen sind schließlich während des Raffinierens verloren gegangen). Was die Menstruation und das allgemeine gesundheitliche Befinden angeht, ist es das Beste für den Körper, den Verzehr hochverarbeiteter Getreideprodukte auf ein absolutes Minimum zu beschränken.

Und warum empfehle ich nur *glutenfreie* Vollkornprodukte? Gluten ist ein Protein, das in Getreidesorten wie Weizen, Kamut, Dinkel und Emmer, aber auch in Gerste und Roggen vorkommt. Es erschwert in vielen Fällen die Verdauung dieser Getreide. In Studien wurde gezeigt, dass etwa ein Drittel der US-amerikanischen Bevölkerung zu einem gewissen Grad an Glutensensitivität leidet.[38] Davon zu unterscheiden ist die Krankheit Zöliakie, eine Autoimmunkrankheit, bei der der Körper auf den Verzehr von Gluten reagiert.

In letzter Zeit ist Gluten stark in Verruf geraten, und das möglicherweise zu Recht. Jedes Mal, wenn wir Gluten zu uns nehmen, verursacht dies mikroskopisch kleine Risse in unserer Darmschleimhaut. Diese Risse verheilen irgendwann nicht mehr, was womöglich zu einer dauerhaften Durchlässigkeit führt.[39] Die Durchlässigkeit der Darmwand, auch als Leaky-Gut-Syndrom bekannt, ist eine der Hauptursachen beinahe aller Autoimmunerkrankungen, darunter Hashimoto-Thyreoiditis, Basedowsche Krankheit und sogar Diabetes Typ 1.[40] Jede dieser Krankheiten beeinflusst den Hormonhaushalt und damit auch den Menstruationszyklus.

Neben dem Gluten sollten Sie auch Mais im Auge behalten. Falls Sie nach dem Verzehr von Mais Darmbeschwerden bekommen, sollten Sie Mais meiden. Er enthält nämlich eine Form des Glutens, die Zein heißt. Das ist zwar nicht genau das Gleiche wie Weizengluten, es gibt aber gewisse Ähnlichkeiten, die bei glutenintoleranten oder zöliakiekranken Menschen Kreuzreaktionen auslösen können.

Etwa 92 Prozent des Maises in den USA ist gentechnisch verändert[41] und wird mit Roundup gespritzt, das Glyphosat enthält. Dieses hochwirksame Unkrautvernichtungsmittel trägt zur Giftbelastung bei, die unser endokrines System und damit unsere Hormone stört. (Ich werde dies in Kapitel 6 näher erläutern.) In den USA gibt es eine schwindelerregende Vielfalt an Maisprodukten. Liest man das Etikett eines beliebigen Produkts im Supermarkt, findet man mit Sicherheit irgendeine Zutat auf Maisbasis darin – zweifellos einer der Gründe, warum Mais eines der Lebensmittel ist, die am meisten Allergien überhaupt auslösen.

Genmanipulierten, mit Herbiziden behandelten Mais meiden kann nur, wer konsequent auf Bioqualität achtet oder ganz auf Mais und Maisprodukte verzichtet. Ich esse auch liebend gerne Tacos und Tortilla-Chips, aber wenn man sich schon länger nicht gut damit fühlt, ist es einfach wichtiger, auf sein Wohlbefinden zu achten. Darauf gehe ich in Kapitel 6 näher ein – die Wirkung der erwähnten Chemikalien auf die Darm- und damit auch auf die Hormongesundheit ist nämlich durchschlagend. Achten Sie vorerst darauf, wie viel Mais Sie zu sich nehmen und ob das bei Ihnen Blähungen, Akne, Wassereinlagerungen, Reizdarmsyndrom oder andere Symptome auslöst.

Glutenfreie Getreidesorten

- Amaranth
- schwarzer Reis
- brauner Reis
- Buchweizen
- Hirse
- Quinoa
- weißer Reis

Obst

Obst ist eine nahrhafte und gesunde Kohlenhydratquelle. Obst enthält viele Antioxidantien und andere Nährstoffe, die für die Hormongesundheit nützlich sind. Während des 6-Wochen-Programms sollten Sie sich auf Obst mit niedrigem Fruchtzuckergehalt (Fruktose) konzentrieren. Falls Sie schon einmal vom glykämischen Index gehört haben (ein Bewertungssystem, das bemisst, wie schnell bestimmte Lebensmittel Blutzucker- und Insulinwerte steigen lassen), dann fragen Sie sich jetzt vielleicht, warum ich in Sachen Fruktose so vorsichtig bin. Schließlich landet die beim glykämischen Index doch auf einem niedrigen Platz, oder?

Erstens: Fruktose ist immer noch Zucker. Zu viel Zucker wirkt sich negativ auf den Hormonhaushalt aus. Also nicht täuschen lassen, wenn Süßstoffe auf Fruktosebasis, wie etwa Agavendicksaft, als »gesund« bezeichnet werden.

Zweitens: Egal, wie der glykämische Index ausfällt, ein Zuviel an Fruktose beansprucht die Leber übermäßig. Das kann zu einer nichtalkoholischen Fettleber und einem Ausfall der Leberfunktion führen, was wiederum ernsthafte Störungen des Hormonhaushalts nach sich zieht. Verstehen Sie mich nicht falsch: Lebensmittel mit einem hohen glykämischen Index sind durchaus ebenfalls problematisch. Um die kümmern wir uns ausführlicher in Kapitel 5.

Obst mit über 4 g Fruktose pro Portion gilt als Lebensmittel mit hohem Fruktosegehalt. Ich schlage vor, den Verzehr solcher Lebensmittel einzuschränken, besonders wenn eine Fruktoseintoleranz, Blutzuckerprobleme (also zu hohe oder zu niedrige Blutzuckerwerte), eine Insulinresistenz, ein Diabetes oder ein PCOS vorliegen. Glücklicherweise gibt es sehr viele Früchte mit niedrigem Fruktosegehalt. Zudem verhindern die Ballaststoffe darin, dass der Körper die gesamte Zuckermenge auf einen Schlag aufnimmt.

Obst mit niedrigem Fruktosegehalt

- Aprikosen
- Beeren (Himbeeren, Erdbeeren, Brombeeren)
- Cantaloupe-Melone
- Grapefruits
- Nektarinen
- Orangen
- Pfirsiche
- Wassermelonen

Obst mit hohem Fruktosegehalt

- Äpfel
- Kirschen
- Trockenfrüchte
- Weintrauben
- Kiwis
- Birnen

Obst sollte im Ganzen verzehrt werden, denn so bleiben die Ballaststoffe und Mikronährstoffe voll erhalten. Eine mittelgroßen Navel-Orange ist randvoll mit Ballaststoffen und Vitamin C und enthält insgesamt etwa 9 g Zucker. Zum Vergleich: Ein Viertelliter Orangensaft enthält etwa 21 g Zucker (etwa 4 Teelöffel) und sehr viel weniger Ballaststoffe. Würden Sie einfach so 4 Teelöffel Zucker zum Frühstück essen? Wohl kaum.

Fette

Die Neunziger haben angerufen, sie wollen ihre fettarmen Diäten zurückhaben. Falls Sie es noch nicht wussten: Ein hoher Fettgehalt ist voll in Mode und Fettsparen so dermaßen out! Es gab Zeiten, da habe ich eine Schachtel Schoko-Marshmallow-Fondant-Bomben mit »40 Prozent weniger Fett« auf einmal verdrückt. Immerhin waren die fast fettfrei. Ja, ich gehörte zu denen, die sich sklavisch an die absolute Untergrenze von 20 g Fett pro Tag hielten, damit ich nur ja nicht zunahm. Ich war am Verhungern. Kein Wunder also, dass mit 17 Jahren bei meinen Hormonen ein heilloses Durcheinander herrschte.

Frauen haben im Durchschnitt ungefähr zehn Prozent mehr Körperfett als Männer, weil – Achtung, Trommelwirbel! – wir Kinder zur Welt bringen und der Körper immer eine Schwangerschaft anstrebt, wie wir inzwischen wissen.[42]

Ja, genau. Dieser zusätzliche Fettvorrat wird während einer Schwangerschaft für die Versorgung des Fötus und nach der Geburt für das Stillen des Babys benötigt. Wir brauchen eine gewisse Menge an Nahrungsfett, um bestmöglich funktionieren zu können. Bekommen wir nicht genug davon, stellen sich Probleme ein. Nahrungsfette unterstützen Menstruationszyklus und Fruchtbarkeit.[43] Die Leber nutzt gesunde Fette, um Cholesterin herzustellen, einen Baustein, der in einigen der wichtigsten Sexualhormone vorkommt, etwa Progesteron, Östrogen und Testosteron.

Ein halbes Leben lang bekommen wir zu hören, dass Fett wirklich schlecht für uns ist und dann komme ich daher und behaupte: Fett zu essen macht nicht dick und treibt auch nicht zwingend die Cholesterinwerte in die Höhe. Man braucht nur die richtigen Fette zu essen. Und fängt man nach sehr langer Zeit ohne Fett – wer weiß, bei manchen Menschen ist es vielleicht sogar fast das ganze Leben – dann endlich an, es in ausreichender Menge zu sich zu nehmen, passieren wahre Wunder: Das Gehirn fängt an zu arbeiten, die Benommenheit verschwindet, die Gefühle beruhigen sich und man ist imstande, Entscheidungen zu treffen. Außerdem fördert Fett das Sättigungsgefühl, indem es die Freisetzung des Hormons Leptin anregt, das dem Gehirn signalisiert, dass man satt ist. Und das verhindert übermäßiges Essen und Fressattacken.

Viele meiner Patientinnen essen nicht genug oder nicht die richtigen Fette. Für Menstruationsgesundheit und Fortpflanzung gehören gesunde Fette bei jeder Mahlzeit auf den Speiseplan, um die bessere Aufnahme lebenswichtiger fettlöslicher Vitamine wie Vitamin A, D, E und K zu erleichtern: den spielentscheidenden Superstars auf dem Parkett von Hormonregulierung und Fruchtbarkeit.

Das sind die Anzeichen dafür, dass Ihr Körper mehr Fett benötigt:

- Sie leiden an Kopfschmerzen und Benommenheit und plagen sich mit Unentschlossenheit herum.
- Etwa 30 bis 60 Minuten nach einer Mahlzeit werden Sie müde oder schläfrig und würden sich am liebsten ein Weilchen hinlegen.
- Ihre Menstruation macht, was sie will. Entweder bleibt sie aus (drei Monate oder sogar länger) oder sie kommt sehr unregelmäßig, im Abstand von 35 bis 90 Tagen.

- Sie könnten essen und essen und essen und werden doch nie satt. Oft fühlen Sie sich schon ein, zwei Stunden nach einer Mahlzeit wieder wie kurz vor dem Verhungern.
- Sie haben extremen Zuckerhunger. (»Schon drei Uhr nachmittags? Her mit den M&M's!«)
- Ihre Hände und Füße sind immer kalt, das Haar ist stumpf und kraus und die Haut fühlt sich ständig ausgetrocknet an.

Wenn Sie sich in einer dieser Aussagen wiederfinden, wird es Ihnen wahrscheinlich guttun, mehr Fett zu essen. Aber wie viel? Dazu kommen wir gleich. Zuerst wollen wir einen Blick auf die Fette werfen, die wir dringend brauchen – und auf diejenigen, von denen wir uns endgültig verabschieden sollten.

Alles über Fette

- **Gesättigte Fettsäuren.** Gesättigte Fettsäuren sind oft in höheren Mengen in Fleisch, vollfetten Milchprodukten und anderen Lebensmitteln wie Butter, Schmalz und Kokosnüssen vorhanden. Diese Art Fett ist bei Raumtemperatur stets fest und lässt sich dadurch gut von anderen Speisefetten unterscheiden. Jahrelang wurde uns gesagt, dies sei die schlimmste Sorte Fett überhaupt. Die passenden Geschichten von unfassbar hohen Cholesterinwerten, verstopften Arterien und Herzinfarkten wurden gleich mitgeliefert. Zahllose Studien schieben den gesättigten Fettsäuren in tierischen Fetten ganz eindeutig die Schuld für Krebs, Herzerkrankungen, hohe Cholesterinwerte und Übergewicht zu. Glücklicherweise konnten diese Forschungsergebnisse in den letzten Jahren widerlegt werden, aber die kulturelle Paranoia hängt noch nach. Selbst gesättigte Fettsäuren pflanzlichen Ursprungs wie in Kokos- und Palmöl wurden vor Jahren von Ölen aus Saaten wie Soja, Mais und Raps aus unserer Ernährung verdrängt. Fakt ist jedoch: Gesättigte Fettsäuren sind lebenswichtig. Sie helfen dem Körper, die fettlöslichen Vitamine A, D, E und K aufzunehmen. Bestimmte Sorten gesättigter Fettsäuren stärken das Immunsystem, fördern den Stoffwechsel und liefern mit das beste Material für die Bildung von Steroidhormonen.

- **Einfach ungesättigte Fettsäuren.** In Lebensmitteln wie Avocados und Olivenöl ist der Gehalt einfach ungesättigter Fettsäuren am höchsten.
- **Mehrfach ungesättigte Fettsäuren.** Mehrfach ungesättigte Fettsäuren stecken in Meeresfrüchten, Nüssen und Saaten. Zwei wichtige mehrfach ungesättigte Fettsäurearten sind die Omega-3- und die Omega-6-Fettsäuren.
- **Omega-3- und Omega-6-Fettsäuren.** Fette bestehen aus Fettsäureketten, welche auch die Grundbausteine des Körperfetts und aller Hormone bilden. Die meisten Fettsäuren kann der Körper aus den aufgenommenen Nahrungsmitteln selbst herstellen. Es gibt jedoch zwei Ausnahmen: Omega-3- und Omega-6-Fettsäuren. Diese werden auch essenzielle Fettsäuren genannt, weil sie … na ja, eben essenziell sind für unser Überleben. Lebensmittel, die Omega-3- und Omega-6-Fettsäuren enthalten, sollten daher regelmäßig verzehrt werden.

Omega-3-Fettsäuren sind ungemein wichtig, was die Hormongesundheit angeht. Sie können dazu beitragen, Menstruationskrämpfe und PMS-Symptome zu lindern.[44] Das menschliche Gehirn ist reich an Omega-3-Fettsäuren. Es ist wissenschaftlich erwiesen, dass diese dem Gehirn helfen, besser mit Stress umzugehen und so die negativen Folgen von chronischem Stress abzumildern.[45]

Die folgenden drei Formen von Omega-3-Fettsäuren sollten Sie kennen.

- Alpha-Linolensäure (ALA) ist in pflanzlichen Lebensmitteln wie etwa Chiasamen, Leinsamen und Walnüssen enthalten. ALA kann in die beiden anderen Omega-3-Fettsäuren EPA und DHA umgewandelt werden.
- Eicosapentaensäure (EPA) und Docosahexaensäure (DHA) sind vor allem in fettreichem Seefisch wie Anchovis, Hering, Makrele, Lachs und Sardine sowie in Forelle und in Schalentieren wie Muscheln und Austern vorhanden.

Bei den Omega-6-Fettsäuren sind nicht alle gleichwertig. Manche sind richtig prima für den Körper, andere nicht. Beispielsweise sollten wir die in Kokosnüssen, Saaten und Nüssen natürlich vorkommenden Formen unbedingt zu uns nehmen. Hochverarbeitete und raffinierte Erdnuss- und Rapsöle dagegen enthalten zwar große Mengen Omega-6-Fettsäuren, sind aufgrund der jeweiligen Verarbeitungsprozesse aber wahrscheinlich oxidiert und somit beschädigt. Dies könnte Entzündungsreaktionen auslösen und verheerenden Schaden unter den Hormonen anrichten.

Diese Omega-6-haltigen Lebensmittel sollten Sie essen

- Kokosnuss und Kokosöl
- Kürbis- und Sonnenblumenkerne
- Pinienkerne und Pistazien
- Borretschöl, schwarzes Johannisbeersamenöl und Nachtkerzenöl

Diese Omega-6-haltigen Lebensmittel sollten Sie meiden

- raffinierte Pflanzen- und Keimöle, zum Beispiel Raps-, Mais-, Erdnuss-, Distel-, Soja- und Sonnenblumenöl

Wir haben uns als Menschen entwickelt, während wir Omega-6- und Omega-3-Fettsäuren in einem Verhältnis von ungefähr eins zu eins zu uns genommen haben. Aktuell jedoch liegt das Verhältnis irgendwo zwischen zehn zu eins und zwanzig zu eins.[46] Igitt! Hauptgrund dafür ist die Beliebtheit und die übermäßige Verwendung von Pflanzenölen heutzutage. Die meisten Restaurants verwenden Raps-, Mais-, Erdnuss-, Distel-, Soja- und Sonnenblumenöl – Öle also, die sehr viele Omega-6-Fettsäuren enthalten. Außerdem werden die meisten industriell verarbeiteten Lebensmittel damit hergestellt. Die weithin gängige Praxis, Nutztiere mit einer Mischung aus Mais und Soja zu füttern, hat auch im Fleisch zu einer Anreicherung von Omega-6-Fettsäuren geführt. Der Gehalt der Omega-3-Fettsäuren im Fleisch ist dagegen gesunken.

Wie wirken sich so viele entzündungsfördernde Omega-6-Fettsäuren nun auf die Gesundheit aus? Zum Beispiel, indem chronische Entzündungsreaktionen starke Menstruationskrämpfe, Migräne, Endometriose, Fibromyalgie und andere chronische Schmerzerkrankungen verursachen.

Omega-3-Fettsäuren sind die Bausteine für das entzündungshemmende Prostaglandin E_1 (PGE_1). Omega-6-Fettsäuren dagegen werden für die Produktion des entzündungsfördernden Prostaglandins E_2 (PGE_2) verwendet.

Sind in unserer Nahrung also mehr Omega-6- als Omega-3-Fettsäuren vorhanden, produziert der Körper mehr entzündungsförderndes PGE_2 als PGE_1. So befindet sich der Körper permanent in einem Entzündungszustand. Bei Frauen mit Dysmenorrhö ist der PGE_2-Spiegel sogar tatsächlich höher als bei Frauen, die nicht an Menstruationskrämpfen leiden. Zudem sind diese Werte in den ersten beiden Tagen der Periode am höchsten – also genau dann, wenn die Symptome normalerweise am schlimmsten sind.[47]

Überdies wird die zusätzliche Gabe von Omega-3-Fettsäuren mit niedrigeren Androgenwerten in Verbindung gebracht. Höhere Androgenwerte dagegen wurden häufig im Zusammenhang mit PCOS beobachtet.[48] DHA stabilisiert die Gemütsverfassung. Ein DHA-Mangel fördert prämenstruelle Stimmungsschwankungen, Depressionen und postnatale Depressionen.[49] Omega-3-Fettsäuren aus Fisch lindern nachweislich Menstruationskrämpfe, weil diese Fettsäuren Entzündungsreaktionen in den Fortpflanzungsorganen mindern.[50]

Für die Unterstützung der Hormongesundheit müssen wir das Verhältnis von Omega-3 zu Omega-6 wieder ins Lot bringen, indem wir bewusst die Aufnahme von Omega-6-Fettsäuren reduzieren und mehr Omega-3-Fettsäuren zu uns nehmen, und zwar besonders durch DHA- und EPA-reiche Nahrungsmittel.

Pflanzliche Quellen für Omega-3-Fettsäuren

Es ist ein weitverbreiteter Irrtum, dass wir aus pflanzlichen Quellen wie Leinsamen, Chiasamen und Walnüssen genügend Omega-3-Fettsäuren zu uns nehmen können. Der Körper kann zwar einen Teil der ALA (die Form, in der Omega-3-Fettsäuren in Pflanzen vorkommen) in die nützlichsten und biologisch am besten verwertbaren Fettsäuren EPA und DHA umwandeln, doch in den meisten Fällen erfolgt diese Synthese bestenfalls ineffizient.[51] In einer Studie wurde nachgewiesen, dass weniger als fünf Prozent der ALA in EPA und weniger als 0,5 Prozent der ALA in DHA umgewandelt wird.[52] Und als wäre das noch nicht schlimm genug, behindern hohe Mengen Omega-6-Fettsäuren in der Ernährung diese Prozesse auch noch.[53] Außerdem müssen für diese Umwandlung Nährstoffe wie Zink, Eisen und Vitamin B_6 in hinreichenden Mengen vorhanden sein.[54]

Fett im alltäglichen Speiseplan unterbringen

Fette, die in reichlichen Mengen gegessen werden sollten

- Lebertran oder Fischöl
- kalt gepresstes, unraffiniertes Kokosöl
- natives Olivenöl extra
- Fette von grasgefütterten Tieren (zum Beispiel Schmalz, Talg und Entenfett)
- Butter aus Milch von grasgefütterten Kühen (Butter ist zwar ein Milchprodukt, enthält aber nur wenig Milcheiweiß und Milchzucker und wird daher in der Regel gut vertragen. Wenn Sie jedoch empfindlich darauf reagieren, können Sie stattdessen Ghee verwenden)
- Ghee bzw. Butterschmalz aus Milch von grasgefütterten Kühen
- Bio-Vollmilchprodukte von Ziegen/Schafen (Vollfettkäse, Vollfettrohmilch, Kefir)
- Vollmilchprodukte von Kühen, deren Milch vorwiegend A2-Betacasein als Eiweiß enthält (sogenannte A2-Milch, deren Proteine wirken weit weniger entzündungsfördernd als herkömmliche Milchprodukte, siehe Seite 145)
- Bio-Rindfleisch von grasgefütterten Tieren
- Eier aus Freilandhaltung oder in Bioqualität
- wild gefangener Fisch wie Hering, Makrele, Lachs, Sardinen, Schalentiere und Forelle

Fette, die in moderaten Mengen gegessen werden sollten

Hierbei handelt es sich um sehr gute Fettquellen. Dennoch ist es nicht nötig, eine ganze Avocado oder eine ganze Tasse Mandeln pro Tag zu verzehren. Außerdem verdirbt man sich wahrscheinlich den Magen, wenn man so viele Nüsse isst. Am Ende des Kapitels gibt es im Plan für die erste Woche genauere Richtlinien dafür, wie man diese Lebensmittel am besten im normalen Speiseplan unterbringt.

- Mandeln
- Avocados

- Paranüsse
- Cashewnüsse
- Chiasamen
- Kokosmilch und Kokosbutter
- gemahlene/geschrotete Leinsamen und Leinsamenöl
- Haselnüsse
- Hanfsamen
- reine Nussbutter (zum Beispiel Mandel- und Cashewmus) und Saatencreme (zum Beispiel Sonnenblume und Kürbis)
- Oliven
- Pinienkerne
- Kürbiskerne
- Sesamsamen (ungeschält) und Tahini
- Walnüsse

Fette, die gemieden werden sollten

- **Ranzige (bzw. oxidierte) Fette.** Gemeint ist das so, wie es klingt: Fett, das aufgrund von zu viel Wärme, Licht oder Luft schlecht geworden ist. Das geschieht üblicherweise bei instabilen, stark verarbeiteten Ölen, in denen mehrfach ungesättigte Fettsäuren enthalten sind, wie etwa Raps-, Mais-, Soja- oder Sonnenblumenöl. Es kann bei zu langer oder falscher Lagerung (zu viel Licht, Wärme oder Luft) aber auch bei jedem anderen Öl vorkommen.
- **Transfette.** Dabei handelt es sich um gehärtete Fette. Sie wurden während des Hydrierungsprozesses hoch erhitzt, um die ungesättigten Fettsäuren in gesättigte umzuwandeln. Transfette sind üblicherweise in industriell hergestellten Backwaren und frittierten Speisen enthalten. Sie sollten gemieden werden, weil sie die Sexualhormone stören, Entzündungen drastisch verstärken und die Fruchtbarkeit hemmen.[55] So manche Margarine mit hohem Transfettgehalt unterscheidet sich quasi nur durch ein Molekül von Plastik. Sie schmilzt nicht einmal in der Sonne. Also: Schießen Sie die Transfette in den Wind!

Nüsse und Saaten: Nährstoffbomben für eine bessere Periode

Als Mutter Natur Nüsse und Saaten schuf, hat sie's richtig gut gemacht. Das sind kleine Nährstoffbomben voller gesunder Fettsäuren, Mineralien und Proteine. Dass ich sie zu den Fetten zähle, die in moderaten Mengen gegessen werden sollten, ändert nichts daran, wie gut sie für uns sind. Wir müssen uns nur über die richtigen Portionsgrößen dieser Lebensmittel im Klaren sein. Jede Nusssorte und jeder Samen hat ein spezifisches Nährwertprofil. Aber ganz im Allgemeinen enthalten Saaten und Nüsse verschiedene B-Vitamine, Kupfer, Vitamin E, Eisen, Mangan, Magnesium, Phosphor, Selen und Zink.

- Paranüsse sind sehr reich an Selen. Das Mineral ist ein echter Superheld für den Menstruationszyklus. Es ist in größeren Mengen in gesunden Eibläschen vorhanden und spielt eine wichtige Rolle in den späteren Phasen der Follikelentwicklung.[56]

- Walnüsse sind die Königinnen der pflanzlichen Omega-3-Fettsäuren, denn sie enthalten mehr davon als jede andere Nuss.

- Kürbiskerne sind klein, aber oho. Nur 30 g davon enthalten erhebliche Mengen Kupfer, Eisen, Mangan, Magnesium, Phosphor und Zink. Diese Nährstoffe sind zwar alle wichtig, aber ganz besonders möchte ich an dieser Stelle das Zink hervorheben. Es trägt nämlich jeden Monat zur Reifung der Follikel in den Eierstöcken bei.[57] Außerdem wirkt es sich positiv bei PCOS-assoziierten Problemen aus, zum Beispiel auf Insulinresistenz und hohe Testosteronwerte.[58] Und schließlich unterstützt Zink die Produktion von Schilddrüsenhormonen und lindert aufgrund seiner entzündungshemmenden Wirkung Menstruationsschmerzen.[59]

Eiweiß/Proteine

Das Trendthema überhaupt im Bereich Diät und Wellness scheinen die Proteine zu sein. Manche Experten empfehlen, überhaupt kein tierisches Eiweiß mehr zu essen, während andere uns anraten, es zum Schwerpunkt unserer Mahlzeiten zu machen. Mehr als nur ein bisschen verwirrend! Himmel, ich bin jetzt wirklich schon seit vielen Jahren als Gesundheitscoach im Geschäft, und trotzdem überfordert mich das ganze Theater manchmal.

Eiweiß ist ein echter Tausendsassa. Es baut nicht nur Organe, Muskeln, Nägel und Haare auf, sondern hilft den Zellen bei der Kommunikation, erleichtert den Muskeln die Arbeit (also die Kontraktion) und unterstützt die Weitergabe von Nervensignalen. Außerdem bilden Eiweiße Antikörper, Blutkörperchen, Hormone und Enzyme. Proteine helfen den Körperzellen sogar bei der Herstellung neuer Proteine. Und Eiweiß ist ein wesentlicher Grundbaustein aller Hormone, deshalb müssen wir genug Proteine zu uns nehmen, um Hormone in ausreichenden Mengen produzieren zu können. Wow! Wenn man weiß, in wie viele Rollen das Eiweiß schlüpft, wird deutlich, wie unglaublich wichtig es ist, reichliche Mengen davon zu essen.

Proteine bestehen aus Aminosäureketten. Der menschliche Körper benötigt 20 verschiedene Aminosäuren, kann aber nur elf davon selbst herstellen. Die übrigen neun heißen essenzielle Aminosäuren, weil wir sie über die Nahrung aufnehmen müssen. Enthält ein Nahrungsprotein alle essenziellen Aminosäuren, wird es als vollständiges Protein bezeichnet. Alle tierischen Proteine wie rotes Fleisch, Geflügel, Fisch, Eier, Milch, Käse und Joghurt sind vollständige Proteine. Zu den pflanzlichen Lebensmitteln mit vollständigen Nahrungsproteinen gehören unter anderem Linsen, Quinoa und Soja.

Man braucht aber nicht alle neun essenziellen Aminosäuren aus ein und demselben Nahrungsprotein aufzunehmen. Andere Eiweißquellen sind zwar nicht vollständig, ermöglichen aber in Kombination mit anderen pflanzlichen Proteinen ebenfalls eine adäquate Versorgung. Ein Gericht, bei dem brauner Reis, Spinat, Bohnen, Blumenkohl, Möhren und Tahini miteinander kombiniert werden, würde beispielsweise ebenfalls eine vollständige Proteinmischung bieten. Es ist auch nicht notwendig, zu jeder Mahlzeit vollständige Proteine zu sich zu nehmen, solange man im Laufe des Tages sämtliche Aminosäuren zu sich nimmt. Wie bei den Fetten macht auch bei den Proteinen die Art und die Qualität des

Nährstoffs einen Unterschied. Qualitativ bessere Proteine wie das Fleisch von grasgefütterten Tieren, Eier von freilaufenden Hühnern, wild gefangener Fisch und biologisch angebautes Gemüse erleichtern die Hormonfunktion.

Eine eiweißarme Ernährung (also weniger als etwa 50 g pro Tag) bringt die Hormonspiegel des Wachstumshormons, der Schilddrüsenhormone und des Insulins durcheinander – und den Körper dazu, Fett einzulagern, was sowohl den Körperfettanteil als auch das Risiko für eine Fettleber erhöht.[60] Nicht vergessen: Die einzige natürliche Quelle für Vitamin B_{12} ist tierisches Eiweiß. Vegetarier oder Veganer sollten dies also in Form von Nahrungsergänzungsmitteln ausgleichen. B_{12} erfüllt viele wichtige Funktionen im Körper. Beispielsweise erleichtert es den Östrogenabbau und fördert die Produktion von Schilddrüsenhormonen.[61] Allein diese beiden Körperfunktionen haben eine weitreichende Wirkung, so halten sie etwa Stimmungsschwankungen im Zaum, bringen den Östrogenspiegel ins Lot und verbessern anhaltende Erschöpfungszustände.

Gute tierische Eiweißquellen

- rotes Fleisch von grasgefütterten Tieren (Lamm, Rind, Bison, Büffel), ebenso Leber und Leberpastete
- Schweinefleisch in Bioqualität
- Geflügel und Eier aus Freiland- oder Biohaltung
- wild gefangener Fisch und andere Meeresfrüchte, wie Sardinen und Schalentiere

Pflanzliches Eiweiß

Wer sich allein auf pflanzliche Eiweißquellen verlässt, nimmt womöglich weniger Proteine auf als gedacht. Viele pflanzliche Nahrungsmittel enthalten zwar beachtliche Proteinmengen, der Körper kann sie aber nicht so leicht verdauen und aufnehmen wie tierisches Eiweiß. Das liegt daran, dass einige pflanzliche Proteinquellen Antinährstoffe enthalten, die nachweislich die Proteinabsorption im Dünndarm um bis zu 50 Prozent mindern.[62] Achten Sie also auf eine ausgewogene Ernährung mit ausreichenden Mengen an hochwertigen Eiweißquellen.

Gute pflanzliche Eiweißquellen

- Amaranth (vollständiges Protein)
- Bohnen
- Chiasamen (vollständiges Protein)
- Soja und fermentierte Sojaprodukte (wie zum Beispiel Tempeh; vollständiges Protein)
- Hanfproteinpulver (vollständiges Protein)
- Hanfsamen (vollständiges Protein)
- Linsen
- Nussbutter
- Erbsenproteinpulver
- Quinoa (vollständiges Protein)
- Spinat
- Spirulina (vollständiges Protein)
- Walnüsse

Milchprodukte

Essen Sie Milchprodukte? Falls ja, möchte ich Ihnen gerne folgende Fragen stellen:

1. Leiden Sie an Mittelschmerz oder Menstruationsschmerzen?
2. Haben Sie Akne?
3. Haben Sie regelmäßig mit Symptomen wie Blähungen, Magenbeschwerden oder Reizdarmbeschwerden zu kämpfen?
4. Fühlen Sie sich häufig verschnupft oder verschleimt oder leiden sie an verstopften Nebenhöhlen oder gar Neben- oder Stirnhöhlenentzündungen?
5. Litten Sie als Kind häufiger unter Gehörgangsinfektionen, Erkältungen oder grippalen Infekten, brauchten Paukenröhrchen oder hatten eine Mandel-OP?

Milchprodukte von guter Qualität sind zwar gute Nährstofflieferanten, besonders was Fett und Eiweiß angeht. Falls Sie allerdings regelmäßig an einem der aufgeführten Symptome leiden, empfehle ich, den Konsum konventioneller

Milchprodukte aus nichtbiologischer Haltung einzuschränken oder ganz darauf zu verzichten. Ich weiß, dass es nicht leicht ist, auf ein Lebensmittel teilweise oder sogar ganz zu verzichten – besonders auf eines, das viele Menschen täglich zu sich nehmen. Die wichtigste Information lautet aber: Milchprodukte tun den Hormonen und der Periode nicht gut.[63]

In den USA stammt die Milch für die meisten Molkereiprodukte aus der Massentierhaltung. Dabei werden Kühen Futtermittel verfüttert, die auf ihrem natürlichen Speiseplan nicht vorkommen, zum Beispiel Getreide, Mais und Soja. Das führt zu starken Entzündungsreaktionen im Körper der Kühe. Außerdem wird rBST (Rinder-Somatotropin) gespritzt, ein gentechnisch verändertes Hormon, durch das die Kühe mehr Milch geben, als sie das normalerweise tun würden. Wenngleich die Verbindung zu Hormonstörungen bei Menschen umstritten ist, ist diese Hormongabe in vielen Ländern verboten, unter anderem in Kanada, Australien und der Europäischen Union.[64]

Diese Überstimulation des Kuheuters verursacht Infektionen, gegen die wiederum Antibiotika eingesetzt werden. Und letztendlich landen diese zusätzlich verabreichten Hormone und Antibiotika in der Milch. Durch den Verzehr solcher Milch gelangen diese Stoffe in den menschlichen Körper, wo sie den Hormonhaushalt durcheinanderbringen.[65]

Als ich persönlich vor einigen Jahren aufhörte, pasteurisierte Kuhmilchprodukte zu essen, verschwanden meine Menstruationsschmerzen jedenfalls. Bei vielen Patientinnen beobachtete ich das Gleiche. Viele Frauen berichteten außerdem von einem verbesserten Hautbild – manchmal verschwindet Akne sogar ganz[66] –, einer Verbesserung ihrer Verdauungsprobleme und dem Verschwinden von Nasenneben- und Stirnhöhlenbeschwerden. Heutzutage halte ich mich vor allem an Ziegen- oder Schafskäse und gönne mir manchmal Rohmilchkäse aus Kuhmilch und im Sommer hier und da ein Eis. Nennt sich ausgewogene Ernährung, Leute!

Im Hinblick auf die Vorteile, die ein Verzicht auf Milchprodukte mit sich bringt, empfehle ich Ihnen, diese für 28 Tage aus Ihrer Ernährung zu streichen und dann zu schauen, wie Sie sich fühlen. Bevor Sie aber nun wegen der Milch in Ihrem Tee oder dem Ziegenkäse auf Ihrem Salat die Nerven verlieren, atmen Sie erst einmal tief durch. Wenn ein Leben ohne Milchprodukte nichts für Sie ist, verstehe ich das. Ich liebe Käse schließlich genauso sehr wie Sie!

Hier ein paar Vorschläge, wie Sie sich leichter an den Verzicht gewöhnen können:

- **Wenn Sie sich für den Konsum von Milchprodukten entscheiden,** achten Sie darauf, dass es sich um vollfette Bioprodukte ohne rBST, Antibiotika und Pestizide handelt. Diese Alternativen gibt es inzwischen fast überall zu kaufen.
- **Ziehen Sie Rohmilchprodukte in Betracht.** Das ist zwar umstritten, aber insofern bedenkenswert, weil Rohmilch die Verarbeitungsschritte der Pasteurisierung und Homogenisierung nicht durchläuft. So bleiben die nützlichen Vitamine und Bakterien sowie die Enzyme vollständig erhalten. Dazu gehört unter anderem auch die Laktase, das Enzym, das der Körper braucht, um den in der Milch enthaltenen Milchzucker (die Laktose) zu verarbeiten. Es heißt, Rohmilch sei leichter zu verdauen und würde nicht dieselben körperlichen Reaktionen wie Allergien, Erkältungsanfälligkeit und Magenbeschwerden verursachen wie herkömmliche pasteurisierte Milchprodukte. Auch fermentierte Milchprodukte wie Rohmilchkefir sind eine Überlegung wert. Darin sind viele natürlich vorkommende gute Bakterien enthalten, und für viele Menschen sind diese Produkte leichter verdaulich. In Deutschland ist Rohmilch als Vorzugsmilch erhältlich, bei der hohe hygienische Anforderungen erfüllt sein müssen. Achten Sie unbedingt auf die richtige Aufbewahrung und Verarbeitung, damit es nicht zu unerwünschten Keimbelastungen kommt.
- **Caseine unterscheiden**. A1-Betacasein ist ein Protein, das in der Milch der weitverbreiteten Milchviehrasse der Holstein-Kühe vorkommt. Bei vielen Menschen regt es die Produktion entzündlicher Zytokine an.[67] A2-Betacasein, das in der Milch von Guernsey-Kühen, Ziegen und Schafen enthalten ist, scheint nicht dieselbe entzündungsfördernde Wirkung zu haben und leichter verdaulich zu sein. Wenn meine Patientinnen konventionelle Kuhmilchprodukte gegen Ziegen- oder Schafskäse austauschen, verschwinden ihre chronischen Erkältungen, Nebenhöhlenprobleme, Regelschmerzen und Akne sogar. Versuchen Sie, Milchprodukte von grasgefütterten Guernsey-Kühen, Ziegen oder Schafen zu beziehen.

- **Alternativen zu Milchprodukten.** Wer fest entschlossen ist, ganz auf Milchprodukte zu verzichten, kann sich über eine ganze Reihe Milchersatzprodukte freuen, die die Umstellung erleichtern. Da gibt es beispielsweise Reis-, Hafer-, Hanf- und Kokosmilch, Mandel- und andere Nussmilch sowie Joghurt und andere Molkereierzeugnisse aus diesen Milchersatzprodukten.

Protokoll für Woche 1: Füttern Sie Ihre Hormone

Nachdem Sie jetzt wissen, welche nährstoffreichen Nahrungsmittel die Hormongesundheit fördern und welche industriell verarbeiteten genau das nicht tun – hallöchen, Maisöl! –, ist es an der Zeit, die guten vermehrt in den Speiseplan zu integrieren und die bösen dadurch zu ersetzen. Diese Woche werden Sie die guten Sachen auf Ihrem Teller nur so auftürmen und sich so zu einer besseren Nährstoffaufnahme und einem gesünderen Magen-Darm-Trakt durchknabbern.

Das Essen richtig zusammenstellen

Von welcher Nahrungsmittelgruppe sollten wir wie viel zur optimalen Förderung der Hormonproduktion essen? Machen Sie es sich einfach. Bei jeder Mahlzeit (Frühstück, Mittagessen und Abendessen) sollte der Teller ungefähr so aussehen: zur Hälfte kohlenhydratreiche, ein Viertel fettreiche und ein Viertel eiweißreiche Lebensmittel.

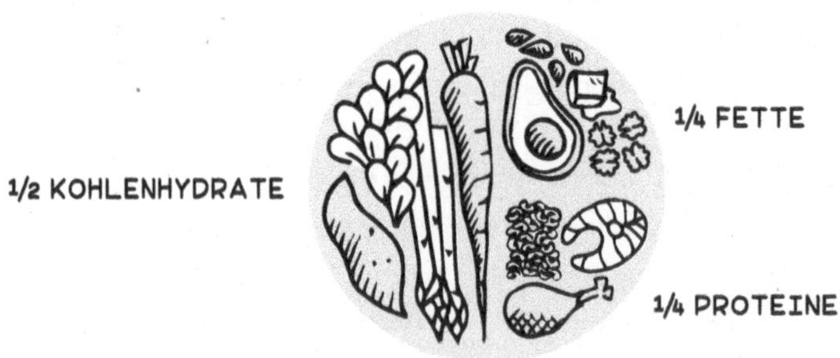

Abb. 6: Das Essen richtig zusammenstellen

Kohlenhydrate. Eine Mahlzeit sollte vor allem aus grünem Blattgemüse und anderen nährstoff- und ballaststoffreichen Gemüsesorten (etwa Kreuzblütlergemüse und süßem Gemüse) bestehen. Gemüse ist eigentlich eine traditionelle Beilage. Hier möchte ich zum Umdenken anregen: Betrachten Sie das Gemüse als Hauptbestandteil eines Gerichts und alles andere als Beilage. Wenn Sie noch nicht täglich Gemüse essen, beginnen Sie mit 1 Tasse gekochtem Gemüse pro Tag (das entspricht bei Blattgemüse etwa 2–3 Tassen rohen Gemüses). Das ist nicht besonders viel. Vergrößern Sie die Menge, bis Sie irgendwann bei 3–4 oder mehr Tassen Gemüse pro Tag sind, mal roh, mal gekocht, wie es Ihnen schmeckt. Ich mag Gemüse gerne gedämpft oder kurz gebraten, weil es so etwas weicher wird, sich aber noch einen gewissen Biss bewahrt. Glutenfreie Vollkornprodukte dürfen gerne mit dazukommen, sollten aber nicht die einzige Kohlenhydratquelle darstellen. Zwei- bis dreimal pro Woche sollten je ½–1 Tasse Hülsenfrüchte auf dem Speiseplan stehen. Zum Obst: Versuchen Sie, pro Tag zwei mittelgroße Stücke Obst zu essen.

Fette. Der Großteil der verzehrten Speisefette sollte sowohl gesättigte Fettsäuren als auch einfach ungesättigte Fettsäuren und mehrfach ungesättigte Omega-3-Fettsäuren enthalten. Beginnen Sie mit Blick auf Ihren allgemeinen Energiebedarf mit ein bis zwei walnussgroßen Portionen pro Mahlzeit (siehe Kasten »Genauer betrachtet« auf S. 148). Ergänzen Sie Ihren Salat mit Avocadoscheiben, Ihre Suppe mit einer kleinen Handvoll Kürbiskerne oder essen Sie zur Süßkartoffel 1–2 Esslöffel Butter. Das klingt vielleicht nicht nach viel, aber gesunde Fette sind wirklich außerordentlich ergiebige Energie- und Nährstoffquellen.

Proteine. Ich empfehle 75–100 g Eiweiß aus pflanzlichen und tierischen Quellen pro Tag. Das hängt davon ab, wie aktiv Sie sind. Diese Menge kann auf verschiedene (Zwischen-)Mahlzeiten aufgeteilt werden. Ganz grobe Richtlinie: Essen Sie pro Mahlzeit eine etwa handtellergroße Portion Proteine. Haben Sie bereits eine halbe oder ganze Stunde nach dem Essen schon wieder Hunger, versuchen Sie, bei der nächsten Mahlzeit etwas mehr Proteine zu sich zu nehmen, und schauen dann, wie Sie sich fühlen.

Betrachten Sie diese Angaben als grobe Richtlinien. Ziel ist es, sich nach dem Essen satt und zufrieden zu fühlen und in den folgenden vier bis sechs Stunden (bzw. bis zur nächsten Mahlzeit) keinen Hunger oder Appetit zu verspüren. Dazu ist einiges Experimentieren nötig. Meine Beobachtung allerdings ist, dass das 50/25/25-Verhältnis den meisten Menschen hilft, ihr Energieniveau aufrecht, Stimmungsschwankungen in Schach und letztendlich die Hormone bei Laune zu halten. (Hinweis: Pro Tag sollten es auf die gesamte Nahrungsmenge hin betrachtet auf keinen Fall weniger als 25 Prozent fettreiche Lebensmittel sein.)

Genauer betrachtet

Falls Sie an hypothalamischer Amenorrhö leiden oder länger als drei Monate lang keine Menstruation hatten, müssen Sie die Kalorienzufuhr insgesamt erhöhen und somit mehr Kohlenhydrate, Proteine und Fette zu sich nehmen. Bleibt die Periode aus, empfehle ich generell, auf mindestens 2500 Kalorien pro Tag zu achten. Weil Eiweiß ein wichtiger Bestandteil der Sexualhormone ist (und für das Austarieren des Blutzuckerspiegels sorgt, was dem Körper das Abschalten des Kampf-oder-Flucht-Modus ermöglicht), kann es nötig sein, täglich oder bei jeder Mahlzeit tierische Proteine zu sich zu nehmen. Zusätzlich ist es womöglich erforderlich, die Fettzufuhr weiter zu erhöhen, um die Menstruation zur Rückkehr zu bewegen. In diesem Falle wären mehr als die beiden walnussgroßen Portionen fettreiche Lebensmittel nötig, von denen weiter oben die Rede war.

Falls Sie an starken Blutzuckerschwankungen, Insulinresistenz, Diabetes oder PCOS leiden, sollten Sie zu jeder Mahlzeit tierische Proteine zu sich nehmen, um die Stabilisierung des Blutzuckerspiegels zu fördern. Möglicherweise müssen Sie mit der Kohlenhydratzufuhr experimentieren und diese eventuell zugunsten von Eiweißen und Fetten etwas reduzieren. Für Menschen mit instabilem Blutzuckerspiegel oder den genannten Erkrankungen halte ich eine vegetarische oder vegane Ernährungsweise grundsätzlich nicht für empfehlenswert, es sei denn, sie messen sehr gewissenhaft ihren Blutzucker und achten bei jeder Mahlzeit auf eine ausgesprochen vielfältige Zusammenstellung der Zutaten.

Essen kauen

Die Verdauung beginnt beim einfachen Kauen. Bemerken Sie überhaupt, dass Sie kauen? Oder wie oft Sie das Essen kauen? Ja, das ist tatsächlich mit das Allerwichtigste, das man für einen gesunden Hormonhaushalt tun kann – ganz im Ernst. Richtiges Kauen führt zu einer besseren Nährstoffaufnahme, weil es die Freisetzung von Verdauungsenzymen auslöst, die die Nahrung aufspalten. Wird Nahrung nicht gut gekaut, beeinträchtigt das die Verdauung (und gut zu essen ergibt keinen Sinn, wenn das Essen hinterher doch nicht richtig verwertet wird). Große Brocken erschweren es dem Magen, die Nahrung vollständig zu verarbeiten. Dies führt zu einer übermäßigen Vermehrung der Bakterien im Darm. Diese bakterielle Überbesiedlung kann Blähungen und Völlegefühl, Verstopfung und Durchfall sowie Bauchschmerzen und Krämpfe verursachen. Schlussendlich führt das zu Nährstoffmängeln und Hormonproblemen.

Achten Sie in dieser Woche also ganz besonders darauf, gründlich zu kauen. Versuchen Sie zu zählen, wie oft Sie jeden Bissen kauen. Schaffen Sie es 30- bis 40-mal? Anfangs ist das möglicherweise eine ziemliche Herausforderung. Aber gründliches Kauen bewirkt so viel Gutes, dass es beim Kampf gegen hormonelle Probleme ein absolutes Muss ist. Wenn Sie ordentlich kauen, haben Sie mit ziemlich großer Sicherheit weniger mit Aufstoßen, Blähungen, Völlegefühl und Magenschmerzen zu kämpfen. Und wetten, Ihnen fällt auf, wie wenig alle anderen kauen?! Verrückt wenig.

Vielleicht habe ich gerade Ihre Vorstellung von gesundem Essen ziemlich auf den Kopf gestellt. Aber indem Sie den Fokus ganz neu auf »hormonfreundliche« Nahrungsmittel richten und Ihren Speiseplan entsprechend zusammenstellen, machen Sie einen ganz gewaltigen Schritt vorwärts, hin zu einem ausgeglichenen Hormonhaushalt und angenehmeren Perioden. Mit der Ernährung haben wir angefangen, weil sie die Grundlagen für Organe, Blut, Knochen, Haut und Haar liefert – und nicht zuletzt natürlich für die Hormone. Wenn man regelmäßig qualitativ hochwertige Lebensmittel isst, ist das so, als würde man ein Haus auf ein festes Fundament aus Beton bauen anstatt auf Sandboden. Von den Veränderungen, die Sie jetzt in Angriff nehmen, werden

Sie immens profitieren, und zwar ganz egal, an welchem Punkt Ihres Lebens Sie sich gerade befinden.

Mein Rat für diese Woche lautet: Fangen Sie an, viele hormonfreundliche Lebensmittel zu essen. Gewöhnen Sie sich an das richtige Verhältnis dieser Lebensmittel bei jeder Mahlzeit. Verzichten Sie eventuell teilweise oder sogar ganz auf Milchprodukte. Und beginnen Sie damit, das Essen achtsamer zu kauen. Zu guter Letzt: Achten Sie darauf, wie Ihr Körper reagiert. Gehen Sie mit echtem Interesse und Neugier an die Sache heran, ohne die Veränderungen zu sehr zu bewerten. Stellen Sie sich das Ganze wie ein persönliches Experiment vor, bei dem Sie herausfinden werden, was für Sie ganz persönlich gut ist.

Das ist nur der Anfang, aber jetzt eine gewisse Beständigkeit in der Ernährung zu erreichen, erleichtert den nächsten Schritt (den Blutzuckerspiegel ins Gleichgewicht zu bringen) und auch den Rest des Programms. Je länger Sie dranbleiben und je konsequenter Sie sind, desto besser sind langfristig die Ergebnisse.

5
WOCHE 2

Steigen Sie aus der Blutzucker-Achterbahn aus

Nachdem Sie angefangen haben, Ihre Mahlzeiten umzugestalten, und beim Kauen des Essens langsam in Übung kommen, ist es an der Zeit für ein weiteres Puzzleteil: das Ausbalancieren des Blutzuckerspiegels.

Die gängige Meinung lautet, dass sich nur Diabetiker und Übergewichtige mit dem Blutzuckerspiegel befassen müssen. In Wahrheit sieht es aber anders aus: Wir alle sollten uns über unseren Blutzuckerspiegel Gedanken machen.

Zucker und andere raffinierte Kohlenhydrate (sprich: alles aus Weißmehl) können ernsthafte Auswirkungen auf das Hormonsystem haben und schlimme Schäden anrichten. Ja, der Keks macht was mit Ihren Eierstöcken. Nein, kein Witz. Bitte nicht falsch verstehen: Natürlich kann der Körper mit Zucker umgehen – immerhin ist Glukose bzw. Blutzucker seine Hauptenergiequelle –, aber zu viel Zucker und zu viel von der falschen Sorte können den Blutzuckerspiegel zu sehr in die Höhe treiben. Und was hochfliegt, muss auch irgendwann wieder runter. Der darauf folgende Absturz senkt nicht nur den Blutzuckerspiegel viel zu weit ab, sondern macht Sie ganz nebenbei auch noch kaputt. Wie war das mit dem Nachmittagstief gegen drei und dem Aufwachen um zwei Uhr morgens noch mal?!

Bevor ich als Gesundheitscoach angefangen habe, war mir nicht bewusst, wie stark ein nachlässiger Umgang mit dem Blutzucker den Körper beansprucht. Natürlich habe ich mich nicht besonders gut gefühlt, wenn ich gerade ein riesiges Stück Kuchen gegessen oder eine Mahlzeit ausgelassen hatte, aber warum sollte das denn so eine große Sache sein? Nun, der Körper setzt Insulin ein, um die gleichmäßige Versorgung der Zellen mit Glukose zu gewährleisten. In den Zellen wandelt der Körper diese Glukose in Energie um.

Wird dieser gleichmäßige Zustrom sabotiert, drohen einerseits kurzfristige Probleme wie Energieeinbrüche, Magenverstimmungen, Schlafstörungen und Angstzustände, andererseits langfristige Erkrankungen wie das polyzystische Ovarialsyndrom, Endometriose, Demenz (Frauen erkranken doppelt so häufig an Alzheimer wie Männer) und sogar Krebs.[1] Unterliegt der Blutzucker dauerhaft starken Schwankungen, bringt dies Hormonhaushalt und Menstruation durcheinander und fördert störende PMS- und PMDS-Symptome. Wir meinen zwar alle, es helfe, wenn wir uns während unserer Tage durch eine Badewanne voll Eiscreme löffeln, aber in Wirklichkeit macht das die Sache nur noch schlimmer. Deshalb ist einer der ersten Schritte beim Aufmöbeln der Hormongesundheit, den Blutzucker in den Griff zu bekommen.

Ich weiß. Zucker zu reduzieren oder ganz wegzulassen ist nicht einfach. Verstehe ich wirklich! Wein und Brownies kann man tatsächlich nur schwer widerstehen. Zum Glück gibt es ein paar ziemlich einfache Strategien, um unberechenbare Blutzuckerspiegel zu bändigen. Das können kleine Änderungen sein – zum Beispiel, mehr qualitativ hochwertige Proteine und Fette zum Frühstück zu essen. Also: Raus aus der Blutzucker-Achterbahn, in der Blutzucker und Insulin laufend in schwindelerregende Höhen aufsteigen und dann wieder in die Tiefe sausen! Ab jetzt geht es auf ein ebenes Spielfeld mit gleichmäßig stabilem Blutzuckerspiegel und Insulinwerten (zumindest meistens).

Zucker, die legale Droge

Wegen seiner unfassbar starken Wirkung auf Stimmung und körperliche Gesundheit bezeichne ich Zucker als legale Droge. Ist es Ihnen schon einmal passiert, dass Sie ohne erdenklichen Grund wütend geworden sind oder sogar einen regelrechten Wutanfall hatten, nachdem Sie etwas Süßes gegessen haben? *So* stark wirkt Zucker. Ein Durchschnittsamerikaner verzehrt ungefähr 70 kg Zucker pro Jahr![2] Der Pro-Kopf-Verzehr in Deutschland betrug 2017/18 knappe 35 kg.[3] Vergleichen Sie das mal mit der Zahl von vor 200 Jahren: Damals aß ein Durchschnittsmensch etwa ein knappes Kilo Zucker *pro Jahr!* Und damals stammte der Zucker aus Zuckerrohr und Rüben, eine ganz andere Liga als das raketentreibstoffähnliche Isoglukose-Zeug von heute. Diese drastische Veränderung unserer Ernährung ist mit Abstand das größte Gesundheitsproblem in der entwickelten Welt. Leider breitet es sich auch in den Entwicklungsländern aus, und so wird daraus eine der größten globalen Gesundheitskrisen unserer Zeit.

In aller Regel wird unsere Zuckersucht im Zusammenhang mit der wachsenden Zahl an Übergewichtigen, Herzkranken und Diabetikern thematisiert. Die Wirkung auf den Körper geht aber weit über diese drei genannten Probleme hinaus. Die Fokussierung auf Diabetes und Übergewicht ist zwar berechtigt, erweckt aber schnell den Eindruck, der Blutzucker bei Normalgewichtigen oder Nicht-Diabeteskranken sei unter Kontrolle und folglich kein Thema. Das stimmt nicht. Selbst Fitnessfanatiker und Superschlanke können sich, ohne es zu wissen, unter dem Einfluss des bösen Zuckers befinden. Unfassbare 35 Prozent der amerikanischen Bevölkerung sind entweder an Diabetes erkrankt oder leiden an Insulinresistenz.[4] In Deutschland haben 7,2 Prozent einen diagnostizierten Diabetes; geschätzte weitere 2,0 Prozent sind von einem bislang unerkannten Diabetes betroffen.[5] Insulinresistenz bedeutet, die Zellen ignorieren den Auftrag des Insulins, den Blutzucker aus dem Blutstrom aufzunehmen, oder sie widersetzen sich ihm. Beides führt dazu, dass der Blutzuckerspiegel chronisch erhöht bleibt. Ja, Insulinresistenz erhöht das Diabetesrisiko. Aber Insulinresistenz muss bereits behandelt werden, bevor Diabetes überhaupt ein Thema ist – zum Wohle von Gesundheit, Fruchtbarkeit und Hormonen.

Die Weltgesundheitsorganisation empfiehlt, den Zuckerkonsum auf 5–10 Teelöffel bzw. 25–50 g pro Tag zu beschränken.[6] Weit weniger also, als die meisten Menschen normalerweise zu sich nehmen. Beim Blick aufs Etikett gilt es, »zugesetzten« »Raffinade«-Zucker als genau das zu verstehen: Industriezucker, der Speisen zur Verbesserung des Geschmacks zugesetzt wird. Diesen Zuckern wird normalerweise durch Herstellung und Verarbeitung zu besonderer Süße verholfen, sie liegen also nicht mehr in ihrer natürlichen Form vor. Entsprechende Zuckersorten sind beispielsweise weißer Raffinade-Zucker, brauner Zucker, Maissirup, Fruktose-Glukose-Sirup, Honig und Ahornsirup. (Die letzten beiden sind zwar relativ naturbelassen und lediglich gefiltert, werden aber trotzdem Lebensmitteln zugesetzt, um für mehr Süße zu sorgen. Und im Körper verhalten sie sich wie jeder andere Zucker auch.) Praktisch jedem industriell verarbeiteten Lebensmittel auf dem Markt wird Zucker zugesetzt, von Säften über Brot und Energydrinks bis hin zum Joghurt.

Zu dem Problem, dass in fast allem, was wir essen, zugesetzter Zucker steckt, kommt ein zweites hinzu: Wir verspüren das Bedürfnis, jede gute Leistung und jedes wichtige Ereignis mit etwas Süßem zu feiern. Nachdem wir uns jahrelang auf diese Art und Weise »belohnt« haben, assoziieren wir Süßes mit einem guten Gefühl, und zwar sowohl körperlich als auch seelisch. Das führt zu einer suchtähnlichen Zuckerabhängigkeit.

Durch Zucker fühlen wir uns besser, weil Zucker im Gehirn Dopamin freisetzt.[7] Inzwischen ist gut dokumentiert, dass das Verlangen, der Entzug und auch die Rückfallsymptome von Zuckerabhängigen denen von Kokain- und Heroinsüchtigen ähneln. Einige Forschungsergebnisse deuten sogar darauf hin, dass Zucker stärker süchtig macht als Kokain. In einer Studie wurden kokainabhängige Ratten vor die Wahl zwischen Zucker und Kokain gestellt. In vollen 94 Prozent der Zeitspanne entschieden sie sich für den Zucker![8]

Die negativen Auswirkungen auf den Körper sind drastisch. Zu den gruseligsten Wirkungen übermäßigen Zuckerkonsums gehören Konzentrationsschwierigkeiten, vermehrte Ausscheidung von Kalzium und Magnesium[9], Verstopfung, Kopfschmerzen, Depressionen, Angstzustände, Schlaflosigkeit, Candida-Überbesiedlung, chronische Pilzinfektionen[10], wiederkehrende bakterielle Vaginosen[11], Akne und andere Hautprobleme wie etwa Acanthosis nigricans[12], Ausschlag, Schuppenflechte und Ekzeme, vorzeitig graues Haar sowie Brust- und Eierstockkrebs[13].

Und ja, auch Störungen des Hormonhaushalts. Nicht vergessen: Das Insulin gehört wie das Cortisol zu den Hormonen der Stufe 1. Was mit ihm geschieht, wirkt sich auf die Hormone der Stufen 2 und 3 aus. Deshalb besteht bei vielen Frauen ein unmittelbarer Zusammenhang zwischen dem Verzehr von raffinierten Kohlenhydraten und Zucker auf der einen Seite und Östrogendominanz, Progesteronmangel und Störungen im Cortisol-, Melatonin- und Schilddrüsenhormonspiegel auf der anderen Seite. Im Fall vieler meiner Patientinnen und auch bei mir verschwanden die alltagsbeeinträchtigenden Symptome der Östrogendominanz, sobald wir unseren Blutzucker in den Griff bekommen hatten. Halleluja!

Die Rolle der Kohlenhydrate

Woher kommt der viele Zucker eigentlich? Die Suche ist schnell beendet: aus den Kohlenhydraten. Aber wie wir im vorigen Kapitel erörtert haben, sind nicht alle Kohlenhydrate gleich. Die Art des Kohlenhydrats und der darin enthaltenen Zuckerart machen hier den Unterschied.

Komplexe Kohlenhydrate sind in stärkehaltigen Gemüsesorten und in Getreide enthalten. Der Körper verarbeitet sie zu einem Einfachzucker, den er als Energiequelle nutzen kann: zu Glukose. Für die Verdauung komplexer Kohlenhydrate in stärkehaltigen Gemüsesorten und Getreide benötigt der Körper Zeit. Darum bewirken sie keine Spitzen im Blutzuckerspiegel.

Werden diese Kohlenhydrate im richtigen Verhältnis zu Proteinen und Fett verzehrt, verursachen sie einen kleineren, vom Körper besser zu bewältigenden Anstieg des Blutzuckerspiegels. Dies liegt vor allem daran, dass Proteine und Fette Energiequellen darstellen, die der Körper nur über einen dreistufigen Abbauprozess anzapfen kann – und das dauert eine gewisse Zeit. Dies wiederum bewirkt einen sachteren Anstieg und Abfall des Insulinspiegels und gibt dem Körper Zeit, die Energie tatsächlich zu gebrauchen, anstatt sie sofort einlagern zu müssen.

Zwei Formen einfacher Kohlenhydrate (bzw. Einfachzucker) stecken auch in Obst und stärkearmen Gemüsesorten: Glukose und Fruktose. Bevor der Körper mit der Fruktose etwas anfangen kann, muss diese in der Leber zu Glukose verstoffwechselt werden. Zu viel Fruktose stellt eine übermäßige Belastung der Leber dar – unter anderem deshalb schlage ich vor, es in der ersten Woche einmal mit Obst zu probieren, das wenig Fruktose enthält. Fruktose hin oder her, immerhin enthält Obst viele Ballaststoffe, was die Verdauung langwieriger macht und dadurch ebenfalls Blutzuckerspitzen vorbeugt. Die meisten Menschen nehmen jedenfalls nicht zu viel Zucker zu sich, weil sie zu viel Obst essen, sondern weil sie zu viele raffinierte oder industriell verarbeitete Kohlenhydrate essen.

Raffinierte oder industriell verarbeitete Kohlenhydrate sind Zucker und Getreideprodukte, die auf irgendeine Weise behandelt wurden. Dadurch wurden ihnen Vitamine, Ballaststoffe und andere gesunde Nährstoffe entzogen. Die Rede ist von zugesetztem Zucker, allerlei Mehlsorten, Produkten aus Auszugsmehlen und allen Lebensmitteln, die aus diesen Zutaten hergestellt werden (zum Beispiel Süßigkeiten, Backwaren, Limonaden, Brot und Nudeln).

Der Verzehr zu vieler raffinierter Kohlenhydrate und gesüßter oder industriell verarbeiteter Lebensmittel mit zugesetztem Zucker ist die Wurzel all unserer Blutzuckerprobleme. Hier ist die Hauptursache der meisten chronischen Entzündungserkrankungen unserer Zeit zu finden.[14]

Wie der Körper Zucker verwertet

Unser Blut kommt immer nur mit einer bestimmten Menge Glukose auf einmal zurecht. Was also passiert, wenn wir zu viel essen?[15] Hier kommt die Bauchspeicheldrüse ins Spiel. Diese große Hormondrüse reagiert auf die im Blut vorhandene Glukose, indem sie Insulin ausschüttet – das Hormon, das den Blutzuckerspiegel reguliert. Das Insulin transportiert die Glukose aus dem Blut in die Zellen, wo sie als Energiequelle genutzt werden kann.

Haben die Zellen gerade keine unmittelbare Verwendung für die Glukose, transportiert das Insulin die überschüssige Glukose zur Leber, wo sie zu Glykogen verstoffwechselt und eingelagert wird. Wie ein Auto Benzin verbrennt, verbrennt der Körper dieses Glykogen zwischen den Mahlzeiten und bei körperlicher Belastung. Isst nun jemand ständig Zucker und raffinierte Kohlenhydrate im Übermaß, erschöpfen sich die Kapazitäten der Leber. Dann wird die überschüssige Glukose zu Fettsäuren (Triglyceriden) umgebaut. Diese Fettsäuren gelangen in den Blutkreislauf und werden im Fettgewebe eingelagert. Dort dienen sie als Vorrat, falls zwischen den Mahlzeiten Energie benötigt wird. Wenn alles gut funktioniert und Sie nicht allzu oft mehr Zucker als benötigt essen, stehen die Chancen auf einen ausgeglichenen Blutzuckerspiegel sehr gut.

So sieht ein ausgeglichener Blutzuckerspiegel aus

Aber wie äußert sich ein ausgeglichener Blutzuckerspiegel? Einen ausgeglichenen Blutzuckerspiegel erkennen Sie daran, dass Sie …

- sich den ganzen Tag über gleichmäßig wach und energiegeladen fühlen, ohne ausgewiesene Tiefs oder Müdigkeitsanfälle,
- wenig oder gar keinen Heißhunger auf Zucker oder keine Lust auf Koffein verspüren,
- nach einer Mahlzeit keinen gesteigerten Appetit auf etwas Süßes haben,
- nachts einschlafen und durchschlafen können,
- morgens mit ausreichend Energie in den Tag starten,
- über eine gleichmäßige Stimmungslage verfügen und
- wenige oder keine körperlichen Schmerzen spüren (etwa Gelenkschmerzen, Kopfschmerzen oder Menstruationskrämpfe).

Die Blutzucker-Achterbahn

Und was ist die Blutzucker-Achterbahn? Nun, isst man zu viel Zucker, wird das System quasi überschwemmt. Es kommt zu einer hohen Spitze im Blutzuckerspiegel. Die Bauchspeicheldrüse reagiert darauf, indem sie mehr Insulin produziert, um den vielen Zucker in die Zellen zu verfrachten. Diese hohe Menge an Insulin schafft den Zucker aber viel schneller aus dem Blut weg, als es normalerweise der Fall wäre. Daraus ergibt sich ein drastischer Abfall im Blutzuckerspiegel, eine sogenannte reaktive Hypoglykämie. Dieser Blutzuckersturz macht uns reizbar, unruhig, benommen und *hangry* und führt zu einem gesteigerten Appetit auf mehr Kohlenhydrate (üblicherweise in Form raffinierter Zucker) oder Koffein. Damit will der Körper den Blutzuckerspiegel so schnell wie möglich wieder auf ein normales Maß bringen. Und so geht es immer rauf und runter (siehe Abb. 7).

So sieht ein unausgeglichener Blutzuckerspiegel aus

Einen unausgeglichenen Blutzuckerspiegel erkennen Sie an …

- drastischen Energiehochs und -tiefs (gerade noch hellwach, im nächsten Moment kaum in der Lage, die Augen offen zu halten),
- morgens, vormittags, nachmittags und nach dem Abendessen gesteigertem Appetit auf Zucker und Koffein,
- einem übermäßigen Hungergefühl etwa 30 bis 60 Minuten nach einer Mahlzeit,
- entweder Einschlaf- oder Durchschlafschwierigkeiten,
- Schwierigkeiten, morgens richtig wach zu werden (will sagen, Sie würden am liebsten ständig die Snooze-Taste betätigen),
- Stimmungsschwankungen, Ausrastern, Angst- oder Panikgefühlen.

Was passiert, wenn wir weiter mit der Blutzucker-Achterbahn mitfahren? Achtung, Spoiler: Das geht nicht gut aus. Mit der Zeit entsteht eine sogenannte Insulinresistenz. Aber was heißt das überhaupt und was ist daran so schlimm?

Unsere Muskel- und Fettzellen leisten ganz hervorragende Arbeit beim Aufnehmen, Umwandeln und Einlagern der Glukose. Aber sie haben ihre

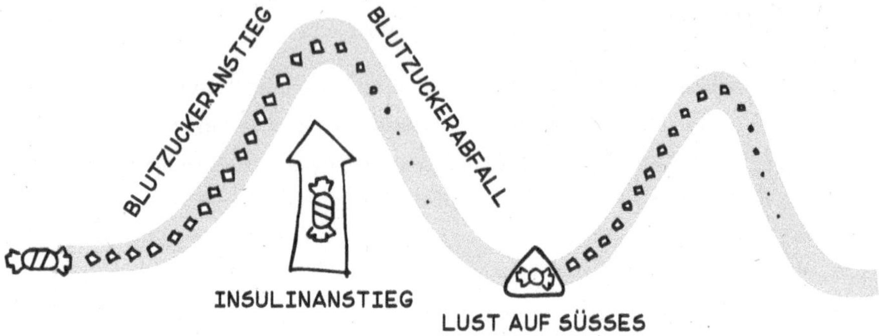

Abb. 7: Die Blutzucker-Achterbahn

Grenzen. Irgendwann ist die Kapazität der Zellen erschöpft, und sie können keine Glukose mehr aufnehmen. Kurz gesagt, sprechen die Zellen nicht mehr auf die Wirkung des Insulins an: Sie werden resistent, was dazu führt, dass das Insulin nicht mehr wirkt wie geplant. Als ob das Insulin klingelt und keiner die Tür öffnet. Deshalb bleibt das Glukose-Päckchen draußen liegen.

Das führt dazu, dass zu viel Glukose im Blut ist. Dies wiederum signalisiert der Bauchspeicheldrüse »Insulinproduktion ankurbeln«, weil immer mehr Insulin benötigt wird, um die Glukose aus dem Blut in die Zellen zu transportieren. Und das Ergebnis? Eine erhöhte Konzentration sowohl von Glukose als auch von Insulin im Blut. Dieses Unvermögen, den Zucker ordnungsgemäß aus dem Blut in die Muskel- und Fettzellen zu transportieren, nennt man Insulinresistenz.

Zwischenzeitlich hungern die Zellen in Körper und Gehirn nach mehr Glukose für die Energieversorgung. Man fühlt sich müde, hungrig, benommen und deprimiert und giert *die ganze Zeit* über nach Zucker, obwohl sich bereits genug davon im Blut befindet. Insulinresistenz ist eine ernste Angelegenheit, die häufig zu Diabetes, Schwangerschaftsdiabetes und Adipositas führt.[16]

Mir geht es an dieser Stelle darum, dass es unglaublich wichtig ist, den Blutzuckerspiegel immer (oder jedenfalls so oft es geht) im Gleichgewicht zu halten. Schließlich ist Insulin ein Hormon der Stufe 1. Und wie wir inzwischen wissen, kommunizieren die Hormone sozusagen per Standleitung untereinander. Wenn die Insulinproduktion also aus dem Ruder gelaufen ist, werden sich die anderen Hormone bald darauf anschließen.

So sieht eine Insulinresistenz aus

Wenn der Blutzuckerspiegel über längere Zeit nicht gut ausbalanciert war, kann sich eine Insulinresistenz entwickeln. Zu den Symptomen einer Insulinresistenz gehören zusätzlich zu den oben unter »So sieht ein unausgeglichener Blutzuckerspiegel aus« aufgezählten auch die folgenden Merkmale:

- Das Bauchfett wächst und scheint sich von Sport oder Bemühungen zum Abnehmen nicht beeindrucken zu lassen.
- Die Benommenheit will gar nicht mehr verschwinden (»Wo hab ich nochmal meine Schlüssel hingelegt?«).
- Sie fühlen sich ständig erschöpft, egal, wie viel Sie schlafen (fast wie bei einem Jetlag).
- Sie fühlen sich unkonzentriert, vergesslich, abwesend und verwirrt.
- Der Verzehr von Zucker oder Süßigkeiten kann Ihr Verlangen danach nicht befriedigen.

Blutzucker, Insulin und Menstruationszyklus

Wie Sie sehen, ist so ziemlich jede Zelle im Körper von zu hohen Blutzucker- und Insulinwerten betroffen. Die Eierstöcke bilden da keine Ausnahme. Genauer gesagt haben die Eierstöcke sogar eine sehr interessante Beziehung zu hohen Blutzucker- und Insulinspiegeln. Beide können eine Ovulationsstörung und bei Frauen mit entsprechender genetischer Veranlagung sogar ein PCO-Syndrom auslösen.[17]

In den Eierstöcken gibt es Insulinrezeptoren.[18] Wie bitte? Ja, doch, stimmt. Zu viel Insulin lässt die LH-Werte steigen, was die Eierstöcke dazu bringt, mehr Androgene (wie etwa Testosteron) und weniger Östradiol und Östron zu produzieren.[19] Und wenn die Eierstöcke auf Kosten des Östrogens vermehrt Testosteron produzieren, wird die gesamte Feedback-Schleife zwischen Gehirn und Eierstöcken unterbrochen. Dadurch werden Wachstum und Freigabe der Eier behindert.[20] Bühne frei für einen unregelmäßigen oder ausbleibenden Eisprung! Ganz schlecht für den Menstruationszyklus (siehe Abb. 8 auf S. 160).

Ein hoher Insulinwert hemmt außerdem das Sexualhormon-bindende Globulin (SHBG),[21] das eigentlich dazu da ist, Testosteron an sich zu binden, damit dieses nicht mit einem Schlag verfügbar wird. Sinkt der SHBG-Wert, wird also mehr freies Testosteron in den Blutkreislauf abgegeben. Und das vergrößert das Problem noch.

Sind die Androgenwerte erst einmal erhöht, stellen sich womöglich PCOS-Symptome ein. Das muss nicht unbedingt heißen, dass Sie ein PCO-Syndrom haben. Manche Frauen haben die genetische Veranlagung zu PCOS, andere nicht. Beispielsweise herrschte bei meinen Blutzucker- und Insulinwerten das reinste Chaos, als ich jünger war. Obwohl ich keine entsprechende Diagnose bekam, litt ich doch unter einigen sehr typischen PCOS-Symptomen: sehr unregelmäßigen Zyklen, bei denen die Periode nur alle drei bis vier Monate kam, Ausfall der Kopf- und übermäßigem Wachstum der Körperbehaarung. Doch als ich mich mit Anfang 20 darum bemühte, meine Ernährung auf Vordermann und meinen Blutzuckerspiegel ins Lot zu bringen, setzte mein Eisprung wieder ein und meine Zyklen wurden gleichmäßiger. Meine Körperbehaarung wuchs deutlich langsamer, der Haarausfall hörte auf und ich entwickelte nie wieder PCOS-ähnliche Symptome. Bei vielen meiner Patientinnen konnte ich im Lauf der Jahre ähnliche Ergebnisse beobachten.

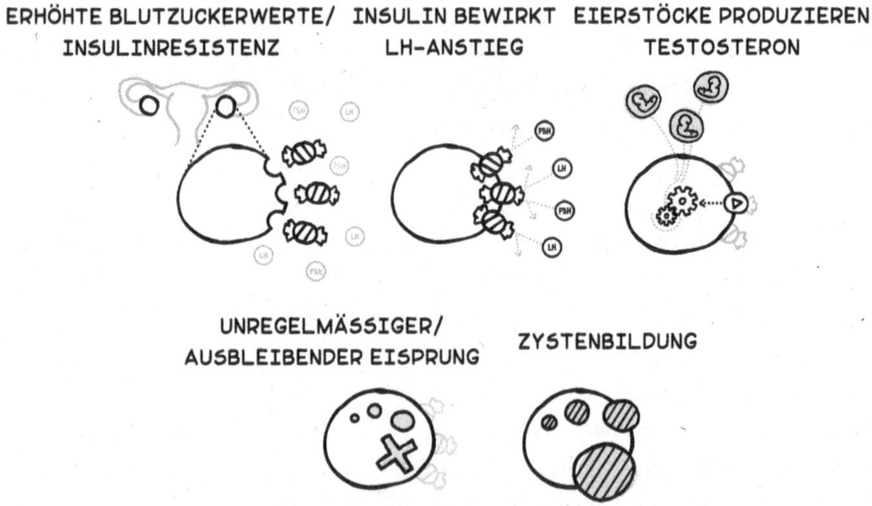

Abb. 8: Der Zusammenhang von Insulin mit der erhöhten Testosteronproduktion der Eierstöcke und gestörter Ovulation

Bei einigen Frauen führen diese Anpassungen im Lebensstil jedoch nicht zu einem vollständigen Abklingen der Symptome. Das ist ein Zeichen dafür, dass eine weiterführende Diagnostik hinsichtlich PCOS und gegebenenfalls auch eine zusätzliche medizinische Behandlung nötig ist. Unabhängig von Genetik oder Diagnose ist jedoch eines sicher: Ein ausgeglichener Blutzuckerspiegel ist ein ausgezeichneter erster Schritt, um die außer Kontrolle geratenen Hormone in den Griff zu bekommen.

Insulin und Östrogendominanz

Lassen Sie uns jetzt einmal einen Blick auf den Zusammenhang zwischen Insulin und Östrogendominanz bzw. überschüssigem Östrogen werfen. Dieser Zustand tritt ein, wenn das Östrogen sein Schwesterhormon Progesteron dominiert. Stellen Sie sich eine Wippe vor, bei der sich das Östrogen auf der einen Seite befindet und das Progesteron auf der anderen. Kippt das Gleichgewicht, ist dies oft mit PMS, mit schmerzhaften, starken und langen Monatsblutungen, Sturzblutungen[22], langen Zyklen, PCOS[23], Endometriose[24] und Myomen[25] verbunden.

Eine Insulinresistenz erhöht die Aktivität eines Enzyms namens Aromatase, das für die Umwandlung von zirkulierendem Testosteron in Östradiol verantwortlich ist. Daher kann ein hoher Insulinspiegel den Östrogenwert heben, was einer Östrogendominanz den Weg ebnet. Leider ist die Aromatase in den Fettzellen zu Hause. Je mehr Körperfett, desto mehr Östrogen also.[26] Deshalb sind übergewichtige Frauen anfälliger für Beschwerden im Zusammenhang mit Östrogendominanz, und deshalb kann ein Gewichtsverlust sowohl bei Insulinresistenz als auch bei Östrogendominanz eine Besserung bewirken.

Ein Östrogenüberschuss signalisiert dem Hypothalamus, dass genug Östrogen vorhanden ist. Aufgrund dieser Information teilt der Hypothalamus der Hypophyse mit, dass es an der Zeit ist, die FSH-Produktion herunterzufahren. Wir erinnern uns: FSH gibt den Eierstöcken die Anweisung, Follikel zu stimulieren und wachsen zu lassen, die während des Wachstums Östrogen ausschütten. Wenn das Gehirn also glaubt, es sei genug Östrogen vorhanden, verlangsamt es die FSH-Produktion, weil es davon ausgeht, das Follikelwachstum in den Eierstöcken sei in vollem Gange und würde für reichlich Östrogen sorgen.

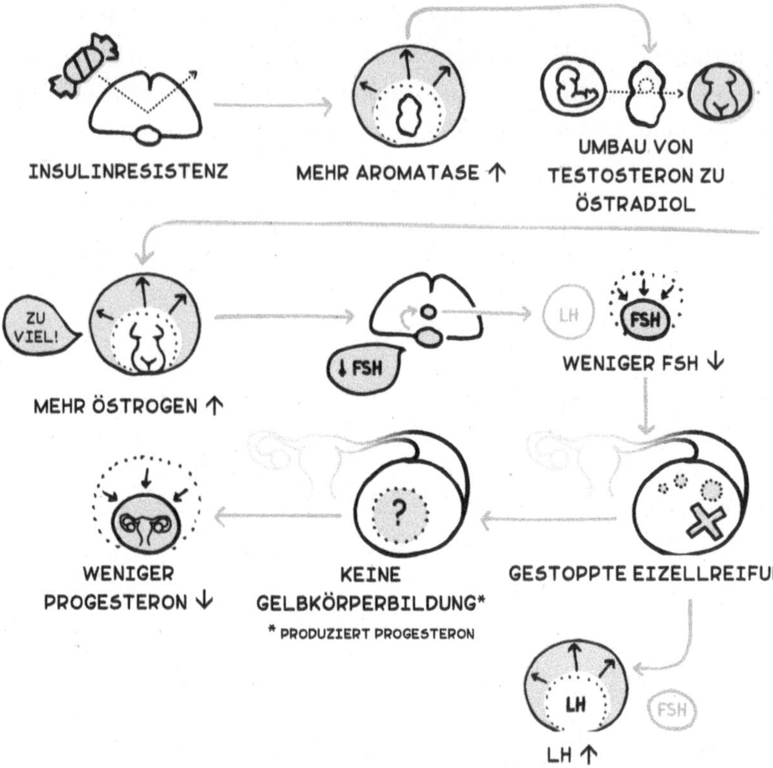

Abb. 9: Der Zusammenhang von Blutzucker und Insulin mit erhöhten Östrogen- und erniedrigten Progesteronwerten

Ist auf diese Weise die FSH-Produktion gehemmt, kann das FSH seiner Aufgabe, die kleinen Follikel zu hegen und zu pflegen, nicht ausreichend nachkommen. Daher setzt deren Entwicklung abrupt aus. Und genau so entstehen Eierstockzysten. Um dem Ganzen die Krone aufzusetzen, entwickeln manche Frauen mit der Zeit auch noch einen im Verhältnis zu den FSH-Werten höheren LH-Spiegel. Warum? Wie gesagt, bei einer Insulinresistenz steigt der LH-Wert.[27] Die Forschung zeigt, dass zu den Aufgaben des LHs gehört, das Weiterwachsen der nicht dominierenden Follikel im Eierstock zu verhindern, sobald ein dominanter Follikel ausgewählt wurde.[28] Bei einem erhöhten LH-Spiegel haben die Follikel quasi keine Chance, bis zum Eisprung zu reifen. Und selbst wenn ein Follikel es so weit schafft, dass er für den Eisprung parat steht, verhindern die im gesamten Körper erhöhten LH-Werte den notwendigen deutlichen LH-Anstieg, der den Eisprung letztendlich auslöst.

Nach einer Weile kommt die Ovulation im Ganzen ins Stottern, verspätet sich und setzt möglicherweise ganz aus. Wo kein Eisprung stattfindet, entsteht auch kein Gelbkörper, der das Progesteron für die zweite Zyklushälfte produziert. Dies führt zu einem niedrigeren Progesteronspiegel. Und ohne hinreichende Mengen Progesteron übernimmt das Östrogen die Führungsposition und bringt die Wippe noch mehr zu seinen Gunsten ins Ungleichgewicht. Die entsprechenden Symptome treten auf oder verschlimmern sich.

Vielleicht fragen Sie sich, wie so viele Dinge schieflaufen können, nur weil der Insulinspiegel aus den Fugen gerät. Immerhin ist Insulin doch nur ein einziges Hormon, oder? Stimmt. Aber vergessen Sie nicht: Als Hormon der obersten Stufe regiert das Insulin wie eine Königin über alle anderen Hormone im Körper, die seine Befehle ausführen müssen.

Insulin, Entzündungen und Regelschmerzen

Im Land der Hormone gehen Insulinresistenz und Entzündungen Hand in Hand. Ständig erhöhte Blutzucker- und Insulinwerte schaffen ein schlechtes Umfeld für die Sexualhormone und bringen obendrein auch noch das Immunsystem dazu, entzündungsfördernde Stoffe herzustellen, die im ganzen Körper eine Entzündungsreaktion hervorrufen. Unkontrollierte Entzündungen sind die Grundursache sowohl von beinahe jeder chronischen Erkrankung als auch von vielen Schmerzen im Zusammenhang mit dem Menstruationszyklus – darunter Migräne, Mittelschmerz und Menstruationskrämpfe. Bekämpft man nun die Entzündungsreaktion, indem man den Blutzucker reguliert, werden die Regelschmerzen gelindert. Ta-da!

Tatsächlich sichtbare Entzündungsreaktionen kennen wir ja alle, etwa, wenn wir uns das Knie am Couchtisch stoßen und es sich rötet und anschwillt. (Echt ätzend, wenn das passiert, oder?) Nun, erhöhte Blutzucker- und Insulinwerte durch problematische Lebensmittel wie raffinierte Kohlenhydrate und Zucker lösen im Körperinneren die gleiche Reaktion aus wie der Kniestoß am Couchtisch. Dabei vollzieht sich in Gehirn, Darm, Gelenken, Fortpflanzungsorganen und anderswo eine unsichtbare Entzündungsreaktion. Kommt es täglich zu solchen Entzündungsreaktionen, dann ist das, als stieße man sich jeden

Tag das Knie am Couchtisch. Die Entzündung kann gar nicht mehr abheilen, weil man sie immer wieder auffrischt und verschlimmert. Statt abzuklingen, verbreitet sie sich wie ein Waldbrand im ganzen Körper. So eine Entzündung kann sich über eine sehr lange Zeit unbemerkt entwickeln, weil wir sie ja nicht sehen.

Also, was hat das nun mit Menstruationsschmerzen zu tun? In jedem Organ des Körpers befinden sich Prostaglandine, also Lipide mit hormonähnlicher Wirkung. Deren Hauptaufgabe ist es, mit Infektionen und Verletzungen fertigzuwerden. Es gibt zwei Gruppen: entzündungsfördernde und entzündungshemmende Prostaglandine. Beide benötigen wir in hinreichenden Mengen. Eine Insulinresistenz und ein Übermaß an Entzündungsreaktionen im Körper verringern die Zahl der entzündungshemmenden Prostaglandine und steigern gleichzeitig die der entzündungsfördernden. Und das wird im Uterus zu einem echten Problem. Denn wenn die entzündungsfördernden Prostaglandine aktiviert werden, lösen sie Entzündungen in einem verletzten Körperteil, Schmerzen und Fieber aus, um den beschädigten Bereich zu reparieren. Kommt es zu Blutungen, stimulieren die Prostaglandine die Bildung von Gerinnseln und ziehen die Muskeln im beschädigten Bereich zusammen, um einem weiteren Blutverlust vorzubeugen. Bei einer echten Verletzung, wie etwa einem Schnitt, ist das eine feine Sache. Nicht so gut dagegen ist es, wenn man gerade seine Periode hat.

Unser Körper fasst die Monatsblutung gewissermaßen als eine Art Verletzung auf und unternimmt die entsprechenden Schritte, um diese Verletzung zu heilen. Das Abstoßen der Gebärmutterschleimhaut löst die Freisetzung einer großen Zahl Prostaglandine aus. Diejenigen, die nahe am Ursprungsort der Blutung freigesetzt werden, also im Uterus, regen häufig Muskelkontraktionen an – hier haben wir die Ursache für die Menstruationskrämpfe, unter denen viele Frauen zu diesem Zeitpunkt im Zyklus leiden. Das Gleiche gilt für den Mittelschmerz. Prostaglandine sind mit für die Freisetzung eines Eis verantwortlich.[29] Falls Ihnen also um den Eisprung herum verstärkt Schmerzen auffallen, ist das möglicherweise ein Zeichen für eine zugrunde liegende Entzündung.

Aber der springende Punkt ist, dass der Einfluss der Prostaglandine während dieser Zeit eben nicht nur auf den Bauchbereich beschränkt ist, weil sie ja im ganzen Körper vorkommen. Zwei Tage vor dem Einsetzen der Periode steigt die Wahrscheinlichkeit, Migräne oder Spannungskopfschmerzen zu entwickeln. Am höchsten ist dieses Risiko zwischen dem ersten und dem dritten Tag der Periode.[30] Prostaglandine sind im Zyklusverlauf eine wesentliche Ursache für Migräne. Während eines Migräneanfalls sind die Werte bestimmter entzündungsfördernder Prostaglandine erhöht.[31] Besonders der PGE_2-Wert (ein entzündungsförderndes Prostaglandin) steigt im Zuge eines Migräneanfalls während der Menstruation signifikant an.[32]

Ich weiß aus eigener Erfahrung, wie lähmend zyklusbedingte Schmerzen sein können, seien es Krämpfe, Mittelschmerz oder Kopfschmerzen. Sie können uns regelrecht aus dem Verkehr ziehen, weil sie die Bewältigung unseres normalen Alltags so immens behindern. Indem Sie Ihren Blutzuckerspiegel ins Lot bringen und dadurch letztendlich die Entzündung lindern, können Sie Menstruationskrämpfe und Mittelschmerz erheblich reduzieren. Außerdem senken Sie so die Wahrscheinlichkeit, dass sich diese fiese Menstruationsmigräne einstellt. Klingt doch gut, oder?

Ein Wort über Alkohol

Beim Thema Frauen und Alkohol gilt aus Sicht der Gesellschaft die Annahme, dass wir ihn zu Bewältigung des Lebens einfach brauchen. Das zeigt sich auch in dem Trend, dass wir uns nach einem langen Tag mit einem oder zwei – ach, seien wir ehrlich: drei – Gläsern Wein belohnen. Beruf und Elternarbeit sind einfach anstrengend. Das sehen wir in Filmen, im Fernsehen und in den vielen im Internet zirkulierenden Memes zum Thema Alkohol als Seelentröster und Stresskiller. Alkohol hat sich zu einem völlig akzeptablen Hilfsmittel zur Bewältigung von Überforderung und Frust im Leben von Frauen gemausert.

Leider mischt Alkohol die Hormone auf. (Sorry, Ladys. Mir ist schon klar, dass Sie das nicht hören wollen, aber Sie müssen sich laufend fragen, was Ihnen im Leben nicht mehr guttut. Und wenn Sie sich regelmäßig die Kante geben, werden Sie Ihre Periode nicht in den Griff bekommen.) Alkoholkonsum verursacht einen erheblichen Anstieg von Blutzucker und Insulin, ja, er kann Forschungsergebnissen zufolge tatsächlich die Östrogenproduktion steigern und die Progesteronproduktion hemmen.[33] Außerdem fördert Alkohol die Umwandlung von Testosteron zu Östrogen, was die Wahrscheinlichkeit einer Östrogendominanz weiter erhöht.[34] Abends oder vor dem Schlafengehen zu trinken hilft vielleicht beim Einschlafen. Es stört aber die Melatoninproduktion, was mit hoher Wahrscheinlichkeit die Dauer des guten, heilenden REM-Schlafs verkürzt und die Fähigkeit zum Durchschlafen behindert.[35] Grund ist die Art und Weise, wie die Leber in der zweiten Nachthälfte den Alkohol verstoffwechselt.

Meine Patientinnen fragen mich oft nach einer einigermaßen gesunden Alkoholform oder wie viel Frauen trinken dürfen, ohne Konsequenzen befürchten zu müssen. Den meisten gefällt meine Antwort nicht. Die Wahrheit sieht so aus: Es gibt keinen alkoholischen Zaubertrank, der die Gesundheit nicht auf die eine oder andere Art beeinträchtigt. Gleichzeitig ist es für viele (einschließlich mir selbst) ziemlich unrealistisch, ganz auf Alkohol zu verzichten. Daher …

Falls Sie trotz allem Alkohol trinken wollen

Es bleibt Ihnen überlassen, ob Sie weiter Alkohol trinken wollen. Aber falls Sie sich dafür entscheiden, sollten Sie:

- **Aktivkohle einnehmen.** Aktivkohle wirkt, indem sie Giftstoffe im Magen absorbiert und ausfiltert. In Krankenhäusern wird sie bei Alkoholvergiftung eingesetzt. Nehmen Sie vor dem Konsum von Alkohol ein oder zwei Tabletten ein. Das wirkt keine Wunder, unterstützt den Körper aber beim Entgiftungsprozess.
- **Etwas essen.** Essen Sie vor dem Alkoholkonsum eine Mahlzeit (den Richtlinien aus Kapitel 4 entsprechend) oder einen eiweißreichen Snack, damit der Alkohol sich nicht ganz so drastisch auf den Blutzucker auswirkt.
- **Das Getränk sorgfältig auswählen.** Aus nachvollziehbaren Gründen sind die schlimmsten Drinks zuckerhaltige Cocktails und Mischgetränke sowie Bier (wegen des Glutens und der Kohlenhydrate). Die beste Alternative ist Rotwein aus biologischem Anbau. Dieser ist Wein aus konventionellem Anbau weit überlegen, weil Weintrauben zu den Obstsorten gehören, die am intensivsten mit Unkrautvernichtungsmitteln behandelt werden. Außerdem enthält Rotwein Resveratrol, ein sehr wirksames Antioxidans.

- **Den Alkoholkonsum einschränken.** Höchstens drei Drinks pro Woche wären optimal.
- **Überlegen, warum Sie trinken.** Trinken Sie Alkohol, weil Sie einen harten Tag hatten und sich entspannen wollen oder weil Sie das Gefühl haben, das helfe Ihnen durch die anstrengende Zeit vor der Menstruation oder gegen schmerzhafte Krämpfe? Dann möchte ich Ihnen vorschlagen, dass Sie sich diese Gründe einmal genauer ansehen. Finden Sie Alternativen für die Förderung Ihrer emotionalen und körperlichen Gesundheit. Denn falls Sie das nicht tun, wird der Alkohol mit seiner toxischen Wirkung auf den Körper Ihre Gesundheit auch weiterhin beeinträchtigen.

Viele Patientinnen haben mir berichtet, dass sie länger schliefen und sich energiegeladener fühlten, unter weniger oder gar keinen PMS-Symptomen mehr litten, belastbarer wurden und besser damit fertigwurden, wenn etwas in ihrem Leben nicht so lief wie gedacht, nachdem sie auf Alkohol verzichtet hatten. (Hallo?! Das ist ja genial!)

Bewegung und Umgang mit den Blutzuckerwerten

Was Sport und Bewegung angeht, so gibt es gute und schlechte Nachrichten. Die gute Nachricht ist: Es ist wissenschaftlich belegt, dass sportliche Betätigung die Insulinempfindlichkeit steigert.[36] Intervalltraining oder HIIT (High Intensity Intervalltraining), also kurze, intensive Intervalle mit Pausen dazwischen, helfen sogar beim Abbau von überschüssigem Blutzucker und verbessern so die Insulinregulierung.[37] Als ähnlich hilfreich hat sich auch Krafttraining erwiesen, zum Beispiel Gewichtheben oder Eigengewichtsübungen.[38]

In Maßen durchgeführt hilft dies, Fett aus den Muskeln abzubauen (Fett zu »verbrennen« sozusagen), sodass diese die Glukose besser nutzen können.[39] Krafttraining und HIIT werden oft miteinander kombiniert und können bei der Behandlung einer Insulinresistenz hilfreich sein.

Falls Sie jetzt allein schon beim Lesen ächzen müssen, keine Bange: Einige Forschungsergebnisse legen nahe, dass Sport nicht einmal anstrengend sein muss, um eine Besserung der Insulinprobleme zu bewirken. Auch Yoga scheint sich positiv auf Blutzuckerregulierung und Insulinempfindlichkeit auszuwirken.[40]

Nun zur schlechten Nachricht: Zu viel Sport führt zu Problemen mit dem Insulin. Laufen Sie Marathon oder gehen Sie fünfmal pro Woche zum Spinning und nehmen doch nicht ab? Oder schlimmer noch: Trainieren Sie wie verrückt und nehmen sogar zu? Es klingt widersprüchlich, aber intensives Training dieser Art wirkt sich negativ auf die Insulinresistenz aus. Das liegt daran, dass außergewöhnlich intensive körperliche Anstrengung den Cortisolspiegel in die Höhe treibt und Entzündungen hervorruft.[41] Diese beiden Reaktionen erfüllen zwar kurzfristig ganz hervorragend ihren Zweck, zwingen den Körper langfristig jedoch in den Überlebensmodus.

Das läuft folgendermaßen ab: Zuerst greift der Körper auf die gespeicherte Energie zu, man fühlt sich großartig. Aber dann sorgt sich der Körper, er könnte nicht ausreichend Energie zum Funktionieren zur Verfügung haben, also *erweitert* er die Energiespeicher – besonders die im Viszeralfett, also dem Fett, das die inneren Organe umhüllt. Außerdem steigert er den Appetit auf Kohlenhydrate. Gleichzeitig lassen die durch intensive Anstrengung erhöhten Cortisolwerte die Blutzuckerwerte ansteigen. Das führt insgesamt zu Entzündungen, mit der Zeit zu Insulinresistenz – und damit zu Problemen mit den Hormonen und der Periode.[42]

Überlebensmodus heißt, dass der Körper die Energiespeicher um jeden Preis zu schützen versucht. Wenn Sie also wirklich täglich intensiv Sport treiben und sich gefragt haben, warum zum Teufel Ihr Gewicht nicht runtergeht, kennen Sie jetzt die Antwort. Wenn Ihnen das bekannt vorkommt, ist es Zeit, das Sportprogramm etwas gelassener anzugehen.

Achtung: Wenn Sie an Amenorrhö (besonders an hypothalamischer Amenorrhö) oder einem Östrogenmangel leiden, könnte es sein, dass Sie Ihr intensives Sportprogramm (Spinning, Fitness-Bootcamps, Hanteltraining und HIIT) ganz abbrechen oder durch Yoga, Pilates oder Spaziergänge ersetzen müssen.

Die Verbindung zwischen PMS und hormonell bedingtem Heißhunger

Kommt es Ihnen so vor, als fielen Gelüste auf Zucker, Schokolade und Gebäck jeden Monat wieder aus dem Hinterhalt über Sie her? Oder vielleicht ist das Objekt der Begierde in Ihrem Fall etwas Herzhaftes, wie Chips, Pommes oder eine ähnlich salzige Leckerei. Vor dem Eisprung ist es gar nicht so schwer, diesen Genüssen zu widerstehen, aber danach bricht die Hölle los! Es ist allgemein bekannt, dass wir Frauen in der Woche vor der Periode schwer mit Heißhungerattacken zu kämpfen haben. Aber warum? Und was kann man denn bitte schön dagegen tun?

Es geschehen zwei Dinge, von denen Sie unbedingt wissen sollten.

Erstens korrelieren höhere Östrogenspiegel in der Follikelphase mit einer erhöhten Insulinsensitivität. Das bedeutet, in der ersten Zyklushälfte funktioniert das Insulin besser, bzw. es wird weniger davon benötigt, um den Blutzucker regulieren.[43] Sobald nach dem Eisprung der Östrogenwert abfällt, steigt die Progesteronmenge an. Ein höherer Progesteronspiegel kann die Insulinsensitivität negativ beeinflussen. Das bedeutet, dass Sie in der zweiten Zyklushälfte anfälliger für Blutzuckerschwankungen (Hyperglykämie bis Hypoglykämie) und empfindlicher für Blutzuckerabfälle sind.[44]

Wie äußert sich das? Das wissen Sie schon: in Essensgelüsten, Stimmungsschwankungen, Benommenheit und Erschöpfungsschüben. Wir sollten uns im Wesentlichen merken, dass wir vor dem Eisprung besser mit einer ausgesetzten Mahlzeit oder einem Keks zurechtkommen. In der zweiten Zyklushälfte dagegen müssen wir viel gewissenhafter darauf achten, wann und was wir essen, um den Blutzuckerspiegel im Gleichgewicht zu halten. In der zweiten Zyklushälfte gilt es, den Konsum von Zucker, Alkohol und verarbeiteten Getreideprodukten wirklich auf ein absolutes Minimum zu beschränken und viele Ballaststoffe, Proteine und gesunde Fette zu essen.

Zweitens sinken nach dem Eisprung neben den Östrogenwerten auch die Werte der stimmungsbeeinflussenden Neurotransmitter im Blut – genauer gesagt von Serotonin, Dopamin und Noradrenalin.[45] Das liegt daran, dass Östrogen regulierend auf diese Neurotransmitter einwirkt.[46] Erschwerend kommt hinzu, dass bei vielen Frauen eine Östrogendominanz vorliegt. Dadurch wird der Östrogenabfall umso heftiger, was sich in einer drastischeren Änderung von Stimmungslage und Energie äußert. Oder sie leiden an einem Progesteronmangel, was zur Folge hat, dass sie die positive Wirkung des Progesterons in der zweiten Zyklushälfte nicht voll zu spüren bekommen.

Dies kann zu beträchtlichen kognitiven Problemen und Stimmungsbeeinträchtigungen wie Unruhe und depressiven Verstimmungen, Schlafstörungen, gesteigerten Schmerzen und Energiedefiziten führen. (Roter Alarm: PMS und PMDS!) Wenn sich Energie und Stimmung in Luft auflösen und man sich nach schlaflosen Nächten wie im Jetlag fühlt, stellen sich automatisch Gelüste nach Kohlenhydraten und Zucker ein, weil solche Lebensmittel die Neurotransmitter kurz auf Trab bringen. Leider führen sie aber auch zwangsläufig zum Absturz, was uns in die Untiefen des prämenstruellen Chips-Hungers sausen lässt.

Sobald Sie sich mit ihrem Blutzucker angefreundet haben, werden Sie merken, dass diese Begierden nachlassen und Ihre Stimmung in der zweiten Zyklushälfte stabil bleibt. Halleluja!

Moment mal, ist PMS das Gleiche wie *hangry* zu sein?

Sind Ihnen die Ähnlichkeiten zwischen emotionalen PMS-Symptomen und den Symptomen einer Fehlregulierung von Blutzucker und Insulin aufgefallen? Die Symptome eines Zustands reaktiver Hypoglykämie nach einer kohlenhydrat- oder zuckerreichen Mahlzeit – sprich: wenn der Blutzuckerspiegel nach dem Essen niedrig ist – ähneln tatsächlich den häufiger vorkommenden PMS-Symptomen: unstillbarer Hunger, Gelüsten, Unruhe, Erschöpfung, Reizbarkeit und Benommenheit.

Die Ernährung spielt bei der Behandlung des prämenstruellen Syndroms eine wesentliche Rolle.[47] Einer Ernährungsanalyse aus den frühen 1980er-Jahren zufolge verzehrten PMS-Patientinnen 62 Prozent mehr raffinierte Kohlenhydrate und 275 Prozent mehr raffinierten Zucker als Frauen, die nicht unter PMS litten.[48] Und genau deshalb wird es Ihnen helfen, endlich aus dieser Achterbahn auszusteigen, wenn Sie auf Süßes verzichten und mehr Eiweiß, gesunde Fette und blutzuckerstabilisierende Kohlenhydrate zu sich nehmen.

Protokoll für Woche 2: Regulieren Sie Ihren Blutzucker

Sind Sie bereit, sich in Ihrem Körper wieder pudelwohl zu fühlen? In der kommenden Woche werden Sie Ihren Blutzucker messen und mit meinem siebentägigen Speiseplan Essgewohnheiten entwickeln, die Ihnen auf dem Weg zu einem ausgeglichenen Blutzuckerspiegel helfen werden. Ich rüste Sie mit allem aus, was Sie wissen müssen, um Ihre Zuckerwerte selbst zu messen (besonders spannend für die Biohackerinnen unter uns!) und die Lebensmittel zu wählen, die Sie und Ihre Glukose den ganzen Tag über im Lot halten. Keine Gipfel, keine Talsohlen mehr. Und wir werden die Magnesiumwerte pushen, das ist nämlich ein lebenswichtiges und hochwirksames Mineral für alles rund um die Menstruation.

Den Blutzucker testen

Blutzuckermessungen sind der ultimative Perioden-Hack, weil sie den Einfluss der verzehrten Lebensmittel und Getränke auf zellulärer Ebene verdeutlichen. Wenn das nicht heißt, die Kontrolle über die eigene Gesundheit zurückzugewinnen, dann weiß ich auch nicht.

Achten Sie auf die Symptome, die Ihnen nach dem Essen und Trinken auffallen, und vergleichen Sie diese mit den Listen »So sieht ein ausgeglichener Blutzuckerspiegel aus« und »So sieht ein unausgeglichener Blutzuckerspiegel aus«, die weiter oben in diesem Kapitel aufgeführt sind (Seite 156 und Seite 157). So bekommen Sie langsam ein besseres Gefühl davon, wie die Nahrung, die Sie zu sich nehmen, den Blutzuckerspiegel beeinflusst. Dieses Wissen können Sie anschließend gezielt dafür nutzen, passgenaue Veränderungen an Ihrer Ernährungsweise vorzunehmen, damit Ihr Blutzucker in den kommenden Wochen und Monaten stabil bleibt.

Um den Heilungsprozess anzustoßen, müssen Sie sich zunächst an den Umgang mit einem Blutzuckermessgerät gewöhnen. Mithilfe dieses Biohacking-Werkzeugs können Sie den Nüchternzucker bestimmen, Sie können prüfen, ob der Blutzucker nach den Mahlzeiten stabil bleibt, und herausfinden, welche Lebensmittel gegebenenfalls das Gleichgewicht stören. Das Blutzuckermessgerät sowie die benötigten Teststreifen und Lanzetten können einzeln oder in einem Starterset erworben werden. Die Ersatzstreifen können teuer sein, daher sollten Sie auch deren Preise vergleichen, bevor Sie sich für ein Messgerät entscheiden.

Zeitplan für die Messungen

Den Blutzuckerwert sollten Sie an mindestens drei aufeinanderfolgenden Tagen bestimmen. Um ein wirklich klares Bild davon zu bekommen, wie Sie auf die Lebensmittel reagieren, die Sie normalerweise essen und trinken, empfiehlt es sich jedoch, mindestens sieben Tage lang zu messen. Halten Sie sich dabei an den folgenden Fahrplan:

- **Vor der ersten Mahlzeit des Tages**. Den Nüchternblutzucker testen Sie am besten gleich morgens, nachdem Sie acht Stunden nichts gegessen haben.
- **Sofort nach dem Essen**. Testen Sie dann erneut, um festzustellen, wie sich das Essen auf Ihren Blutzucker ausgewirkt hat.
- **Im Zeitraum von einer Stunde alle 15 Minuten**. Dabei messen Sie nach der Mahlzeit viermal, also 15, 30, 45 und 60 Minuten nach dem Essen. Um eine gute Vorstellung davon zu bekommen, was zu verschiedenen Zeiten des Tages passiert, führen Sie die Messung sowohl immer nach dem Frühstück als auch abwechselnd nach dem Mittag- und Abendessen durch.
- **Zwei Stunden nach dem Essen**. Testen Sie Ihren Blutzucker erneut.
- **Optional: Nach dem Verzehr bestimmter Lebensmittel.** Sie können den Blutzucker auch nach dem Verzehr bestimmter Lebensmittel messen, um deren Wirkung auf den Blutzuckerspiegel gezielt und isoliert zu beobachten. Bewirkt ein bestimmtes Lebensmittel einen Anstieg von 20–25 mg/dl, bekommt Ihnen dieses Lebensmittel nicht gut und sollte gemieden werden.

Die Messdaten notieren Sie sich, zum Beispiel in einem Notizbuch oder einer Tabelle, damit Sie die Ergebnisse alle an einem Ort protokolliert haben. Notieren Sie sich außerdem die Zeit der Messung und was Sie zuvor gegessen haben.

Worauf Sie achten sollten

- Die Werte des Nüchternblutzuckers sollten zwischen 70 mg/dl und 85 mg/dl liegen. Liegt der Nüchternwert dauerhaft zwischen 100 und 125 mg/dl, kann dies ein Hinweis auf ein Typ-2-Diabetes-Vorstadium (Prädiabetes) sein. In diesem Fall vereinbaren Sie umgehend einen Arzttermin.
- Direkt nach einer Mahlzeit sollte der Blutzucker um nur etwa 20–25 ml/dl ansteigen und dabei insgesamt die Grenze von 110 mg/dl nicht überschreiten. Liegt Ihr Nüchternwert beispielsweise bei 85 mg/dl, dann sollte der Wert nach einer Mahlzeit nicht mehr als 110 mg/dl betragen. Ein höherer Wert könnte sowohl auf den Beginn einer Insulinresistenz als auch auf ein höheres Risiko für das metabolische Syndrom hinweisen. Steigen Ihre Werte nach dem Essen um mehr als 20–25 mg/dl an, sollten Sie die Ursache des Anstiegs herausfinden. 30 Minuten bis zwei Stunden nach einer Mahlzeit sollte Ihr Blutzuckerspiegel nie über 130 mg/dl steigen.

Hinweis: Bei den meisten Menschen zeigt sich der Anstieg zwischen 30 und 45 Minuten nach dem Essen. (Deshalb testet man nach dem Essen eine Stunde lang alle 15 Minuten: um eben diese Spitze zu erwischen.)

- Etwa eine Stunde nach dem Essen sollte der Blutzuckerwert den Nüchternwert wieder (annähernd) erreichen.

Anleitung zur Blutzuckermessung

Geschätzter Zeitaufwand insgesamt: etwa zwei Minuten

1. Hände waschen. Unsichtbare Rückstände an den Fingern können fehlerhafte Messungen zur Folge haben. Vermeiden Sie Desinfektionsmittel auf Alkoholbasis, besonders, wenn Sie regelmäßige Messungen vornehmen. Sie können die Finger austrocknen und Hornhaut verursachen.
2. Finger mit warmem Wasser abspülen, um den Blutfluss zu fördern.

3. Zubehör vorbereiten.
   A. Stechhilfe mit steriler Lanzette, um in die Fingerbeere zu stechen.
   B. Blutzuckermessgerät.
   C. Teststreifen.
   D. Papiertuch oder Wattetupfer, um das Blut abzutupfen.
4. Stichstelle am Finger auswählen. Wechseln Sie die Einstichstelle jeden Tag, um Hautschäden vorzubeugen. In den Fingerbeeren ist das Stechen am einfachsten und oft auch am wenigsten schmerzhaft.
5. Blutprobe nehmen.
   A. Stechhilfe aufziehen und einen beliebigen Finger anstechen (Anweisungen des Herstellers beachten).
   B. Finger leicht drücken, dabei nicht pumpen.
   C. Blutstropfen auf den Teststreifen aufbringen.
6. Blutzuckerwert ablesen.
   A. Sobald der Teststreifen das Blut aufgesaugt hat, blinkt das Messgerät oder zählt herunter.
   B. Messwert notieren.
7. Aufräumen. Benutzte Lanzette, Papiertuch oder Wattetupfer wegwerfen.

Problemlösungen

Instabile Werte. Ein instabiler Blutzuckerspiegel kann Anzeichen mehrerer anderer Imbalancen im Körper sein. Dies gilt besonders dann, wenn Sie bereits auf eine hormonfreundliche Ernährung umgestellt haben und nach dem Verzehr bestimmter Lebensmittel immer noch hohe oder auffällige Werte messen. In diesem Fall deutet das womöglich auf eine oder mehrere dieser Möglichkeiten hin:

- eine oder mehrere Nahrungsunverträglichkeiten
- einen erhöhten oder zu niedrigen Cortisolspiegel und unbewältigten Stress
- Leaky-Gut-Syndrom oder bakterielle Dysbiose wie etwa Candida
- eine sonstige Immunantwort des Körpers oder eine Autoimmunerkrankung

Falls sich bei den Messwerten kein erkennbares Muster ergibt und der unausgeglichene Blutzuckerspiegel sich nicht auf ein bestimmtes Nahrungsmittel zurückführen lässt, vereinbaren Sie einen Arzttermin, um abzuklären, was die unerwarteten Spitzen und Einbrüche verursacht.

Fehlmessungen oder fehlerhafte Blutzuckermessgeräte. Hin und wieder bekommt man eine falsche Messung, die einen extrem hohen oder niedrigen Wert anzeigt. Wenn das einmal passiert, starten Sie das Messgerät neu und führen mit einem frischen Teststreifen eine erneute Messung durch. Achten Sie dabei darauf, sich genau an die Schritte in der Anleitung zu halten. Zeigt das Messgerät häufiger extrem hohe oder niedrige Messwerte an, führt eventuell ein Batteriewechsel zu zuverlässigeren Messungen. Ansonsten sollten Sie den Austausch des Geräts in Erwägung ziehen.

Der 7-Tage-Plan für einen ausgeglichenen Blutzuckerspiegel

Aus dem Weg, Puten-Sandwiches. Proteine + komplexe Kohlenhydrate + gesunde Fette + Ballaststoffe = die Basis für optimale Hormongesundheit. Dabei sprechen wir von qualitativ hochwertigen Proteinen aus biologischer oder Weidehaltung, von komplexen Kohlenhydraten wie glutenfreien Getreidesorten, von gesunden Fettquellen wie Avocado und Olivenöl sowie von Ballaststoffen in Form von Gemüse. Glauben Sie mir: Wenn Sie sich an diesen Speiseplan halten, bringt das die Wende im Kampf um Ihre Hormongesundheit. Essen Sie nach diesem Plan und Sie werden schon nach sieben Tagen einen echten Unterschied bemerken. Jeder Tag beinhaltet Frühstück, Mittagessen und Abendessen.

Das Frühstück ist eine der wichtigsten Mahlzeiten des Tages. Jeden Tag gibt es ein proteinhaltiges Frühstück, das Sie mit Energie für den ganzen Vormittag versorgt – kein Zehn-Uhr-Päuschen nötig. Das schafft beste Voraussetzungen dafür, dass der Blutzuckerspiegel den ganzen Tag über stabil bleibt. Meine Lieblingsfrühstücke habe ich in den Plan eingebaut.

Gute Essgewohnheiten für den Blutzucker entwickeln

Zum Speiseplan gehört auch, dass Sie sich einige gute Essgewohnheiten zulegen, um den Blutzuckerspiegel dauerhaft zu stabilisieren:

- Warten Sie mit der nächsten Mahlzeit, bis Sie sich ein wenig hungrig fühlen. Warten Sie aber nicht, bis Sie kurz vor dem Verhungern sind oder sich gereizt, zittrig oder erschöpft fühlen oder gar Heißhunger auf Süßes verspüren.

- Achten Sie darauf, dass Sie bei jeder Mahlzeit so viel essen, dass Sie mindestens drei bis vier Stunden lang satt sind. Wenn Sie zu wenig essen, erschwert das die Stabilisierung des Blutzuckers ungemein. Wenn der Blutzuckerspiegel fehlreguliert ist, müssen Sie möglicherweise früher wieder etwas essen.
- Vermeiden Sie es, vor dem Frühstück koffeinhaltige Getränke zu trinken.
- Essen Sie innerhalb einer Stunde nach dem Aufwachen ein eiweiß- und fettreiches Frühstück.
- Machen Sie nach dem Abendessen einen halbstündigen Spaziergang. Das fördert die Verdauung und lenkt von der Lust auf ein Dessert ab.
- Fasten Sie nach dem Abendessen bis zum Frühstück. Streben Sie einen Mindestabstand von zwölf Stunden zwischen Abendessen und Frühstück an. Wenn Sie jedoch vor Ablauf dieser zwölf Stunden Hunger verspüren, essen Sie bitte etwas.
- Essen Sie immer in einer ruhigen Umgebung. Essen Sie nicht während des Autofahrens oder beim Gehen.

Das Mantra für diese Woche lautet: Regelmäßige Mahlzeiten entsprechen regelmäßigen Perioden.

Wenn Sie sich früher als vier Stunden nach dem Essen hungrig fühlen, also am Vormittag, am Nachmittag oder nach dem Abendessen, greifen Sie zu einem kleinen eiweißhaltigen Snack, zum Beispiel einem Apfel mit Mandelbutter, einem Chia-Pudding oder ein paar in Putenfleisch gewickelten Scheiben Avocado, um zu verhindern, dass Ihr Blutzuckerspiegel absackt. Ist Ihnen nach Kohlenhydraten, Kaffee oder einem Glas Wein (kommt schon mal vor), versuchen Sie es mit einem Spaziergang, einer zehnminütigen Meditation, einer Tasse Tee oder eiskaltem Sprudelwasser mit Zitrone oder Limette. Oder nehmen Sie ein B-Komplex-Präparat, um Ihre Energie zu steigern. Sie dürfen diese Elemente auch kombinieren.

Das Nachspüren, wie lange Sie sich nach dem Essen gleichmäßig energiegeladen fühlen, wird Ihnen dabei helfen, die für Sie passenden Essenszeiten zu bestimmen. Das wird nicht ohne Fehlversuche klappen – also gehen Sie das Ganze am besten mit etwas Experimentierfreude an.

Mehr Magnesium in die Ernährung!

Müsste ich Frauen ein einziges Mineral empfehlen, wäre das Magnesium. Weil es bei über 300 Enzymreaktionen eine Rolle spielt, hat es eine unglaublich tiefgreifende Wirkung auf die Menstruation. Die Menge des Magnesiums nimmt anscheinend im Zuge der zyklischen Veränderungen der weiblichen Sexualhormone während der Lutealphase ab, was sich auf PMS-Symptome wie Migräne, Wasseransammlungen im Gewebe und Blähungen auswirkt.[49]

Einige Lebensmittel, die reich an Magnesium sind, haben Sie wahrscheinlich aufgrund der Empfehlungen in der ersten Woche bereits in Ihren Speiseplan aufgenommen. Beispiele wären etwa dunkelgrünes Blattgemüse, vor allem Spinat und Mangold, Kürbis- und Sonnenblumenkerne, Mandeln, Cashewnüsse, schwarze Bohnen, Avocados und Kakao oder dunkle Schokolade mit hohem Kakaoanteil. Versuchen Sie, 350 mg Magnesium pro Tag aufzunehmen. Mit nur 2 Tassen Spinat oder Mangold, ½ Tasse schwarzer Bohnen, ½ Avocado und 30 g Kürbiskernen ist der Tagesbedarf an Magnesium bereits gedeckt. Wirklich einfach!

Außerdem bin ich ein echter Fan von zusätzlich eingenommenen Magnesiumpräparaten. Versuchen Sie es mit Magnesiumglycinat oder Magnesiummalat oder einer Kombination dieser beiden. In diesen Formen kann der Körper das Magnesium am besten aufnehmen. So kommt es weniger zu Magenverstimmungen oder Durchfall. Magnesiumcitrat wird nicht so gut absorbiert und kann Durchfall verursachen, wirkt aber gut bei Menschen, die zu Verstopfung neigen. Bitte halten Sie sich an die Packungsbeilage des erworbenen Produkts.

Den Blutzuckerspiegel ins Lot zu bringen ist einer der wichtigsten Schritte auf dem Weg zu einem harmonischeren Zyklus. Hohe Blutzuckerwerte haben vielfältige Effekte: unregelmäßiger Eisprung, unregelmäßige Menstruation, Krämpfe, Migräne, Essgelüste, Schwierigkeiten beim Abnehmen … Ich könnte noch lange weitermachen. Aber wahrscheinlich sind Sie bereits überzeugt: Es ist höchste Zeit, eine Blutzucker-Balance-Künstlerin werden!

7-Tage-Plan für einen ausgeglichenen Blutzuckerspiegel

Tag	1	2	3
Vor dem Frühstück	20 Minuten vor dem Frühstück 500–600 ml Wasser oder **Detox Lemon Elixir** (S. 335)	20 Minuten vor dem Frühstück 500–600 ml Wasser oder **Detox Lemon Elixir** (S. 335)	20 Minuten vor dem Frühstück 500–600 ml Wasser oder **Detox Lemon Elixir** (S. 335)
Frühstück	**Breakfast Goddess Bowl** (S. 336)	**Zuckerarme Beeren-Smoothie-Schale** (S. 337), darin 1 Messlöffel Kollagen- oder Proteinpulver einrühren	**Breakfast Goddess Bowl** (S. 336)
Vormittagssnack (falls benötigt)	**1–2 Powerballs** (S. 362)	½ Apfel in Scheiben mit 1 TL Sonnenblumenkernmus und 1 hart gekochtes Ei (bei Bedarf)	**1–2 Powerballs** (S. 362)
Mittagessen	Gebackene Hähnchenbrust (handtellergroß oder etwas größer) mit 1–2 Portionen **Knusprigem Kohlsalat mit Sesam-Vinaigrette** (S. 345) und ½ Tasse gebackener Süßkartoffel	Reste vom kurz gebratenen Wildlachs auf einem Bett von Rucola, ½ Tasse klein geschnittenes Gemüse nach Wahl und ¼ Tasse frische Oliven oder Avocado; mit Olivenöl und Zitronensaft oder einer Vinaigrette nach Wahl anmachen	**Salat mit Curry-Huhn und cremiger Cashew-Mayo** (S. 356)
Nachmittagssnack	Bis zu ½ Tasse Tahini mit Sellerie, Karotten und Gurke	**1–2 Powerballs** (S. 362)	½ Avocado mit Meersalz und 2 EL Kürbiskernen
Abendessen	Kurz gebratener Wildlachs mit **Supereinfachem sautiertem Blattgemüse** (S. 354)	**Hühnersuppe auf dreierlei Art** (S. 350) nach Wahl	**Grünkohlsalat mit Granatapfel oder Feigen** (S. 344) und 1 Schale **Karottencremesuppe** (S. 348)
Zwischen den Mahlzeiten	Wasser oder Pfefferminz-, Ingwer- oder Grüntee	Wasser oder Pfefferminz-, Ingwer- oder Grüntee	Wasser oder Pfefferminz-, Ingwer- oder Grüntee

4	5	6	7
20 Minuten vor dem Frühstück 500–600 ml Wasser oder **Detox Lemon Elixir** (S. 335)	20 Minuten vor dem Frühstück 500–600 ml Wasser oder **Detox Lemon Elixir** (S. 335)	20 Minuten vor dem Frühstück 500–600 ml Wasser oder **Detox Lemon Elixir** (S. 335)	20 Minuten vor dem Frühstück 500–600 ml Wasser oder **Detox Lemon Elixir** (S. 335)
Kokosnuss-Joghurt-Parfait mit Granatapfel und Pistazien (S. 341), darin 1 Messlöffel Kollagen- oder Proteinpulver einrühren	**Breakfast Goddess Bowl** (S. 336)	**Zuckerarme Beeren-Smoothie-Schale** (S. 337), darin 1 Messlöffel Kollagen- oder Proteinpulver einrühren	**Breakfast Goddess Bowl** (S. 336)
½ Avocado mit Gurkenscheiben und 1 hart gekochtes Ei (bei Bedarf)	**1–2 Powerballs** (S. 362)	½ Apfel in Scheiben mit 1 TL Sonnenblumenkernmus und 1 hartgekochtes Ei (bei Bedarf)	**1–2 Powerballs** (S. 362)
Reste vom **Grünkohlsalat mit Granatapfel oder Feigen** (S. 344)	**Salat mit Curry-Huhn und cremiger Cashew-Mayo** (S. 356), dazu 1 Portion **Pastinaken-Pommes** (S. 352)	Reste vom **Puten-Chili mit mexikanischer Soße und Butternusskürbis** (S. 357)	Gebackene Hähnchenbrust (handtellergroß oder etwas größer) mit 1–2 Portionen **Knusprigem Kohlsalat mit Sesam-Vinaigrette** (S. 345)
½ Tasse Nussmischung mit Mandeln, Paranüssen, Cashewnüssen und Walnüssen	Bis zu ½ Tasse Tahini mit Paprika, Karotten und Zucchini	**1–2 Powerballs** (S. 362)	**Schokoladen-Chia-Pudding** (S. 361)
Gebackene Hähnchenbrust oder Wildlachs (handtellergroß oder etwas größer), dazu 1–2 Portionen **Salat nach der Mix-'n'-Match-Formel** (S. 342)	**Puten-Chili mit mexikanischer Soße und Butternusskürbis** (S. 357)	Auswärts essen mit Freunden – wählen Sie eine Mischung aus vollwertigen Kohlenhydraten, natürlichen Fetten und Proteinen aus und *genießen Sie es!*	**Ingwer-Limetten-Kabeljau en Papillote** (S. 359)
Wasser oder Pfefferminz-, Ingwer- oder Grüntee	Wasser oder Pfefferminz-, Ingwer- oder Grüntee	Wasser oder Pfefferminz-, Ingwer- oder Grüntee	Wasser oder Pfefferminz-, Ingwer- oder Grüntee

6
WOCHE 3

Heilen Sie Ihren Darm – und die Hormone gleich mit

Willkommen in der dritten Woche! Während der vergangenen beiden Wochen haben Sie Ihren Hormonen eine bunte Mischung köstlicher und gesunder Lebensmittel zu essen gegeben. Sie stärken den Menstruationszyklus, indem sie die schlimmsten Kapriolen des Blutzuckerspiegels verhindern. Das versetzt den Körper in die Lage, die Sexualhormone und damit auch die Periode neu zu beleben. Es ist zwar nicht unbedingt nötig, sich in Zukunft akribisch an den 7-Tages-Plan (S. 178–179) zu halten, aber um den Blutzuckerspiegel auch weiterhin stabil zu halten, sollten Sie sich schon vornehmen, die gelernten Ernährungsprinzipien auch weiterhin umzusetzen.

In dieser Woche konzentrieren wir uns auf eines der spannendsten Gebiete der aktuellen medizinischen Forschung: den Darm. Manchmal scheint es, als käme täglich eine neue Studie heraus, die die völlig neue und ungeahnte Beziehung unserer Darmgesundheit zu einem gewöhnlichen Krankheitsbild aufdeckt. Von Adipositas bis zu Endometriose konnte schon alles auf eine empfindliche Darmflora, die Mikroorganismen, Enzyme und anderen Substanzen im Darm zurückgeführt werden. So ist das gute alte Bauchgefühl heute wichtiger denn je.[1] Periodenprobleme bilden da keine Ausnahme.

Ganz egal, welche Hormone Sie wieder ins Lot bringen oder welche Menstruationsbeschwerden Sie lindern möchten: Die Darmgesundheit gehört auf der Prioritätenliste ganz nach oben, weil der Darm bei *allen* hormonellen Vorgängen eine wesentliche Rolle spielt.

Der Darm ist ein echtes Wunderwerk der Natur. Er produziert Hormone und Neurotransmitter – hallo, Melatonin, Schilddrüsenhormone und Serotonin! Außerdem beherbergt er eine bestimmte Gruppe von Darmbakterien, das sogenannte Östrobolom. Es trägt dazu bei, den Östrogenspiegel im Körper zu regulieren. Im Darm befindet sich außerdem das Hauptquartier des Immunsystems. Das heißt, dem Darm kommt bei der Entstehung von Autoimmunerkrankungen eine Schlüsselfunktion zu – und diese Erkrankungen wiederum wirken ganz unmittelbar auf das Hormonsystem ein.[2]

Leider war unsere allgemeine Darmgesundheit noch nie so schlecht wie heute. Das liegt an dem vermehrten Einsatz von Antibiotika, dem gestiegenen Stress und an unserer Ernährung, die meistens nicht besonders toll ist. Nehmen wir beispielsweise mich.

Während meiner Zeit in der Highschool und am College durchlebte ich die Magen-Darm-Hölle. Am schlimmsten war die chronische Verstopfung. Vier oder fünf Tage ohne Stuhlgang waren völlig normal für mich, manchmal sogar eine ganze Woche. Ständig hatte ich Blähungen, schlimmes Sodbrennen und andauernde Magenschmerzen. Wie so viele Frauen litt ich bis Anfang 20 unter meiner – Entschuldigung! – beschissenen Verdauung, hatte aber nicht den blassesten Schimmer von den zugrunde liegenden Darmproblemen, der chronischen systemübergreifenden Entzündung und meinen hormonellen Problemen.

Etwa 90 Prozent meiner Patientinnen leiden an irgendeiner Art von gastrointestinaler Beeinträchtigung. Das reicht von Nahrungsmittelunverträglichkeiten und -allergien über ein Leaky-Gut-Syndrom, chronische Verstopfung und Durchfall bis hin zu einem Reizdarmsyndrom. Bedenkt man, dass der Körper für die Hormonproduktion ausreichende Mengen an Vitaminen, Mineralstoffen und Antioxidantien benötigt, überrascht das kaum. Schlussendlich sind Sie nur in dem Maße gesund, wie Sie Nahrung verdauen, verwerten und absorbieren können. Und wenn Sie eine noch so beeindruckende Vielfalt qualitativ hochwertiger Lebensmittel essen: Wenn der Magen-Darm-Trakt nicht optimal funktioniert, bringt das den Hormonen nur wenig. Solange die Nahrung nicht verwertet wird und die enthaltenen lebenswichtigen Nährstoffe nicht in den Rest des Körpers gelangen, wird Ihnen auch die beste Ernährung nichts nutzen.

Höchste Zeit für ein Update in Sachen Verdauung!

Ein Faktencheck in Sachen Stuhl

Bevor wir uns ausführlicher damit beschäftigen, wie genau das Zusammenspiel von Darm und Hormonen aussieht, müssen wir über den Stuhlgang reden und darüber, welche Geheimnisse über die Hormone er verrät. Ja, genau: Ausgerechnet ein Thema, das uns schon immer eklig, unangebracht und außerordentlich peinlich vorkam, könnte wichtige Informationen über die Menstruationsbeschwerden enthalten. Was die Bildung der Frauen im Bereich Gesundheit angeht, wird nicht häufig genug über den Stuhl gesprochen. Und weil niemand darüber redet, haben Frauen keine Ahnung, dass es nicht normal ist, nur ein paar Male pro Woche zu müssen oder aber nach jeder Mahlzeit aufs Klo zu rennen.

Das Gehirn steuert den Verdauungsprozess. Der Vagusnerv, die »Hauptleitung«, die Gehirn und Verdauungsapparat miteinander verbindet, überwacht sogar den gesamten Ablauf von ruhigem Verdauen. Bei verstärktem emotionalem oder körperlichem Stress setzt die Kampf-oder-Flucht-Reaktion ein. Dann wird die Verdauung mit einem Schlag als weniger wichtig eingestuft. Das auf den Stress hin von den Nebennieren produzierte Cortisol verändert die Darmtätigkeit und beeinträchtigt den gesamten Verdauungsapparat, und zwar vom Gehirn über die Darmwand bis hin zur Darmflora.[3]

Unregelmäßigkeiten beim Stuhlgang sind normalerweise ein erstes Anzeichen dafür, dass sich der Stress auf die Verdauung auswirkt. Im Überlebensmodus konzentriert sich der Körper nicht auf die Absorption und Verwertung der Nährstoffe, die gerade mit dem Essen aufgenommen wurden, und ein Besuch des stillen Örtchens kommt auch nicht infrage. Stattdessen schleust der Körper die Nahrung besonders schnell durch (Durchfall) oder hält besonders lange daran fest (Verstopfung), um sich in einem ruhigen Moment später darum zu kümmern.

Wenn Sie nicht täglich Stuhlgang haben, steigt die Giftstoffbelastung. Dies wiederum behindert die Hormonproduktion und stört den Hormonhaushalt. Das führt womöglich zu einer Störung der Darmflora, was die Art und Weise der Östrogenproduktion beeinflusst.[4] Andererseits ist Durchfall, der nach den Mahlzeiten auftritt oder Sie sonst häufiger zu Toilettenbesuchen nötigt, auch nicht in Ordnung. Lockerer Stuhlgang zeigt, dass Nährstoffe nicht gut verdaut und absorbiert werden, was sich langfristig ebenfalls negativ auf Gesundheit und Hormonhaushalt auswirkt.

Was ist da also zu tun? Gewöhnen Sie sich an, bei jedem Toilettenbesuch Textur, Farbe und Geruch zu notieren. Schreiben Sie außerdem auf, ob unverdautes Essen sichtbar war, wie lange es bis zu dessen Ausscheidung gedauert hat und wie viel Zeit seit dem letzten großen Geschäft vergangen ist. Idealerweise sollten Sie mindestens einmal am Tag Stuhlgang haben, der

- aus einem langen, glatten, leicht auszuscheidenden Stück besteht,
- mittelbraun und ohne sichtbare Speisereste sowie
- nicht übel riechend, klebrig oder fettig ist.

Wenn Ihre Ausscheidungen nicht so aussehen oder Sie Verstopfung oder lockeren Stuhl haben, achten Sie genau darauf, was sich – im Zuge der in diesem Kapitel erläuterten Strategie – während der kommenden Wochen verändert. Der Stuhl ist der beste Indikator dafür, was im Darm und bei den Hormonen vor sich geht, und zeigt auch an, welche Veränderungen für den Abbau von Entzündungsreaktionen und eine harmonischere Periode ergänzt oder aber beibehalten werden sollten.

Perioden und Stuhl

Beim Gespräch über die psychologischen und körperlichen Veränderungen in jeder Zyklusphase wird der Stuhlgang oft ausgespart. Dabei übt unser Menstruationszyklus eine sehr direkte, vorhersagbare Wirkung auf unseren Magen-Darm-Trakt aus.

Es ist nicht ungewöhnlich, dass Frauen während der ersten Zyklushälfte regelmäßigen Stuhlgang haben, aber nach dem Eisprung, also mit dem Ansteigen des Progesteronspiegels bis zum Beginn der Menstruation, an Verstopfung leiden. Progesteron wirkt unter anderem muskelentspannend. Progesteron wird häufig sogar Schwangeren verordnet, um die Wehen hinauszuzögern und eine Frühgeburt zu verhindern, weil es Muskelkontraktionen im Uterus sehr effektiv reduziert.[5] Sind die Muskeln entspannt, kann sich der Darm nicht so gut zusammenziehen. Dadurch fällt es ihm schwerer, alles in Gang zu halten. Wenn der Progesteronspiegel ein bis zwei Tage vor Menstruationsbeginn wieder sinkt, sollte sich auch die Verstopfung bessern.

Dieses Abfallen des Progesteronspiegels löst eine Entzündungsreaktion aus, durch die Prostaglandine freigesetzt werden. Diese wiederum stimulieren Muskelkontraktionen im Uterus und lösen die Abstoßung der Gebärmutterschleimhaut aus.[6]

Aufgrund seiner räumlichen Nähe zur Gebärmutter ist der Darm eines der ersten Organe, die ebenfalls von den Prostaglandinen beeinflusst werden. Sobald sie in den Darm eingetreten sind, ist ihre Wirkung dort die gleiche wie im Uterus. Sie beeinflussen die Darmkontraktionen, und so kommt es kurz vor Periodenbeginn oder am ersten Tag der Blutung mitunter zu lockerem Stuhlgang oder Durchfall. Manchmal ist das nach wochenlanger Verstopfung eine heiß ersehnte Erleichterung. Aber zu viel des Guten ist auch schlecht. Ein Überschuss an Prostaglandinen kann dazu führen, dass Sie wegen eines großen Geschäfts den ganzen Tag auf der Toilette festsitzen. Und das ist natürlich ein Problem.

Doch auch wenn das Progesteron in der zweiten Zyklushälfte womöglich anfälliger für Verstopfung macht und sinkende Progesteronwerte vor der Periode womöglich lockeren Stuhlgang verursachen, sollten Sie wissen, dass sich diese beiden superärgerlichen Probleme höchstwahrscheinlich verringern, sobald Sie anfangen, Ihren Darm zu heilen.

Darmdysbiose, Leaky-Gut-Syndrom und Hormongesundheit

Die beiden häufigsten Fehlfunktionen des Darms sind Darmdysbiose (Störung der Darmflora) und Leaky-Gut-Syndrom (Störung der Barrierefunktion der Dünndarmschleimhaut).[7]

Das Darmmikrobiom, also die Darmflora, besteht aus über 100 Billionen Bakterien, Viren und Hefezellen. Allein im Dickdarm leben zwischen 500 und 1000 Spezies von Mikroorganismen.[8] Die Art der Bakterien im Darm spielt eine bedeutende Rolle für das allgemeine gesundheitliche Befinden. Sie beeinflusst ganz entscheidend die Fähigkeit des Körpers, Nährstoffe aus der Nahrung zu ziehen. Für eine gesunde Darmflora kommt es vor allem darauf an, eine möglichst große Vielfalt verschiedener Bakterienspezies im Darm zu haben – oder genauer: eine ausgewogene Zusammensetzung gesunder Bakterien (im Gegensatz zu opportunistischen oder krank machenden Keimen) am richtigen Ort im Darm zu haben.

Schrumpft die Vielfalt der Darmbakterien und gibt es zu wenige nützliche Bakterien, können aufgrund dieses Ungleichgewichts opportunistische oder krank machende Bakterien wuchern. Dies führt zu einer Dysbiose, was so viel wie »schlechtes Zusammenleben« heißt. Symptome sind:

- Blähungen oder Völlegefühl, unabhängig von den verzehrten Lebensmitteln
- Nahrungsmittelunverträglichkeiten[9]
- Benommenheit
- chronischer Mundgeruch
- entzündliche Darmerkrankungen wie Morbus Crohn und Colitis ulcerosa[10] oder Reizdarmsyndrom mit Symptomen wie Magenkrämpfen, Durchfall und Verstopfung[11]
- Müdigkeit oder geringe Energie
- Autoimmunerkrankungen wie Hashimoto-Thyreoiditis[12], Zöliakie[13], Typ-1-Diabetes[14] oder multiple Sklerose[15]
- Adipositas[16]

Darmdysbiose kann als Sammelbegriff für die vielen Erkrankungen betrachtet werden, die durch ein Ungleichgewicht der Mikroorganismen-Arten im Verdauungstrakt ausgelöst werden. Zu diesen Erkrankungen zählen SIBO (Dünndarmfehlbesiedlung), Pilz-, Bakterien- oder Candida-Überbesiedlung, andere Hefe- oder Schimmelpilzarten, *Helicobacter pylori* (oder *H. pylori*; Ursache von Geschwüren in Magen und Zwölffingerdarm) sowie Parasiten. Diese Erkrankungen müssen alle ärztlich untersucht, diagnostiziert und behandelt werden.

Viele Faktoren können das Gleichgewicht der Darmflora stören. Die Hauptschuldigen sind häufig die Kohlenhydrat- und zuckerreiche Ernährung der westlichen Welt[17], Alkoholkonsum[18] und chronischer Stress[19]. Auch Antibiotika gehören dazu, weil sie mit den krank machenden Erregern auch die guten Darmbakterien auslöschen. Antibiotika steigern zudem die Permeabilität (also die Durchlässigkeit) der Darmwand, weshalb hier ein Zusammenhang mit dem Reizdarmsyndrom und Morbus Crohn besteht.[20] Eine weitere häufige Ursache ist die Unfähigkeit, eine bestimmte Gruppe von Kohlenhydraten und Zuckeralkoholen zu verdauen, die als FODMAP bezeichnet werden. Die

Abkürzung steht für »fermentierbare Oligosaccharide, Disaccharide, Monosaccharide und Polyole« (vereinfacht heißt das ungefähr »vergärbare Mehrfach-, Zweifach-, Einfachzucker und mehrwertige Alkohole«) – ganz schön sperrig, ich weiß! Auch oral eingenommene Verhütungsmittel stören die Darmflora und bereiten damit schweren Erkrankungen wie Morbus Crohn und Colitis ulcerosa den Boden.[21] Außerdem bringen orale Verhütungsmittel das Mikrobiom zugunsten von Hefebakterien und anderen schädlichen Bakterien aus dem Gleichgewicht. Ein ideales Umfeld für bakterielle Vaginosen und Pilzinfektionen.[22]

Der menschliche Körper wird manchmal als »Röhre innerhalb einer Röhre« beschrieben: Unser Verdauungsapparat ist lediglich ein Rohr, das das Innere des Darms vom Rest des Körpers trennt. Ein Leaky-Gut-Syndrom ist dann genau das, was die englische Bezeichnung andeutet: eine »Darm-Röhre« mit einem Leck. Die Darmwand wurde beschädigt und so gelangen Bakterien, Nahrungspartikel und andere Giftstoffe durch die Lecks nach draußen in den Blutkreislauf. Eine intakte Darmwand ist aber überlebenswichtig, weil sie mit der Nahrung aufgenommene Giftstoffe und Krankheitserreger davon abhält, in den Körper zu gelangen und unsere Organe zu beschädigen.

Die Darmschleimhaut ist etwa eine Zellschicht dick.[23] Ist das zu fassen? Jetzt fragen Sie sich vielleicht: Wenn die Darmschleimhaut eine so wichtige Schutzfunktion erfüllt, warum ist sie dann so dünn? Diese Barriere lässt sehr gezielt nur nützliches Material durch und blockiert schädliche Substanzen. Gelangt doch einmal etwas Unerwünschtes hindurch, löst das eine unmittelbare Reaktion des Immunsystems aus. Es schickt Abwehrkörper los, um die Eindringlinge zu bekämpfen. Diese Abwehrkörper können Sie sich als Soldaten des Immunsystems vorstellen, die auf der anderen Seite der Darmschleimhaut allzeit bereit die Stellung halten, um fremde Eindringlinge anzugreifen, die es wagen, diese Grenze zu durchdringen und in den Blutkreislauf einzutreten.

Ein frühes Symptom eines Leaky-Gut-Syndroms sind Nahrungsmittelunverträglichkeiten – so kann man auf einmal keine Milchprodukte oder Weizen mehr essen, ohne an Völlegefühl und Blähungen, Kopfschmerzen oder einer laufenden Nase zu leiden. Mit der Zeit verursacht ein Immunsystem, das ständig im Angriffsmodus ist, eine ganze Lawine von Nahrungsmittelunverträglichkeiten und -allergien[24], Anomalien des Immunsystems und schließlich Autoimmunerkrankungen.[25] Tatsächlich deuten Forschungsergebnisse darauf hin, dass es einen Zusammenhang zwischen fast jeder Krankheit der westlichen Zivilisation und einem zu durchlässigen Darm gibt.[26] Igitt!

Was aber verursacht das Leaky-Gut-Syndrom? Viele der üblichen Verdächtigen. Hauptschuldiger ist chronischer psychischer und körperlicher Stress, weil hohe Cortisolwerte die Durchlässigkeit der Darmschleimhaut steigern und im Darm eine Entzündungsreaktion hervorrufen.[27] Auch entzündungsfördernde Lebensmittel und Getränke wie Weizen[28], Mais, raffinierte Kohlenhydrate, Soja, Milchprodukte, Fleischprodukte aus konventioneller Erzeugung, Zucker und Alkohol[29] spielen eine große Rolle. (Ich weiß doch, ich weiß. Warum nur sind ausgerechnet Zucker und Alkohol immer die Ursache unserer Beschwerden? Könnten Wein und Kuchen unsere Probleme lösen, wäre ich die Erste, die »Hier!« schreit!)

Auch ganz gewöhnliche Medikamente wie die Pille[30], bestimmte Antibiotika[31] und nichtsteroidale Antirheumatika (NSAR) wie etwa Ibuprofen, Naproxen und Acetylsalicylsäure dürfen wir nicht vergessen.[32] Zum Schluss möchte ich noch auf gentechnisch veränderte Lebensmittel zu sprechen kommen. Gentechnisch veränderte Erzeugnisse werden routinemäßig mit Pflanzenschutzmitteln gespritzt, die dafür geschaffen wurden, Schädlinge zu töten, indem sie deren Verdauungssystem angreifen. Menschen sind gegen diese Wirkung vermutlich nicht immun, und der Konsum von mit Glyphosat gespritzten gentechnisch veränderten Erzeugnissen kann in unserer Verdauung eine ähnliche Reaktion zur Folge haben.[33] In Deutschland werden seit 2012 keine gentechnisch veränderten Pflanzen kommerziell angebaut.[34] Sie werden jedoch überwiegend als Futtermittel importiert. Für Lebensmittel, Zutaten und Zusatzstoffe aus gentechnisch veränderten Organismen (GVO) besteht eine Kennzeichnungspflicht.[35] Glyphosat hingegen ist auch in Deutschland eines der am häufigsten eingesetzten Pflanzengifte; es wird auf 40 Prozent der deutschen Ackerfläche eingesetzt.[36]

Vielleicht dachten Sie, der Östrogenspiegel werde nur dadurch bestimmt, was in den Eierstöcken vor sich geht. Aber das stimmt nicht ganz. Sowohl eine Darmdysbiose als auch ein Leaky-Gut-Syndrom wirken ganz erheblich auf die Hormone ein, besonders auf die Östrogene. Immerhin besteht ein Zusammenhang zwischen dem Verdauungsapparat und der Menge an Östrogen, die zu einem bestimmten Zeitpunkt im Körper zirkuliert. Das von den Eierstöcken und anderen Geweben gebildete Östrogen wandert durch den Körper und interagiert mit einer Reihe verschiedener Systeme. Wenn es seine Aufgaben erfüllt hat, landet es in der Leber, wo es »deaktiviert« wird. Anschließend schickt die Leber die deaktivierten Östrogene in den Darm, wo sie weiter zerlegt werden, bevor sie mit dem Stuhl endgültig aus dem Körper ausgeschieden werden.

Diese Zersetzung im Darm wird von einer Gruppe Bakterien unterstützt, die zum sogenannten Östrobolom gehören.[37] Andere Bakterien im Östrobolom produzieren ein Enzym namens Beta-Glucuronidase, das in der Lage ist, Östrogen in den aktiven Zustand zurückzuversetzen.

Bei Menschen mit gesundem Mikrobiom zersetzen die Bakterien im Östrobolom das Östrogen mit Leichtigkeit. So kann der Körper es gut ausscheiden. Aber bei Menschen, deren Mikrobiom nicht gesund ist, werden diese Bakterien gewissermaßen ineffektiv. Dadurch dominieren die Beta-Glucuronidase-produzierenden Bakterien. Dies führt zu einem höheren Beta-Glucuronidase-Spiegel, wodurch zu viel Östrogen reaktiviert wird. Und das macht letztendlich die ganze harte Arbeit der Leber zunichte.

Aktive Östrogene kann der Körper nicht ausscheiden. Deshalb werden sie durch die Darmschleimhaut resorbiert und gelangen so wieder in den Blutstrom. Dort machen diese reaktivierten Östrogene genau dasselbe wie zuvor. Zu viel Beta-Glucuronidase bringt also zu viel Östrogen wieder in den Umlauf, was über kurz oder lang zu einer Östrogendominanz führt.[38] Da überrascht es nicht, dass Forscherinnen und Forscher eine Verbindung zwischen einem dysfunktionalen Östrobolom und Erkrankungen wie Endometriose, PCOS und Gebärmutter-, Eierstock- und Brustkrebs nachweisen konnten – denn bei allen diesen Erkrankungen besteht ein Zusammenhang mit einer fehlerhaften Entsorgung des Östrogens.[39]

Weniger Beta-Glucuronidase bedeutet umgekehrt, dass weniger Östrogen reaktiviert und wieder in den Blutkreislauf zurückgeschickt wird. Bei einer gesunden Östrogenproduktion in den Eierstöcken ist das gut so. Ist jedoch die Östrogenproduktion der Eierstöcke ohnehin schon reduziert, verstärkt eine verminderte Östrogenreabsorption den Östrogenmangel nur noch.

Und als hätten wir es nicht geahnt: Eine Darmdysbiose oder ein Leaky-Gut-Syndrom hemmen auch die Hormonproduktion der Eierstöcke. Ein beeinträchtigtes Darmmikrobiom kann nämlich zur Produktion sogenannter Lipopolysaccharide (kurz LPS) führen. Das sind hochwirksame Giftstoffe, die beim Absterben gramnegativer oder pathogener – also krank machender – Bakterien von deren Zellwänden freigesetzt werden.[40] (Ein Beispiel für ein solches gramnegatives Bakterium ist *E. coli.*) Diese Giftstoffe beeinflussen das Milieu im Inneren des Darms. Gelangen sie durch undichte Stellen in der Darmschleimhaut nach draußen, lösen sie womöglich sowohl eine entzündliche Immunreaktion als auch eine Entzündung der Eierstöcke, vor allem aber des Gelbkörpers aus, was die Progesteronproduktion der Eierstöcke stört.[41] Dies verursacht eben jene Probleme, die ein zu niedriger Progesteronspiegel mit sich bringt: beispielsweise gestörte Lutealphasen und kurze Zyklen, PMS, starke Perioden und Brustschmerzen.

Gluten und Leaky-Gut-Syndrom

Bei der Frage nach Nahrungsmitteln, die die Durchlässigkeit des Darms unmittelbar beeinflussen, sticht vor allem das Gluten heraus. Gluten ist in Weizen, Gerste und Roggen enthalten. Das Wort stammt vom lateinischen Wort für »Klebstoff« ab und so ist Gluten auch tatsächlich das Klebereiweiß, das die Herstellung lockerer Brote, Gebäcksorten und Kuchen ermöglicht. Eine Hauptkomponente des Glutens wiederum ist Gliadin, das die Darmschleimhaut dazu anregt, Zonulin abzusondern. Zonulin schlägt wie ein kleiner Specht Löcher in die Darmschleimhaut, indem es die engen Verbindungen der schützenden Barriere schwächt und dadurch deren Durchlässigkeit steigert. Und das führt mit der Zeit zum Leaky-Gut-Syndrom.[42] Sind diese Schleusen in der Darmschleimhaut einmal geöffnet, können sich allerhand Eindringlinge in den Körper durchmogeln – auch das Gluten – und die Abwehrkräfte des Immunsystems mobilisieren.

Bei Menschen mit Zöliakie, einer sehr ernsten Autoimmunerkrankung, kommt es zu einer schweren Schädigung des Darms, wodurch die Betroffenen Nährstoffe weniger gut verwerten können. Etwa 1,4 Prozent der Weltbevölkerung leiden an Zöliakie, bei offenbar wachsender Tendenz in den letzten drei Jahrzehnten.[43] Die umstrittenere Nicht-Zöliakie-Nicht-Weizenallergie-Weizensensitivität ist eine Erkrankung, bei der die Patienten zwar empfindlich auf Gluten und andere Weizenproteine reagieren, eine Zöliakie und Weizenallergie aber ausgeschlossen wurden. Viele Symptome der Zöliakie und der Nicht-Zöliakie-Nicht-Weizenallergie-Weizensensitivität überschneiden sich mit denen des Leaky-Gut-Syndroms.[44] Es kann allerdings auch eine diagnostizierte Zöliakie vorliegen, ohne dass es deshalb zwingend zu Magenproblemen kommen muss.[45]

Nur weil Sie keine Probleme mit dem Magen-Darm-Trakt haben, sollten Sie also nicht davon ausgehen, dass alles im grünen Bereich ist. Tatsächlich besteht ein Zusammenhang zwischen Zöliakie und beeinträchtigter Fruchtbarkeit oder ungeklärter Unfruchtbarkeit[46], einer höheren Fehlgeburtsrate, Komplikationen während der Schwangerschaft und niedrigem Geburtsgewicht[47], verzögerter Pubertät oder verzögertem Einsetzen der Menstruation[48], unregelmäßigen Perioden, frühen Wechseljahren und sekundärer Amenorrhö, also dem Ausbleiben der Periode bei Frauen, die zuvor eine normale Periode hatten[49].

Ich hatte es mit mehreren Fällen zu tun, in denen Amenorrhö oder ungeklärte Unfruchtbarkeit das einzige Problem waren. Doch als dann das Gluten weggelassen wurde, konnte der Darm heilen. Die Nährstoffe konnten wieder aufgenommen werden und die Frauen bekamen ihre Menstruation zurück oder wurden auf natürlichem Wege schwanger.

Zöliakie und Nicht-Zöliakie-Nicht-Weizenallergie-Weizensensitivität sind ernste Erkrankungen. Sollte bei Ihnen eine der beiden diagnostiziert worden sein, meiden Sie Gluten. Falls Sie zunächst nur vermuten, Sie könnten eine der beiden Krankheiten haben, empfehle ich Ihnen dringend, eine entsprechend spezialisierte und naturheilkundlich versierte Therapeutin bzw. Ärztin aufzusuchen, um sich genau untersuchen zu lassen. Falls Ihre Beschwerden weder von Zöliakie noch einer Nicht-Zöliakie-Nicht-Weizenallergie-Weizensensitivität herrühren, könnten Sie an einer ähnlich gelagerten Erkrankung wie einer Fehlbesiedlung des Dünndarms (SIBO), Parasiten oder einer Pilzinfektion leiden.

Und was ist mit uns anderen? Sollten wir Gluten ebenfalls meiden? Wie bei allen Ernährungsfragen gibt es auch hier keine allgemeingültige Antwort. Es kann sein, dass Sie Gluten vertragen (oder dass es Ihnen jedenfalls so vorkommt), aber: Der Verzehr von Gluten schadet der Darmschleimhaut. Ende, aus. Weil moderne Weizensorten sehr viel mehr Gluten enthalten als alte Sorten und weil viel mehr Pestizide und Unkrautvernichtungsmittel gespritzt werden, die in unsere Darmgesundheit und unser Immunsystem hineinpfuschen, reagieren wir heute empfindlicher auf Gluten denn je. Also: Gluten oder nicht? Ich sehe das so: Gluten zu essen ist, als würde man immer wieder einen Kratzer am Bein aufkratzen, der dadurch nie richtig abheilt. Irgendwann steht man mit einer größeren, entzündeten wunden Stelle da. So ist es auch mit der Darmschleimhaut: Glutenhaltige Lebensmittel »kratzen« immer wieder daran.

Vor diesem Hintergrund möchte ich aber auch mit den guten Nachrichten nicht hinter dem Berg halten: Die Darmschleimhaut ist so knallhart widerstandsfähig, dass sie sich alle fünf bis sieben Tage vollständig regeneriert.[50] Durch das Weglassen des Glutens ermöglichen Sie also, dass die engen Verbindungen zwischen den Zellen der Darmschleimhaut wieder heilen – und können so einem Leaky-Gut-Syndrom vorbeugen.

Darmgesundheit, PMS, PMDS und Stimmung

Wussten Sie, dass es im Darm 500 Millionen Nervenzellen gibt, also fünfmal mehr als in der Wirbelsäule? Diese Neuronen bilden das sogenannte enterische Nervensystem, das auch als unser »zweites Gehirn« bekannt ist. Die Hauptfunktion dieses »Gehirns« ist die Abwicklung des Verdauungsprozesses vom Anfang bis zum Schluss, also vom Kauen des Essens über die Zersetzung bis hin zur Absorption der Nährstoffe und schließlich zur Ausscheidung.

Aber das ist noch lange nicht alles. Unser »Bauchhirn« ist über die sogenannte Darm-Hirn-Achse mit unserem eigentlichen Gehirn verbunden.[51] Der Vagusnerv, ein Schädelnerv, der vom Gehirn zum Verdauungssystem verläuft, erleichtert die wechselseitige Kommunikation zwischen dem Gehirn, dem übrigen Nervensystem und dem Verdauungssystem.[52] Dieses Hin und Her zwischen Gehirn und Magen-Darm-Trakt ist dafür verantwortlich, dass wir »Schmetterlinge im Bauch haben«, wenn wir uns verlieben, oder es uns »wie ein Schlag in die Magengrube« trifft, wenn wir schlechte Nachrichten überbracht bekommen. Und an dieser Kommunikation liegt es auch, dass Magen-Darm-Beschwerden wie Entzündungen, Darmdysbiosen und ein Leaky-Gut-Syndrom zu Problemen führen können, die wir eigentlich mit dem Gehirn assoziieren: wie Angstzuständen, Depressionen oder anderen Stimmungsstörungen.

Mit anderen Worten: Liegt im Darm eine Entzündungsreaktion vor, gibt es eine solche höchstwahrscheinlich auch im Gehirn, was sich auf Stimmung und Gefühlszustand auswirkt.[53]

Angesichts des ständigen Austauschs zwischen unserem Darm und unserem Nervensystem (einschließlich unseres Gehirns) ist es keine Überraschung, dass sich dieses komplexe Zusammenspiel auch auf die Hormone auswirken könnte, die unseren emotionalen Zustand und den Menstruationszyklus beeinflussen.

Ich sehe das in meiner Praxis ständig – wenn meine Klientinnen der Strategie für die Darmheilung folgen, bessern sich nicht nur ihre Menstruationsbeschwerden ganz erheblich, sondern auch Ängste, Depressionen, PMS-bedingte Stimmungsschwankungen und sogar PMDS. Einige vorläufige Ergebnisse deuten darauf hin, dass es möglicherweise einen Zusammenhang zwischen PMS und PMDS und einer schlechteren Funktion des Vagusnervs gibt. Das bedeutet, eine Förderung der Funktion des Nervensystems und der Darm-Hirn-Achse mithilfe der Darmheilungsstrategie kann zur Behebung stimmungsbedingter Menstruationsbeschwerden beitragen. (Die Strategie stelle ich etwas später in diesem Kapitel vor.)[54]

Ich hoffe, es ist klar geworden, welch tragende Rolle gesunde Bakterien für die Gehirnfunktion spielen und warum es gerade bei Angstgefühlen, Depressionen, PMS oder PMDS so wichtig ist, ein Ungleichgewicht der Darmflora auszugleichen. Gut möglich, dass Ärzte im weiteren Verlauf dieser Forschung irgendwann Probiotika anstelle von Antidepressiva verschreiben.[55] Das wäre was, oder?

Leaky-Gut-Syndrom und chronische Unterleibsschmerzen

Laut Dr. Jessica Drummond, der Gründerin des Integrative Women's Health Institute, »beginnt der Heilungsweg jeder im Beckenbereich lokalisierten Schmerzerkrankung – ob Endometriose, Vulvodynie oder Blasenschmerzsyndrom (interstitielle Zystitis) – mit der Förderung der Verdauung«. Das liegt daran, dass die Ursachen chronischer Unterleibsschmerzen oft in Problemen im Magen-Darm-Trakt zu finden sind, etwa in Form von Entzündungen, Dysbiosen, Leaky-Gut-Syndrom, Reizdarmsyndrom, Nahrungsmittelunverträglichkeiten und Autoimmunerkrankungen.

Auf dem aufbauend, was wir in Kapitel 3 gelernt haben, gibt es Hinweise darauf, dass die Endometriose eine entzündliche Erkrankung ist und möglicherweise zum Teil einer Autoimmunreaktion entspricht. In einer Studie kamen die Wissenschaftler zu dem Schluss, dass Endometriose beinahe alle Eigenschaften einer Autoimmunerkrankung aufweist. Zudem wurde ein Zusammenhang zwischen Endometriose und anderen Autoimmunerkrankungen wie multipler Sklerose, rheumatoider Arthritis und entzündlichen Darmerkrankungen (unter anderem Morbus Crohn und Colitis ulcerosa) nachgewiesen.[56]

Wie wir inzwischen wissen, löst ein Leaky-Gut-Syndrom Autoimmunreaktionen aus und verursacht daher möglicherweise auch einige der Autoimmunmerkmale der Endometriose. In Kombination mit Östradiol fördern LPS (siehe S. 188) Entzündungen im Becken und verschlimmern die Endometriose.[57] Im Rahmen einer Studie wurde ermittelt, dass 80 Prozent der Probandinnen mit Endometriose unter einer Dünndarmfehlbesiedlung (SIBO) litten. Die Ergebnisse einer anderen Studie deuten darauf hin, dass die Gesundheit der Darmbakterien eine entscheidende Rolle bei der Entwicklung und dem Fortschreiten der Endometriose spielt.[58] Kurz gesagt: Es gibt eine Wechselwirkung zwischen der Gesundheit des Magen-Darm-Trakts und der Endometriose, weshalb sich die Erkrankung oft mit bestimmten darmbezogenen Problemen wie dem Reizdarmsyndrom überschneidet.[59]

Doch die Beziehung funktioniert in beide Richtungen: Eine Endometriose kann sich unmittelbar auf den Magen-Darm-Trakt auswirken. Die von der Gebärmutter und den Gewebesprengseln während der Menstruation ausgeschütteten Prostaglandine wirken auf die glatte Darmmuskulatur ein und verursachen so Symptome wie Darmkrämpfe und Durchfall. Die Gebärmutterschleimhautzellen können sich sogar auf der Darmwand niederlassen. Dies stört womöglich die Fähigkeit des Darms, die Abfuhr von Abfallprodukten kontinuierlich aufrechtzuerhalten. Dadurch wiederum drohen eine Dünndarmfehlbesiedlung, Pilzwachstum und eine Störung der Darmflora – Phänomene, die zu allem Übel auch noch die Symptome der Endometriose verstärken.

Eine Vulvodynie zeichnet sich durch chronische Schmerzen in und um die Vulva (Scheide) aus. In diesem Fall spürt man einen brennenden oder stechenden Schmerz oder einfach nur Wundheit beim Sex, beim Abwischen, beim Einführen eines Tampons, beim Sitzen oder schlicht immer (ohne Außenreiz).

Schätzungen zufolge sind etwa 16 Prozent der Frauen im Alter von 18 bis 64 Jahren betroffen.[60] Eine schockierend hohe Zahl, wenn man bedenkt, dass die meisten Menschen noch nie davon gehört haben! Medizinisch ist eine Vulvodynie schwer zu diagnostizieren, da die Erkrankung mit Nervenschäden, Autoimmunität und chronischen Pilzinfektionen in Verbindung gebracht wird. Es scheint zudem auch ein psychologisches Element zu geben, da Scheidenschmerzen durch Angst, Depression, Stress und früheren sexuellen Missbrauch verstärkt werden.[61] Die Vorschläge zur Behandlung sind so zahlreich wie die Theorien über die Ursachen. Deshalb gibt es auch kein Patentrezept für die Behandlung.

Also steht und fällt alles mit dem Darm? Ja, zumindest teilweise. Deshalb empfehle ich Frauen mit chronischen Unterleibsschmerzen oft zunächst ein Darmheilungsprogramm. Von einer Schmerzlinderung, die immerhin wieder ein normales Leben ermöglichte, bis zum vollständigen Abklingen der Symptome konnte ich schon bemerkenswerte Ergebnisse eines solchen Programms beobachten.

Ein kranker Darm, zu viel Histamin und die Menstruation

Leiden Sie in der Zyklusmitte an Kopfschmerzen, Abgeschlagenheit, Blähungen, Juckreiz, Schlafstörungen, Reizbarkeit und Magen-Darm-Problemen (fast so, als würden Sie um den Eisprung herum an PMS leiden)? Vielleicht sind es auch Krämpfe und Sie haben schon alles Mögliche dagegen unternommen (Ernährungsumstellung, Nahrungsergänzungsmittel, Sport, Physiotherapie fürs Becken), aber irgendwie schien nichts anzuschlagen? Grund dafür könnte eine sogenannte Histaminintoleranz sein, ein Krankheitsbild, das durch Darmprobleme *und* Östrogen noch verstärkt wird.

Histamine haben einen schlechten Ruf. Das liegt vor allem an den Problemen, die sie in der Heuschnupfensaison verursachen: an Juckreiz, laufender Nase und brennenden Augen. Eigentlich aber haben die Histamine eine wertvolle Funktion. Ist der Körper einem häufig vorkommenden Allergen ausgesetzt, etwa Pollen oder Tierhaaren, löst er in Abwehrzellen, den sogenannten Mastzellen, die Aussonderung von Histaminen aus. Die Histamine gehen ans Werk und erweitern die kleinen Blutgefäße, damit die weißen Blutkörperchen als Bestandteil des Immunsystems freie Bahn auf ihrem Weg zum

»Tatort« haben. (Mich erinnert das ein bisschen an eine Polizei-Eskorte, die Promis dabei hilft, schneller ans Ziel zu kommen.)

Diese unmittelbare Reaktion verursacht die nur allzu bekannten Symptome: Juckreiz, verquollene Augen, Niesen, Schwellungen und Pusteln – alles Folgen der Histaminausschüttung. Problematisch wird es, wenn der Körper zu viel Histamin produziert und/oder nicht in der Lage ist, es wieder effizient abzubauen und auszuscheiden. Dies führt zu einem Histaminüberschuss im Körper und letztendlich zu der Erkrankung, die uns als Histaminintoleranz bekannt ist – oder gar zu einer ernsteren Krankheit namens Mastzellaktivierungssyndrom (MCAS).

Wissen Sie, was außer Pollen und den Haaren von Katzen noch die Ausschüttung von Histaminen verursacht? Östrogen. Östrogen löst in den Mastzellen der Gebärmutter und der Eierstöcke die Ausschüttung von Histaminen aus.[62] Je mehr Östrogen im Körper unterwegs ist, desto mehr Histamin wird produziert. Aber je mehr Histamin, desto mehr Östrogen wird leider auch produziert – und schon dreht sich der Teufelskreis weiter. Diese Verbindung mit dem Östrogen könnte der Grund dafür sein, warum Sie sich um den Eisprung herum, also wenn der Östrogenspiegel im Körper am höchsten ist, so richtig schlecht fühlen und in der zweiten Zyklushälfte eine Verbesserung der histaminabhängigen Beschwerden spüren, wenn die Östrogenwerte sinken und der Progesteronspiegel steigt.

Es ist erwähnenswert, dass Histamine und Mastzellen bei verschiedenen Periodenproblemen mitunter eine Rolle spielen, unter anderem bei Endometriose und starken Monatsblutungen.[63] Bei der Endometriose zum Beispiel enthält das versprengte Gewebe eine hohe Anzahl von Mastzellen, die zu den charakteristischen Schmerzen und der abnormalen Immunreaktion beitragen.[64] Auch in der Gebärmutterschleimhaut sind Mastzellen vorhanden, die für starke Monatsblutungen mitverantwortlich sein können, weil sie Heparin freisetzen, das als Blutverdünner den Blutfluss erhöht.[65]

Und was heißt das jetzt zusammengefasst? Die Heilung eines Leaky-Gut-Syndroms und einer Dysbiose mindert die Histaminproduktion: Die Belastung sinkt und die negative Wirkung lässt nach. Deshalb sollten Frauen mit Endometriose, starken Blutungen, Menstruationsschmerzen und PMS-ähnlichen Symptomen um den Eisprung herum eine Darmsanierungsstrategie in ihren Behandlungsplan aufnehmen.[66]

Wenn da unten etwas nicht stimmt

Die Bakterien im Darm üben einen unmittelbaren Einfluss auf die Bakterien in der Scheide aus. Das heißt, wenn der Darm von schädlichen Bakterien überschwemmt wird, stellen sich wahrscheinlich auch Scheiden- und Harnwegsinfektionen ein. Falls Sie an einem der folgenden Probleme leiden, ist es höchste Zeit, den Magen-Darm-Trakt eingehender untersuchen zu lassen.

- **Pilzinfektionen.** Hier besteht ein Zusammenhang zu einem Candida-Befall des Darms, der durch die Einnahme von Antibiotika und eine zucker- und kohlenhydratreiche Ernährung ausgelöst wird. Zu den Symptomen gehören dicker, weißlicher Scheidenausfluss, Juckreiz, Brennen und Reizungen.
- **Bakterielle Vaginose.** Das Milieu einer gesunden Scheide ist sauer. Das liegt an einer gutartigen Bakterienart, die Milchsäure produziert, den Lactobacillus-Bakterien. Ist der pH-Wert höher als 4,5, die Anzahl der Laktobazillen niedrig und liegt zudem eine Überbesiedlung durch schädliche Mikroorganismen vor, sind die Bedingungen für eine bakterielle Vaginose gegeben. Typische Symptome sind ein fischig riechender, gräulicher oder gelblicher Ausfluss, Jucken und Brennen. Es ist überaus wichtig, eine ärztliche Diagnose einzuholen und sich behandeln zu lassen, da eine unbehandelte bakterielle Vaginose zu einer Unterleibsentzündung führen kann.
- **Harnwegsinfektionen.** Besonders unangenehm! Sie treten auf, wenn Bakterien aus dem Verdauungsapparat (häufig *E. coli*) aus dem Anus in die Harnwege gelangen. Sie können Infektionen in Harnröhre, Blase und Nieren verursachen. In diesem Fall besteht ein direkter Zusammenhang zum Darm. Zu den Symptomen gehören unter anderem andauernder Harndrang, Unterleibsschmerzen, trüber Urin und anhaltendes schmerzhaftes Brennen.[67]

Die meisten konventionellen Therapien vernachlässigen die Grundursache dieser Scheiden- oder Harnwegsinfektionen: die Darmdysbiose.[68] Ich möchte Sie ermutigen, mit einer naturheilkundlich spezialisierten Ärztin zusammen Behandlungsalternativen zu erkunden, die auf dieses Problem eingehen. Die Umsetzung der Darmheilungsstrategie dieser Woche ist auf jeden Fall ein Schritt in die richtige Richtung.

Protokoll für Woche 3: Heilen Sie Ihren Darm

Okay: Ihre Hormone schlagen über die Stränge und Ihr Darm braucht eine Generalüberholung. Schwerpunkt dieser Woche ist die Stärkung des Verdauungsapparats, indem Sie die Anzahl und Vielfalt der guten Darmbakterien gegenüber den krank machenden erhöhen und die Lecks in Ihrer Darmschleimhaut stopfen. In der ersten und zweiten Woche haben Sie bereits einen guten Anfang gemacht, weil Sie viele nährstoffreiche Lebensmittel in den täglichen Speiseplan integriert haben und auf einen ausgeglichenen Blutzuckerspiegel achten. Jetzt werden wir die Dinge beschleunigen, indem wir entzündungsfördernde Lebensmittel eliminieren und die Verdauung unterstützen, um Ihre Darmheilung zu fördern.

Zusätzlich zu dieser Strategie empfehle ich Ihnen dringend, mit einer entsprechend spezialisierten Ärztin mit Erfahrung in der Naturheilkunde zusammenzuarbeiten, um ernsthafte Grunderkrankungen wie SIBO, Pilz- oder Candida-Befall, Parasiten, *H. pylori*, Zöliakie oder eine entzündliche Erkrankung wie Colitis ulcerosa oder Morbus Crohn auszuschließen.

Beginn der Weglassdiät für einen harmonischen Zyklus

Im Bestreben, den Darm zu heilen, können Sie eine Million Nahrungsergänzungsmittel einnehmen und *alle* probiotischen Mittel der Welt, um die Darmflora zu stärken – schlussendlich bringt das alles nichts, wenn Sie weiterhin Lebensmittel essen, auf die Sie empfindlich reagieren oder gegen die Sie womöglich sogar allergisch sind. So wird der Darm nicht gesund. Das ist, als würde man eine Operationswunde mit einem Pflästerchen verarzten wollen.

Das zeitweise Weglassen bestimmter Lebensmittel, die bekanntermaßen das Immunsystem überbeanspruchen, gehört zu den effektivsten Methoden, den Darm zu heilen. Noch aufregender ist die Tatsache, dass eine solche Weglassdiät Symptome von Ovulations- und Menstruationsschmerzen und Erkrankungen wie Endometriose, Vulvodynie und Blasenschmerzsyndrom lindern kann, die alle als chronische Erkrankungen gelten. Wenn wir durch unsere Ernährung die Darmgesundheit stärken, fördern wir auch einen gesunden Hormonhaushalt. Indem Sie entzündungsfördernde Lebensmittel einfach weglassen, tun Sie einen weiteren Schritt auf dem Weg zu einem harmonischeren Menstruationszyklus und glücklicheren Hormonen.

So funktioniert es: In dieser und den verbliebenen Wochen des 6-Wochen-Programms lassen Sie diejenigen Lebensmittel weg, die die meisten Entzündungen verursachen oder fördern. Dies schafft eine günstigere Umgebung für förderliche Mikroorganismen und hemmt die chronische Reizung der empfindlichen Darmschleimhaut wirkungsvoll. Dadurch dringen weniger unverdaute Nahrungspartikel durch die Darmwand, die eine Immunreaktion hervorrufen. Zu diesen Nahrungsmitteln gehören Weizen und andere glutenhaltige Getreidesorten, Mais, Milchprodukte, Soja, Erdnüsse, Eier, Zucker, Alkohol, Koffein und entzündungsfördernde Fette und Öle. In Anhang A finden Sie eine große Auswahl einfacher Mix-'n'-Match-Rezepte, die Sie satt und zufrieden machen werden.

Übersicht zu empfehlenswerten und zu meidenden Lebensmitteln während der Weglassdiät

Lebensmittel-kategorie	Empfehlenswerte Lebensmittel	Zu meidende Lebensmittel
Proteine	Rotes Fleisch von grasgefütterten Tieren (Büffel, Bison, Lamm, Rind), auch Leber und/oder Leberpastete; Fisch aus Wildfang, Sardinen; Huhn, Pute, Schwein und Ente aus Weidehaltung	Muscheln und Fisch mit hohem Giftstoffgehalt (Empfehlungen unter www.seafoodwatch.org und www.fischratgeber.wwf.de), Eier, verarbeitetes Fleisch wie Aufschnitt und Würstchen sowie alle Sojaprodukte wie Tofu, Tempeh, Sojamilch, Fleischersatz aus Soja und Edamame-Bohnen
Getreide	Reis, Quinoa und Buchweizen	Mais, alle glutenhaltigen Getreidesorten (Weizen, Gerste, Roggen, Kamut, Dinkel und Emmer). Haferflocken sind zwar glutenfrei, aber oft verunreinigt. Wenn Sie an einer Autoimmunerkrankung und/oder chronischen Blähungen leiden, lassen Sie jegliches Getreide weg.

Lebensmittel-kategorie	Empfehlenswerte Lebensmittel	Zu meidende Lebensmittel
Süßungsmittel/Zucker	Stevia, Ahornsirup, Melasse, Mönchsfrucht (Luo Han Guo). (Wenn ich sage, dass diese erlaubt sind, meine ich damit, dass Sie hier und da einen Teelöffel Honig in Ihren Tee oder einen Spritzer Ahornsirup in einen Smoothie geben dürfen. Der Zuckerkonsum insgesamt sollte sich jedoch in Grenzen halten.)	Braune und weißer Zucker sowie Rohrzucker, Zuckerrübensirup, Agavendicksaft, Maissirup und Fruktose-Glukose-Sirup, alle künstlichen Süßstoffe wie Saccharin, Aspartam und Sucralose
Hülsenfrüchte, Nüsse und Saaten	Kürbiskerne, Leinsamen, Sesam, Sonnenblumenkerne, Mandeln, Walnüsse, Paranüsse, Pinienkerne und Bohnen. (Wer nach dem Verzehr von Bohnen Blähungen oder Bauchschmerzen bekommt, sollte auch diese ausschließen.)	Erdnüsse und Soja
Fette und Öle	Kokosöl, Kokosbutter, Avocadoöl, Schmalz, Talg, Entenschmalz, Butter aus der Milch von grasgefütterten Kühen, Ghee, kaltgepresstes Olivenöl, Leinsamenöl, Sesamöl, Walnussöl und MCT-Öl (mittelkettige Triglyceride)	Rapsöl, Sojaöl, Maisöl; Sonnenblumen-, Distelöl; Transfette oder teilweise gehärtete Fette
Molkereierzeugnisse und Milchersatzprodukte	Kokos-, Mandel- und Hanfmilch; Kokos- oder Cashew-Joghurt, Butter aus der Milch von grasgefütterten Kühen	Kuh-, Ziegen- und Schafmilch; Sojamilch, -joghurt und -käse; Hafermilch; Käse, Joghurt und Kefir auf Milchbasis
Obst	Alle Obstsorten	Bei Vulvodynie oder interstitieller Zystitis (Blasenschmerzsyndrom) empfiehlt es sich, auf Zitrusfrüchte zu verzichten.
Gemüse	Alle Gemüsesorten	Wer an einer Autoimmunerkrankung leidet, sollte erwägen, Nachtschattengemüse (wie Kartoffeln, Tomaten, Auberginen, Paprika) wegzulassen.
Getränke	Wasser, Mineralwasser, Kräutertees	Kaffee, koffeinhaltige Teesorten, Alkohol, Saft und Limonadengetränke

Tipps für eine erfolgreiche Weglassdiät

Kühl- und Vorratsschränke leer räumen. Verabschieden Sie sich von Lebensmitteln, die unwiderstehlich, aber nicht gut für Sie sind! Wegwerfen oder verschenken ist die Devise. (Nicht aufessen, auch wenn das ein verlockender Gedanke ist.) Denken Sie daran, dass es sich nur um einen überschaubaren Zeitraum handelt – wobei es durchaus sein kann, dass Sie sich dafür entscheiden, die Diät zu etwa 80 Prozent der Zeit weiter einzuhalten, weil Sie sich dadurch so gut fühlen.

Koffeinkonsum einschränken. Reduzieren Sie im Laufe der nächsten Woche nach und nach Ihren Koffeinkonsum, sodass Sie am Ende der zweiten Woche der Weglassdiät vollständig ohne Koffein auskommen. Versuchen Sie es zunächst mit halb koffeinhaltigem, halb koffeinfreiem Kaffee und steigern Sie das Verhältnis, bis Sie komplett koffeinfreien Kaffee trinken. (Koffein von jetzt auf gleich ganz aufzugeben verursacht bei vielen Menschen Kopfschmerzen und Stimmungsschwankungen, das kann ich also nicht empfehlen.) Überlegen Sie sich außerdem, ob Sie Kaffee nicht ganz weglassen oder ersetzen können, etwa durch Zichorien-, Malz- oder Kräuterkaffee.

Planen, planen, planen und vorbereiten, vorbereiten, vorbereiten. Bevor Sie mit der Weglassdiät beginnen, sollten Sie sich zunächst einen Tag Zeit nehmen, um Gerichte vorzubereiten, und ein paar Tage später einen weiteren Vorbereitungstag einplanen. Für den Rest des Darmheilungsplans sollten Sie zwei Vorbereitungstage pro Woche einplanen. Schneiden und braten Sie Gemüse in großen Mengen (Brokkoli, Blumenkohl, Kürbis), das hält sich im Kühlschrank nämlich zwei bis drei Tage und im Gefrierfach sogar noch länger. Machen Sie Brühe oder Suppe, garen Sie Hähnchen oder Lachsstücke im Backofen und rösten Sie Süßkartoffeln. Salate können Sie, in Einmachgläsern oder Frühstücksdosen vorbereitet, im Kühlschrank aufbewahren. Sowohl während der Weglassdiät als auch im ganz alltäglichen Leben kommt es beim Essen auf die richtige Vorbereitung der Mahlzeiten an. Also denken Sie einmal in Ruhe darüber nach, was Sie essen werden, und nehmen Sie sich diese Woche etwas Zeit für die Menüplanung. Vertrauen Sie mir: *Sie schaffen das!* Ich glaube an Sie. Egal, wie beschäftigt Sie sind: Mit der richtigen Planung klappt das.

Kümmern Sie sich um sich. Nehmen Sie sich bewusst Zeit zum Ausruhen. Ergreifen Sie Maßnahmen zur Entschleunigung, entlasten Sie sich von unwichtigen Aufgaben, bitten Sie Ihre Lieben um Unterstützung, achten Sie auf gesunden

Schlaf und suchen Sie sich bei Bedarf emotionale Unterstützung. Ein beruhigendes Bad, eine Massage, ein Ausflug in die Natur, ein Yogakurs oder Tagebuchschreiben helfen Ihnen, besser mit eventuellen Entgiftungssymptomen fertigzuwerden.

Essen Sie in den ersten paar Tagen zu Hause. Wer zu Hause isst, braucht nicht darauf zu achten, bei einer Essenseinladung, im Restaurant oder bei einer Veranstaltung bestimmte Lebensmittel zu vermeiden, und muss seine Entscheidungen für oder gegen ein Gericht Freundinnen, Kolleginnen oder Familienmitgliedern gar nicht erst lange erklären.

Mögliche Symptome während der Entgiftung

Wird die Entgiftungstätigkeit des Körpers gefördert, können bestimmte Symptome auftreten. Keine Sorge, diese verschwinden schon bald wieder (normalerweise innerhalb von ein bis drei Tagen):

- Kopfschmerzen oder Migräne
- Abgeschlagenheit
- Ausschläge oder Akne
- Stimmungsschwankungen
- stärkerer/veränderter Körpergeruch
- Glieder- oder Gelenkschmerzen
- Gereiztheit oder Ärger mit Familienmitgliedern oder Freunden
- Verstopfung (gefolgt von besserem Stuhlgang im weiteren Verlauf des Programms)

Möglicherweise stellen Sie fest, dass Sie über viel mehr Energie und eine verbesserte Konzentrationsfähigkeit verfügen, wenn Sie problematische Lebensmittel weglassen. Diese Wirkung tritt normalerweise ab dem dritten Tag ein. Warum? Indem Sie auf schwer verdauliche und möglicherweise unverträgliche Lebensmittel verzichten, gönnen Sie dem Verdauungssystem eine Pause. Daher müssen Leber, Nieren, Bauchspeicheldrüse und Magen nicht so schwer arbeiten und werden nicht andauernd überstrapaziert. Diese neu gewonnene Energie kann der Körper in seine Selbstheilungskräfte investieren, anstatt ständig Feuer löschen zu müssen. Langfristig heißt das: Ein harmonischer Menstruationszyklus ist in Sicht!

Falls Sie in der Vergangenheit unter Essstörungen gelitten haben

Sollten Sie sich nach dem Durchlesen des Plans für die Weglassdiät getriggert fühlen oder Angst verspüren, arbeiten Sie bitte mit einer Ernährungsberaterin oder einer Ärztin zusammen. Dies gilt besonders, wenn sich frühere zwanghafte Essgewohnheiten wieder einschleichen! Zu wenig zu essen kann sich nachteilig auf Ihren Stresspegel und Ihren Hormonhaushalt auswirken. Vor allem, wenn Sie merken, dass sich hier ein Muster entwickelt, ist es wichtig, sich Hilfe zu holen, damit Sie auf jeden Fall die notwendige Nahrung erhalten.

Den Darm stärken

Während der Weglassdiät können Sie Ihre Verdauung auf unterschiedliche Weise fördern. Gerne können Sie alle folgenden Methoden ausprobieren, aber auch schon eine davon sollte eine positive Wirkung zeigen.

Die Magensäureproduktion ankurbeln. Im Allgemeinen gilt Magensäure als etwas ganz Schreckliches. Dabei ist eine funktionierende Magensäureproduktion äußerst wichtig, um opportunistische und krank machende Bakterien in Schach zu halten. Die Magensäure zersetzt außerdem die verzehrte Nahrung und ermöglicht deren Zerlegung in Proteine, Vitamin B_{12}, Eisen und Kalzium, die nur so hinreichend absorbiert werden können. Viele Menschen leiden unter anderem aufgrund von zu wenig Magensäure nach dem Essen regelmäßig an Sodbrennen, Aufstoßen, Blähungen und sogar Übelkeit. Wenn Sie also die Magensäureproduktion fördern, werden Sie nach dem Essen …

- weniger an Blähungen und Aufstoßen leiden,
- sich weniger übersättigt fühlen (keine Steine mehr im Magen!),
- weniger Essensgelüste empfinden,
- sich zufrieden und energiegeladen fühlen anstatt müde und vollgestopft
- und das Geschäftliche auf der Toilette mit etwas mehr Leichtigkeit erledigen – der Stuhlgang sollte glatter wirken und keine Essensbröckchen enthalten.

Auf sehr einfache Art und Weise kann man die Magensäureproduktion mithilfe von bitteren Kräutern ankurbeln. Diese auch als Magenbitter bekannten Kräuter werden traditionell seit Tausenden von Jahren zur Verbesserung der Verdauung verwendet. Achten Sie auf Magenbitter (Kräutertinkturen, nicht Schnäpse!), die einen Teil oder sogar alle in der Kräuterkunde gebräuchlichen Zutaten wie Rote Bete, Klette, Löwenzahn, Fenchel, Enzian, Ingwer, Kanadische Gelbwurzel, Süßholzwurzel, Mariendistel, Pfefferminze, Wermut und Krausen Ampfer enthalten. Nehmen Sie die Bitterstoffe entsprechend der Gebrauchsanweisung oder den Anweisungen eines Kräuterspezialisten entsprechend ein, um Ihre Verdauungssäfte in Schwung zu bringen.

Knochenbrühe trinken. Ich lehne mich jetzt einmal aus dem Fenster und behaupte, dass Knochenbrühe eines der heilsamsten Lebensmittel überhaupt ist. In vielen Kulturen gilt sie seit Jahrhunderten als eine heilende, fruchtbarkeitsfördernde Speise. Diese Verdauungshilfe ist ein mineral- und aminosäurenreicher Aufguss, der durch langsames Auskochen der Knochen gesunder Tiere mit Gemüse, Kräutern und Gewürzen hergestellt wird. Er enthält einen hohen Anteil an Gelatine, Kollagen sowie Aminosäuren wie Glutamin, Glycin und Prolin, die zur Regeneration und Unterstützung der Darmschleimhaut beitragen.[69] Ich möchte Sie ermutigen, die Brühe aus den Knochen von Tieren aus Weidehaltung oder grasgefütterten Tieren selbst zuzubereiten.

Falls Ihnen nicht nach Knochenbrühe zumute ist, schlage ich die tägliche Einnahme von Gelatine oder Kollagen vor. Beide bieten ähnliche Vorteile wie die Proteine in der Knochenbrühe, wenn auch in einer etwas stärker verarbeiteten Form. Kollagen kann leicht in Smoothies, heiße und kalte Suppen und sogar in Knochenbrühe gemischt werden, um deren heilsame Wirkung zu steigern. Wird Gelatine einer Flüssigkeit hinzugefügt, geliert sie, daher wird sie häufig in gesunden Gummibärchen und Pudding sowie zum Andicken von Suppen und Soßen angewendet.

Achtung: Sowohl Knochenbrühe als auch Kollagen und Gelatine sind Nahrungsmittel mit einem hohen Histamingehalt. Wer auf Histamine empfindlich reagiert, sollte sie also besser nicht zu sich nehmen.

Nahrungsergänzungsmittel zur Darmsanierung einnehmen. Ein Nahrungsergänzungsmittel, das mehrere Wirkstoffe kombiniert, bietet den maximalen Nutzen für die Darmheilung, und Sie müssen nicht mehrere Ergänzungsmittel einnehmen. Die Inhaltsstoffe in einem Darmheilungspräparat mit entsprechend breitem Spektrum umfassen beispielsweise L-Glutamin, Zink-Carnosin, Quercetin und/oder Kräuter, die den Magen-Darm-Trakt beruhigen, wie Rotulmenrinde, Eibisch- und Süßholzwurzel. Apotheker oder naturheilkundlich versierte Therapeuten können Sie hierbei beraten.

Milchsauer fermentierte Lebensmittel essen oder probiotische Nahrungsergänzungsmittel einnehmen. Sauerkraut, Kimchi oder fermentiertes Gemüse aller Art sind hervorragende Quellen für Probiotika und fördern zudem eine gute Nachbarschaft der Billionen Mikroorganismen, die alle miteinander in Ihrem Magen-Darm-Trakt leben. Essen Sie täglich 1–2 Esslöffel davon zu den Mahlzeiten. Wenn Ihnen der Sinn nicht nach fermentierten Lebensmitteln steht, können Sie auch ein probiotisches Nahrungsergänzungsmittel nehmen.

Je nach Zustand des Darms oder bei Menschen, die zum ersten Mal fermentierte Lebensmittel essen oder Probiotika einnehmen, können Symptome wie Müdigkeit, Kopf- und Gliederschmerzen und Hautreizungen auftreten. Dabei handelt es sich um eine als Herxheimer-Reaktion bekannte Entgiftungsreaktion. Diese tritt auf, wenn die gesunden, neu zugeführten Bakterien ungesunde Bakterien abtöten. Letztere sondern beim Absterben Giftstoffe ab, die der Körper ausscheiden muss. Sozusagen eine Bakterienrevolution im Darm!

Falls Sie Probiotika als Nahrungsergänzungsmittel einnehmen, fangen Sie zunächst mit nur einer halben Kapsel an, um solch unangenehmen Reaktionen vorzubeugen. Schütten Sie einfach die Hälfte des Kapselinhalts ins Essen oder direkt auf die Zunge. Nimmt der Körper diese Dosis gut an, können Sie sie auf eine ganze Kapsel pro Tag erhöhen. Stellen Sie dann eines der oben genannten Symptome fest, sollten Sie eine Woche lang noch einmal die Dosis halbieren, ehe Sie sie wieder steigern. Die Gegenreaktionen sollten nicht lange anhalten (halten sie länger als sieben Tage an, gehen Sie bitte zum Arzt), und Sie werden sich umso besser fühlen, je langsamer Sie die Dosis steigern.

Achtung: Fermentierte Lebensmittel haben einen hohen Histamingehalt. Wer also Symptome einer Histaminunverträglichkeit zeigt, sollte solche Speisen besser meiden und stattdessen ein Nahrungsergänzungsmittel nehmen. Liegt eine Dünndarmfehlbesiedlung (SIBO) vor oder haben Sie Schwierigkeiten bei der Verdauung von FODMAPs (fermentierbare Oligosaccharide, Disaccharide, Monosaccharide und Polyole, siehe Seite 185), können fermentierte Lebensmittel und Probiotika unangenehme Blähungen verursachen. In diesem Fall empfiehlt es sich, beides zu meiden, bis das zugrunde liegende Problem gelöst ist.

Die Östrogen-Ausscheidung über den Stuhl verbessern. Das gelingt mit Calcium-D-Glucarat (CDG), welches das Enzym Beta-Glucuronidase hemmt. Auf diese Weise wird die Ausscheidung von Östrogen über den Darm gefördert, und Symptome einer Östrogendominanz – wie starke oder schmerzhafte Monatsblutungen sowie körperliche und emotionale PMS-Symptome – werden gelindert. Die empfohlene Dosis beträgt 500–1000 mg pro Tag. Bitte lassen Sie sich dazu ärztlich beraten.

Ein Magen-Darm-Trakt, in dem ständiger Aufruhr herrscht, dem es an der richtigen Menge an Magensäure mangelt, der schädliche Substanzen in den Blutkreislauf durchsickern lässt oder der von opportunistischen Bakterien überrannt wird, ist kein Ort, an dem Nahrung richtig verdaut wird. Und darum können hier auch die Nährstoffe nicht zügig und effektiv für die Hormonproduktion eingesetzt werden. Eine unwirtliche Darmflora beeinflusst zudem den Östrogenspiegel negativ, was viele Menstruationsbeschwerden, von PMS bis hin zu schweren und unregelmäßigen Monatsblutungen, verschlimmert. Indem wir auf unser Bauchgefühl hören, können wir einen Draht zu dieser kleinen Welt in unserem Inneren aufbauen. Wir können schätzen lernen, was dort alles zu unserem Wohl geschieht. Je enger wir mit unseren mikrobiellen Helferlein zusammenarbeiten, desto besser können wir ihnen behilflich sein, sodass sie uns nützlich sein können.

Erobern Sie sich also Ihre Darmgesundheit zurück! Denken Sie bei jeder Mahlzeit daran, dass Sie nicht nur sich selbst ernähren: Sie füttern hundert Billionen kleiner Freunde, die Sie lieben und die Ihnen helfen wollen, Ihre Hormone auf die bestmögliche Weise zu unterstützen.

7
WOCHE 4

Verwöhnen Sie Ihre Leber

Willkommen in Woche 4! Sie sind bei der Hälfte des Programms angelangt. Nachdem Sie bewusst Lebensmittel verzehrt haben, welche die Hormonproduktion begünstigen, den Blutzuckerspiegel stabilisieren und die Darmgesundheit und -heilung fördern, sollten inzwischen einige Symptome bereits abklingen. Jetzt ist es an der Zeit, der Leber etwas Zuwendung zu schenken. Diese Woche richten wir unsere Aufmerksamkeit vor allem auf drei Dinge: Einmal wollen wir besser verstehen, welche Schlüsselrolle Leber und Entgiftungsmechanismen für den Hormonhaushalt und die Fruchtbarkeit zukommt. Dann gehen wir der Frage nach, wie Sie die Belastung durch Lebensmittel und Substanzen, die die Lebertätigkeit behindern, reduzieren können. Und schließlich soll es darum gehen, welche Lebensmittel Sie in Ihren Speiseplan aufnehmen sollten, um die Superkräfte der Hormone und die entgiftende Wirkung der Leber zu maximieren.

Bei den Wörtern »Entgiften« und »Entschlacken« denkt man oft an die neueste Detox-Kur, bei der man zwei Wochen lang grünen Saft trinken muss, um den Körper von all den jemals konsumierten schrecklichen Dingen zu befreien, stimmt's? Dabei scheidet unser Körper in Wirklichkeit die ganze Zeit über schädliche Substanzen aus. Alles, was wir essen und trinken, und viele der Dinge, die wir einatmen und durch unsere Haut aufnehmen, passieren die Leber. Denn dort sollen Giftstoffe abgebaut werden.

Die Leber ist so etwas wie die Haushälterin des Körpers und zugleich seine Kläranlage. Sie reinigt das Blut, indem sie verschiedenste Stoffe, Gifte, Bakterien und überschüssige Hormone in weniger schädliche Formen zerlegt, damit sie sicher aus dem Körper ausgeschieden werden können. Dabei spaltet sie gleichzeitig nützliche Substanzen wie Kohlenhydrate, Proteine, Fette,

Vitamine und Mineralien auf, damit aus deren Elementen die Komponenten gebaut werden können, die der Körper benötigt. Leider sind viele Menschen einem Übermaß an Giftstoffen ausgesetzt und nehmen zu wenige Nährstoffe auf, die die Entgiftung begünstigen. Das führt quasi dazu, dass die Haushälterin überarbeitet und unterbezahlt ist. Wenn dies geschieht, entsteht ein Rückstau an schädlichen Substanzen und Gesundheit und Hormone müssen darunter leiden. Die Leber trägt ganz erheblich zum Gesundheitszustand im Allgemeinen und zur hormonellen Gesundheit im Besonderen bei. Lassen Sie es mich so formulieren: Wenn die Hormone aus dem Gleichgewicht geraten, hat höchstwahrscheinlich die Leber etwas damit zu tun.

Die gute Nachricht ist, dass die Leber über beeindruckende Selbstheilungskräfte verfügt. Sie können sehr viel tun, um sie wieder in ihren Normalzustand zurückzuversetzen und zum Arbeiten zu bringen. Die Handlungsschritte dieser Woche werden Ihnen dabei helfen, Ihre überlastete Leber zu stärken und ihre Effizienz zugunsten der Hormone zu steigern. Aber bevor wir uns mit den Einzelheiten dieser Strategie beschäftigen, wollen wir zunächst einmal aufschlüsseln, woher die Giftstoffe kommen.

Mischt Ihr Shampoo die Hormone auf?

Doch, ja, wahrscheinlich schon. Unsere Umwelt ist voller menschengemachter giftiger Substanzen. Diese zwingen die Leber zu Überstunden und stören das komplexe und sorgfältig regulierte hormonelle Botensystem des Körpers (so sehr, dass sie als »endokrine Disruptoren« bezeichnet werden). Wussten Sie, dass es Zehntausende chemische Stoffe gibt, von denen die meisten noch nicht auf ihre Sicherheit getestet wurden, geschweige denn dass sie als sicher gelten?[1] Oder wussten Sie, dass eine durchschnittliche Frau mit hoher Wahrscheinlichkeit täglich Hunderten Chemikalien ausgesetzt ist? Von Triclosan in Haushaltsreinigern über Parabene in Shampoo bis hin zu Polyethylenglykol (PEG) in Hautpflegeprodukten und Bisphenol-A (BPA) in Verpackungen – diese kleinen chemischen Teufel sind überall. Und *wirksam* sind sie, die Biester!

Also wollen wir uns einmal in einem Durchschnittshaushalt umschauen. Mal sehen, ob wir alle geheimen Verstecke dieser giftigen Monster entdecken. Hier suchen wir zuerst:

Haushaltsreiniger

Die meisten Haushaltsreiniger enthalten Duftstoffe, Schaumbildner, Konservierungsstoffe, künstliche Farbstoffe – Fensterreiniger, Sie wissen schon – und Bleichmittel, die alle auf irgendeine Art schädlich für den Menschen sind. Die in Fenster- und Teppichreinigern enthaltenen Lösungsmittel, sogenannte Glykolether (zum Beispiel Polyethylenglykol, Ethylenglykol, 2-Butoxyethanol und Propylenglykol), sind dafür bekannt, dass sie verlängerte Menstruationszyklen, Fehlgeburten und Fruchtbarkeitsprobleme verursachen.[2] Triclosan und andere antibakterielle Zusätze sind hochwirksame Xenoöstrogene[3], also Chemikalien, die dem echten Hormon Östrogen ähneln und die natürlichen Hormone durcheinanderbringen. (Mehr dazu in Kürze.) Triclosan stört nachweislich den Schilddrüsenstoffwechsel und die Testosteronproduktion.[4] Und das sind jetzt nur die Putzmittel, die sich unter Ihrer Küchenspüle befinden!

Denken Sie daran: Vielleicht ist Ihnen gar nicht bewusst, dass in Ihrem Lieblingsprodukt eine oder mehrere dieser Chemikalien enthalten sind. Die Firmen sind nicht verpflichtet, alles explizit auf dem Etikett aufzuführen, und verwenden oft Abkürzungen oder allgemein klingende Begriffe wie »Duftstoffe«.

Kosmetik- und Lifestyle-Produkte

Kommen wir nun zu Ihrem Badezimmerschrank mit seinen Feuchtigkeitscremes, Shampoos, Seifen und Körperlotionen. Die schiere Anzahl von Chemikalien in unseren Körperpflegeprodukten, die mit Fortpflanzungsproblemen und Krebs in Verbindung gebracht werden, ist außerordentlich besorgniserregend. Die gängigsten sind:

- Parabene, also Konservierungsmittel, die häufig in Kosmetika verwendet werden. Parabene sind Xenoöstrogene.[5]
- Phthalate, Industriechemikalien, die in parfümierten Produkten zu finden sind (also in Deos, Parfüm oder allem, was irgendwie gut riechen soll). Sie stellen ein ernsthaftes Risiko für die weibliche Fortpflanzungsfähigkeit und die männliche Fruchtbarkeit dar und verursachen Geburtsfehler und Schilddrüsenüberfunktionen.[6]

- Oxybenzon ist in den meisten chemischen Sonnenschutzmitteln enthalten und zudem ein starkes Xenoöstrogen, das mit Endometriose in Verbindung gebracht wird.[7]
- Toluol, ein chemisches Lösungsmittel, das in vielen Nagellacken enthalten ist, die Atemwege reizt und ein bekanntes Neurotoxin (auch bekannt als Nervengift) ist. Bekommen Sie bei einem Besuch im Nagelstudio Kopfschmerzen oder verstopfte Nebenhöhlen? Das könnte am Toluol liegen!

Intimpflege und Monatshygiene

Haben Sie sich schon einmal über die Inhaltsstoffe von Damenbinden, Tampons, Gleitmitteln, Scheidenspülungen, Hygienetüchern und Intimcremes Gedanken gemacht? Das lohnt sich, denn diese Produkte werden schließlich auf einem extrem aufnahmefähigen Körpergewebe verwendet: der Vulva und dem Scheidenkanal. An beiden Orten ist die Schleimhaut sehr dünn und extrem gut durchblutet, was sie besonders anfällig für die Einwirkung von Toxinen macht. Die meisten Produkte für Intimpflege und Monatshygiene enthalten einen regelrechten Cocktail aus Duftstoffen, synthetischen Fasern, mit Pestiziden getränkter Baumwolle, scharfen Klebstoffen, Plastik, künstlichen Farbstoffen, Bleiche und sogar Schaumstoffen auf Mineralölbasis. Wenn die empfindliche Scheidenschleimhaut diesen Produkten ausgesetzt ist, werden die enthaltenen Toxine schnell in den Körper aufgenommen. Die Verwendung solcher Produkte ist also ungefähr das Schlimmste, was Sie Ihrer Scheide antun können!

Das gilt ganz besonders für Tampons, die ja für den längeren Kontakt mit der Scheidenwand geschaffen wurden. Einer der gefährlichsten in Tampons enthaltenen Giftstoffe ist das Bleichmittel, das sie so schön weiß aussehen lässt: Chlordioxid. Diese Chemikalie hinterlässt ein schädliches Nebenprodukt, das Dioxin, das von der Weltgesundheitsorganisation WHO als »hochgiftig« eingestuft und als »Ursache von Reproduktions- und Entwicklungsproblemen« beschrieben wird.[8] Falls Sie jetzt denken, na gut, Tampons benutzt man ja nur einmal im Monat und dann ja auch nicht so viele davon, sollten Sie sich das noch einmal überlegen. Tatsächlich haben sich nämlich bereits geringste Kontaktzeiträume dieser Produkte in der Scheide als schädlich erwiesen.[9] Und mal ganz ehrlich: Warum sollten uns perlweiße Tampons denn wichtig sein, wenn wir sie sowieso nur zehn Sekunden zu Gesicht bekommen, ehe wir sie an ihren Einsatzort in der Scheide verfrachten?

Von vielen Frauen habe ich endlose Berichte über die üblen Symptome gehört, die sie aufgrund der Benutzung dieser Produkte entwickelten, zum Beispiel bakterielle Infektionen und Pilzinfektionen, entzündete und wunde Haut und Brennen in der Scheide. (Arme Vagina!) Also ist es kein Zufall, dass meine Patientinnen nach der Umstellung von konventionellen Einlagen und Tampons auf Baumwollprodukte in Bioqualität oder Menstruationstassen von weit weniger starken Blutungen, weniger Menstruationsschmerzen und einem Rückgang der Infektionen erzählten.

Nahrung und Trinkwasser

Die Hauptquelle für Giftstoffe in unserer Nahrung sind die in der modernen industriellen Landwirtschaft verwendeten Pestizide. Auf fast allen konventionell angebauten Nutzpflanzen, auf Rasenflächen und Golfplätzen sowie in öffentlichen Parks werden Pestizide auf Basis von Phosphorsäureestern eingesetzt. Es wurde festgestellt, dass diese Chemikalien eine Vielzahl von Gesundheitsproblemen fördern, darunter Unfruchtbarkeit, Adipositas, Entwicklungsstörungen, Geburtsfehler und Alzheimer.[10] Atrazin ist ein starkes Unkrautvernichtungsmittel, das in den USA aufgrund seiner weit verbreiteten Verwendung sehr häufig im Leitungswasser zu finden ist. (In Deutschland ist die Anwendung von Atrazin seit 1991, in Österreich seit 1995, in der EU seit 2003 und in der Schweiz seit 2012 verboten.[11]) Am gruseligsten ist vielleicht, dass Atrazin aufgrund seiner östrogenen Wirkung doch tatsächlich männliche Frösche in Weibchen verwandeln kann.[12] Diese östrogene Wirkung macht es zu einem starken endokrinen Disruptor.[13] Es besteht ein nachweislicher Zusammenhang zwischen Atrazin und Fehlgeburten, Unfruchtbarkeit und niedriger Spermienzahl. Außerdem verlangsamt es mitunter den Stoffwechsel, was Diabetes und metabolisches Syndrom fördert.[14]

Auch über Verpackungsmaterialien sind Lebensmittel häufig Giftstoffbelastungen ausgesetzt. Bisphenol-A, das in Kunststoffen (zum Beispiel Wasserflaschen, Babyfläschchen, mit Kunststoff ausgekleideten Dosen und anderen Verpackungen) weit verbreitet ist, wirkt stark östrogen. Diese östrogene Wirkung kann bei Männern und Frauen den Östrogenspiegel erhöhen und zu

Geburtsfehlern bei Kindern führen.[15] Selbst in als »BPA-frei« gekennzeichnetem Verpackungsmaterial können ähnliche, gleichermaßen östrogen wirkende Komponenten enthalten sein. Deshalb gilt es plastikhaltige Verpackungen so gut es geht zu meiden.

Das bringt uns zum Thema Trinkwasser. Unsere Wasserversorgung ist so etwas wie der Blutkreislauf der Umwelt. Alles, was auf der Welt hergestellt wird, landet irgendwann in unserem Wasser. Neben den eben beschriebenen Schadstoffen sind das auch Antibiotika, Hormone aus Verhütungsmitteln und Betäubungsmittel, die mit Urin oder Kot in der Toilette hinuntergespült werden. Pfui!

In den USA werden Chlor und Fluorid routinemäßig der Wasserversorgung zugesetzt, wobei etwa zwei Drittel der US-Bevölkerung fluoridiertem Wasser ausgesetzt sind. Vielleicht hat man Ihnen immer gesagt, dass Fluorid gut für die Zähne ist. Doch obwohl es nachweislich Karies reduziert, ist es in anderer Hinsicht problematisch. Gemäß dem aktuellen Forschungsstand ist vermutlich sogar von einer toxischen Wirkung auf Nervensystem und Fortpflanzungsapparat, Nieren und Schilddrüse auszugehen.[16] Und auch wenn beispielsweise in Deutschland strenge Grenzwerte für den Chlorgehalt von Trinkwasser existieren und dem Wasser kein Fluorid zugesetzt wird, heißt mein Fazit: Filtern Sie Ihr Trinkwasser, womöglich sogar das gesamte Wasser in Ihrem Haushalt. (Wer die genauen Gehalte in seiner Region erfahren möchte, kann sie bei den zuständigen Gesundheitsämtern oder Landesbehörden erfragen.)

Jetzt wollen Sie mir vielleicht ins Wort fallen. »Ist schon gut, hör auf. Mehr will ich gar nicht hören!«

Doch leider gibt es da noch mehr.

Die Wirkung endokriner Disruptoren

Endokrine Disruptoren, also hormonaktive Substanzen, sind eine besonders problematische Gruppe von Giftstoffen, die das natürliche hormonelle Gleichgewicht des Körpers stören. (Einige habe ich bereits erwähnt, aber es lohnt sich, sie gezielter zu betrachten, weil sie ganz wesentlich zu Menstruationsproblemen beitragen.) Diese Giftstoffe stecken in Kunststoffen, Hautpflegeprodukten, Konservierungsmitteln, Insektiziden, Medikamenten und Baustoffen.

Endokrine Disruptoren stören den Hormonhaushalt und können vor allem während einer Schwangerschaft verheerenden Schaden anrichten. Eine hohe Belastung mit diesen Störstoffen im Mutterleib, im Säuglingsalter und in der frühen Kindheit hat nachweislich Auswirkungen auf die sexuelle Entwicklung, das Geburtsgewicht, die geistigen Fähigkeiten und die Entwicklung des Immunsystems.[17] Es konnten Verbindungen zwischen endokrinen Disruptoren und früh einsetzender Pubertät, gestörten Immunreaktionen, Brust- und Gebärmutterkrebs, Missbildungen bei Neugeborenen, Adipositas und Stoffwechselstörungen nachgewiesen werden.[18] Die meisten hormonell wirksamen Chemikalien sind fettlöslich, das heißt, sie werden nicht rasch aus dem Körper ausgeschieden, sondern vielmehr im Körperfett eingelagert. Dort können sie jahrzehntelang vorhanden sein.

Alle endokrinen Disruptoren beeinflussen die normale Funktion des Hormonapparats, indem sie im Körper natürlich vorkommende Hormone wie Östrogene, Androgene und Schilddrüsenhormone nachahmen. So wird dem Körper vorgegaukelt, er verfüge über mehr Hormone, als tatsächlich vorhanden sind. Aufgrund ihrer Fähigkeit, ein natürliches Hormon nachzuahmen, sind endokrine Disruptoren imstande, an einen Rezeptor im Zellinneren anzudocken – so, wie es auch ein natürliches Hormon tun würde. Dadurch wird dem natürlichen Hormon der Zugang zur Zelle verwehrt.

Der Disruptor sendet möglicherweise ein stärkeres Signal als das natürliche Hormon und löst auf diese Weise Symptome einer Störung des hormonellen Gleichgewichts aus, obwohl im Laborbericht alles normal wirkt. Beispielsweise kann jemand Symptome einer Östrogendominanz zeigen (etwa PMS oder starke Monatsblutungen), obwohl das Blutbild normale Östrogen- und Progesteronspiegel zeigt.

Xenoöstrogene

Xenoöstrogene gehören zu den am häufigsten vorkommenden endokrinen Disruptoren. Im Grunde handelt es sich dabei um »Hochstapler«, die sich als Östrogene ausgeben. Sie funktionieren, indem sie die Eigenschaften des Östrogens nachahmen, was sowohl bei Frauen als auch bei Männern Symptome eines zu hohen Östrogenspiegels hervorrufen kann. Nicht alle Xenoöstrogene jedoch stammen aus toxischen Chemikalien. Manche stammen auch aus Pflanzen und

Saaten; die sogenannten Phytoöstrogene. Was aber ist der Unterschied zwischen synthetischen und natürlichen Xenoöstrogenen? Hier herrscht häufig große Verwirrung, deshalb schauen wir uns das jetzt einmal genauer an.

Synthetische Xenoöstrogene

Synthetische Xenoöstrogene sind vom Menschen künstlich hergestellte Substanzen, die Östrogen nachahmen. Vertreter davon sind zum Beispiel die Antibabypille, Dioxin, Bisphenol-A (BPA), Phthalate, Parabene, Pestizide und chemische Sonnenschutzmittel wie Oxybenzon, Benzophenon und p-Aminobenzoesäure (PABA). Diese synthetischen Xenoöstrogene reichern sich im Fettgewebe an und können Symptome einer Östrogendominanz wie PMS, starke Monatsblutungen, empfindliche Brüste, unregelmäßige Menstruation, verminderten Sexualtrieb und Stimmungsschwankungen hervorrufen. Außerdem verstärken sie mitunter von Östrogen beeinflusste Erkrankungen wie Myome, Endometriose bzw. Adenomyose.

Ganz oben auf der Liste der Missetäter der synthetischen Xenoöstrogene steht das BPA. Es hat sich gezeigt, dass der Verzehr von BPA-haltigen Speisen den Appetit sogar dann noch steigert, wenn der Magen bereits voll ist.[19] Deshalb gilt BPA bisweilen auch als »Obesogen«, also als »Dickmacher-Chemikalie«.[20] Geradezu verstörend ist die Tatsache, dass BPA erwiesenermaßen die Entwicklung von Follikeln und Eizellen (und zwar allen Ernstes generell in weiblichen Lebewesen, schwangeren weiblichen Lebewesen und potenziell auch weiblichen Föten)[21] sowie die einwandfreie Östradiolproduktion in den Eierstöcken stört. Dies kann in den Menstruationszyklus hineinpfuschen und sich verheerend auf die Fruchtbarkeit auswirken.[22] In einer Studie hörten Mäuse, die bereits im Mutterleib BPA ausgesetzt waren, viel früher als gewöhnlich auf, lebensfähige Eizellen zu produzieren.[23] Ja, das Zeug ist wortwörtlich Gift für die Eierstöcke.

Phytoöstrogene

Dagegen sind Phytoöstrogene *natürliche* Xenoöstrogene. Sie werden aus Pflanzen gewonnen, ähneln strukturell dem natürlichen Östrogen des Körpers und können an Östrogenrezeptoren andocken. Bekannte Beispiele für Phytoöstrogene sind Soja und Leinsamen.[24] Phytoöstrogene sind viel schwächer als das körpereigene Östrogen und synthetische Xenoöstrogene. Und je nach individueller Biologie und natürlichem Hormonspiegel des Körpers wirken sie östrogen oder aber anti-östrogen. Besetzen sie Östrogenrezeptoren, können sie das Ankoppeln wirkungsstärkerer Östrogene blockieren und bei manchen Frauen die Symptome einer Östrogendominanz reduzieren.[25] Auf der anderen Seite können sie bei einem eher niedrigen natürlichen Östrogenspiegel oder in Fällen von Amenorrhö eine östrogene Wirkung haben, was sich auf den Menstruationszyklus positiv auswirkt. Außerdem konnte die förderliche Wirkung von Phytoöstrogenen auf anovulatorische Zyklen belegt werden.[26]

Sind Phytoöstrogene also die »guten« Xenoöstrogene?

Das kommt darauf an. Hier kommen nämlich unsere biologischen Unterschiede ins Spiel.[27] Manche Frauen erzählen ganz begeistert von der Wunderwirkung des Leinsamens auf ihre Symptome der Östrogendominanz. Andere klagen darüber, dass Leinsamen die Symptome sogar noch verstärkt. Das Gleiche gilt für Soja. Der Verzehr geringer Mengen biologisch angebauten Sojas kann bei manchen Frauen nachweislich die Östrogendominanz mindern.[28] Bei anderen ist bereits eine minimale Menge Soja zu viel, was zu erheblichen Menstruationsbeschwerden wie stärkeren Blutungen oder längeren Zyklen führen kann.

Andererseits habe ich beobachtet, dass der Verzehr von Leinsamen und Soja bei einigen Frauen Wunder bewirkte, die unter einem durch anovulatorische Zyklen oder unregelmäßigen Eisprung bedingten niedrigen Östrogenspiegel litten. Diese Frauen berichteten von kürzeren Zyklen und regelmäßigerer Menstruation und manche bekamen sogar ihre zuvor ausgebliebene Monatsblutung zurück.

Fazit: Toll, dass Phytoöstrogene Studien zufolge sowohl die Symptome einer Östrogendominanz reduzieren als auch eine Amenorrhö beheben können. Letztendlich geht es jedoch weniger um das Nahrungsmittel an sich als um die Wechselwirkung zwischen dem Lebensmittel und der jeweiligen Frau. Mit anderen Worten: Es gibt kein Patentrezept für die hormonelle Gesundheit. Gerade deshalb ist Experimentieren wichtig, um herauszufinden, was für den eigenen Körper funktioniert.

Ein echtes Arbeitstier: die Leber

Wie Sie sehen, sind wir von chemischen Feinden nur so umzingelt. Zum Glück gibt es da noch so einige Verbündete, die die Leber bei ihren Aufgaben ein bisschen entlasten, auch wenn sie in Sachen Entgiftung das reinste Arbeitstier ist. Die Lungen beispielsweise filtern Kohlendioxid. Die Haut blockiert die Aufnahme potenziell schädlicher Substanzen und sondert Giftstoffe über den Schweiß wieder ab.[29] Der Verdauungsapparat entsorgt Lebensmittelabfälle durch Stuhlgang (und gelegentlich auch durch Erbrechen). Die Nieren filtern Abfallprodukte aus dem Blut, und das Lymphsystem entzieht dem Körpergewebe überschüssige Flüssigkeit – und mit ihr auch eingelagerte Giftstoffe.

Der Pfortaderkreislauf – ein Fließband für Stoffwechselprodukte

Doch trotz all dieser Hilfe bleibt die Leber unbestreitbar die unersetzliche Heldin der Entgiftung. Ihre Rolle ist sogar so lebenswichtig und die Stoffe, mit denen sie es zu tun bekommt, sind so gefährlich, dass sie über einen eigenen Blutkreislauf verfügt! Mithilfe dieses vom restlichen Körper getrennten Systems kann die Leber Giftstoffe sicher aus dem Blut herausfiltern und abtransportieren, ohne andere Organe zu gefährden. Dieser besondere Blutkreislauf heißt »Pfortaderkreislauf« oder »hepatisches Portalsystem«. Er funktioniert wie ein Fließband in einer Fabrik. Das Blut aus Milz, Bauchspeicheldrüse und Magen-Darm-Trakt landet auf diesem Förderband. Von dort aus wird es gefiltert: Die nützlichen Nährstoffe, die der Körper wiederverwenden kann, werden von den Abfallstoffen getrennt, die entsorgt werden. Dieser Sortiervorgang vollzieht sich in drei Phasen.

Denken Sie daran: Wie gut diese Phasen ablaufen, hängt von Ihrer individuellen genetischen Veranlagung, Ihrer Nährstoffversorgungslage sowie Ihrer allgemeinen Belastung durch Alkohol, bestimmte Medikamente (insbesondere Paracetamol) und Umweltgifte ab.[30] Manche Menschen sind diesen Elementen stärker ausgesetzt als andere. Und bei manchen liegen vielleicht auch Genvariationen vor, die beeinflussen, wie gut die Leber ihre Arbeit erledigen kann.

Phase 1

Während das Blut über das Fließband wandert, wandeln Enzyme in der Leber giftige Substanzen in weniger schädliche Formen um. Diese Enzyme können zwar die meisten gewöhnlichen Stoffe neutralisieren und in eine harmlose Form umwandeln. Doch einige der wirkungsstärkeren Giftstoffe, denen wir heutzutage ausgesetzt sind (etwa Pestizide und BPA), können während dieses Vorgangs sogar chemisch noch aktiver und dadurch gegebenenfalls gefährlicher werden. Daher ist es umso wichtiger, dass diese aktivierten Giftstoffe alle Phasen des Entgiftungsprozesses durchlaufen und ordnungsgemäß aus dem Körper ausgeschieden werden. Wenn sie stattdessen sozusagen vom Förderband herunterfallen und wieder in den normalen Blutkreislauf gelangen, können sie ernsthaften Schaden anrichten. Sie können sogar die RNA und die DNA in den Zellen beschädigen – was genauso schlimm ist, wie es klingt.

Damit diese Phase so vonstattengeht wie gedacht, benötigt die Leber eine Menge Antioxidantien, Aminosäuren, Vitamine aus nährstoffreichen Lebensmitteln und viel Wasser. Aber selbst wenn Sie Ihrer Leber alle Werkzeuge zur Verfügung stellen, die sie für optimales Arbeiten benötigt, kann sie nicht mithalten, wenn das Fließband zu sehr mit Giftstoffen überladen ist. Wird die Leber auf diese Weise überlastet, fallen gefährliche Giftstoffe unweigerlich vom Band und gelangen wieder in den Blutkreislauf oder werden unverarbeitet weitertransportiert. Dies führt zu einer weiteren Überlastung und bewirkt in späteren Phasen einen Dominoeffekt.

Ja, die Leber ist ein Arbeitstier, aber ihre Stärke und Ausdauer sind begrenzt, und wir reizen ihre Möglichkeiten zu unserem eigenen Schaden aus.

Phase 2

Weiter geht es. In dieser Phase koppelt die Leber spezifische Aminosäuren und Nährstoffe an die giftigen Zwischenprodukte aus Phase 1. Dadurch wird ihre Umwandlung von fettlöslichen in wasserlösliche Stoffe ermöglicht. Die Leber tut dies, weil wasserlösliche Komponenten über Galle und Urin aus dem Körper ausgeschieden werden können. Bei fettlöslichen Stoffen geht das nicht. Liegt ein Mangel an den entsprechenden Aminosäuren und Nährstoffen vor oder ist die Leber schlichtweg überlastet, bleiben viele Schadstoffe in ihrer fettlöslichen Form erhalten. Das verhindert ihre Ausscheidung. Stattdessen sausen sie wie eine Gruppe entflohener Sträflinge zurück in den Körper und verstecken sich in den Fettzellen. Ihre Lieblingsverstecke sind das Gehirn und die endokrinen Drüsen. Diese fetthaltigen Organe stellen attraktive Zufluchtsorte für flüchtige Toxine dar. Wenn wir zulassen, dass zu viele entflohene Schurken diese Organe bevölkern, kann das mit der Zeit zu ernsthaften neurologischen Problemen und Störungen im Hormonhaushalt führen.[31] Ist die Leber jedoch gesund und voll funktionsfähig, werden die in Phase 2 produzierten wasserlöslichen Giftstoffe zusammengepackt und für den Abtransport aus der Leber vorbereitet. An diesem Punkt treten sie in die letzte Phase der Entgiftung ein: Phase 3.

Phase 3

Diese dritte Phase ereignet sich im Darm. Hier verarbeiten die Zellen in der Darmschleimhaut und die Bakterien im Dickdarm die »versandfertig« gemachten wasserlöslichen Giftstoffe weiter, bevor sie ihre endgültige Reise aus dem Körper antreten. Und eines schönen frühen Morgens werden diese einst gefährlichen, nun aber unschädlich gemachten Giftstoffe in der einsamen Stille eines heiligen Örtchens kurzerhand und im wahrsten Sinne des Wortes das Klo hinuntergespült.

Anzeichen dafür, dass die Leber nicht gut arbeitet

Falls Sie eines oder mehrere der folgenden Symptome an sich beobachten, ist dies womöglich ein Anzeichen dafür, dass Ihre Leber in Schwierigkeiten steckt:

- schon fast alltägliche Kopfschmerzen oder Kopfschmerzen um den Eisprung oder Ihre Periode herum
- PMS-Symptome, verminderte Libido und Unfruchtbarkeit
- gestörter Schlaf, besonders zwischen 2 und 4 Uhr morgens
- Asthma oder Allergien, vor allem, wenn diese erst kürzlich aufgetreten sind
- Hauterkrankungen, einschließlich Ekzemen, Akne und Rosazea
- unerklärliche Gewichtszunahme, Unfähigkeit zur Gewichtsabnahme oder übermäßiges Bauchfett

- Blutzuckerstörungen (da die Leber eine Schlüsselrolle bei der Blutzuckerregulierung spielt)
- Nährstoff-Malabsorption (achten Sie besonders auf unverdaute Nahrung im Stuhl oder chronischen Durchfall, Anämie oder ständigen Hunger und Müdigkeit)
- Stimmungsschwankungen, Gedächtnisprobleme und verringerte Stresstoleranz

Leberüberlastung und Östrogenüberschuss

Unser alter Freund, das Östrogen, reagiert hochempfindlich auf die Vorgänge in der Leber. Östrogen ist ein Hormon, bei dem das Motto *use it and lose it* gilt. Das heißt, es muss unbedingt neutralisiert werden, sobald es seine Aufgabe erfüllt hat. Ein Großteil dieser Neutralisierung erfolgt in der Leber. Der Östrogenspiegel ganz im Allgemeinen hängt also stark vom Vermögen dieses Organs ab, die Östrogene nach erfüllter Arbeit zu entsorgen. Laut Dr. Carrie Jones »müssen alle Phasen des Östrogenabbaus einwandfrei durchlaufen werden, sonst entsteht ein Stau im System, der die allzu bekannten störenden Symptome im Zusammenhang mit der Menstruation nach sich zieht.«

Noch einmal kurz zur Erinnerung: Es gibt drei Hauptformen von Östrogen, nämlich Östron (Ö1), Östradiol (Ö2) und Östriol (Ö3). In der ersten Phase der Leberentgiftung baut die Leber nicht nur wie beschrieben Giftstoffe ab, sondern sie bricht auch Östradiol und Östron zu Stoffwechselprodukten des Östrogens herunter, die dann ebenfalls Phase 2 und Phase 3 durchlaufen.

Wer mit Naturwissenschaft nicht so viel anfangen kann, muss bitte die nächsten zwei Minuten noch ganz tapfer durchhalten.

Östrogen und Phase 1 der Leberentgiftung

In Phase 1 wird das Östrogen in drei Hauptstoffwechselprodukte zerlegt. Dabei handelt es sich um 2-Hydroxyöstron (2-OH), 4-Hydroxyöstron (4-OH) und 16-alpha-Hydroxyöstron (16-OH).

2-OH gilt im Vergleich zu 4-OH als weniger gefährliches Stoffwechselprodukt, daher ist das Krebsrisiko geringer, wenn das Östrogen zu 2-OH umgebaut wird.[32] Bleiben noch 4-OH und 16-OH, die wirkungsstärker sind und häufig als »schlechte« Östrogene bezeichnet werden. 4-OH ist zwar an für sich kein böses Stoffwechselprodukt, kann sich aber in DNA-schädigende und krebserregende Komponenten verwandeln, falls sich zu viel davon ansammelt.[33]

16-OH hingegen wird als wachstumsförderndes Stoffwechselprodukt betrachtet, als sogenannter »proliferativer Metabolit«. Wachstum – oder fachsprachlich: Proliferation – ist schön und gut, wenn es um Bankkonten und Instagram-Follower geht. Aber was Zellen angeht, ist es nicht immer so toll. Um noch einmal Dr. Jones' zu zitieren: »16-OH ist gut für die Knochen, aber schlecht für den Busen.« Erhöhte 16-OH-Werte steigern nämlich das Risiko von Gebärmuttermyomen, starken Monatsblutungen mit Blutgerinnseln, Schwellungen und Spannungsgefühlen der Brust sowie von Brustkrebs.[34] Trotzdem brauchen wir 16-OH für eine gute Knochengesundheit. Wie 4-OH ist es also im richtigen Maße nicht schlecht, doch zu viel davon kann ernsthafte Probleme verursachen.

Östrogen und Phase 2 der Leberentgiftung

In dieser Phase werden 2-OH und 4-OH weiter zu 2-Methoxy- und 4-Methoxyöstrogen heruntergebrochen (das sind die wasserlöslichen Formen), damit sie anschließend für die letzte Zerlegung und die Ausscheidung an den Darm weitergeschickt werden können. 2-Methoxyöstrogen gilt als anti-östrogen bzw. als »gutes Östrogen«.[35] Es wird als förderlich für die Gesundheit betrachtet und trägt dazu bei, den Symptomen einer Östrogendominanz, wie etwa PMS, empfindlichen Brüsten und starken Monatsblutungen, vorzubeugen.

Es kommt also darauf an, dass das 2-OH angemessen in 2-Methoxyöstrogen umgewandelt wird. Das sogenannte COMT-Gen erzeugt ein gleichnamiges Enzym (in der Langform: Catechol-O-Methyltransferase), das in dieser Phase der Leberentgiftung und der 2-Methoxyöstrogen-Produktion eine ganz entscheidende Rolle spielt. Mutationen des COMT-Gens können zu einer ausgeprägteren Veranlagung zu »Östrogenlastigkeit« führen. Das bedeutet, dass die Leber Östrogene weniger effizient verstoffwechselt als bei jemandem, bei dem keine COMT-Mutation vorliegt.[36]

Östrogen und Phase 3 der Leberentgiftung

Phase 3 der Entgiftung tritt ein, wenn alles aus der Umgebung der Leber weggeschafft ist. Nach der zweiten Phase der Entgiftung werden die verarbeiteten Östrogene alle sicher verpackt und mit der Galle aus der Leber abtransportiert. Durch die Gallenblase wandern sie in den Darm. Wie Sie in Kapitel 6 gelernt haben, verarbeiten die Darmbakterien diese Verbindungen weiter, damit sie durch den Dickdarm ihre letzte Reise aus dem Körper antreten können. Anders formuliert: Sie müssen also ordentlich den Darm entleeren, damit Sie all das schön verpackte Östrogen auch wirklich sicher hinausbefördern!

Machen Sie sich bitte keine Gedanken, falls Ihnen das alles zu viel war. Vor allem kommt es auf die Maßnahmen an, die Sie treffen, damit die Östrogene nicht »vom Leber-Fließband fallen« und durch die Gegend irren. Je mehr Sie die Leber schützen und fördern, desto leichter kann sie die Östrogene in die richtigen Stoffwechselprodukte zerlegen und in die darauffolgenden Phasen weiterschicken, damit sie schließlich (ganz wörtlich) ihren Weg in die Kanalisation finden.

Genetische Veranlagung und Leberentgiftung

Leider bin ich nicht mit überragenden Entgiftungsgenen gesegnet. Mit anderen Worten: Viele Gene, die an einer gesunden Leberfunktion beteiligt sind, liegen bei mir in Genvarianten vor. Jawohl, ich bin eine Mutantin, und auch Sie könnten eine sein. Aber keine Panik. Das mag zwar alles nerven und einen Nachteil darstellen, aber mit einer leicht suboptimalen genetischen Veranlagung können Sie trotzdem so einiges werden.

Genvarianten werden gemeinhin als Mutationen oder Einzelnukleotid-Polymorphismen bezeichnet (bzw. in der abgekürzten englischen Form als »SNPs«, was einfach als »Snips« ausgesprochen wird). Im Körper einer Frau können viele verschiedene SNPs vorliegen. Ob das der Fall ist und wenn ja, welche Varianten vorliegen, kann man durch einen Gentest herausfinden. Einige SNPs haben keinen Einfluss auf die

Gesundheit, während andere die Reaktion auf Dinge wie Koffein oder die Anfälligkeit für bestimmte Krankheiten beeinflussen können. Falls Sie eine dieser Varianten haben, bedeutet das nicht unbedingt, dass diese auch »eingeschaltet« ist oder dass Sie Probleme bekommen. Einer der häufigsten SNPs im Zusammenhang mit Entgiftung und hormonellen Störungen betrifft die Methylentetrahydrofolat-Reduktase, abgekürzt MTHFR. (Die Abkürzung klingt irgendwie nach unanständigem Slang, oder?) Das MTHFR-Gen ist vor allem wegen seiner Wirkung auf die seelische Gesundheit ins Zentrum der Aufmerksamkeit gerückt, doch Sie sollten auch um seinen Einfluss auf die reproduktive Gesundheit wissen.

Ist das MTHFR-Gen mutiert, verändert dies die sogenannte Methylierung, einen äußerst wichtigen Prozess. Die Methylierung steuert jede körperliche Reaktion, angefangen bei der Verstoffwechslung von Nahrung zu Energie über die Entgiftung und Reparatur von Schäden in der DNA bis hin zum Umgang mit Stress.

Wichtig für die Leber ist, dass das MTHFR-Gen für die Zerlegung und Nutzbarmachung der B-Vitamine verantwortlich ist. Diese sind ausschlaggebend für die Phase 1 der Leberentgiftung und für die Gehirnfunktion. (Ja, hallo, Angstgefühle und PMS!) Außerdem bilden Menschen mit einer MTHFR-Variante möglicherweise nicht genug Glutathion, eines der stärksten Antioxidantien und Entgiftungsmittel des Körpers, und sind daher anfälliger für Leberfunktionsstörungen und toxische Überlastung.

Falls bei Ihnen eine MTHFR-Variante vorliegt, leiden Sie möglicherweise an Erschöpfung und chronischen Schmerzen und fühlen sich deprimiert und ängstlich.[37] Womöglich haben Sie auch Schwierigkeiten bei der Empfängnis oder bei der Aufrechterhaltung einer Schwangerschaft. Leider finden viele Frauen erst heraus, dass sie eine MTHFR-Mutation haben, wenn es ihnen nicht gelingt, schwanger zu werden, oder sie eine oder gar mehrere Fehlgeburten erlitten haben.[38]

Fragen Sie sich, ob das auf Sie zutrifft? Falls Sie an Symptomen leiden, die sich nicht abklären lassen, lassen Sie sich genetisch untersuchen und holen Sie ärztlichen Rat ein, um Gesundheit und Hormone mithilfe von individuell angepasster Ernährung und Nahrungsergänzungsmitteln künftig noch besser zu fördern. Ganz egal, wie Ihre genetische Veranlagung aussieht: Die Empfehlungen zur Förderung der Lebergesundheit für diese Woche werden Ihnen helfen.

Protokoll für Woche 4: Verwöhnen Sie Ihre Leber

Wenn Sie sich mit Menstruationsbeschwerden herumplagen, ist die Vorstellung, sich auch noch mit der Lebergesundheit zu befassen, vielleicht erdrückend oder entmutigend. Aber es gibt gute Nachrichten: Erstens tun Sie bereits eine Menge, um die Genesung der Leber zu fördern. Und zweitens verfügt die Leber über beachtliche Selbstheilungskräfte – immerhin ist sie das einzige Organ, das nachwachsen kann.

Im nächsten Schritt geht es also darum, Ihre Giftstoffbelastung zu senken und Ihnen Nährstoffe zuzuführen, welche die Östrogenentgiftung ankurbeln. Schon durch Ihre Weglassdiät und die Aktivitäten zur Darmheilung tun Sie viel dafür.

Ich erwarte übrigens nicht, dass Sie alle diese Veränderungen auf einmal umsetzen. (Mir ist bewusst, dass dies eine ziemliche Überforderung darstellen würde.) Ich möchte jedoch, dass Sie sich einmal sehr bewusst machen, welch unnötigem Stress Sie Ihre Leber aussetzen. Nehmen Sie sich diese Woche bitte fest vor, zwei, drei Veränderungen umzusetzen, um Ihre Leberfunktion zu stärken. Und falls Sie mehr tun möchten: nur zu!

Die Giftstoffbelastung reduzieren

Inzwischen haben Sie wahrscheinlich längst begriffen, dass giftige Substanzen überall lauern. Und zwar wirklich überall. Deshalb können wir ihnen nicht völlig aus dem Weg gehen bzw. sie vermeiden – es sei denn, Sie haben vor, auf eine einsame Insel im Südpazifik zu ziehen (was auch keine schlechte Idee wäre). Ziel sollte also sein, die Belastung *so gut es geht* zu senken. Entscheiden Sie sich diese Woche anhand der Tabelle »Den persönlichen Giftstoff-Entlastungs-Plan zusammenstellen« (siehe Seite 225) für mindestens eine Strategie aus jeder Kategorie (Lebensmittel und Trinkwasser, Haushalt, Kosmetik- und Lifestyle-Produkte sowie Intimpflege und Monatshygiene), um die Belastung mit endokrinen Disruptoren und anderen Schadstoffen zu reduzieren. Um Ihnen die Arbeit zu erleichtern, habe ich die Auswahlmöglichkeiten in »gut«, »besser« und »am besten« kategorisiert. So können Sie sich für das entscheiden, was Ihnen und Ihrem Lebensstil am ehesten entspricht – und was Sie am ehesten durchhalten.

Die Leber beim Östrogenabbau unterstützen

Wie wir gesehen haben, handelt es sich bei den Entgiftungsabläufen in der Leber und beim Östrogenabbau um sorgfältig abgestimmte Prozesse, für die alle verfügbaren Kräfte und eine Menge Ressourcen benötigt werden. Das braucht gar nicht unbedingt abschreckend oder kompliziert zu sein. Behalten Sie einfach im Hinterkopf, dass eine Ernährung mit farbenfrohen, nährstoffreichen Lebensmitteln (ohnehin dieselben, die Sie auch sonst für eine optimale Hormonlandschaft benötigen) und die Einnahme passender Nahrungsergänzungsmittel die natürliche Kapazität Ihrer Leber, Hormone zu verstoffwechseln, steigern wird.

Ernährung und die Leber

Ich möchte noch einmal ausdrücklich betonen, wie wichtig es ist, den Verzehr raffinierter Kohlenhydrate einzuschränken. Zucker und industriell verarbeitete Lebensmittel bringen nicht nur den Blutzuckerspiegel durcheinander, sondern können auch zu einer Anreicherung von Fetten in der Leber führen, was das Leistungsvermögen des Organs erheblich reduziert – und 25 Prozent der Weltbevölkerung leiden an einer Fettleber.[39] Je besser Sie es schaffen, raffinierte Kohlenhydrate aus Ihrem Speiseplan zu streichen, desto besser kann die Leber ihre Aufgaben erledigen. Und desto mehr werden Sie im Übrigen auch das Gefühl entwickeln, dass Sie es mit der Welt aufnehmen können. Nicht zuletzt beheben Sie nicht nur Ihre Periodenprobleme, sondern senken auch das Risiko für östrogenbedingte Krebserkrankungen, indem Sie die für die Phasen Eins und Zwei des Östrogen-Ausscheidungsprozesses nützlichen Nährstoffe zu sich nehmen, sodass die *richtigen* Östrogene in gesunder Menge im Körper zirkulieren.

Den persönlichen Giftstoff-Entlastungs-Plan zusammenstellen

Gut	Besser	Am besten
Lebensmittel und Trinkwasser		
Vorwiegend vollwertige Produkte verzehren; was das besonders pestizidbelastete Obst- und Gemüsesorten* angeht, jeweils die Bio-Variante wählen; Fleisch, Fisch und Milchprodukte aus hormon- und/oder antibiotikafreier Aufzucht essen.	Vorwiegend vollwertige Produkte verzehren und dabei darauf achten, dass der überwiegende Anteil Gemüse, Fleisch, Fisch und Milchprodukte aus biologischem Anbau oder aus Weidehaltung bzw. Wildfang stammt.	Eine vollständig vollwertige Ernährung aus heimischen, biologisch erzeugten Produkten.
Das Trinkwasser mit einem Tischkannenfilter oder einem Auftischfilter filtern.	Ein Filtergerät am Wasserhahn in der Küche und eines in der Dusche installieren.	Einen zentralen Wasserfilter für die gesamte Wohnung/das gesamte Haus installieren.
Haushalt		
Alle künstlichen Lufterfrischer entfernen und häufig lüften.	Regelmäßig staubsaugen und dabei einen Staubsauger mit HEPA-Filter** verwenden. Außerdem die Filter von Klima- und Heizungsanlage regelmäßig wechseln.	Ein qualitativ hochwertiges Luftfiltergerät mit HEPA-Filter benutzen.
Wasch- und Putzmittel, die Bleiche enthalten, entsorgen.	Alle Wasch- und Putzmittel gegen »grüne« Alternativprodukte austauschen, die keine Bleiche, künstlichen Duftstoffe oder andere aggressiven Chemikalien enthalten.	Wasch- und Putzmittel aus Wasser, Essig, essenziellen Ölen, Natron und Soda sowie anderen natürlichen Inhaltsstoffen selbst herstellen.
Trinkhalme aus Plastik und Plastiktüten endgültig verbannen. Keine Ausreden!	Plastikfolie durch wiederverwendbare Lebensmittelabdeckungen und Silikondeckel, Plastikdosen durch Glasbehälter und Gefriertüten aus Plastik durch wiederverwendbare Silikonbeutel ersetzen.	In Plastik verpackte Speisen (von Lieferdiensten o.Ä.) meiden und keine Lebensmittel aus der Konserve mehr essen. Stattdessen selbst frisch kochen.

* Die »Environmental Working Group« (EWG), eine amerikanische Non-Profit-Organisation, bestimmt jedes Jahr die zwölf Obst- und Gemüsesorten aus konventionellem Anbau mit dem höchsten Gehalt an Pestizidrückständen. Aktuell sind das: Äpfel, Sellerie, Kirschen, Weintrauben, Grünkohl, Nektarinen, Pfirsiche, Birnen, Kartoffeln, Erdbeeren, Spinat und Tomaten. (»Dirty Dozen«, EWG's Shopper's Guide to Pesticides in Produce, https://www.ewg.org/foodnews/dirty-dozen.php). Für Deutschland gilt: Heimische Produkte sind weniger belastet als solche aus Nicht-EU-Ländern. Informieren Sie sich im Internet zu besonders belasteten Lebensmitteln.

** Schwebstofffilter (HEPA = High-Efficiency Particulate Air/Arrestance)

Gut	Besser	Am besten
Kosmetik- und Lifestyle-Produkte		
Konventionelle Lippenpflegeprodukte – wir verschlucken ganz schöne Mengen davon –, Gesichtscremes und Foundation (flüssig oder in Puderform) durch eine Produktlinie aus der Naturkosmetik ersetzen.	Shampoo, Spülung und Stylingprodukte gegen Naturkosmetikprodukte ersetzen.	Konventionelle Bodylotion gegen eine Bio-Variante ohne chemische Zusätze austauschen und auf eine mineralische Sonnencreme umsteigen.
Keine Quittungen und Kassenbons mehr annehmen, da diese zumeist auf BPA-haltigem Thermopapier gedruckt werden.	Flipflops aus Plastik und andere Plastikschuhe entsorgen – ja, Chemikalien werden auch über die Füße aufgenommen!	Zu einer biologisch vertretbaren Alternative der Textilreinigung wechseln, um die im konventionellen Reinigungsvorgang verwendeten schädlichen Chemikalien zu meiden.
Mindestens einmal in der Woche 30 Minuten lang Sport treiben, bei dem Sie ins Schwitzen kommen. (Achtung: Wer an hypothalamischer Amenorrhö leidet, sollte Arzt oder Ärztin fragen, ob anstrengende Tätigkeiten eingeschränkt oder vermieden werden sollten.)	Drei- bis viermal pro Woche 30 Minuten lang Sport treiben, bei dem Sie ins Schwitzen kommen. (Achtung: Wer an hypothalamischer Amenorrhö leidet, sollte Arzt oder Ärztin fragen, ob anstrengende Tätigkeiten eingeschränkt oder vermieden werden sollten.)	Zusätzlich zu dem in Spalte 1 und 2 genannten Sport ein paar Male pro Woche eine Sauna (Infrarot oder klassisch) oder ein Dampfbad besuchen. Hinterher die verlorenen Elektrolyte ausgleichen, indem Sie knapp ½ l Wasser mit ¼ Teelöffel Salz trinken.
Intimpflege und Monatshygiene		
Von konventionellen Damenbinden und Tampons auf Binden und Tampons aus biologisch angebauter Baumwolle umsteigen.	Wiederverwendbare Baumwolleinlagen ausprobieren.	Auf Menstruationswäsche oder Menstruationstasse umsteigen.
Bei allem, was mir lieb und teuer ist: Kickt die Scheidenspülungen in die Tonne! Die schaden weitaus mehr, als sie nützen.	Darauf achten, dass Intimpflegetücher, Waschlotionen und Gleitmittel keine aggressiven Chemikalien und synthetischen Duftstoffe enthalten	Ganz auf Intimpflegetücher, Waschlotionen und Cremes verzichten! Die Scheide wird es Ihnen danken.

Jede Phase der Leberentgiftung unterstützen

Während Phase 1 des Entgiftungsvorgangs gilt es, die Zerlegung von Östradiol und Östron in ihre jeweiligen Stoffwechselprodukte zu fördern. Ziel ist es, die Menge des Östrogens, das über die 2-OH-, 4-OH- und 16-OH-Schiene geschickt wird, optimal zu dosieren. Während Phase 2 gilt es, das COMT-Enzym zu stärken, dem eine entscheidende Funktion bei der Umwandlung dieser Stoffwechselprodukte in die wasserlösliche Form zukommt – so können sie leicht über den Verdauungsapparat ausgeschieden werden.

Aber woher wissen wir, ob hier alles so läuft, wie es soll? Nur mithilfe von Urintests können wir herausfinden, welche Wege das Östrogen einschlägt und wie gut das COMT-Enzym die entstehenden Stoffwechselprodukte weiter abbaut. (Hinweise zu Testverfahren finden Sie in Anhang B.) Lassen Sie uns in der Zwischenzeit über die vielen guten Nährstoffe sprechen, die Sie diese Woche zur Förderung Ihrer Leber in den Speiseplan aufnehmen können. Wahrscheinlich werden Sie sich freuen, da Sie womöglich ohnehin schon eine Menge dieser Lebensmittel essen.

Nährstoffe, die Phase 1 und 2 fördern

- eine möglichst große Bandbreite an B-Vitaminen aus dunklem grünem Blattgemüse, Bohnen (falls gut verträglich), Leber von grasgefütterten Tieren, aus grünem Gemüse wie Brokkoli und Rosenkohl, Eiern, Geflügel, Avocados, Nüssen und Saaten sowie Wildlachs und anderem Fisch
- Antioxidantien, die in farbenfrohen Früchten, Gemüse, Tees, Kräutern und sogenannten Superfoods wie Blaubeeren und Cranberrys, Artischocken, Roter Bete, Kohl, Karotten und Karottengrün, grünem Tee, Kurkuma, Chlorophyll, Koriander, Löwenzahnwurzel, Klettenwurzel und Mariendistel enthalten sind
- protein- und aminosäurereiche Speisen aus Fleisch, Eiern, Geflügel, Wildfisch nachhaltigen Ursprungs sowie Knochenbrühe oder Kollagen-Proteinpulver
- Kreuzblütlergemüse wie Rucola, Pak Choi, Brokkolisprossen, Weißkohl, Blumenkohl, Blattkohl, Grünkohl, Rettich und Mangold

- Glutathion-bildende Lebensmittel wie Knoblauch und Zwiebeln (beides enthält Schwefel), Paranüsse und Sardinen (beides enthält Selen) sowie bitter schmeckendes dunkles Blattgemüse wie Rucola, Chicorée und Senfgemüse

Nährstoffe, die gezielt Phase 1 fördern

- Vitamin C aus Beeren, Brokkoli, Blumenkohl, Grapefruit, Orangen, Paprika, Spinat und anderem Blattgemüse sowie Tomaten
- Vitamin E aus Mandeln, Avocado und Sonnenblumenkernen
- Mineralien wie Kupfer, Eisen, Mangan, Selen und Zink aus vollwertiger Ernährung oder hochwertigen Nahrungsergänzungsmitteln
- Coenzym Q10 (Q10) aus gesundem Fleisch und Geflügel, Innereien und Austern oder aus einem hochwertigen Nahrungsergänzungsmittel

Nährstoffe, die gezielt Phase 2 fördern

- Vitamin B_6 aus Geflügel, Kichererbsen, Innereien wie Leber und Niere, Wildlachs und Thunfisch sowie Spinat
- Magnesium aus Mandeln, dunklem Blattgemüse wie Grün- und Weißkohl, Kürbiskernen und Vollkornprodukten, zum Beispiel Buchweizen
- Cholin aus Eiern, Krabben und Jakobsmuscheln, Leber, Fleisch, Huhn und Milchprodukten

Die Leber-verwöhn-Superstars unter den Nahrungsergänzungsmitteln

Wenn Sie bereits alle Ratschläge zu Lebensstil und Ernährung umsetzen und immer noch Symptome einer Östrogendominanz oder eines schwerfälligen Leberstoffwechsels an sich feststellen, könnte es helfen, einen Leber-verwöhn-Superstar ins Spiel zu bringen. Meine grundsätzliche Empfehlung lautet zwar, zuerst vermehrt Lebensmittel in den Speiseplan zu integrieren, die eine natürlich unterstützende Wirkung haben. Die hier aufgeführten Nahrungsergänzungsmittel eignen sich allerdings ganz hervorragend, wenn eine spezifischere Leberunterstützung benötigt wird.

Gluthation. Wie bereits erwähnt, ist Glutathion eines der wichtigsten Antioxidantien im Körper. Es schützt die Leber vor Umweltschäden und spielt bei der Verhinderung von Entzündungen eine entscheidende Rolle. Sie können Ihren Glutathionspiegel unter anderem mit folgenden Maßnahmen heben:

- mit liposomalem Glutathion,
- mit N-Acetylcystein (NAC), einer Vorstufe von Glutathion (empfohlene Dosis: ein bis drei Monate lang zweimal täglich 300 mg),
- mit Mariendistelkraut, das die Leberzellen schützt[40], zur Förderung von Phase 1 der Entgiftung beiträgt und die Glutathionaktivität erhöht (empfohlene Dosis: ein bis drei Monate lang 280–420 mg pro Tag).

Diindolylmethan (DIM) und Senfölglycoside. Diese beiden gruselig klingenden Gesellen sind Extrakte aus Kreuzblütlergewächsen, die die Verstoffwechslung und die Entgiftung von Östrogenen fördern. DIM kann sich zur Unterstützung der Leberentgiftung in Phase 1 als nützlich erweisen, Senfölglycoside in Phase 2. Beide sind besonders in Fällen von Östrogendominanz hilfreich. Gerade bei Frauen, die an Gebärmuttermyomen, schmerzhaften und geschwollenen Brüsten, Endometriose, PCOS, PMS, PMDS, hormonell bedingter Akne, Periodenproblemen nach dem Absetzen hormoneller Verhütungsmittel und starken oder unregelmäßigen Monatsblutungen leiden, bewirken diese beiden Substanzen mitunter eine starke Verbesserung.

Bei der Unterstützung der Leberentgiftungsphasen durch Nahrungsergänzungsmittel sollten Sie sozusagen von hinten anfangen. Beginnen Sie mit einem Senfölglycosid-haltigen Mittel. Fall Sie dann nicht die gewünschten Ergebnisse erleben, können Sie immer noch zu DIM wechseln. Die Standarddosierungsempfehlung für Senfölglycoside lautet 100 mg jeden zweiten Tag und das 28 Tage lang. Reicht das nicht aus, gilt normalerweise die Empfehlung, nach Abschluss der »Kur« 28 Tage lang 200–400 mg DIM pro Tag einzunehmen. Wenn bereits viele Lebensmittel und Nährstoffe zum Wohle der Leber auf dem Speiseplan stehen und Sie immer noch Symptome an sich feststellen, ist die Einführung dieser Nahrungsergänzungsmittel ein guter nächster Schritt.

Achtung: Frauen mit einem niedrigen Östrogenspiegel wird von der Einnahme von DIM abgeraten, weil es die Symptome des gestörten Hormonhaushalts noch verstärken kann.

Mit meinen Patientinnen rede ich viel über die Leber. Jetzt wissen Sie auch, warum: Eine gesunde Leber ist unglaublich wichtig. Ist die Leber gesund, verringert sich das Risiko für hormonell bedingte Leiden und degenerative Krankheiten deutlich. Lassen Sie sich nicht davon verunsichern, dass sich überall und in so ziemlich allem schädliche chemische Substanzen befinden. Denn das Schöne ist ja, dass Sie die Entgiftungskapazität Ihrer Leber schon durch die kleinen Tauschaktionen und Lebensstiländerungen stärken können, die in dieser Woche vorgeschlagen werden. Damit kommen Sie einem harmonischen Hormonhaushalt einen ganz gewaltigen Schritt näher.

8
WOCHE 5

Reduzieren Sie Stress im Zeitalter der ständigen Überreizung

Willkommen zu Woche 5 Ihres 6-Wochen-Programms. Ich hoffe, dass Sie sich mittlerweile energiegeladener, gelassener und geerdeter fühlen, dass Sie besser schlafen und sich in Bezug auf Ihren Zyklus optimistischer fühlen. Vielleicht stellen Sie bereits fest, dass Ihre PMS-Beschwerden, Krämpfe oder Zwischenblutungen nachgelassen haben. Oder besser noch: Vielleicht war Ihre Periode in diesem Monat kontrollierbar – wow! –, oder sie hat sich nach einer längeren Auszeit wieder gemeldet. Juchuuu!

Indem Sie die ersten vier Wochen des Programms abgeschlossen haben, haben Sie schon viele Stressoren beseitigt, die Ihren Körper unnötig belasten: beispielsweise zu viel Zucker, ausgefallene Mahlzeiten und Koffein. Nun ist es an der Zeit, sich auf den emotionalen und umweltbedingten Stress zu konzentrieren, der tagtäglich auf uns einwirkt – denn seien wir mal ehrlich: Wir leben in einem Zeitalter der ständigen Überreizung, und es ist kaum möglich, völlig stressfrei durchs Leben zu gehen. Dr. Libby Weaver prägte den Begriff *Rushing-Woman-Syndrom*, das die gesundheitlichen Konsequenzen beschreibt, mit denen Frauen rechnen müssen, wenn sie ständig Stress und Hektik ausgesetzt sind, Tag für Tag für Tag.

Wir alle kennen die üblichen Stressquellen, die auf uns einwirken: ein fordernder Job, Beziehungsprobleme, Familie, eine endlose To-do-Liste oder das Leben in einer hektischen oder schadstoffbelasteten Stadt. Drei Stressquellen werden jedoch oft übersehen. Dabei handelt es sich erstens um chronische Infekte (wie das Epstein-Barr-Virus und die Lyme-Borreliose) und Krankheiten (Autoimmunerkrankungen und Krebs), zweitens um Kindheitstraumata (körperlicher und sexueller Missbrauch, Verwahrlosung, Gewalt und Alkoholismus oder Drogenkonsum der Eltern – all das hinterlässt Spuren und nimmt Einfluss darauf, wie eine Frau als Erwachsene mit Stressoren umgeht) und drittens um all die Dinge, die wir in unserem Alltag nicht einmal als Stress wahrnehmen, wie etwa der Spinning- oder CrossFit-Kurs, bei dem Sie sich dreimal in der Woche so richtig auspowern, die elektromagnetische Strahlung Ihres Smartphones und Laptops oder die Straßenbeleuchtung, die nachts durch Ihr Schlafzimmerfenster scheint. Wenn wir diese Faktoren zusammennehmen und durch die Unkenntnis ergänzen, wie wir damit umgehen sollen, ist es kein Wunder, warum sich so viele von uns erschöpft, abgespannt und überfordert fühlen.

Ihre Einstellung zu diesen inneren und äußeren Stressoren zu verändern, die Ihnen früher bzw. heute noch das Leben schwer machen, ist einer der Schlüssel für einen gesunden Menstruationszyklus. Warum? Weil Stress eine enorme Wirkung auf Ihr gesamtes Hormonsystem hat! Sie erinnern sich: Ein emotional belastendes Ereignis löst in uns dieselbe körperliche Reaktion (Cortisolfreisetzung) aus wie ein Löwe, der unsere Vorfahren angriff. Wie wir aus Kapitel 2 wissen, ist Cortisol ein Hormon der Stufe 1, das sich auf alle anderen Hormone auswirkt. Wenn Sie unter Stress stehen (wenn der »Löwe« also angreift), hat die dadurch ausgelöste Cortisolfreisetzung einen ungünstigen Nebeneffekt: Der Körper zieht nämlich seine Ressourcen von Körperfunktionen ab, die für die (vermeintlich) lebensbedrohliche Situation unwichtig sind. Dadurch will er uns die frei gewordene Energie bereitstellen, um gegen die Bedrohung anzukämpfen oder vor ihr zu fliehen.

Das Fortpflanzungssystem zählt zu diesen »weniger wichtigen« Körperfunktionen, die dieser Budgetkürzung zuallererst zum Opfer fallen. Wenn Sie unter Dauerstress stehen, kommen Ihr Körper und Geist zu dem Schluss, dass Ihre Lebensumstände zu gefährlich sind, um Nachkommen in die Welt zu setzen. Bereits der Eisprung wird dann als Vorgang mit »geringer Priorität« gewertet. Kein Eisprung, keine regelmäßigen Hormonschwankungen … und schon geht's los mit den Zyklusstörungen!

Weil die meisten von uns unter chronisch hohem Stress stehen, haben wir ständig mit einem oder mehreren dieser Probleme zu tun, die sich leider auf die Periode auswirken. Um Ihre Hormone ins Lot zu bringen und Ihren Zyklus zu harmonisieren, müssen Sie daher lernen, gelassen und souverän mit Stress umzugehen – so, wie es einer Göttin wie Ihnen nun einmal ansteht.

Falls Sie diese Zeilen schon in Stress versetzen, kann ich Sie beruhigen. Ich werde Ihnen helfen. In diesem Kapitel werden wir Ihre Nebennieren regenerieren, also die Hormondrüsen, die die Hauptlast der größeren und kleineren Dramen in Ihrem Leben tragen. Auf diese Weise werden Sie wahrer hormoneller Harmonie ein gutes Stück näherkommen.

Die HHN-Achse und die Stressreaktion des Körpers

Die Nebennieren sind mandelförmig, nur geringfügig größer als Walnüsse und klein, aber oho. Sie befinden sich direkt über den Nieren und gehören zu einem sehr wichtigen Trio namens Hypothalamus-Hypophysen-Nebennierenrinden-Achse, besser bekannt als HHN-Achse oder Stressachse. Eine der Hauptfunktionen der HHN-Achse ist die Koordination der Stressreaktion in unserem Körper.

Wenn ein Stressor auf uns einwirkt, reagiert zuerst das Gehirn. Der Hirnstamm setzt Noradrenalin frei und sendet damit ein Signal an die Amygdala. Das ist ein Gehirnareal, das für Stimmungen und Gefühlsreaktionen wie Furcht und innere Unruhe zuständig ist. Dadurch steigt unsere Aufmerksamkeit – bei einer drohenden Gefahr muss man schließlich zu allem bereit sein, oder? Wenn die Amygdala getriggert wird, sendet sie ein Signal an den Hypothalamus, und schon ist die HHN-Achse aktiviert. Der Hypothalamus ist gewissermaßen das Vertriebszentrum im Gehirn, er filtert Informationen und sorgt für deren Austausch zwischen dem Nerven- und Hormonsystem. Wenn der Hypothalamus von der Amygdala ein Notsignal erhält, leitet er diese Information über das Corticotropin-freisetzende Hormon (CRH) an die Hypophyse weiter. Die Hypophyse schüttet daraufhin Adrenocorticotropin (ACTH) aus, welches den Nebennieren befiehlt, Stresshormone freizusetzen – darunter Adrenalin und Cortisol, damit der Körper die aktuelle Bedrohung überwinden kann. Gleichzeitig setzen die Nebennieren auch DHEA frei, ein regulierendes Hormon, das die Wirkungen von Cortisol abpuffert (siehe Abbildung 10 auf Seite 234).

Merken Sie es, wenn Sie einen Adrenalinstoß bekommen? Nun, das ist das Adrenalin, das Ihre Nebennieren infolge des ACTH-Signals produzieren –

vergleichbar mit der Polizei, die an einem Tatort eintrifft. Adrenalin spielt für die Kampf-oder-Flucht-Reaktion des Körpers eine maßgebliche Rolle, weil es die Herzfrequenz erhöht, die Blutgefäße in den Muskeln weitet, die Belüftung der Lunge verbessert, den Blutzucker ansteigen lässt (für den Energieschub, den Sie nutzen können, um zu kämpfen oder zu fliehen) und eine Entzündungsreaktion auslöst, damit nach einer möglichen Verletzung die Wundheilung angeregt wird. Der ganze Prozess läuft so schnell ab, dass uns der Ernst der Lage erst nach Aktivierung der HHN-Achse bewusst wird. So erstaunlich ist unser Körper!

In nicht lebensbedrohlichen Situationen, wenn die HHN-Achse normal funktioniert, unterliegt die Cortisolfreisetzung durch die Nebennieren im Laufe des Tages zirkadianen Schwankungen. Zunächst erreicht der Cortisolspiegel innerhalb von zwei Stunden nach dem Aufwachen einen Höchststand. Das hilft Ihnen, Ihren Alltag zu bestreiten. Am Abend, wenn Sie sich auf das Schlafengehen vorbereiten, fällt der Spiegel ab. Der Gegenpart von Cortisol ist Melatonin (das Schlafhormon), dessen Spiegel abends steigt und tagsüber fällt – diese beiden Hormone arbeiten zusammen wie ineinandergreifende Zahnräder.

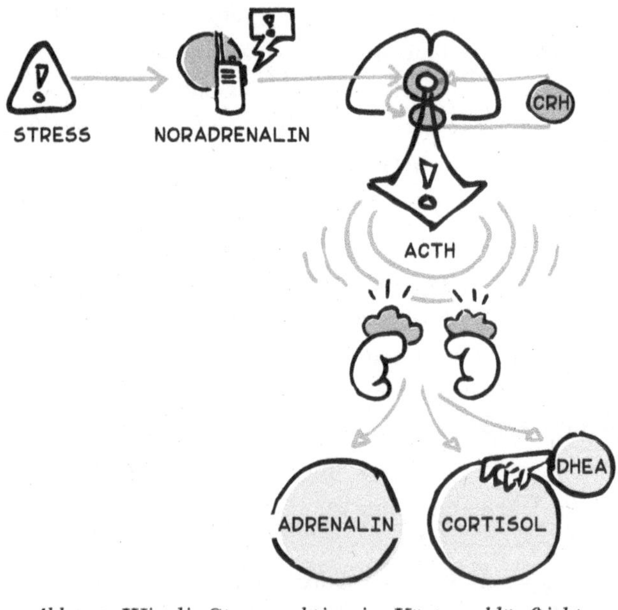

Abb. 10: Wie die Stressreaktion im Körper abläuftieht

Bei Dauerstress fängt dieses perfekt abgestimmte Muster aber an, sich zu verändern. Cortisol kann Ihnen natürlich helfen, herausfordernde Situationen zu meistern – ob Sie nun einen hektischen, mit Terminen vollgepackten Vormittag oder zähe Geschäftsverhandlungen bewältigen müssen. Aber im Gegensatz zu den Stresshormonen Noradrenalin und Adrenalin hält sich Cortisol länger im Körper, gewissermaßen als langfristige Reaktion auf Stress. Mit der Zeit führt all dieser Stress so zu einer Überproduktion von Cortisol. Das heißt, der Cortisolspiegel bleibt dauerhaft erhöht. Es kann auch sein, dass er tagsüber zu niedrig ist, sodass Sie sich körperlich und geistig erschöpft fühlen, während er abends erhöht ist, wodurch die Bildung von Melatonin gehemmt und Ihre Schlafqualität beeinträchtigt wird. Melatonin ist nicht nur für den Schlaf verantwortlich. Seine Rolle ist viel komplexer – aber vielleicht haben Sie sich das schon gedacht, denn wenn es um Ihr Hormonsystem geht, ist ja nichts einfach. Ihre Eierstöcke haben Rezeptoren für Melatonin, das heißt, dass dieses Hormon nicht nur Ihren Schlaf-wach-Rhythmus reguliert, sondern sich auch auf Ihren Menstruationszyklus auswirkt. Außerdem ist Melatonin ein wirkungsvolles Antioxidans mit recht beachtlichen Auswirkungen auf Endometriose.[1]

Es gibt wissenschaftliche Belege, die dafür sprechen, dass ein zu hoher bzw. niedriger Melatoninspiegel den Eisprung beeinträchtigen kann.[2] Das zeigt sich bei Schichtarbeiterinnen – sie haben gestörte zirkadiane Rhythmen und Melatoninspiegel, ihr Menstruationszyklus ist länger und ihre Periode ist stärker und schmerzhafter als bei Frauen, die tagsüber arbeiten.[3] Ein niedriger Melatoninspiegel scheint die gesunde Follikelentwicklung zu beeinträchtigen und Unfruchtbarkeit zu begünstigen.[4] Ein hoher Melatoninspiegel kann sogar den LH-Anstieg verhindern und den Eisprung hemmen. Deshalb ist die Verwendung eines entsprechenden Nahrungsergänzungsmittels nicht unbedingt eine gute Idee und sollte immer unter ärztlicher Aufsicht erfolgen.[5] Sie sehen also, dass Ihr Körper die richtige Menge an Melatonin produzieren muss. Ein erster guter Schritt ist in diesem Zusammenhang, optimale Voraussetzungen zu schaffen, damit Sie gut schlafen können.

Fehlfunktion der HHN-Achse

Während die natürliche Stressreaktion im richtigen Moment dem Schutz von Leib und Leben dient, kann eine dauerhafte Aktivierung der Stressreaktion langfristig Schaden verursachen. Das ist der Hauptgrund dafür, warum Dauerstress in unserer schnelllebigen Welt eine signifikante Ursache für die unterschiedlichsten Krankheiten ist – die Stressreaktionsmechanismen, die eigentlich darauf ausgelegt sind, für eine kurze, zeitlich klar begrenzte Dauer aktiv zu sein, sind nun gewissermaßen im Dauerbetrieb. Kurzum, unsere arme HHN-Achse tut *viel mehr*, als sie eigentlich tun sollte. Das Endergebnis ist eine anhaltende Störung bzw. Fehlfunktion der HHN-Achse. Die ersten Anzeichen dafür sind häufig Schlafprobleme, Energieverlust und eine anhaltende, nicht nachlassende Erschöpfung.

Moment, ist das nicht die sogenannte Nebennierenschwäche? Ja, Sie haben vielleicht schon einmal die Begriffe *Nebennierenschwäche* oder auch *Nebennieren-Burnout* gehört. Diese Begriffe werden sehr oft verwendet, sind aber keine angemessene Beschreibung für das, was mit Ihrer HHN-Achse und den Nebennieren geschieht, wenn sie dauerhaft körperlichem und psychischem Stress ausgesetzt werden. Ihre Nebennieren sind gar nicht »erschöpft« oder »ausgebrannt«. Vielmehr ist Ihr gesamtes Stressreaktionssystem deshalb gestört, weil es zu vielen Stressoren ausgesetzt wird. Deswegen werden mittlerweile die Begriffe *Fehlfunktion der HHN-Achse* und *Fehlanpassung der HHN-Achse* verwendet.

Warum verursacht unser modernes Lebensumfeld so wahnsinnig viele Störungen? Vielleicht hat das etwas mit unserer fordernden und verrückten Welt zu tun. (Einfach nur eine vage Vermutung.) Als Hardcore-Feministin tut es mir weh, das zu sagen, aber unsere Biologie macht uns Frauen für hormonelle Störungen viel angreifbarer als Männer. Weil der weibliche Körper sehr empfindlich auf die Stressoren des heutigen Lebens reagiert, müssen wir ganz konsequentes Stressmanagement betreiben.

Es gibt nicht eine Person auf diesem Planeten, die nicht mindestens eine Form von innerem oder äußerem Stress erlebt. Das ist nicht weiter verwunderlich, wenn man sich vor Augen führt, dass quasi alles – ungesunde Ernährung, körperliche Verletzungen, chronische Krankheiten, Schlafprobleme und psychische und emotionale Belastungen – zu einer Fehlfunktion der HHN-Achse beitragen kann. Das Problem ist, dass es in unserem Leben viele Stressoren gibt, an die wir uns gewöhnt haben und die wir als völlig normal betrachten. Der Bagel und die XL-Tasse Kaffee, die Sie sich so gerne gönnen? Yep. Am späten Abend mit einem Glas Rotwein am Laptop sitzen und gebannt ins blaue Licht des Bildschirms starren? Yep. Die Abarbeitung Ihrer schier endlosen

To-do-Liste, die einfach nicht kürzer werden will, ganz gleich, wie sehr Sie sich abmühen? Yep. Und das gilt auch für die Dinge, die Sie für gesund halten, wie Sport und Ernährung. Ihr Körper ist das Ergebnis einer Evolution, die sich über viele Millionen Jahre vollzogen hat, und unsere moderne Gesellschaft ist nur ein kleiner Punkt auf dieser Zeitlinie. Ihr Körper weiß nicht, dass ein Marathon ein Freizeitvergnügen ist, und er hat auch keine Vorstellung davon, was ein Spinning-Kurs ist; er weiß nur, dass Sie aus irgendeinem unerfindlichen Grund immer weiterlaufen oder wie verrückt in die Pedale treten. Deswegen können Sie es ihm nicht übel nehmen, wenn er denkt, dass Sie vielleicht vor einem Löwen fliehen. Der Punkt ist: Auch wenn Sie eine Aktivität oder Situation nicht als Stress betrachten, muss das noch lange nicht heißen, dass Ihr Körper diese Meinung teilt.

Die Symptome einer Fehlfunktion der HHN-Achse sind vielschichtig und können oft völlig zusammenhangslos erscheinen. Das liegt daran, dass fast jede Zelle in Ihrem Körper Cortisolrezeptoren hat: Ein zu hoher oder niedriger Cortisolspiegel kann somit systemübergreifende Auswirkungen haben. Sie werden wissen, dass bei Ihnen eine Fehlfunktion der HHN-Achse vorliegt, wenn Sie:

- Einschlaf- oder Durchschlafstörungen haben,
- spät am Abend noch einmal einen Energieschub bekommen,
- sich müde und zugleich aufgedreht fühlen,
- sich abgeschlagen oder geistig träge fühlen, obwohl Sie sieben bis acht Stunden geschlafen haben,
- am Vormittag oder Nachmittag merken, dass Ihre Energie nachlässt,
- regelmäßig aggressiv reagieren, wenn Sie hungrig sind,
- vergesslich werden und kognitive Probleme wie Gehirnnebel, Erschöpfung, Depression und Angstzustände bei sich feststellen,
- nicht in der Lage sind, alltägliche Stressoren zu bewältigen, sich oft überfordert fühlen und den Eindruck haben, Ihr Leben nicht mehr im Griff zu haben und/oder regelmäßig psychisch abstürzen
- und körperliche Probleme haben, die sich unter anderem in einer verminderten Leistungs- und Regenerationsfähigkeit nach einem intensiven Workout äußern, in einem geschwächten Immunsystem, häufigen Erkältungen und Schwindel, vor allem bei schnellem Aufstehen.

Wenn es um ein hormonelles Ungleichgewicht geht, sind die eben genannten Punkte oft die ersten Symptome, die Ihnen auffallen werden. Wie viele Punkte kennen Sie bereits? Vergessen Sie nicht: Cortisol ist ein Hormon der Stufe 1, es wirkt sich also auf Ihre anderen Hormone aus. Wenn die Stressoren bestehen bleiben, die die Freisetzung von Cortisol verursachen, wird sich das hormonelle Ungleichgewicht ausweiten und es entwickeln sich weitere Symptome, bei denen Sie gar nicht einmal auf die Idee kämen, dass sie etwas mit Ihren Nebennieren zu tun haben.

Es besteht kein Zweifel darüber, dass Cortisol ein wichtiges Frauenhormon ist. Dieses Hormon wird Sie immer wissen lassen, wer hier das Sagen hat.

Was eine Fehlfunktion der HHN-Achse für Ihre Sexualhormone bedeutet

Mittlerweile ist Ihnen wahrscheinlich sonnenklar, dass wir in einer Gesellschaft leben, die mit beinahe absoluter Sicherheit eine Fehlfunktion der HHN-Achse herbeiführt. Sie sind sich aber vielleicht nicht der tiefgreifenden Wirkung bewusst, die eine solche Fehlfunktion der Nebennieren auf die Sexualhormone und den Menstruationszyklus hat.

Wie Sie nachfolgend in Abb. 11 sehen können, leiten sich alle unsere Steroidhormone aus Cholesterin ab, das in Pregnenolon umgewandelt wird. Dieses wird auch als »Mutterhormon« bezeichnet, weil es ein Vorläufer für so viele unserer wichtigen Folgehormone wie Cortisol und DHEA, Progesteron, Androgene und Östrogene ist. DHEA ist wie eine Art »Extra-Elternteil« – es ist zwar ein Vorläufer von Testosteron, Östrogen und anderen Steroidhormonen, aber gleichzeitig auch ein Abkömmling von Pregnenolon. Eine ausreichende Menge dieser beiden Elternhormone ist erforderlich, um alle Ihre Folge-»Hormonbabys« hervorzubringen.

Ich habe bereits beschrieben, dass unser Körper Energie von anderen Körpersystemen abzieht, um uns den Schub zu geben, mit dem wir eine Bedrohung überwinden und unsere Überlebenschancen erhöhen können, wenn wir in eine Stresssituation geraten. Die Hypothalamus-Hypophysen-Ovar-Achse (HHO-Achse), die das weibliche Fortpflanzungssystem steuert, gehört dabei zu den ersten Systemen, die in Mitleidenschaft gezogen werden. Und dies führt zu Problemen mit Periode und Fruchtbarkeit.

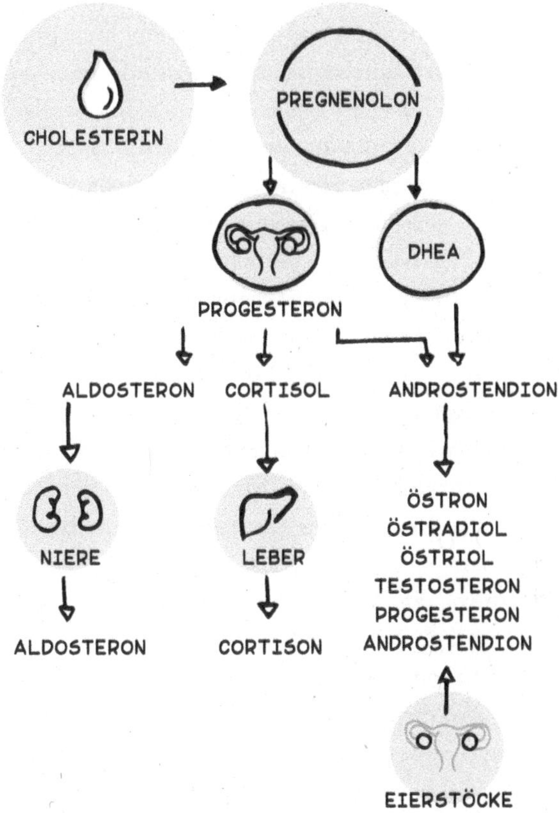

Abb. 11: Alle Steroidhormone sind Abkömmlinge von Cholesterin.

Wie es zu einer Fehlfunktion der HHO-Achse kommt

Stress wirkt sich auf mehreren Ebenen auf die HHO-Achse aus:

Erstens: Im Hypothalamus wirkt Cortisol dämpfend auf die Sekretion von Gonadoliberin (GnRH), das dafür sorgt, dass die Hypophyse Gonadotropine freisetzt (FSH und LH).[6] Niedrigere GnRH-Werte bedeuten also weniger FSH und LH – dadurch erhalten die Eierstöcke indirekt die Anweisung, ihre Produktion von Östrogen, Progesteron und Testosteron zu drosseln. Das Ergebnis: Der gesamte Menstruationszyklus erlahmt oder wird komplett angehalten.[7]

Deswegen stehen die Daueraktivierung des körpereigenen Stresssystems und ein erhöhtes Niveau an Stresshormonen in direktem Zusammenhang mit

Zyklen ohne Eisprung oder mit unregelmäßigem Eisprung. Dies kann bei manchen Frauen zu einer unregelmäßigen Periode oder hypothalamischer Amenorrhö führen. Bei anderen Frauen entstehen eine stärkere Regelblutung und ein unregelmäßiges Blutungsmuster (Schmierblutungen).[8] Abgesehen davon ist Testosteron das primäre Hormon, das für einen gesunden Sexualtrieb verantwortlich ist; wenn der Testosteronspiegel also fällt, sinkt die Libido. Es ist kein Wunder, dass viele von uns plötzlich mehr Lust bekommen, wenn sie im Urlaub sind. Über 40 Prozent der Frauen, die mich um Hilfe bitten, geben an, dass eine verminderte Libido zu ihren Hauptsymptomen und -sorgen zählt, und eine Fehlregulation von Cortisol ist normalerweise hauptsächlich dafür verantwortlich, dass ihnen ihr Kawumm fehlt.

Zweitens: Ähnlich wie beim Effekt auf GnRH bewirkt Cortisol eine direkte Hemmung der Produktion von FSH und LH in der Hypophyse, weil es weiterhin versucht, das Risiko eines Eisprungs und damit einer potenziellen Schwangerschaft abzuwenden.[9]

Drittens: Falls durch ein Wunder doch genügend FSH und LH in die Eierstöcke gelangen, kennt Cortisol trotzdem einen Weg, ihnen Einhalt zu gebieten: Es macht die Eierstöcke gegen die Wirkungen dieser Hormone einfach resistent.[10] Es kann also durchaus sein, dass Ihrer Meinung nach alles bestens läuft – doch wenn Ihr Körper eine Gefahr wahrnimmt, denkt er sich: »Auf keinen Fall, ich werde gleich mehrere Sicherheitsvorkehrungen treffen und alles daransetzen, einen Eisprung zu verhindern.«[11]

Viertens: Wie Dr. Sara Gottfried in ihrem Buch *Die Hormonkur* erläutert, kann sich Cortisol an Progesteronrezeptoren binden, weil diese den Cortisolrezeptoren ähneln.[12] Wenn sich Cortisol an den Progesteronrezeptor bindet, ist dieser besetzt und nicht verfügbar. Das Progesteronmolekül kann nicht an seinen eigenen Rezeptor gelangen. Stellen Sie sich die Progesteronmoleküle als Flugzeuge vor, die in einem geschäftigen Flughafen auf der Landebahn darauf warten, dass ein Gate frei wird, damit die Passagiere aussteigen können, aber es stehen schon jede Menge Cortisolflugzeuge dort, die sich nicht von der Stelle rühren. So entsteht der Eindruck, es gebe zu wenig Progesteron im Körper, selbst wenn sich eigentlich genug Progesteron im Blut befindet. Und das kann bedeuten, dass Sie zusätzlich zu den bereits beschriebenen Symptomen vielleicht noch Probleme mit PMS und Angstzuständen bekommen oder Schwierigkeiten haben, schwanger zu werden bzw. zu bleiben.

Und schließlich: Eine Studie an Frauen, die sich einer In-vitro-Befruchtung unterzogen, ergab, dass der Cortisolgehalt in der Follikelflüssigkeit unbefruchteter Eier höher und umgekehrt in erfolgreich befruchten Eiern niedriger war. Dies weist darauf hin, dass ein erhöhter Cortisolspiegel die Reifung von Eiern in den Eierstöcken verhindern kann.[13]

Vergessen Sie nicht: Der menschliche Körper hat sich in grauer Vorzeit entwickelt. Er unterscheidet nicht zwischen Ihrem täglichen Fünf-Kilometer-Lauf und der Konfrontation mit einem gefährlichen Raubtier. Wenn Sie also in eine Situation geraten, die Ihr Körper als Bedrohung wahrnimmt, sind ein Eisprung und eine Schwangerschaft so ziemlich das Letzte, was dieser gerade gebrauchen kann.

Was eine Fehlfunktion der HHN-Achse für Ihre Schilddrüsenhormone bedeutet

Cortisol dämpft auch Ihre Schilddrüsenfunktion. Einfach ausgedrückt: Wenn der Cortisolspiegel steigt, fällt der Spiegel an Schilddrüsenhormonen. Das funktioniert so: Corticoliberin (CRH – *corticotropine-releasing hormone*) hemmt die Produktion von Thyreoliberin (TRH – *thyrotropin-releasing hormone*) im Hypothalamus, was dann die TSH-Produktion in der Hypophyse hemmt. Darüber hinaus bewirkt auch ein steigender Cortisolspiegel eine Abnahme der TSH-Produktion.[14] Und ein erhöhter Cortisolspiegel unterdrückt das Enzym *5'*-Deiodinase. Dies wiederum reduziert die Umwandlung von T_4 in T_3 – Sie haben also nicht so viel von der aktiven Form des Schilddrüsenhormons zur Verfügung, das Ihr Körper jedoch braucht, um optimal zu funktionieren. Mehr noch, bei Dauerstress oder einer langen Krankheit verwandelt unser Körper mehr T_3 in einen Stoff namens reverses T_3 (rT_3).[15] Wenn T_3 der Kraftstoff ist, der Ihren Stoffwechsel antreibt, dann ist rT_3 so etwas wie ein Feuerlöscher. Es dient dazu, bei einer Krankheit oder einem Mangelzustand Energie zu sparen, und kann Symptome einer Schilddrüsenunterfunktion verursachen oder eine bestehende Unterfunktion verschlimmern.

Außerdem führt Cortisol zu einem Blutzuckeranstieg, der zu Insulinresistenz führen kann. Es ist erwiesen, dass Insulinresistenz die Schilddrüsenzellen schädigt und eine Hashimoto-Thyreoiditis verschlimmert.[16] Andererseits kann ein *niedriger* Cortisolspiegel die Anfälligkeit für Autoimmun- und Entzündungserkrankungen wie Hashimoto-Thyreoiditis und rheumatoide Arthritis erhöhen.

Um die weitreichende negative Wirkung eines anhaltend hohen Cortisolspiegels noch weiter zu veranschaulichen: Er steht auch in Verbindung mit Bluthochdruck, Diabetes, einem erhöhten Bauchfettanteil, Veränderungen des Gehirns wie zum Beispiel einer Atrophie des Hippocampus (in dem Erinnerungen generiert werden), Depression, Schlaflosigkeit und schlechter Immunabwehr.[17] Ich kann es nicht genug betonen: Ein anhaltend hoher Cortisolspiegel ist schädlich, und deshalb müssen Sie sich um dieses Problem kümmern, wenn Sie einen harmonischen Zyklus haben wollen.

Die Frauen, die zu mir kommen und aufgrund von hohem Stress keinen oder einen nur sehr unregelmäßigen Eisprung haben, haben oft das Gefühl, dass ihr Körper nicht richtig funktioniert oder sie im Stich lässt. Ich erinnere sie dann daran, dass alle ihre Bemühungen um einen harmonischen Zyklus ins Leere laufen werden, wenn ihr Körper ständig das Gefühl hat, vor einem Löwen davonrennen zu müssen. Die Beseitigung sowohl von real existierendem als auch von wahrgenommenem Stress wird wahre Wunder für die Regulierung des Eisprungs und der Periode bewirken. Dadurch wird die Fruchtbarkeit ganz von selbst wiederhergestellt. Sobald eine Frau versteht, dass ihr Körper eigentlich genau so arbeitet, wie die Natur es vorgesehen hat, kann sie sich von Gefühlen wie Hilflosigkeit oder Vorwürfen befreien. Sie kann anfangen zu heilen.

Stress und Verdauung

Stress kann maßgeblichen Einfluss auf die Verdauung nehmen. Er wirkt sich auf die Verweildauer des Speisebreis im Darm aus, darauf, was verdaut wird, wie es verwertet wird, ja selbst, welche Bakterien dort wachsen. Deswegen können Sie bei viel Stress Verstopfung oder Durchfall bekommen. Außerdem kann Cortisol die Freisetzung entzündungsfördernder Zytokine im Immunsystem auslösen und auf diese Weise dazu beitragen, die Darmwand zu schädigen. Dies kann zu einer gestörten Darmbarriere und dem Leaky-Gut-Syndrom führen. Ein weiterer Grund, warum es so wichtig ist, Ihren Stress in den Griff zu bekommen![18]

Protokoll für Woche 5: Verbessern Sie Ihre Stressreaktion

Viele andere Komponenten des 6-Wochen-Programms helfen Ihnen bereits dabei, interne Stressoren wie einen hohen Blutzucker, Umweltgifte und eine angegriffene Darmflora in den Griff zu bekommen. Jetzt möchte ich Ihnen meine Lieblingsstrategien vorstellen, um die Auswirkungen einer ständigen Überreizung zu lindern und zu verändern, wie Ihr Körper auf Stress reagiert. Manche dieser Strategien lassen sich sofort anwenden, während Sie für andere zuerst etwas tiefer in sich gehen müssen. Die Umsetzung dieser Praktiken erscheint vielleicht weniger greifbar als die Umstellung Ihrer Ernährungsgewohnheiten. Die körperlichen Auswirkungen von Stress entstehen größtenteils durch unsere subjektive Wahrnehmung. Genau deshalb müssen Sie sich bewusst machen, wie Sie mit Stress umgehen, denn nur so können Sie die Fehlregulation von Cortisol verringern, die vermutlich dafür verantwortlich ist, dass Ihre Periode und Fruchtbarkeit aus dem Lot geraten sind. Mit den hier geschilderten Strategien werden Sie in der Lage sein, die Stress-Achterbahn zu verlassen, Ihren Hormonhaushalt ins Gleichgewicht zu bringen und wieder zu einer gesunden, harmonischen Periode zu gelangen.

Lernen Sie Ihre persönliche Stressschwelle kennen

Wissen ist Macht. Wir alle haben eine persönliche Stressschwelle, also einen maximalen Stresspegel, den wir ertragen können, bevor wir körperlich und/oder emotional zusammenbrechen. Wenn Sie Ihre Grenze kennen, sich darüber klar sind, dass Sie diese Grenze besser nicht überschreiten, und wenn Sie wissen, wann Sie einen Gang herunterschalten oder eine Auszeit nehmen sollten, dann sorgen Sie dafür, nicht von der Stressklippe zu stürzen. Hierfür müssen Sie wie eine Detektivin vorgehen, sich an sehr stressreiche Zeiten zurückerinnern und sich überlegen, wie Ihr Körper damals reagierte.

Hier ein Beispiel aus eigener Erfahrung. Wenn ich extrem gestresst bin (so wie jetzt, während ich dieses Buch schreibe!), achte ich auf die Warnsignale meines Körpers und merke, dass ich mich dem *point of no return* nähere, also dem Punkt, an dem es kein Zurück mehr gibt und dessen Überschreitung zu einem kompletten Systemabsturz führt. Bei mir sind diese Warnsignale

Nackenverspannungen und leichte bis moderate Rückenschmerzen im Bereich der Brust- und Lendenwirbelsäule. (Hey, Cortisol!) Wenn ich beschließe, diese Warnsignale zu ignorieren (die vergleichbar sind mit einem Aufleuchten der Motorkontrollleuchte), bekomme ich unerträgliche Rückenschmerzen. Das klingt vielleicht dramatisch, aber unter diesen Umständen kann selbst die einfachste Bewegung meinem Rücken den Rest geben und Schmerzen verursachen, denen ich nur noch beikommen kann, wenn ich mich von meinem Physiotherapeuten und Akupunkteur behandeln lasse.

Wenn ich einige Tage früher einen Gang heruntergeschaltet hätte, indem ich zum Beispiel zum Yoga gegangen wäre oder mein Massagegerät hervorgeholt hätte (das wie ein großer Exzenterschleifer aussieht), um meinen vom vielen Sitzen stark verspannten Quadrizeps, Rücken und Nacken zu massieren, hätte ich diese Katastrophe abwenden können. Im Laufe der Jahre haben unzählige meiner Klientinnen ihre persönliche Stressschwelle erforscht. Hier sind einige typische Warnsignale, die immer wieder genannt wurden:

- Halskratzen oder Heiserkeit, auf die eine schwere Erkältung oder Grippe folgt
- stärker werdende Kopfschmerzen, die zu einer ausgewachsenen Migräne führen
- müde, trockene und gereizte Augen, die sich zu einer Bindehautentzündung entwickeln und die Einnahme eines Antibiotikums erforderlich machen
- ein oder zwei Pickel, die den Anfang eines Akne-Ausbruchs markieren, der sich über das gesamte Gesicht ausbreitet und tage- oder wochenlang anhält
- ein oder zwei Tage Durchfall, der einen akuten Schub einer bestehenden Darmentzündung (Colitis ulcerosa) auslöst
- Angstzustände, die sich im Laufe der folgenden Tage und Wochen verschlimmern und eine Panikattacke zur Folge haben
- leichte Kieferschmerzen, die nach einer Weile unerträglich werden und dazu führen, dass man nicht einmal mehr den Mund öffnen kann
- eine Monsterperiode, die die reichliche Einnahme von Schmerzmitteln erfordert
- eine ausbleibende Periode – das heißt: kein Eisprung

Erinnern Sie sich an den letzten körperlichen »Absturz« und versuchen Sie sich an die Warnsignale zu erinnern, die diesem Absturz damals vorangingen. Halten Sie sie schriftlich fest, damit Sie sie nicht vergessen. Sonst werden Sie die Warnsignale beim nächsten Mal wieder übersehen und anschließend die Quittung dafür bekommen. Wenn diese Symptome wieder auftreten, dann wissen Sie, dass Sie kurz vor Ihrer Stressschwelle stehen, und können aktiv gegensteuern: Sagen Sie Nein, entbinden Sie sich für einen Abend von allen sozialen Verpflichtungen, bitten Sie um Hilfe oder wenden Sie einige der Selbstfürsorgetechniken an, die ich im Protokoll für diese Woche vorstelle.

Wenn Sie Ihren Körper und seine Grenzen verstehen, dann wissen Sie, was er Ihnen mit seinen Warnsignalen sagen will: nämlich dass Sie einen Gang herunterschalten sollen. So können Sie den körperlichen und emotionalen Schaden besser abfedern, der durch ungebremsten Stress entsteht. Und schon sind Sie auf dem besten Weg zu einer glücklicheren Periode.

Setzen Sie Grenzen

Ich bin fest davon überzeugt, dass es gut ist, klare persönliche Grenzen zu haben, weil unsere seelische Gesundheit davon abhängt. Aber Wissen und Tun sind bekanntlich zwei verschiedene Dinge. Machen Sie sich zunächst einmal klar, wie Sie sich jeden Tag fühlen wollen und welche Aktivitäten oder Verpflichtungen Ihnen helfen werden, dieses Ziel zu erreichen. Schreiben Sie das auf. Wollen Sie sich glücklich, freudig, frei, geborgen, geliebt, großzügig, optimistisch, unbeschwert, gelassen, heiter und entspannt fühlen? Halten Sie alles fest. Und notieren Sie dann, was Sie tun können, um genau diese Gefühle zu empfinden. Vielleicht benötigen Sie acht Stunden Schlaf, eine 15-minütige Meditation am Morgen, einen romantischen Abend mit Ihrem Partner, vielleicht wollen Sie dem Ballettunterricht Ihres Kindes zusehen, jede Woche für eine Stunde ein Buch lesen, Ihren Lieblingspodcast anhören, ein gesundes Frühstück vorbereiten oder bei einem gemeinnützigen Projekt mithelfen. Etwas in dieser Richtung. Wenn wir Verantwortung für unsere Gefühle übernehmen und wissen, was wir wirklich tun wollen, legen wir den Grundstein für ein glückliches, erfülltes Leben. Gefühle wie Frustration, Groll und Überforderung erhalten so keinen Raum.

Da Sie nun eine genaue Vorstellung davon haben, wie Sie Ihre gesundheitlichen Ziele erreichen können, müssen Sie lernen, Nein zu den Dingen zu sagen, die Sie davon abhalten. Frauen sind darauf programmiert, sich zu übernehmen, ihre eigenen Bedürfnisse hintanzustellen, es jedem recht machen zu wollen. Das geht oft auf Kosten ihrer eigenen Gesundheit – was sage ich da? Nicht oft, es geht *immer* auf Kosten der eigenen Gesundheit. Sie geraten schnell in diesen Sog und tun dann das, was andere von ihnen erwarten oder verlangen. Wenn Sie diese Woche von jemandem gebeten werden, etwas zu tun, von dem Sie wissen, dass es der Gesundheit Ihrer Nebennieren oder Ihrer emotionalen Verfassung nicht zuträglich ist, sagen Sie zur Abwechslung einmal: »Das schaffe ich wahrscheinlich nicht … Ich versuche es, kann es aber nicht versprechen.« Oder besser noch, bringen Sie gleich den Mut auf, Nein zu sagen.

Nehmen Sie Ihre aktuellen Verpflichtungen und Aufgaben genau unter die Lupe und fragen Sie sich: »Lädt diese Aktivität meinen Akku auf oder leert sie ihn?« Wenn Letzteres der Fall ist, sollten Sie Nein sagen und die Aktivität künftig meiden. Finden Sie einen besseren Weg, diese Aufgabe zu erledigen, oder delegieren Sie sie. Haben Sie keine Schuldgefühle, wenn Sie Nein sagen und Ihre eigenen Bedürfnisse an vorderste Stelle setzen.

Nehmen Sie Hilfe an

Nicht alle Herausforderungen des Lebens lassen sich ohne fremde Hilfe meistern. Statt jedes Hindernis selbst überwinden zu wollen oder frustriert die Flinte ins Korn zu werfen, sollten Sie es sich zur Gewohnheit machen, um Hilfe zu bitten. Keine Sorge, Sie wirken dadurch nicht schwach. Außerdem ist es meist so, dass Ihre Mitmenschen gern helfen und Ihnen die Dinge zur Verfügung stellen, die Sie brauchen. Bitten Sie Ihren Partner darum, sich ums Abendessen zu kümmern. Fragen Sie Ihre Nachbarn, ob sie mit Ihnen eine Fahrgemeinschaft bilden wollen. Rufen Sie eine gute Freundin an, wenn Sie einen harten Tag hatten und moralische Unterstützung brauchen. Delegieren Sie berufliche Tätigkeiten an Ihre Mitarbeiter. Verschwenden Sie Ihre wertvolle Energie nicht mit Dingen, die Sie nicht tun wollen, wenn Sie die Möglichkeit haben, sie einer anderen Person zu übertragen. Und scheuen Sie sich vor allem nicht davor, Ihre Freundinnen um Hilfe zu bitten. Frauen suchen in stressreichen Situationen oft automatisch den Beistand und Schutz ihrer Geschlechtsgenossinnen. Dieses Verhalten wird als Tend-and-befriend-Reaktion bezeichnet, die Frauen zu eigen ist. Diese Reaktion bewirkt einen

Anstieg des Oxytocinspiegels (das Hormon der Liebe und Nähe), was wiederum Angstzustände lindert und entspannend wirkt. Dies ist unter anderem ein Grund dafür, warum Frauen im Durchschnitt gesünder sind als Männer und eine höhere Lebenserwartung haben.[19] Machen Sie also mit ihren Freundinnen einen Termin für den nächsten Mädelsabend aus – ich bin mir sehr sicher, dass ein solches Treffen Ihren Akku aufladen wird!

Verbessern Sie Ihre Schlafgewohnheiten

Mit der alten Redewendung »Schlafen kann ich, wenn ich tot bin« werden Sie nicht weit kommen, wenn Sie versuchen, Ihre HHN-Achse in Ordnung zu bringen. Ich kann es nicht genug betonen: Schlaf ist das A und O für gesunde, bestens funktionierende Nebennieren. Wenn Sie unter Stress stehen, ist ein guter, erholsamer Schlaf allerdings manchmal kaum umzusetzen. Denn wenn eine Fehlfunktion der HHN-Achse vorliegt, interagieren Cortisol und Melatonin nicht wie vorgesehen miteinander. Vergessen Sie nicht: Cortisol versetzt Sie in Alarmbereitschaft, und wenn der Cortisolspiegel steigt (vor allem abends), bewirkt dies gleichzeitig eine Suppression Ihres Melatonins. Dadurch werden Sie hellwach, obwohl Sie dringend schlafen müssten.

Um dieses Problem zu beheben, müssen Sie den zirkadianen Rhythmus Ihres Körpers wieder ins Lot bringen. Dieser innere Taktgeber, der rund um die Uhr arbeitet und Sie regelmäßig zwischen Wachzustand und Schlaf wechseln lässt, wird durch Licht gesteuert. Wenn am Abend also die Helligkeit abnimmt, fällt Ihr Cortisolspiegel und der Melatoninspiegel steigt. Am Morgen, wenn die Helligkeit wieder zunimmt, sollte der Melatoninspiegel sinken, während gleichzeitig der Cortisolspiegel steigt – der Körper tritt aus dem Schlaf in den Wachzustand. Der morgendliche Cortisolanstieg wird als Cortisol-Aufwachreaktion (CAR) bezeichnet und spiegelt die Fähigkeit Ihres Gehirns wider, Ihre Nebennieren zur Cortisolproduktion anzuregen, sobald Sie die Augen aufschlagen.[20] Die CAR ist der Setpoint für Ihr Cortisol am jeweiligen Tag und gibt Ihren zirkadianen Rhythmus vor. Wenn die CAR nicht richtig funktioniert, entgehen Ihnen kurzfristig viele wichtige Dinge, wie gleichbleibende Energie und ein stabiler Blutzucker. Langfristig riskieren Sie Probleme wie Diabetes und Depressionen.[21] (Im Anhang B finden Sie Tipps, wie Sie Ihre CAR testen können.)

Ihr Ziel sollte es sein, spätestens um 22 Uhr im Bett zu sein und durchschnittlich sieben bis acht Stunden zu schlafen – davon anderthalb bis zwei Stunden im Tiefschlaf, denn das ist für eine normale Produktion des Wachstumshormons nötig. In der Tiefschlafphase wird gewissermaßen Ihr körpereigenes Wartungsteam aktiv, das Ihr System reinigt und repariert. (Ihren Tiefschlaf können Sie mit einem Schlaftracker wie dem Oura Ring oder einem Fitbit-Tracker messen.)

Leider hat unsere moderne Welt (und vor allem künstliches Licht) es uns schwer gemacht, dieses Ziel zu erreichen und gut zu schlafen. Nachfolgend gebe ich Ihnen einige Anregungen, wie Sie Ihren Körper wieder auf die Spur bringen und Ihren Schlaf verbessern können.

Tagsüber

Lassen Sie Ihre Augen Sonnenlicht aufnehmen. Ich meine damit nicht, dass Sie direkt in die Sonne sehen sollen. Aber es ist wichtig, sich von der Sonne bescheinen zu lassen, idealerweise gleich am Morgen, um Ihre Cortisol-Aufwachreaktion und Ihren gesamten zirkadianen Rhythmus zu unterstützen. Öffnen Sie also die Vorhänge oder Rollläden, sobald Sie wach werden, damit natürliches Licht in Ihre Augen dringen kann, oder verwenden Sie eine Tageslichtlampe oder eine andere Form von Lichttherapie. Sorgen Sie auch dafür, dass Sie mindestens einmal am Tag ohne Sonnenbrille ins Freie gehen, damit Ihre Augen Sonne tanken können.

Erden Sie sich. Dieser Ratschlag klingt vielleicht ein wenig esoterisch, aber es ist wissenschaftlich belegt, dass Barfußgehen auf Erde, Gras oder Sand helfen kann, die Nebennieren wieder in Balance zu bringen und chronische Erschöpfungszustände zu lindern.[22] Die Forschung legt nahe, dass bei direktem Kontakt die Elektronen der Erde einen entspannenden Effekt auf unseren Körper haben.[23] Ob wissenschaftlich belegt oder nicht: Überraschend ist es nicht, dass die Natur und das Verweilen in ihr eine wohltuende, heilsame Wirkung auf uns hat!

Abends und nachts

Essen Sie spätestens zwei Stunden vor dem Schlafengehen nichts mehr. Wenn Sie kurz vor dem Zubettgehen etwas zu sich nehmen, wird Ihr Verdauungstrakt aktiv und Ihr Blutzuckerspiegel steigt. Das kann Ihren Schlaf beeinträchtigen. Wenn Sie um drei Uhr nachts aufwachen, könnte das an einer späten Mahlzeit oder einem späten Snack liegen. Der hohe Anstieg und anschließende Abfall des Blutzuckers im Schlaf kann auch ein Grund dafür sein, warum Sie mit einem Bärenhunger aufwachen.

Verwenden Sie ein Einschlafritual oder eine Einschlafroutine. Ihr Körper braucht ein Signal, dass der Tag zu Ende ist und er sich nun entspannen kann. Wenn Sie um 23 Uhr im Bett liegen und E-Mails schreiben, erhält er dieses Signal nicht. Ein Einschlafritual muss nicht aufwendig oder kompliziert sein. Für manche Menschen reicht es bereits, einige Minuten in einem guten Buch zu lesen, eine Tasse Kräutertee zu trinken, den Tag Revue passieren zu lassen und die Gedanken im Tagebuch festzuhalten, sich sanft zu dehnen oder eine geführte Meditation zu machen.

Gehen Sie immer zur selben Uhrzeit ins Bett. Immer zur selben Uhrzeit ins Bett zu gehen fördert ein gesundes Schlafmuster. Überlegen Sie einmal: Wenn Sie jeden Abend um eine andere Uhrzeit schlafen gehen, kann Ihr Körper darin kein regelmäßiges Schema erkennen. Gehen Sie allerdings allabendlich zur selben Uhrzeit ins Bett, hat Ihr Körper die Gelegenheit, seinen Schlafzyklus quasi vorwegzunehmen.[24] Erinnern Sie sich zur Not per Notizzettel oder App daran – so entwickeln Sie mit der Zeit eine Routine, die schlafförderlich ist, und zwar selbst dann, wenn Sie nicht sofort einschlafen. Tipp: Bezüglich meines Einschlafrituals plane ich rückwärts vom Ende bis zum Beginn und weiß so genau, um wie viel Uhr ich ins Bett gehen muss, je nachdem wie lange das Ritual dauert.

Richten Sie einen Licht-Stopp für Ihre elektronischen Geräte ein. Stellen Sie für sich selbst eine Regel auf: keine elektronischen Geräte (Computerbildschirm, Fernseher, Smartphone oder Tablet) nach 21 Uhr bzw. sobald Sie im Bett sind. Sie haben richtig gehört. Verbannen Sie diese Geräte aus Ihrem Schlafzimmer. Sie geben nämlich ein Licht ab, das sich im blauen Spektrum befindet. Solches Licht ist für das Gehirn besonders anregend und lässt Sie wach bleiben.[25] Schränken Sie auch andere Lichtquellen ein. Schalten Sie nach 21 Uhr in Ihrer Wohnung oder Ihrem Haus so viele Lampen wie möglich aus und verwenden Sie lieber Kerzen. Verdunklungsvorhänge oder Jalousien sorgen ebenfalls dafür, dass es in Ihrem Schlafzimmer schön dunkel bleibt.

Treiben Sie kurz vor dem Schlafengehen keinen Sport. Ich weiß, dass das eigentlich selbstverständlich sein sollte, aber gehen Sie bitte nicht um

20:30 Uhr laufen. Studien haben gezeigt, dass 150 Minuten körperliche Aktivität pro Woche die Schlafqualität erheblich verbessern können[26] – aber nur dann, wenn Sie sie nicht unmittelbar vor dem Zubettgehen ausüben. Eine abendliche Trainingseinheit sorgt für einen *Anstieg* des Cortisolspiegels, deshalb sollten Sie lieber vormittags oder mittags trainieren, wenn Ihr Energieniveau normalerweise am höchsten ist.

Kontrollieren Sie Ihren Alkohol- und Koffeinkonsum. Weil Alkohol müde macht, *scheint* er beim Einschlafen zu helfen. In Wirklichkeit jedoch beeinträchtigt er den Tiefschlaf oder REM-Schlaf, also die Traumphase.[27] Träume sind für die Regeneration der HHN-Achse extrem wichtig. Koffein regt Ihre Nebennieren künstlich zur Cortisolfreisetzung an und verringert die Menge an Melatonin, die von der Hypophyse ausgeschüttet wird – und bewirkt damit das genaue Gegenteil von dem, was Sie brauchen, um gut schlafen zu können. Prüfen Sie bei Gelegenheit, welche Wirkung Koffein auf Sie hat. Wenn Sie unruhig und fahrig werden, in Gedankenspiralen verfallen oder Einschlaf- bzw. Durchschlafstörungen bekommen, sollten Sie Ihr Koffein früher am Tag konsumieren oder ganz darauf verzichten.

Laden Sie Ihren Akku auf

Am Ende des Tages stehen wir vermutlich stärker unter Stress, als uns bewusst ist. Wir haben uns weit von unseren steinzeitlichen Vorfahren entfernt, die ein beschauliches Dasein als Jäger und Sammler führten, und leben mittlerweile in einer Welt, in der wir ständigem Druck und ständiger Überreizung ausgesetzt sind. Viele von uns haben sich an den Energiestoß gewöhnt, der uns durchfährt, wenn wir in einer stressreichen Situation sind. Manchmal sind wir regelrecht süchtig danach. Wenn der Stress aber zu viel wird und unser Tank fast leer ist, schaltet sich eine Warnlampe an. Geben wir unserem Körper dann keine Zeit, neue Kraft zu tanken und den Akku aufzuladen, und überschreiten ständig unsere Stressschwelle, dann bekommen wir früher oder später alle möglichen Probleme. Wir landen auf der Standspur. Doch vergessen Sie nicht, dass Stress in Maßen (nicht in Massen!) Ihr Freund ist. Er gibt Ihnen die Energie und Zuversicht, mit denen Sie die Herausforderungen des Lebens bewältigen können. Aber Sie wissen ja, wie es unter Freunden so ist – hin und wieder kann es zu Meinungsverschiedenheiten kommen. Erkennen Sie also die Tatsache an, dass jeder Stress seine Grenzen hat.

9
WOCHE 6

Unterstützen Sie Ihre Schilddrüse für einen gesünderen Zyklus

Willkommen zur sechsten und letzten Woche des 6-Wochen-Programms zur Harmonisierung Ihres Zyklus Sie befinden sich kurz vor der Ziellinie, und das heißt, dass Sie schon bald Grund zum Feiern haben werden. Wir haben ja bereits mehrfach darüber gesprochen, wie wichtig die Schilddrüse für eine gesunde, regelmäßige Periode ist. Jetzt, auf der Zielgeraden zum dauerhaften hormonellen Gleichgewicht, ist es an der Zeit, dieser einflussreichen Hormondrüse endlich die uneingeschränkte Aufmerksamkeit zu schenken, die sie verdient.

Die Schilddrüse und Ihre Menstruationsgesundheit

Ihre Schilddrüse ist eng mit Ihrer Menstruationsgesundheit verbunden. Obwohl diese schmetterlingsförmige Drüse so klein ist, wirkt sie sich praktisch auf jedes Organ in Ihrem Körper aus. Genau genommen hat jede Körperzelle eine Rezeptorstelle für Schilddrüsenhormone, und das heißt, dass diese Hormone einen gewissen Einfluss auf *jedes* Gewebe und Organ ausüben. Ihre Schilddrüse gibt im Körper in vielerlei Hinsicht den Ton an – von der Verdauung über die Psyche bis hin zur Fruchtbarkeit –, und deshalb müssen Sie sie wie die VIP behandeln, die sie ist. Denn wenn die Schilddrüse nicht gut arbeitet, wird sie Ihnen das Leben schwer machen.

Aufgrund ihrer hormonellen Ausstattung erkranken Frauen fünf- bis achtmal häufiger an der Schilddrüse als Männer.[1] Vielleicht kennen Sie die typischen Symptome wie eine unerklärliche Gewichtszunahme, schwere

Erschöpfungszustände, Depressionen und Stimmungsschwankungen, körperliche Schmerzen, chronische Erkältungen und andere Krankheiten, ausfallendes und/oder brüchiges, strohiges Haar, kalte Hände und Füße sowie trockene Haut. Was die meisten Frauen nicht wissen (und was ihnen oft nicht gesagt wird), ist, dass ihr ausbleibender Eisprung, ihre verminderte Libido, PMS, Regelschmerzen, starke Regelblutungen, unregelmäßige Periode, Amenorrhö, wiederholte Fehlgeburten und Unfruchtbarkeit allesamt durch eine Schilddrüsenüber- oder -unterfunktion verursacht sein können.

Dabei gibt es unter den betroffenen Frauen keine bestimmte Altersgruppe, die für den Beginn der Krankheit besonders prädisponiert wäre. Sie kann sich in der Kindheit entwickeln, infolge der Einnahme der Antibabypille, während oder nach einer Schwangerschaft oder auch in der Perimenopause. In den meisten Fällen liegt eine Schilddrüsen*unter*funktion vor, deutlich seltener eine Schilddrüsenüberfunktion.

Die letzten Schritte zur Heilung Ihrer Periodenprobleme (und Unfruchtbarkeit) und zur nachhaltigen Verbesserung Ihres gesamten Gesundheitszustands bestehen darin, die Symptome einer Schilddrüsenüber- oder -unterfunktion zu erkennen, bei Bedarf die richtigen Untersuchungen vorzunehmen und insgesamt einen Lebensstil zu pflegen, der Ihrer Schilddrüse guttut.

Wie Ihre Schilddrüse funktioniert

Die Schilddrüse befindet sich am unteren Ende Ihres Halses, knapp über dem Schlüsselbein. Sie hat die Form eines Schmetterlings, ist etwa 5 cm lang und 2,5 cm hoch. Sie bildet eine Vielzahl von Hormonen, die im gesamten Körper wirken, und beeinflusst damit so wichtige Dinge wie Stoffwechsel, Wachstum, Entwicklung und Körpertemperatur.

Eine wichtige Aufgabe der Schilddrüse ist die Umwandlung von Jod in Schilddrüsenhormone. Schilddrüsenzellen sind die einzigen Körperzellen, die Jod verarbeiten. Sie verbinden es mit der Aminosäure Tyrosin, um Triiodthyronin (T_3) und Thyroxin (T_4) zu bilden. T_4 ist das Rohmaterial für T_3 und macht etwa 80 Prozent der Hormonproduktion der Schilddrüse aus. Nur ein Teil des T_3 wird direkt in der Schilddrüse gebildet. Weiteres T_3 entsteht, indem T_4 in Leber, Darm, Nieren und Gehirn in T_3 umgewandelt wird. T_3 ist das

Schilddrüsenhormon, das Ihre Zellen erkennen können – deshalb muss diese Umwandlung reibungslos verlaufen, damit Sie sich glücklich und energiegeladen fühlen und Freude am Leben haben.

Dieses empfindliche Gleichgewicht zwischen T_4 und T_3 wird durch die Hypothalamus-Hypophysen-Schilddrüsen-Achse (HHS-Achse) reguliert. Ja, noch eine Achse im Körper. Wenn die Schilddrüse für den Körper mehr T_4 und T_3 benötigt, setzt die Hypophyse das sogenannte Thyreotropin-stimulierende Hormon (TSH) frei, mit dem die Schilddrüse das Signal erhält, mehr Schilddrüsenhormone zu produzieren. Wenn ausreichend T_4 und T_3 vorhanden sind, verlangsamt sich die TSH-Produktion. Und wie bei jeder Feedback-Schleife gilt auch hier: Der TSH-Spiegel steigt, wenn der Spiegel an T_4 und T_3 fällt (siehe Abb. 12).

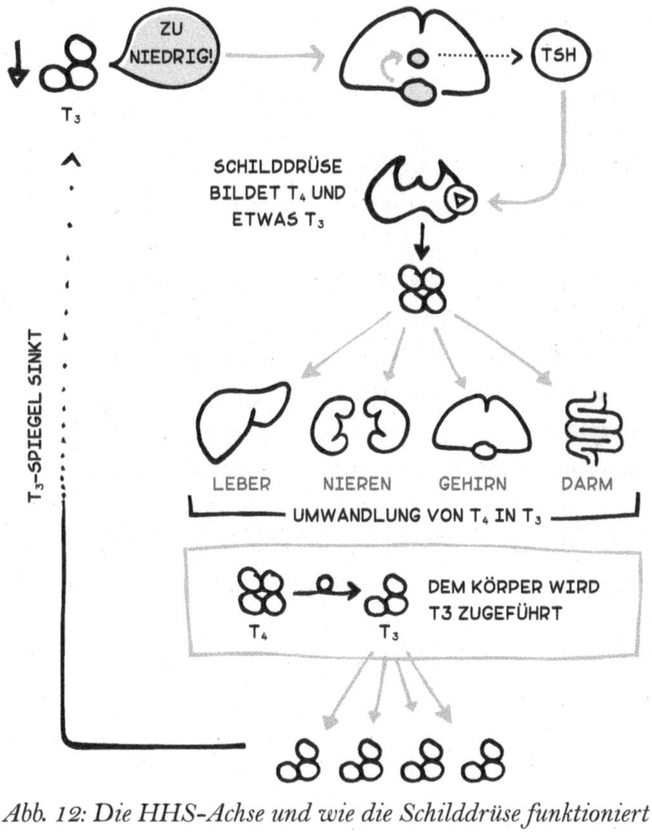

Abb. 12: Die HHS-Achse und wie die Schilddrüse funktioniert

Wenn Ihre Schilddrüse streikt

Wenn Ihre Schilddrüse korrekt funktioniert, produziert sie die richtigen Mengen an T_3 und T_4. Leider ist das bei vielen von uns nicht der Fall. Es gibt zwei Wege, wie die Schilddrüse aus dem Ruder laufen kann.

Schilddrüsenunterfunktion

Eine Schilddrüsenunterfunktion oder Hypothyreose – *hypo* bedeutet »darunter« – tritt ein, wenn die Schilddrüse nicht genügend T_4 und/oder T_3 produziert. Eine Hypothyreose kann Menorrhagie (starke Regelblutungen), eine häufigere und längere Periode sowie Dysmenorrhö, also Regelschmerzen, verursachen.[2] Frauen mit Hypothyreose können auch Probleme damit haben, schwanger zu werden, oder sie haben ein erhöhtes Risiko, eine Fehlgeburt zu erleiden, wenn sie schwanger sind.[3] Weitere Symptome für eine Schilddrüsenunterfunktion sind:

- Müdigkeit, die sich anfühlt wie eine völlige Entkräftung
- Gewichtszunahme, obwohl Sie nicht mehr essen
- Benommenheit und Gedächtnisschwäche
- Kälteempfindlichkeit (das heißt, Sie sind die Einzige im Büro, die im Sommer einen Pullover trägt)
- eine niedrigere Basaltemperatur – die Ihnen auffallen wird, sobald Sie morgens im Rahmen der Protokollierung Ihrer Periode Ihre Körpertemperatur messen (siehe Kapitel 1) oder eine Form der natürlichen Empfängnisverhütung anwenden, bei der Sie Ihre Temperatur überprüfen müssen
- Haarausfall und/oder strohiges Haar
- brüchige, langsam wachsende Nägel
- trockene Haut
- Gelenkschmerzen
- Verstopfung

Schilddrüsenüberfunktion

Eine Schilddrüsenüberfunktion oder Hyperthyreose – *hyper* bedeutet »darüber« – tritt ein, wenn Ihr Körper zu viele Schilddrüsenhormone produziert. Bei Hyperthyreose besteht die Wahrscheinlichkeit eines verzögerten Pubertätseintritts und einer schwachen, seltenen, unregelmäßigen oder gänzlich ausbleibenden Periode, die zu Fruchtbarkeitsproblemen führt.[4] Andere Symptome für eine Hyperthyreose sind:

- Angstzustände, Unruhe und Herzrasen
- Handzittern
- Schlafstörungen
- Hitzeempfindlichkeit (das heißt, Sie sind die Einzige im Büro, die im Winter ein T-Shirt trägt)
- eine erhöhte Basaltemperatur – die Ihnen auffallen wird, sobald Sie morgens im Rahmen der Protokollierung Ihrer Periode Ihre Körpertemperatur messen oder eine Form der natürlichen Empfängnisverhütung anwenden, bei der Sie Ihre Temperatur überprüfen müssen
- hervortretende Augen (bei bestimmten Arten der Hyperthyreose)
- häufiger Stuhlgang oder Durchfall

Wenn Sie Symptome einer Schilddrüsenunter- und/oder einer Schilddrüsenüberfunktion zeigen, ist es jetzt an der Zeit, der Ursache dieses Problems auf die Spur zu kommen.

Der schulmedizinische Ansatz bei Schilddrüsenerkrankungen

Bei den meisten meiner Klientinnen, die mich im Laufe der Jahre aufgrund von Perioden- oder Fruchtbarkeitsproblemen aufgesucht haben, ließ sich eine Schilddrüsenerkrankung nachweisen, von der sie ursprünglich gar nichts wussten. Sie hatten viele Symptome und ahnten bereits, dass etwas nicht mit ihnen stimmte, aber es wurde keine Diagnose gestellt, weil ihre Schilddrüsenwerte unauffällig waren. Vielleicht erkennen Sie sich darin wieder?

Es wirken hier viele Faktoren zusammen. Zum einen untersuchten die Ärzte nur den TSH- und Gesamt-T_4-Spiegel, manchmal auch nur das TSH. Während dieses Vorgehen in der Schulmedizin gang und gäbe ist, verstellt es den Blick auf das, was generell im Körper vor sich geht. Die Physiologie der Schilddrüse ist komplex, und die Produktion, Umwandlung und Aufnahme der Schilddrüsenhormone vollzieht sich im Körper in mehreren Schritten. Wenn es bei einem dieser Schritte hakt, zeigen Sie vielleicht Symptome – doch wenn nur diese beiden Hormone getestet werden, geben die ermittelten Werte das komplexe Wechselspiel nicht adäquat wieder.

Zum anderen herrscht gemeinhin die Überzeugung, dass sich eine Schilddrüsenunterfunktion durch einen hohen TSH-Spiegel bemerkbar mache und sich eine gesunde Schilddrüse in einem normalen TSH-Spiegel äußere. Ähm, nein, das lässt sich so nicht pauschalisieren. Um herauszufinden, was Ihre Schilddrüse im Schilde führt (kein Wortspiel beabsichtigt …), müssen *alle* Schilddrüsenwerte berücksichtigt werden, also TSH, Gesamt-T_4 und -T_3, freies T_4 und T_3, reverses T_3 und Antikörper gegen Thyreoperoxidase (TPO-AK) und Thyreoglobulin (TG-AK). Diese letzten beiden Werte helfen Ihnen zu bestimmen, ob bei Ihnen eine Autoimmunerkrankung der Schilddrüse vorliegt.

Außerdem unterscheiden sich von Labor zu Labor die »Normalbereiche«, die auf dem statistischen Durchschnitt der getesteten Personen beruhen, die in der Regel schon krank sind; gesunde Menschen fallen dabei unter den Tisch. Aber wie sinnvoll ist es eigentlich, sich »Normalbereiche« von Kranken vorgeben zu lassen? Ein funktioneller oder optimaler Referenzbereich ist wesentlich nützlicher, um eine Störung der Schilddrüse zu erkennen. Diese Grenzwerte sind kleiner und beruhen auf Daten gesunder Menschen – nicht auf denen bereits Erkrankter.

Mit dem funktionellen oder optimalen Referenzbereich soll das Risiko für eine Erkrankung beurteilt werden, *bevor* sie ausbricht. Dieser Wert setzt also viel früher an und dient nicht dazu, eine bestehende Erkrankung zu diagnostizieren. Die konventionellen medizinischen Grenzwerte für TSH sind vom jeweiligen Prüflabor abhängig, liegen aber üblicherweise bei 0,45–5,0 mU/l, während der funktionelle Referenzbereich bei 0,5–2,0 mU/l angesiedelt ist.

Schilddrüsenwerte und ihre optimalen Referenzbereiche

Nach aktuellem medizinischem Stand sind dies die optimalen Referenzbereiche (Quelle: Kresser Institute ADAPT Practitioner Training and Certification Program):

TSH: 0,5–2,0 mU/L
T_3 gesamt: 100–180 ng/dl
T_4 gesamt: 6–12 µg/dl
Freies T_3: 2,5–4,0 pg/ml
Freies T_4: 1,0–1,4 ng/dl
Reverse T_3: 9–21 ng/dl
*TPO-AK: 0–15 IE/ml
*TG-AK: 0–0,9 IE/ml

* Um herauszufinden, ob bei Ihnen eine Autoimmunerkrankung der Schilddrüse vorliegt, müssen Sie einen TPO- und TG-Antikörpertest machen, mit dem die Anzahl der vorhandenen Antikörper gemessen werden kann.

Sehen Sie den Unterschied? Sie könnten jahrelang einen TSH-Wert von 4,0 mU/l haben, der aus Sicht der *funktionellen Medizin* viel zu hoch ist. Aber weil er nach *konventionellen schulmedizinischen* Maßstäben normal ist, werden Sie wahrscheinlich nicht angemessen (oder überhaupt nicht) behandelt, selbst wenn Sie Beschwerden haben. Deswegen müssen Sie auf Ihren Körper und anhaltende Symptome hören, denn Ihr Körper lügt nicht.

Subklinische Schilddrüsenunterfunktion

Wozu führen dieser Mangel an angemessenen Tests und diese veralteten »Normbereiche«? Sie ahnen es bereits. Abermillionen Frauen auf diesem Planeten laufen jahrelang in einem Zustand herum, der als subklinische Schilddrüsenunterfunktion bezeichnet wird, bevor sie eine korrekte Diagnose erhalten.

Eine subklinische Schilddrüsenunterfunktion ist im Grunde so etwas wie »Hypothyreose light«, also eine Schilddrüsenunterfunktion in abgeschwächter Form. Sie zeichnet sich dadurch aus, dass das TSH nur leicht erhöht und das freie T_4 und/oder freie T_3 normal ist[5] – falls der Arzt diese Werte überhaupt testet. Frauen mit einer subklinischen Schilddrüsenunterfunktion klagen oft über dieselben Symptome wie Frauen mit einer diagnostizierten Schilddrüsenunterfunktion. Doch weil ihre Testergebnisse oft unauffällig sind, bekommen sie zu hören, dass bei Ihnen alles in Ordnung sei – und werden wieder nach Hause geschickt.

Hören Sie: Wenn ein Arzt Ihre Blutwerte überprüft und Ihnen erzählt, dass es Ihnen gutgeht, obwohl Sie ausdrücklich sagen, dass Sie sich nicht gut – sondern vielmehr besch*** – fühlen, dann nimmt er Sie nicht ernst und spielt Ihre Beschwerden herunter. Wenn sich der Arzt ausschließlich auf Ihre Testergebnisse bezieht, ignoriert er Ihre subjektive Wahrnehmung und tut damit so, als sei diese falsch. In diesem Fall müssen Sie Ihrem Anliegen Nachdruck verleihen oder einen Arzt finden, der Ihnen tatsächlich helfen und herausfinden will, was wirklich »unter Ihrer Haube« los ist.

Leider wird eine subklinische Schilddrüsenunterfunktion oft nicht erkannt und bleibt dementsprechend unbehandelt. Fairerweise muss man sagen, dass die Schulmedizin das Problem kontrovers betrachtet bzw. infrage stellt, weshalb Ärzte es selten diagnostizieren und einen geeigneten Behandlungsplan aufstellen. Denn die konventionelle Interpretation der Laborwerte ist: Ein hoher TSH-Spiegel zeigt eine Schilddrüsenunterfunktion an; ist der Wert hingegen normal, ist die Schilddrüse in Ordnung. So entsteht eine große Grauzone, in die viele Frauen fallen, die zwar die typischen Symptome einer Schilddrüsenunterfunktion haben, aber einen nur leicht erhöhten TSH-Wert und normale andere Schilddrüsenparameter, die sich innerhalb der Grenzwerte befinden, die in der Schulmedizin empfohlen werden.

Ich wurde schon oft von verzweifelten Frauen aufgesucht, denen gesagt worden war, dass ihre Testergebnisse »normal« und sie somit gesund seien, obwohl nicht alle relevanten Parameter getestet worden waren und/oder ihre Testwerte zwar im konventionellen Normbereich lagen, sich aber an dessen Ober- oder Untergrenze befanden (was auf eine subklinische Schilddrüsenunterfunktion hinweist). Zwischen drei und acht Prozent der US-Bevölkerung leiden an einer subklinischen Schilddrüsenunterfunktion.[6] Sie ist also keineswegs eine Seltenheit.

Wenn eine Frau an der Schilddrüse erkrankt, wird ihr üblicherweise ein Medikament verordnet, mit dem die Werte wieder in den Normalbereich zurückgeführt werden. Vielleicht gehören Sie zu diesen Frauen. Wenn Sie sich mit einer x-beliebigen Frau im Alter von Mitte 30 bis Anfang 40 unterhalten, wird diese vermutlich angeben, Levothyroxin einzunehmen (ein Wirkstoff, der bei Schilddrüsenunterfunktion oft verschrieben wird) oder eine Frau zu kennen, die dieses Medikament nimmt. Es ist in unserer Gesellschaft beinahe so etwas wie ein weiblicher Initiationsritus geworden, ab einem gewissen Alter ein Schilddrüsenmedikament zu nehmen. Das Problem ist: Selbst wenn Frauen ein entsprechendes Medikament nehmen und sich mit der Zeit vielleicht besser fühlen, kaschiert das Medikament letztlich nur die Ursache des Problems. Es behebt die Ursache nicht, denn die Schilddrüse arbeitet nicht isoliert. Sie wird in starkem Ausmaß durch Autoimmunerkrankungen sowie durch andere Drüsen bzw. die von ihnen gebildeten Hormone beeinflusst. Deshalb müssen wir nach dem wahren Grund dafür suchen, warum unsere Schilddrüse am Rad dreht.

Der Zusammenhang zwischen Schilddrüse und Menstruationszyklus

Warum kann eine schlecht funktionierende Schilddrüse ein so breites Spektrum an Zyklusstörungen und Fruchtbarkeitsproblemen hervorrufen? Weil die Hormone im ganzen Körper miteinander kommunizieren. Sehen wir uns einmal an, welche unmittelbaren Auswirkungen die Schilddrüse auf Ihren Menstruationszyklus hat.

- Eine Schilddrüsenüber- oder -unterfunktion wirkt sich negativ auf den Eisprung aus[7] und führt zu einem Progesteronmangel. Wie geschieht das? Sowohl eine Über- als auch eine Unterfunktion beeinträchtigen die Produktion der Hypophysenhormone (Prolaktin, FSH und LH), wodurch der Prozess des Eisprungs bereits im Gehirn beeinträchtigt wird.[8] Außerdem fehlt den Follikeln durch die Unterfunktion das Schilddrüsenhormon, das sie für ihre Entwicklung dringend benötigen.[9]
- Eine Schilddrüsenunterfunktion verringert die Insulinsensitivität,[10] was wiederum erklärt, warum sie oft mit einem PCOS einhergeht und dieses verschlimmern kann.[11] Diese Konstellation kann eine Östrogendominanz und einen Progesteronmangel verstärken.

- Eine Schilddrüsenunterfunktion reduziert das Sexualhormon-bindende Globulin (SHBG). Dieser Mangel führt zu einer höheren Zirkulation von Östrogenen im Körper und damit zu einer stärkeren Periode.[12] Umgekehrt erhöht eine Schilddrüsenüberfunktion SHBG und kann somit eine schwächere Periode zur Folge haben.[13]
- Eine Schilddrüsenunterfunktion verringert die Fähigkeit des Körpers, effektiv Östrogen zu verstoffwechseln, wodurch der Östrogenspiegel steigt und ein Milieu entsteht, das eine stärkere Periode begünstigt.[14]
- Es gibt Belege dafür, dass eine Schilddrüsenunterfunktion die Bildung von Blutgerinnungsfaktoren verringert, was eine stärkere Periode verursachen kann. Das liegt daran, dass Blutgerinnungsfaktoren dazu beitragen, Blutungen zu stoppen. Eine Schilddrüsenüberfunktion sorgt hingegen für einen *Anstieg* dieser Gerinnungsfaktoren, was wiederum zu einer schwächeren Periode führt.[15]
- Eine lange und starke Periode, die durch eine Schilddrüsenunterfunktion verursacht wird, kann durch Eisenmangel zu Anämie führen, an der Frauen in der Perimenopause oft leiden. Eisen spielt für die Entwicklung der Follikel und für die Hormonproduktion eine entscheidende Rolle. Deshalb kann ein Eisenmangel zu Problemen mit Eisprung und Empfängnis führen.[16]

Im Allgemeinen lässt sich sagen, dass eine schlecht eingestellte Schilddrüse dem gesamten Körper Energie entzieht, die er unter anderem braucht, um das Fortpflanzungssystem funktionsfähig zu halten. Wie gesagt: Jede Körperzelle besitzt Rezeptoren für Schilddrüsenhormone. Unser gesamter Körper ist also auf eine ausreichende Menge an Schilddrüsenhormonen angewiesen. Verständlicherweise kann der Körper keine Energie in den Eisprung investieren, wenn er bereits ein Energiedefizit hat und sich schwertut, generell seinen Motor am Laufen zu halten.

Versuchen Sie, schwanger zu werden?

Weil sich der Gesundheitszustand Ihrer Schilddrüse auf Ihren Menstruationszyklus auswirkt, wirkt er sich zu 100 Prozent auf Ihre Fruchtbarkeit aus. Wenn Ihre Schilddrüse keine volle Leistung bringen kann, ist Ihre Basaltemperatur vermutlich zu niedrig. Die sich schnell teilenden Zellen eines Embryos benötigen aber einen speziellen Temperaturbereich (siehe die Temperaturbereiche bei »Lassen Sie Ihre Schilddrüsenwerte prüfen oder kaufen Sie einen Selbsttest« im Protokoll am Ende dieses Kapitels), damit die Zellteilung stattfinden kann. Ist Ihre Körpertemperatur zu niedrig, kann der Embryo vielleicht nicht weiterwachsen, und das kann zu Schwierigkeiten bei der Empfängnis und zu einem erhöhten Risiko für einen frühen Abort führen.[17] Viele Fehlgeburten treten in einem frühen Stadium ein, weil zu viele Frauen nicht wissen, dass sie an einer Schilddrüsenerkrankung leiden. Eine diagnostizierte Schilddrüsenüber- oder -unterfunktion kann zu einer Präeklampsie, Frühgeburt und im schlimmsten Fall sogar zu einer Totgeburt führen. Deshalb müssen Sie mit einem Arzt zusammenarbeiten, der Ihre Schilddrüsenwerte während der Schwangerschaft regelmäßig prüft. Das gilt vor allem, wenn bei Ihnen bereits eine Schilddrüsenerkrankung diagnostiziert wurde.[18]

Was verursacht Erkrankungen der Schilddrüse?

Autoimmunerkrankungen. Die gängigste Ursache für eine Schilddrüsen*unter*funktion ist in der westlichen Kultur die Hashimoto-Thyreoiditis, auch bekannt als Autoimmunthyreoiditis, und die gängigste Ursache für eine Schilddrüsenüberfunktion ist die Basedowsche Krankheit.[19] Wie alle Autoimmunerkrankungen treten diese Schilddrüsenerkrankungen in Erscheinung, wenn das Immunsystem überreizt oder getriggert wird. Es greift daraufhin gesundes körpereigenes Gewebe an, weil es dieses für einen Krankheitserreger hält. In diesem Fall ist die Schilddrüse das bedauerliche Ziel des Angriffs. Das Immunsystem setzt Antikörper frei mit der Anweisung, Zellen zu zerstören, die den hormonproduzierenden Zellen der Schilddrüse oder deren Rezeptoren ähneln. In Kapitel 6 wurde bereits darauf hingewiesen, dass eine geschädigte Darmflora die Ursache für Autoimmunkrankheiten ist. Es ist nicht weiter verwunderlich, dass

Lipopolysaccharide (LPS) – jene lästigen Toxine, die von pathogenen Bakterien freigesetzt werden – Ihre Schilddrüse auf vielfältige Weise beeinflussen. Sie greifen das Organ an und führen letztlich dazu, dass Ihr Körper Antikörper gegen Schilddrüsenzellen bildet.[20] LPS reduzieren auch TSH, hemmen die Umwandlung von T_4 in T_3 und beeinträchtigen die Schilddrüsenhormonrezeptoren.[21]

Östrogenüberschuss. Ein zu hoher Östrogenspiegel beeinträchtigt die Funktion Ihrer Schilddrüse erheblich. Wie Sie mittlerweile wissen, trägt eine Schilddrüsenunterfunktion aber zu einem erhöhten Östrogenspiegel bei – ein Teufelskreis. Ein hoher Östrogenspiegel sorgt dafür, dass das Schilddrüsenhormon nicht zu seinen Schilddrüsenrezeptoren gelangt.[22] Ihre Schilddrüse kann also in Ordnung sein, aber Sie werden trotzdem Symptome wie bei einer Schilddrüsenunterfunktion bemerken. Bei vielen Frauen mit einer Östrogendominanz wird fälschlicherweise eine Schilddrüsenunterfunktion diagnostiziert und deshalb bekommen sie ein entsprechendes Medikament verschrieben.

Jodmangel. Jod ist *der* essentielle Baustein der Schilddrüsenhormone. Ohne Jod keine Schilddrüsenhormone. Wenn uns dieses lebenswichtige Spurenelement fehlt, kann sich unsere Schilddrüse vergrößern – und das kann zu einem Kropf führen, mit dem sie versucht, so viel Jod wie möglich aufzunehmen. Jodmangel war in den westlichen Industrienationen aufgrund des überall verfügbaren jodierten Speisesalzes bisher eher selten anzutreffen. Aber neuere Studien zeigen, dass Jodmangel wieder auf dem Vormarsch ist.[23] Das soll allerdings keine Aufforderung sein, ein Jod-Supplement einzunehmen: Ein zu hoher Jodkonsum kann nämlich zu einer Schilddrüsenüberfunktion führen. Außerdem scheint die Supplementierung von Jod eine vorhandene Autoimmunthyreoiditis zu verschlimmern, vor allem wenn gleichzeitig ein Selenmangel vorliegt. Deshalb ist es absolut unerlässlich, mit einem erfahrenen Arzt oder Heilpraktiker zusammenzuarbeiten, damit Ihr Problem richtig behandelt wird.[24]

Stress. Leider bewirkt eine Zunahme sowohl von Corticoliberin als auch von Cortisol eine Hemmung der TSH-Produktion.[25] Und Cortisol verlangsamt die Umwandlung von T_4 in T_3. Beides zusammengenommen führt dazu, dass Ihre Schilddrüsenfunktion massiv heruntergeregelt wird.

Endokrine Disruptoren. Langlebige organische Schadstoffe (kurz POP für *persistent organic pollutants*) sind Industriechemikalien wie etwa Dioxin, Dichlordiphenyltrichlorethan (DDT) und polychlorierte Biphenyle (PCB), die sich auf unterschiedliche Weise auf die Schilddrüse auswirken. Sie schädigen die

Schilddrüse und verringern die T_4-Ausbeute.[26] Sie beeinträchtigen die Fähigkeit der Schilddrüse, Jod aufzunehmen,[27] stören die HHS-Achse und werden sogar mit Schilddrüsenkrebs in Verbindung gebracht.[28] Bisphenol-A (BPA) verursacht eine Östrogendominanz[29] und bremst die Schilddrüse aus, indem es die Schilddrüsenrezeptoren blockiert[30] – wodurch der Schilddrüse gleich ein doppelter Schlag versetzt wird.

Strahlung. Die Schilddrüse reagiert sehr empfindlich auf Strahleneinwirkung. 20–30 Prozent der Menschen, die sich im Kopf- und Halsbereich einer Strahlentherapie unterziehen mussten, entwickelten anschließend eine Schilddrüsenunterfunktion.[31] Es hat sich außerdem gezeigt, dass selbst ein Übermaß an Röntgenaufnahmen der Zähne das Risiko für eine Schilddrüsenunterfunktion erhöht.[32] Die Schilddrüse reagiert aber auch empfindlich auf Strahlen, die elektronische Geräte wie Smartphones und Laptops abgeben – an denen so ziemlich jeder von uns mittlerweile hängt. Eine Studie hat festgestellt, dass eine durchschnittliche Smartphone-Nutzung von etwas mehr als zwei Stunden täglich zu einem geringeren T_4-Wert und gleichzeitig zu einem höheren TSH-Wert führt, als normal ist.[33]

Ständiges Diäthalten/Konsum fettarmer Lebensmittel. In beiden Fällen denkt Ihr Gehirn, dass Sie kurz vor dem Verhungern sind. Es sendet der Schilddrüse daraufhin ein Signal, die Hormonproduktion herunterzufahren, wodurch sich Ihr Stoffwechsel verlangsamt.[34] Und raten Sie mal, was dann passiert? Weil Ihr Körper im Energieerhaltungsmodus ist, *behalten* Sie Ihr Körperfett.

Antibabypille. Die Antibabypille belastet Ihre Schilddrüse auf vielfältige Weise. Sie entzieht der Schilddrüse lebenswichtige Spurenelemente wie Selen und Zink[35] und beeinträchtigt die Fähigkeit Ihres Darms, diese Nährstoffe aufzunehmen.[36] Die Pille beeinflusst nicht nur Ihre Schilddrüsenhormone, sondern sorgt auch für einen Anstieg von Thyroxin-bindendem Globulin (TBG).[37] Sobald das Schilddrüsenhormon an das TBG gebunden ist, ist es nicht mehr verfügbar, das heißt, Ihre Zellen können es nicht mehr nutzen – und deshalb haben Sie das Gefühl, Sie hätten eine Schilddrüsenunterfunktion. Es ist für mich nicht verwunderlich, dass so vielen meiner Klientinnen während oder kurz nach der regelmäßigen Pilleneinnahme ein Schilddrüsenmedikament verschrieben wurde.

Wie Sie sehen, hat Ihre Schilddrüse weitreichenden Einfluss auf Ihren gesamten Körper. Wenn Sie eine Schilddrüsenerkrankung haben – selbst wenn diese »nur« subklinisch ist –, können Sie fest mit Symptomen rechnen. Jetzt wissen Sie, dass Ihnen der TSH-Wert allein nicht sagen wird, was mit dieser Hormondrüse los ist, und dass weiterführende Tests angebracht sind, wenn Sie den Verdacht haben, dass Sie ein Problem mit Ihrer Schilddrüse haben.

Protokoll für Woche 6: Unterstützen Sie Ihre Schilddrüse

Wie setzen Sie nun diese Fülle an Informationen in die Praxis um, um Ihrer Schilddrüse etwas Gutes zu tun? Wie Sie wissen, arbeitet Ihre Schilddrüse nicht isoliert, sondern sie ist mit allen anderen Organen in Ihrem Körper verbunden. Das bedeutet: Wenn Sie sich in den vergangenen fünf Wochen an meine Empfehlungen gehalten und das Programm umgesetzt haben, haben Sie bereits viele wichtige Schritte unternommen, um Ihre Schilddrüse und Ihren Menstruationszyklus in Topform zu bringen. Und weil Sie diese Veränderungen bereits umgesetzt haben, gebe ich Ihnen, meine Liebe, in dieser Woche die Hausaufgabe, sich zu testen!

Lassen Sie Ihre Schilddrüsenwerte prüfen oder kaufen Sie einen Selbsttest

Es ist an der Zeit, sich ein genaues Bild über den Zustand Ihrer Schilddrüse zu verschaffen. In dieser Woche werden Sie Ihre Schilddrüsenwerte testen, um eine bessere Vorstellung davon zu bekommen, was in Ihrem Körper vor sich geht. Sie können hierfür zum Arzt gehen oder einen Selbsttest für Heimanwender bestellen.

Sobald Ihnen Ihre Ergebnisse vorliegen, vergleichen Sie sie mit der Liste »Schilddrüsenwerte und ihre optimalen Referenzbereiche« (siehe Seite 257). Wenn Ihnen Unregelmäßigkeiten auffallen oder Ihre Resultate über bzw. unter den Grenzwerten liegen, ist es an der Zeit, Ihrer Schilddrüse auf die Sprünge zu helfen. Zuerst müssen Sie sicherstellen, dass Sie alle Tipps zur Ernährung und Lebensführung, die ich Ihnen in den letzten Wochen gegeben habe, kennen und anwenden. Dann sollten Sie einen Blick auf meine Empfehlungen im Abschnitt »Weitere Unterstützung für die Schilddrüse« am Ende dieses Kapitels werfen. Die Zusammenarbeit mit einem erfahrenen Arzt oder Heilpraktiker ist wichtig, um bestmögliche Ergebnisse zu erzielen. Es empfiehlt sich, Ihre Schilddrüsenwerte nach zwei oder drei Monaten noch einmal zu testen, um zu prüfen, ob Verbesserungen oder Veränderungen eingetreten sind.

Verzagen Sie nicht, wenn Sie es aus irgendeinem Grund nicht schaffen sollten, Ihre Schilddrüse beim Arzt testen zu lassen oder im Internet einen Selbsttest zu bestellen: Ihre Basaltemperatur ist ein hervorragender Indikator für Ihre Schilddrüsenfunktion, weil sie die Aktivität Ihres Stoffwechsels widerspiegelt. Eine Erkrankung der Schilddrüse äußert sich darin, dass Ihre Basaltemperatur nicht gut reguliert ist – und das ist ein Zeichen dafür, dass es an der Zeit ist, zum Arzt zu gehen.

Wenn Sie nicht schon im Rahmen Ihrer Zyklusbeobachtung jeden Tag Ihre Basaltemperatur überprüfen, sollten Sie dies zehn Tage lang tun, und zwar vom ersten bis zum zehnten Tag Ihres Zyklus. Hormonelle Schwankungen können Ihre Basaltemperatur beeinflussen, deshalb ist es am besten, die Temperatur in der Follikelphase vor dem Eisprung zu messen, wenn die Schwankungen kleiner sind. Falls Sie zurzeit keine Periode bekommen, können Sie jederzeit mit der Temperaturmessung anfangen.

In ihrem Buch *Familienplanung* gibt Toni Weschler an, dass die Körpertemperatur in Ruhe vor dem Eisprung bei 36,11–36,5 °C liegen sollte. Ich habe im Laufe der Jahre die Erfahrung gemacht, dass es für eine Schilddrüsenunterfunktion sprechen kann, wenn die Temperatur konsequent unter 36,3 °C liegt. Eine konsequent über 36,7 °C liegende Temperatur kann auf eine Schilddrüsenüberfunktion hinweisen. Natürlich müssen Sie bedenken, dass die Basaltemperatur erheblich variieren kann und nicht zu 100 Prozent präzise ist. Trotzdem sollte sie berücksichtigt werden – ebenso wie andere Symptome, die einen ersten Hinweis auf ein Schilddrüsenproblem geben können.

Wenn Ihre Körpertemperatur starken Schwankungen unterliegt oder immer wieder über bzw. unter den genannten Grenzwerten liegt, spricht das für eine suboptimal arbeitende Schilddrüse bei *gleichzeitiger* Fehlregulation des Cortisols. Sie erinnern sich: Die Nebennieren sind eng mit der Schilddrüse verknüpft. Wenn Sie außerdem ein Schilddrüsenmedikament nehmen, aber eine zu niedrige Körpertemperatur und/oder eine stark schwankende

Körpertemperatur haben oder wenn Sie trotzdem dauerhaft an Symptomen leiden, kann das bedeuten, dass Sie eine höhere Dosis des Medikaments benötigen. Besprechen Sie das weitere Vorgehen dann bitte mit Ihrem Arzt.

Sie haben Ihre Schilddrüsenwerte oder Ihre Basaltemperatur über einen längeren Zeitraum geprüft, nichts Auffälliges festgestellt und fühlen sich hervorragend? Dann können Sie sich freuen. Sollten Ihre Werte unauffällig sein, es aber trotzdem Anzeichen für eine Erkrankung der Schilddrüse geben, vertrauen Sie Ihrem Bauchgefühl. Tests sind sehr wichtig, dürfen aber nicht dazu führen, dass Sie Ihre subjektive Wahrnehmung ignorieren. Wie ich schon mehrfach gesagt habe: Ihr Körper kommuniziert ständig mit Ihnen. Und es ist meine Aufgabe, die Symptome einer Person zu behandeln, nicht ihre Testergebnisse. Symptome können auftreten, noch bevor sich etwas im Blutbild zeigt. Sie können auch auf etwas hinweisen, was eine Untersuchung der Schilddrüse gar nicht ans Licht bringt, wie zum Beispiel die Gesundheit der Schilddrüsenhormonrezeptoren. Befolgen Sie alle Tipps zur Ernährung und Lebensführung der letzten fünf Wochen und probieren Sie dann die Empfehlungen im Abschnitt »Weitere Unterstützung für die Schilddrüse«.

Bei Hashimoto-Thyreoiditis oder Basedowscher Krankheit

Wenn Sie an Hashimoto-Thyreoiditis oder Basedowscher Krankheit leiden, wird es Ihnen vielleicht nicht möglich sein, die volle Funktionsfähigkeit Ihrer Schilddrüse wiederherzustellen. Ihre Schilddrüse ist möglicherweise schon zu stark geschädigt, um Schilddrüsenhormone korrekt zu bilden und zu verwerten. Verzagen Sie nicht – Sie können Ihren Zyklus und Ihr Leben trotzdem verbessern, wenn Sie sich an meine Ratschläge im Abschnitt »Weitere Unterstützung für die Schilddrüse« halten (siehe Seite 267). Vielleicht tritt damit auch eine Verbesserung der anderen Symptome und der Schilddrüsen-Antikörper-Werte (TG-AK und TPO-AK) ein. Das ist wichtig, weil dies ein Fortschreiten Ihrer Erkrankung bremsen wird. Während Sie das Protokoll befolgen, empfehle ich Ihnen eine enge Zusammenarbeit mit Ihrem Arzt, der Ihre Werte regelmäßig testet und bei Bedarf Ihr Schilddrüsenmedikament anpasst, damit es Ihnen den Umständen entsprechend stets so gut wie möglich geht.

Weitere Unterstützung für die Schilddrüse

Verzichten Sie auf Gluten. Das Weglassen von Gluten tut nicht nur Ihrem Darm gut. Es kann auch Ihrer Schilddrüse helfen. Studien haben festgestellt, dass Menschen mit Zöliakie ein dreimal höheres Risiko für Schilddrüsenerkrankungen haben. Dieser Zustand bessert sich und kann sogar geheilt werden, wenn Gluten aus dem Speiseplan verschwindet.[38] Die permanente Vermeidung von Gluten kann also dazu beitragen, eine Schilddrüsenunterfunktion zu normalisieren. Das kann auch dann der Fall sein, wenn Sie gar nicht an Zöliakie leiden.

Essen Sie Nahrungsmittel mit vielen Vitaminen und Spurenelementen, die gut für die Schilddrüse sind. Selen, Eisen, Zink, Magnesium und die Vitamine A, B_2, B_3, B_{12}, C und D sind für eine ausreichende Produktion und/oder Umwandlung von Schilddrüsenhormonen notwendig. Hier sind die Superstars für die Schilddrüse:

- **Zink.** Dieses Mineral ist für die Funktion der Schilddrüse essenziell, weil es die Umwandlung von T_4 in T_3 unterstützt.[39] Rindfleisch, Garnelen, Kidneybohnen und Spinat sind gute Zinkquellen. Wenn Sie ein Zinkpräparat nehmen, empfiehlt sich eine Tagesdosis von 20–50 mg. Nehmen Sie ein hochwertiges Zink wie Zinkpicolinat oder Zinkbisglycinat und achten Sie darauf, dass Sie es zum Essen einnehmen. Sonst könnte es zu Übelkeit kommen.
- **Selen.** Ihre Schilddrüse benötigt dieses wichtige Spurenelement, um korrekt arbeiten zu können. Selen reduziert die Anzahl der Schilddrüsenantikörper, die eine Autoimmunerkrankung der Schilddrüse begünstigen.[40] Selen findet sich vor allem in Paranüssen (verzehren Sie idealerweise Nüsse aus biologischem Anbau). Sie müssen nur ein oder zwei Paranüsse am Tag essen, um einen gesunden Selenspiegel aufrechtzuerhalten. Falls Sie lieber ein Selenpräparat einnehmen möchten, dürfen Sie die empfohlene Tagesdosis von 200 µg nicht überschreiten.
- **Eisen.** Ein Eisenmangel signalisiert Ihrer Schilddrüse, im Energiesparmodus zu arbeiten, wodurch sie weniger T_4 und T_3 produziert.[41] Es ist am besten, sogenanntes »Hämeisen« aufzunehmen, das nur in tierischen Quellen wie Leber, Rind und Lammfleisch vorkommt. Nicht-Hämeisen

findet sich in pflanzlicher Nahrung und kann nicht so leicht vom Körper absorbiert werden wie Hämeisen.[42] Wenn Sie ein Eisenpräparat verwenden wollen, beträgt die empfohlene Tagesdosis 18 mg.

- **Magnesium.** Ein Magnesiumdefizit wird mit einem erhöhten Spiegel an Schilddrüsenantikörpern, mit Schilddrüsenunterfunktion und Hashimoto-Thyreoiditis in Verbindung gebracht.[43] Tiefgrünes Blattgemüse, Nüsse, Saaten und Getreidekörner sind reich an Magnesium. Die empfohlene Tagesdosis beträgt 350 mg. Wenn Sie ein entsprechendes Nahrungsergänzungsmittel nehmen wollen, sollten Sie Magnesiumglycinat oder Magnesiummalat verwenden, die nicht nur eine höhere Bioverfügbarkeit aufweisen als Magnesiumcitrat, sondern auch seltener weichen Stuhl oder Durchfall verursachen.
- **Vitamin A.** Vitamin A verbessert die Jodaufnahme durch die Schilddrüse, senkt den TSH-Wert und erhöht den T_3-Spiegel.[44] Sie sollten viele Lebensmittel essen, die Retinol enthalten, die Vorstufe von Vitamin A. Retinol ist in Leber, Eiern, Butter aus Weidemilch und Lebertran enthalten (1 Teelöffel Lebertran pro Tag). Pflanzliche Provitamin-A-Quellen (Karotinoide) sind zwar wunderbar, müssen vom Körper aber erst in Retinol umgewandelt werden, um genutzt werden zu können. Manche Menschen haben Probleme mit dieser Umwandlung. Nehmen Sie nur dann ein Vitamin-A-Supplement, wenn Ihr Heilpraktiker und/oder Ernährungsberater Ihnen dazu rät. Ansonsten empfehle ich Ihnen, Vitamin A ausschließlich über die Nahrung zuzuführen.
- **Vitamin D.** Vitamin D kann dazu beitragen, einer Hashimoto-Thyreoiditis vorzubeugen.[45] Vitamin D kann durch den Konsum fettreicher Fischarten wie Makrele, Lachs und Thunfisch aufgenommen werden, außerdem durch Lebertran. Und der Körper kann es selbst bilden, sofern man genug Sonnenlicht abbekommt. Gehen Sie jeden Tag zwischen 10 und 14 Uhr hinaus, lassen Sie sich 20 Minuten mit entblößten Armen und Beinen von der Sonne bescheinen und tragen Sie nur auf dem Gesicht Sonnenschutz auf. Wenn Sie ein Vitamin-D-Präparat nehmen wollen, sollten Sie zuvor Ihren Vitamin-D-Spiegel testen, um zu prüfen, ob überhaupt ein Defizit vorliegt. Besprechen Sie dann mit Ihrem Arzt, welche Dosis für Sie angemessen ist. Die empfohlene Tagesdosis für Vitamin D_3 beträgt 2000 IE, sofern Sie Ihren Vitamin-D-

Spiegel aufrechterhalten wollen. Bei einem vorliegenden Mangel müssen Sie die Dosis erhöhen.

Sorgen Sie für eine ausreichende Jodaufnahme. Jod ist für Ihre Schilddrüse das A und O. Eine Schilddrüsenerkrankung verschlimmert sich daher, wenn der Jodspiegel niedrig ist. Die besten jodhaltigen Lebensmittel sind Meeresgemüse (Braunalgen bzw. Kelp, Kombu und Lappentang), Meeresfisch, Eier, Produkte aus Rohmilch und Erdbeeren. Ich schlage vor, Jod nur über die Nahrung zuzuführen. Wenn Sie Jod supplementieren wollen, dürfen Sie maximal 300 µg in Kombination mit Selen einnehmen.

Achtung: Wenn Sie an Hashimoto-Thyreoiditis erkrankt sind, müssen Sie mit Jod aufpassen, weil es die Autoimmunreaktion auf Ihre Schilddrüse verschlimmern kann, vor allem wenn ein Selenmangel vorliegt. Für die gezielte Einnahme jodreicher Nahrungsmittel oder eines jodhaltigen Nahrungsergänzungsmittels empfehle ich Ihnen eine ärztliche Kontrolle.

Schützen Sie sich vor Strahlung und EMF. Die Schilddrüse reagiert extrem empfindlich auf Strahlung und elektromagnetische Felder (EMF). Deshalb ist es wichtig, sich diesen Einflüssen möglichst zu entziehen.

- Schalten Sie nachts Ihren Wireless-Router aus, aktivieren Sie auf Ihrem Smartphone den Flugmodus und deaktivieren Sie an allen Geräten die Bluetooth-Funktion.
- Verbannen Sie alle elektronischen Geräte aus Ihrem Schlafzimmer. Hierzu zählen Fernseher, digitaler Videorecorder, Smartphone, aufwendige elektrische Wecker und alle anderen Geräte, die elektromagnetische Strahlung abgeben.
- Verwenden Sie ein Headset mit Kabel statt Bluetooth-Ohrhörer, wenn Sie über Ihr Smartphone telefonieren. (Sorry, ich weiß wie nervig das ist, aber es geht hier schließlich um Ihr Gehirn.)

Ob Sie nun Ihren Vitamin-D-Spiegel testen lassen und gegebenenfalls ein D_3-Präparat einnehmen oder Ihr Smartphone öfter einmal liegen lassen (nur Mut, Sie schaffen das!) – welche Strategien aus diesem Kapitel Sie auch umsetzen, Ihre Schilddrüse wird es Ihnen danken. Selbst wenn Sie keine subklinische oder diagnostizierte Schilddrüsenerkrankung haben: Der Schutz Ihrer Schilddrüse durch die richtigen Nährstoffe und die Vermeidung von Störfaktoren wird sicherstellen, dass Ihr gesamtes Hormonsystem – und damit auch Ihr Menstruationszyklus – gesund ist und gesund bleibt.

TEIL 3

Leben als Menstruationsexpertin

10
NACH DEN 6 WOCHEN

Herzlichen Glückwunsch zum erfolgreichen Abschluss des 6-Wochen-Programms! Ihr Einsatz für Ihre Gesundheit und die Harmonisierung Ihres Hormonhaushalts sind Grund zur Freude. Feiern Sie sich also gebührend! Klopfen Sie sich selbst auf die Schulter, denn Sie haben viele positive Veränderungen und Fortschritte bewirkt und sind so in den letzten Wochen auf Ihrem Heilungsweg ein gutes Stück vorangekommen. Die Harmonisierung Ihres Hormonhaushalts ist kein Kinderspiel. Wie eine meiner grandiosen Lehrerinnen, Dr. Sara Gottfried, zu sagen pflegt: »Das ist der Weg der Kriegerprinzessin.« Und ich hoffe, Sie haben mittlerweile erkannt, dass dieser Weg besser ist, Ihrem tiefsten Wesen stärker entspricht und Ihnen nicht nur zu besserer Gesundheit, sondern vor allem zu einem harmonischeren Zyklus und einer besseren Periode verhelfen wird.

Achten Sie außerdem darauf, Ihre neue Beziehung zu Ihrem Körper zu würdigen. Hören Sie auf ihn, vertrauen Sie ihm, schenken Sie ihm mehr Liebe und nehmen Sie seine Bedürfnisse auch wirklich ernst? Und ob Sie das tun!

Machen Sie eine Bestandsaufnahme

Da wir nun am Ende des Programms angelangt sind, sollten wir eine ehrliche, schonungslose Bestandsaufnahme durchführen und prüfen, wo Sie sich gerade befinden. Welche Symptome hatten Sie am Anfang? Sind sie noch da? Oder haben sie sich zumindest verringert, falls sie noch nicht ganz verschwunden sind? Wir sehen oft nur das Negative, das heißt die noch bestehenden Beschwerden, und merken gar nicht, dass sich andere Probleme gebessert haben oder ganz gelöst sind. Werfen wir also einen Blick darauf, was für Sie am Anfang besonders problematisch war, und sehen wir nach, was sich in dieser Hinsicht verändert hat.

Was hat sich verändert?

Beantworten Sie die folgenden Fragen:

- Ist Ihre Periode schwächer geworden?
- Benutzen Sie weniger Tampons oder Damenbinden?
- Bekommen Sie zum ersten Mal seit längerer Zeit einen Eisprung oder die Periode?
- Haben Ihre Unterleibsschmerzen nachgelassen?
- Hatten Sie in diesem Monat weniger Migräneanfälle?
- Stellen Sie ein besseres Hautbild und kräftigere Haare bzw. Nägel fest?
- Ist Ihre Verdauung besser geworden?
- Fühlen Sie sich frischer, energiegeladener und geistig klarer?

Stellen Sie noch andere Veränderungen fest? Seien Sie möglichst präzise. Wenn Sie schwarz auf weiß sehen, wie viel sich bereits verändert hat (oder auch, dass sich noch *nichts* verändert hat), hilft das enorm dabei, auf Kurs zu bleiben und Bereiche zu identifizieren, die Sie künftig stärker im Blick behalten sollten. Wenn es Ihnen schwergefallen ist, im Rahmen des 6-Wochen-Programms einige Aspekte Ihrer Ernährung oder Lebensweise umzustellen, lassen Sie sich bitte nicht entmutigen: Veränderungen sind nie einfach. Wenn Sie meine Praktiken zur Harmonisierung Ihres Hormonhaushalts umsetzen, sollte sich Ihre Gesundheit Schritt für Schritt, Woche für Woche, verbessern.

Wie es weitergeht

Ihre Periode ist so etwas wie eine Kristallkugel – sie gibt Ihnen Auskunft darüber, wie es um die Gesundheit Ihres Hormonhaushalts bestellt ist. Genau deshalb sollten Sie sie auch weiterhin zurate ziehen. Selbst wenn noch nicht alle Veränderungen eingetreten sind, die Sie sich erhofft haben, sollten Sie am Ball bleiben. Essen Sie weiterhin möglichst vollwertige, farbenfrohe und naturbelassene Nahrungsmittel, um einem starken Anstieg bzw. Abfall des Blutzuckerspiegels vorzubeugen, den Darm zu pflegen, eine effiziente Entgiftung zu unterstützen, Ihren Stress im Griff zu behalten und auf das zu hören, was

Ihnen Ihre Schilddrüse mitteilt – alle diese Schritte sind jetzt genauso wichtig wie vor sechs Wochen. Machen Sie einfach weiter und achten Sie darauf, *alle* Empfehlungen der einzelnen Kapitel zu berücksichtigen. Gehen Sie alles noch einmal in Ruhe durch. Ein harmonischer Hormonhaushalt lässt sich nur erreichen, wenn die richtigen Voraussetzungen gegeben sind, und diese Empfehlungen sind die Basis für nachhaltige Veränderungen. Veränderungen können lange dauern. Hey, Rom wurde auch nicht an einem Tag erbaut. Vielleicht werden Sie die Empfehlungen in diesem Programm über einen Zeitraum von zwei bis drei Monaten konsequent umsetzen müssen, bis die erwünschten Ergebnisse eintreten.

Weitere Schritte

Falls bei Ihnen eine Östrogendominanz vorliegt (PMS-Symptome, starke oder lange Periode, ausbleibender Eisprung, Brustschmerzen, eine kurze Lutealphase und Zwischenblutungen) oder Sie an PCOS, Endometriose, Adenomyose oder hypothalamischer Amenorrhö leiden, kann ich Ihnen einige zusätzliche Schritte empfehlen, damit Sie schneller gesund werden. Werfen Sie einen Blick auf das Zusatzprotokoll für die jeweilige Krankheit, das weiter unten in diesem Kapitel vorgestellt wird. Ich habe auch einige allgemeine Verfahren zur Unterstützung des Zyklus und der Periode skizziert, die jede Frau umsetzen kann – ganz gleich, welches Problem sie hierbei hat.

Es spielt keine Rolle, wo Sie sich gerade auf Ihrem Weg zur Gesundheit befinden: Ich rate Ihnen auf jeden Fall dazu, mit einer versierten Heilpraktikerin oder naturheilkundlich tätigen Ärztin zusammenzuarbeiten, die individuell auf Sie und Ihre Bedürfnisse eingehen kann. Diese Expertinnen sind darin ausgebildet, die Ursachen für Ihre Symptome zu identifizieren und zu behandeln, selbst wenn Ihr Fall sehr komplex sein sollte. Falls es Ihnen nicht möglich ist, eine Ärztin aufzusuchen, könnten Sie auch einen speziellen Coach für Frauengesundheit oder eine ganzheitlich arbeitende Ernährungsberaterin konsultieren.

So. Wie sollte Ihr künftiger Speiseplan denn nun aussehen?

Wie Sie die Weglassdiät beenden

Von der dritten bis einschließlich sechsten Woche des Programms haben Sie auf alle entzündungsfördernden Nahrungsmittel verzichtet. Jetzt kommt der nächste Schritt: Sie finden heraus, wodurch Ihre spezifischen Symptome oder Krankheiten ausgelöst werden, indem Sie ein Nahrungsmittel nach dem anderen wieder in Ihren Speiseplan aufnehmen. Aber bevor Sie damit anfangen, empfehle ich Ihnen zu betrachten, wie Sie sich nach vier Wochen ohne entzündungsfördernde Nahrungsmittel fühlen. Welche Symptome haben sich verändert oder verbessert? Sind neue Symptome aufgetreten? Haben Sie festgestellt, dass Sie während des Protokolls zu bestimmten Zeiten Heißhunger auf bestimmte Dinge entwickelt haben? Hat sich Ihre Stimmung, Energie, Darmtätigkeit oder Gasbildung im Darm verändert?

Führen Sie wieder entzündungsfördernde oder problematische Nahrungsmittel ein

Nach einer Weglassdiät gerät man leicht in Versuchung, zu schnell zu viele Lebensmittel wieder in den Speiseplan aufzunehmen. Doch das wäre ein Fehler, weil Sie so nicht erfahren werden, was Ihrem Körper in dieser aktuellen Phase guttut bzw. nicht guttut. Damit Sie also das Beste aus der Arbeit herausholen, die Sie bereits geleistet haben, müssen Sie bei der Wiedereinführung Ihrer Nahrungsmittel strategisch vorgehen.

Gehen Sie strategisch vor

Ich empfehle Ihnen, zuerst Nahrungsmittel einzuführen, die von den meisten Menschen gut vertragen werden. Erst danach sollten Sie Nahrungsmittel probieren, die für viele sehr problematisch sind. Dabei handelt es sich um (die Liste fängt mit dem am wenigsten problematischen Nahrungsmittel an):

- Koffein
- Bohnen (sofern Sie sie weggelassen haben)
- Eier

- Milchprodukte (wenn Sie eine sehr starke, schmerzhafte Periode oder Akne haben, sollten Sie 60 Tage warten, bevor Sie wieder Milchprodukte einführen)
- Getreide (eine Getreidesorte nach der anderen)
- Mais (am besten aus biologischem Anbau)
- Soja (am besten aus biologischem Anbau)
- Zucker und Alkohol

Vielleicht freuen Sie sich schon auf Zucker und Alkohol. Doch die hormonellen Konsequenzen, mit denen Sie rechnen müssen, selbst wenn Sie nur kleine Mengen davon essen bzw. trinken, können gravierend sein. Die Wiedereinführung lohnt sich also wahrscheinlich nicht – vor allem, wenn Sie sich zurzeit gut fühlen. Bedenken Sie, dass Alkohol und Zucker Ihren Blutzuckerhaushalt und verschiedenste Entgiftungsprozesse schwer belasten und Ihren Hormonhaushalt ordentlich durcheinanderbringen können. Nein, Sie müssen nicht für den Rest Ihres Lebens auf jede Form von Zucker verzichten! Aber Sie werden die größten positiven Veränderungen feststellen, wenn Sie ihn nur gelegentlich und in kleinen Mengen konsumieren. Vertrauen Sie auf die Reaktion Ihres Körpers, wenn Sie Zucker zu sich nehmen – Sie werden den Unterschied merken.

Mögliche Resultate

Wenn Sie ein Nahrungsmittel wieder einführen, sollten Sie darauf achten, was daraufhin passiert:

- Sie fühlen sich unmittelbar nach dem Verzehr und in den folgenden Tagen rundum gut. Schlussfolgerung: Sie können dieses Nahrungsmittel wieder bedenkenlos essen.
- Sie stellen sofort eine negative Reaktion fest. Schlussfolgerung: Dieses Nahrungsmittel ist für Ihren Organismus im Augenblick problematisch. Es ist sinnvoll, weiter darauf zu verzichten und es in 28 Tagen noch einmal zu probieren. (Ich werde später noch darauf eingehen, wie Sie dabei vorgehen.)
- Sie fühlen sich nach dem Verzehr des Nahrungsmittels gut, bemerken aber innerhalb von 72 Stunden eine Reaktion oder Symptome. Schluss-

folgerung: Dieses Nahrungsmittel ist im Augenblick nicht hilfreich, aber möglicherweise können Sie es hin und wieder essen, wenn Ihre Darmgesundheit sich weiter stabilisiert hat.

Symptome, die Sie beachten müssen

Zu den unmittelbaren oder verzögert eintretenden Reaktionen oder Symptomen, auf die Sie während der Wiedereinführung von Nahrungsmitteln achten müssen, gehören:

- Änderungen Ihres Energieniveaus, Erschöpfung oder Niedergeschlagenheit
- Schlafstörungen
- eine laufende oder verstopfte Nase, häufiges Niesen oder eine sich schnell entwickelnde Nebenhöhlenentzündung
- Halskratzen
- Entzündungen, Kribbeln oder Jucken im Mundraum
- Gelenkschmerzen
- Akne, Hautausschlag, Juckreiz oder Quaddeln
- Magenkrämpfe, Blähungen, Völlegefühl, Reflux oder andere Verdauungsprobleme, auch Veränderungen der Häufigkeit oder Konsistenz des Stuhlgangs
- Gewichtszunahme oder Wassereinlagerungen
- geschwollene Hände und Füße

Tipp: Es empfiehlt sich, in dieser Wiedereinführungsphase ein Ernährungstagebuch zu führen. So bemerken Sie am zuverlässigsten, ob Ihr Körper Ihnen sagt: »Hey, dieses Essen fühlt sich toll an«, oder: »Hmm, es wäre mir lieber, wenn ich das nicht essen müsste.« Also? Achten Sie auf Ihre Symptome, indem Sie sie aufschreiben oder mit einer Ernährungs-App festhalten. Es sind viele kostenlose Apps verfügbar.

Jetzt wissen Sie, wie Sie anfangen und worauf sie achten müssen. Es ist an der Zeit, auf das Timing einzugehen.

Die 1-2-3-4-Technik zur Wiedereinführung von Nahrungsmitteln

Manchmal treten bei der Wiedereinführung bestimmter Nahrungsmittel verzögerte Reaktionen auf. Wenn Sie zweifelsfrei wissen wollen, was welche Reaktion verursacht, müssen Sie daher jedes Nahrungsmittel einzeln wiedereinführen und es ein- oder zweimal am Tag essen, und zwar über einen Zeitraum von drei Tagen, bevor Sie die nächsten vier Tage wieder darauf verzichten. Ich nenne dies die 1-2-3-4-Technik:

1 Nahrungsmittel einführen und es
2 Mal am Tag essen,
3 Tage so weitermachen und es anschließend für
4 Tage wieder weglassen.

Wenn nach dem Konsum eines bestimmten Nahrungsmittels negative Reaktionen auftreten, müssen Sie die 1-2-3-4-Technik nicht bis zum Ende durchführen. Sie wissen ja dann bereits, dass Sie dieses Nahrungsmittel zurzeit nicht gut vertragen. Streichen Sie es wieder von Ihrem Speiseplan und fahren Sie dann wie nachfolgend beschrieben fort.

Nach den drei Tagen stehen Ihnen – je nachdem, ob Sie Symptome zeigen oder nicht – die folgenden Optionen zur Verfügung:

- **Wenn die Wiedereinführung keine Symptome verursacht hat,** lassen Sie das Nahrungsmittel für eine Dauer von vier Tagen weg. So gehen Sie sicher, dass Sie keine verzögerten Reaktionen übersehen. Haben Sie nach diesen vier Tagen immer noch keine Symptome festgestellt, ist alles in Ordnung und Sie dürfen das Nahrungsmittel wieder in Ihren Speiseplan aufnehmen, falls gewünscht. Machen Sie mit dem nächsten Nahrungsmittel auf Ihrer Liste weiter.
- **Wenn die Wiedereinführung ein oder mehrere Symptome verursacht hat,** verzichten Sie für 28 Tage auf dieses Nahrungsmittel, damit sich Ihr Körper weiter erholen und zu Kräften kommen kann. (Wichtig: Sie müssen nicht die vollen 28 Tage warten, um das nächste Nahrungsmittel auf Ihrer Liste auszuprobieren – dafür reichen sieben Tage. Nach

einer Woche wird sich Ihre Entzündungsreaktion so weit verringert haben, dass Sie mit dem nächsten Nahrungsmittel auf Ihrer Liste weitermachen können.) Nach 28 Tagen können Sie versuchen, das fragliche Nahrungsmittel wieder einzuführen, um herauszufinden, ob Sie es jetzt besser vertragen. Haben Sie den Eindruck, dass das der Fall ist, essen Sie es drei Tage in Folge und beobachten weiterhin, wie Sie darauf reagieren. Sollten wieder Symptome auftreten, verursacht dieses Nahrungsmittel vermutlich eine Entzündungsreaktion in Ihrem Körper. Ich schlage vor, dass Sie dann einen ausgebildeten Ernährungsberater oder -mediziner konsultieren, um das Problem genauer unter die Lupe zu nehmen.

Falls Ihnen beim Lesen dieser Zeilen der Kopf schwirrt, hier ein konkretes Beispiel, wie das alles aussehen sollte: Nehmen wir einmal an, dass Sie mit Kaffee angefangen haben. Sie stellen fest, dass Sie ihn gut vertragen, weil Sie in den drei Probiertagen keine Symptome bekommen haben. Anschließend warten Sie vier Tage ab und sind nach dieser Zeit immer noch beschwerdefrei. Nun machen Sie mit Bohnen weiter, registrieren aber nach jedem Verzehr ein schmerzhaftes Völlegefühl, Magenkrämpfe und übel riechende Blähungen. Sie würden in diesem Fall die Bohnen wieder weglassen und sieben Tage warten, bevor Sie mit Eiern weitermachen. Bohnen probieren Sie erst nach 28 Tagen wieder aus. Auch bei den Eiern achten Sie auf eventuelle Symptome. Wenn Sie sie gut vertragen, machen Sie mit dem nächsten Nahrungsmittel auf Ihrer Liste weiter, bis Sie ein gutes Gefühl dafür entwickelt haben, wie Ihr Körper auf jedes einzelne Nahrungsmittel reagiert.

Ich weiß. Das ganze Prozedere ist etwas umständlich, aber nachdem Sie sich in den letzten sechs Wochen so bemüht haben, dürfen Sie jetzt nicht nachlassen. Wenn Sie jetzt ungeduldig werden und das Programm einfach nur hinter sich bringen wollen, sollten Sie einmal tief durchatmen und sich daran erinnern, warum Sie dieses Buch eigentlich gekauft (oder ausgeliehen) haben. Wenn Sie sich an Ihre unangenehmen Symptome und Ihren Wunsch erinnern, endlich frei von dem allmonatlichen Periodendrama zu sein, werden Sie motiviert weitermachen können. Tun Sie Ihr Bestes, lassen Sie sich nicht entmutigen und halten Sie sich an die 1-2-3-4-Technik.

Das Wissen darum, welche Nahrungsmittel eine Entzündungsreaktion in Ihrem Körper verursachen, ist nur ein Schritt auf dem Weg zu einem harmonischen Zyklus. Aber gerade dieser Schritt ist sehr aufschlussreich und zeigt Ihnen, wie schnell sich Ihr Körper verändern und heilen kann, wenn zusätzliche Stressoren beseitigt werden.

Viele Menschen denken irrtümlicherweise, dass allein die Vermeidung unverträglicher Nahrungsmittel bereits ausreichen würde, um einen nachhaltigen positiven Effekt auf ihre Gesundheit zu erzielen. Stimmt, das ist ein bahnbrechender erster Schritt, aber es kann gefährlich sein, sich in dieses Konzept hineinzusteigern und auf immer mehr Nahrungsmittel zu verzichten. Denn es kann ja nicht die Lösung sein, alles für immer wegzulassen.

Wenn Sie in der Wiedereinführungsphase auf mehr als zwei Lebensmittel negativ ansprechen, sollten Sie dies als Warnsignal auffassen, dass unter der Oberfläche etwas nicht stimmt. Möglicherweise kann Ihr Körper die über das Essen aufgenommenen Nährstoffe nicht korrekt aufspalten oder verstoffwechseln. Vielleicht ist auch Ihr Darm durchlässig (Leaky Gut) oder Sie leiden an einer Autoimmunerkrankung. Vergessen Sie nicht: Es sollte Ihr ultimatives Ziel sein, möglichst viele nährstoffreiche und hormongesunde Nahrungsmittel in Ihren Speiseplan aufzunehmen, deshalb dürfen Sie sich nicht auf den ersten Schritt fixieren und dann schon aufhören. Sollten Sie feststellen, dass Sie negativ auf mehr als zwei Nahrungsmittel reagieren, kann es extrem hilfreich sein, einen Fachmann bzw. eine Fachfrau zu konsultieren, um gemeinsam Ihre Marschroute zu einer gesunden Verdauung und Darmflora zu finden.

Grundlegende Praktiken, um die Periode zu unterstützen

- **Zyklischer Konsum von Saaten und Kernen:** Der strategische Verzehr von Leinsamen, Kürbiskernen, Sesam und Sonnenblumenkernen zu bestimmten Zeiten im Monat (abgestimmt auf die natürlichen Hormonschwankungen) ist eine hervorragende Maßnahme, um den Hormonhaushalt zu unterstützen. Das gilt vor allem, wenn Sie an Amenorrhö, einer unregelmäßigen Periode, PMS, Krämpfen, einer kurzen

Lutealphase oder anderen Symptomen leiden, die auf ein unausgewogenes Verhältnis von Östrogen und Progesteron hinweisen. Nehmen Sie vom ersten Zyklustag bis zum Eisprung jeweils 1 Esslöffel Kürbiskerne und gemahlene Leinsamen, und vom Eisprung bis zur nächsten Periode jeweils 1 Esslöffel Sesam und Sonnenblumenkerne. Falls bei Ihnen der Eisprung zurzeit ausbleibt, sollten Sie die Saaten und Kerne an Tag 14 und an Tag 28 wechseln.

- **Rizinusöl-Wickel:** Diese Maßnahme klingt vielleicht abschreckend, aber sie wirkt wahre Wunder bei Regelschmerzen. Rizinusöl-Wickel halten nämlich Narbengewebe geschmeidig und helfen, die Beckenregion besser zu durchbluten. Dadurch kann das Auftreten von braunem oder sehr dunklem Blut reduziert werden. Kaufen Sie ein Wickel-Set und legen Sie ein- bis zweimal in der Woche für 30–45 Minuten einen Rizinus-Wickel mit einer Wärmeflasche auf Ihren Unterbauch.

> **Wichtig:** Ich rate davon ab, Rizinusöl zu *trinken*. Außerdem sollten Sie während der Periode, Schwangerschaft oder Stillzeit auch auf die äußerliche Anwendung von Rizinusöl verzichten. Zudem dürfen Sie nach dem Eisprung kein Rizinusöl mehr benutzen, wenn Sie gerade versuchen, schwanger zu werden. Im Internet finden Sie zahlreiche Anleitungen, wie man Wickel selbst machen kann.

- **Vaginales Dampfbad:** Wenn Sie noch nie etwas von dieser Praktik gehört haben, kann ich mir denken, was Ihnen gerade durch den Kopf geht. Aber lassen Sie mich zuerst ausreden, bevor Sie ein Urteil fällen. Bei einem vaginalen Dampfbad setzt oder hockt sich die Anwenderin über ein dampfendes Kräuterbad. Es ist wie eine Gesichtsbehandlung für Ihre Vagina – eine sehr entspannende, meditative Erfahrung. Vaginale Dampfbäder werden aus mehreren Gründen angewendet, unter anderem nach einer Entbindung, bei einer schmerzhaften, starken oder klumpigen Periode, bei Schmierblutungen und um die Durchblutung des Beckens anzuregen, wodurch sich braunes oder sehr dunkles Blut verdünnt und aufhellt. Verzichten Sie auf ein solches Dampfbad, wenn Sie gerade Ihre Periode haben, schwanger sind oder nach dem Eisprung versuchen, schwanger zu werden. Mit den Stichworten »vaginales Dampfbad«, »V-Dämpfen« oder »Yoni-Dämpfen« finden Sie entsprechende Anleitungen online.

- **CBD-Öl:** Cannabis wird schon seit Jahrhunderten bei Regelschmerzen angewendet – es ist bekannt, dass Königin Victoria ihre Regelschmerzen mit einer Cannabis-Tinktur zu behandeln pflegte.[1] Jenny Sansouci, Autorin von *The Rebel's Apothecary*, sagt: »Im Körper gibt es das sogenannte Endocannabinoid-System, das für die Regulierung von Schmerzen und Entzündungen eine Rolle spielt. Die in der Cannabispflanze enthaltenen Substanzen, die sogenannten Cannabinoide (hierzu zählen CBD und THC), interagieren direkt mit den Rezeptoren im Endocannabinoid-System und helfen uns, den Körper in Homöostase (Gleichgewicht) zu halten.« Wie sich herausstellt, gibt es in unseren Fortpflanzungsorganen und im Fortpflanzungsgewebe viele Rezeptoren für diese Cannabinoide, unter anderem in der Gebärmutter und den Eierstöcken. Das erklärt, warum so viele Frauen ihre Regelschmerzen mit Cannabisprodukten lindern können.[2]

Zusatzprotokolle für spezifische Probleme

Zusatzprotokoll: Östrogendominanz

Wenn Sie das 6-Wochen-Programm abgeschlossen haben und noch keine nennenswerte Verbesserung Ihrer Symptome feststellen, brauchen Sie vielleicht einfach mehr Zeit. Es hat wahrscheinlich lange gedauert, bis Ihr Hormonhaushalt derart durcheinandergeraten ist – deshalb sollten Sie sich für jedes Jahr, in dem Sie Symptome hatten, ein bis zwei Monate für Ihre Genesung geben.

Der Darm, die Leber und die Nebennieren bilden ein perfektes Dreigespann. Ist auch nur eines dieser Organe in seiner Funktion eingeschränkt, kann dies Ihren Östrogen- und Progesteronspiegel schon durcheinanderbringen. Schauen Sie sich noch einmal Kapitel 6, 7 und 8 an, um meine Empfehlungen zur Ernährung und Supplementierung noch einmal durchzugehen.

In der Zwischenzeit gibt es einige Zusatzmaßnahmen, die Sie ergreifen können, um Ihre Östrogenlast zu verringern und/oder Ihren Progesteronspiegel zu erhöhen.

Schritt 1: Testen statt Schätzen

Wenn Sie genau verstehen, was in Ihrem Körper vorgeht, brauchen Sie keine willkürlichen Lösungen zu suchen und Geld für Dinge auszugeben, die Ihnen bei Ihrem konkreten Problem gar nicht helfen. Ich empfehle daher die Durchführung der folgenden beiden Tests. Sie sagen Ihnen, wie es um Ihre Hormone bestellt ist, wie die Leber Ihre Hormone verarbeitet und ob es möglicherweise genetische Ursachen für Ihre Perioden- bzw. Fruchtbarkeitsprobleme gibt.

DUTCH. Wenn Sie mehr über Ihre Hormone wissen wollen, sollten Sie den DUTCH-Test machen (siehe Anhang B) und mit einem Arzt oder Heilpraktiker zusammenarbeiten, der die Ergebnisse korrekt zu deuten weiß. Dieser Test wird Ihnen zeigen, wie viel 2-OH, 4-OH und 16-OH (Östrogenmetaboliten) Ihre Leber produziert. Er gibt zudem detaillierte Informationen darüber, wie es um Ihre anderen Hormone steht. Abhängig von Ihren Testergebnissen wird man Ihnen vielleicht zu einer speziellen Kost oder bestimmten Nahrungsergänzungsmitteln raten.

Gentests. Die Untersuchung von Genen wie MTHFR, COMT und anderen kann weiteren Aufschluss darüber geben, wie Sie hartnäckige Symptome und Probleme durch eine effiziente Entgiftung beheben können. Lassen Sie sich vom Arzt oder Heilpraktiker beraten, welche Tests für Sie sinnvoll sein könnten (siehe dazu auch Anhang B).

Schritt 2: Die Darmflora ins Lot bringen

Wir sind in Kapitel 6 bereits darauf eingegangen, dass Mikrobiom und Östrobolom für die Bildung und Verwertung von Östrogen eine große Rolle spielen. Deswegen müssen wir wissen, was »da unten« vor sich geht. Suchen Sie einen Heilpraktiker oder Naturmediziner auf, um zu testen, ob Sie an SIBO, *H. pylori*, Parasiten, Candida oder einer Darminfektion leiden, von denen Sie momentan noch gar nichts wissen. Ein hervorragender Ausgangspunkt sind

Tests, die Auskunft darüber geben, wie es genau um Ihre Darmflora bestellt ist und ob diese mit pathogenen Bakterien, Hefepilzen oder Parasiten besiedelt ist.

Schritt 3: Die Nebennieren stärken, um die Progesteronproduktion anzuregen

Falls Sie sich in Kapitel 8 gedacht haben: »Wow, das ganze Gerede über Stress trifft haargenau auf mich zu!«, dann sollte die Instandsetzung Ihrer Nebennieren eine hohe Priorität für Sie haben. Denn wenn es den Nebennieren besser geht, werden Sie wieder regelmäßig(er) einen Eisprung bekommen und auch Progesteron produzieren. Um Ihren Stress in den Griff zu kriegen, müssen Sie Ihre Gewohnheiten verändern. Das kann manchmal schwer sein, selbst wenn Sie normalerweise sehr stressresistent sind. Ich rate Ihnen dazu, einen ausgebildeten Stressmanagement-Trainer, Gesundheits- oder Life-Coach zu konsultieren, der mit Ihnen den für Sie am besten geeigneten Weg findet, damit Sie wieder in einen Flow-Zustand kommen und nicht ständig das Gefühl haben, gegen alles ankämpfen zu müssen. Haben Sie Geduld mit sich selbst: Es ist nicht einfach, sich von alten Verhaltensmustern und einer jahrelang praktizierten Kampf-oder-Flucht-Reaktion zu lösen. In der Zwischenzeit möchten Sie vielleicht auf einige Nahrungsergänzungsmittel zurückgreifen, die Ihnen dabei helfen können, wieder gesünder auf Stress zu reagieren und Ihren Progesteronspiegel zu verbessern:

Phosphatidylserin. (Ich weiß. Wie zum Teufel spricht man dieses Wort überhaupt aus?) Dieses Nahrungsergänzungsmittel dämpft den Effekt von externem Stress auf die HHN-Achse und verringert die Cortisolproduktion. Dadurch können sich Ihre Reaktion auf Stress, Angstzustände und sogar Ihre Gedächtnisleistung verbessern.[3] Die empfohlene Tagesdosis für Phosphatidylserin beträgt 400 mg.

Vitamin-B-Komplex mit mindestens 100 mg B_5. B-Vitamine sind wichtige Synergisten, die dabei helfen, die Auswirkungen von Stress zu bekämpfen.[4] Und weil jede Frau auf diesem Planeten unter Stress steht, sollte wahrscheinlich auch jede Frau auf diesem Planeten täglich einen Vitamin-B-Komplex nehmen, weil ein chronisch erhöhter Cortisolspiegel dem Körper die Vitamine B_1, B_5, B_6 und B_{12} entzieht. Abgesehen von ihrer Rolle bei der

Stressreduktion verleihen B-Vitamine Energie und können dazu beitragen, Ihren Cortisolrhythmus zu optimieren.[5] Sie werden am besten morgens mit dem Essen eingenommen, um einen guten Start in den Tag zu ermöglichen und unterstützend auf die Stimmung und Energie einzuwirken.

Vitamin C. Die Nebennieren zählen zu den Körpergeweben, die die höchste Konzentration an Ascorbinsäure aufweisen. Ascorbinsäure, auch als Vitamin C bekannt, ist ein starkes Antioxidans, das Ihre Nebennieren schützt und die Produktion von Cortisol und entzündungsförderndem Cytokin verringert.[6] Außerdem erhöht es nachweislich den Progesteronspiegel.[7] Die empfohlene Dosis beträgt zweimal täglich 250–500 mg Vitamin C. Indem Sie die Dosis aufteilen, beugen Sie Durchfall vor, der bei einer höheren Dosis eintreten kann. Ich empfehle außerdem, nur in der zweiten Zyklushälfte (also nach dem Eisprung) ein Vitamin-C-Supplement zu nehmen, weil es den fruchtbaren Zervixschleim austrocknen kann.

Ashwagandha. Dieses beliebte Kraut mit botanischem Namen *Withania somnifera* (Schlafbeere) wird schon seit Tausenden von Jahren in der ayurvedischen Medizin benutzt. Es ist nicht nur ein effektives Heilmittel gegen Angstzustände,[8] sondern kann auch Erschöpfung und Schlafstörungen lindern und die Ausdauer verbessern.[9] Es hat einigen meiner extrem gestressten Klientinnen mit Amenorrhö wieder zu einer Periode verholfen. Die empfohlene Tagesdosis beträgt 250–300 mg, die morgens eingenommen werden sollten.

Zusatzprotokoll: Polyzystisches Ovarialsyndrom

Wenn bei Ihnen ein polyzystisches Ovarialsyndrom (PCOS) diagnostiziert wurde oder Sie typische PCOS-Symptome haben – zu viele Androgene, chronisch ausbleibender Eisprung, eine lange Periode, Haarausfall auf dem Kopf bei gleichzeitiger starker Körperbehaarung, Akne, einen gestörten Insulinhaushalt und/oder Gewichtszunahme –, dann werden Sie von den Empfehlungen im Abschnitt »Zusatzprotokoll: Östrogendominanz« (Seite 282) profitieren, fangen Sie also bitte dort an. Abgesehen von einer korrekten Testung und einer umfassenderen Pflege Ihrer Darmflora und Nebennieren können Sie folgende Maßnahmen ergreifen, um die Symptome von PCOS zu verringern und Ihre Fruchtbarkeit zu erhöhen:

Schritt 1: Stellen Sie Ihre Ernährung um

Wenn es um unsere Essgewohnheiten geht, gibt es keine Pauschallösung – es gibt nur eine individuelle Lösung, die gut und richtig *für Sie* ist. Wenn Sie immer noch an Symptomen leiden oder Ihr Essen Sie nicht satt macht, profitieren Sie vielleicht davon, wenn Sie Ihre Ernährung umstellen und das Verhältnis der Makronährstoffe (Kohlenhydrate, Protein und Fett), Mineralien und Vitamine verändern. Ich empfehle Ihnen, mit einem ausgebildeten Ernährungsberater zu arbeiten, um die für Sie beste Lösung zu finden. Die folgenden beiden Ernährungsformen können jedoch sehr hilfreich sein, sofern sie korrekt angewendet werden.

Paläo. Vielleicht denken Sie, dass diese Ernährungsform eine Modeerscheinung ist. Doch sie wird bereits seit über 25 Jahren erforscht und bringt viele Vorteile, unter anderem eine verbesserte Darmgesundheit[10] – und wir alle wissen, wie wichtig diese für Ihre Hormone ist! Viele Leute meinen, Paläo sei gleichbedeutend mit einem hohen Fleischkonsum, aber das stimmt nicht. Es gibt unterschiedliche Ansichten darüber, wie eine Paläo-Ernährung aussehen sollte. Sie unterscheiden sich in Bezug auf die akzeptierten Gemüse- und Obstsorten und ob Getreide, Kartoffeln und Milchprodukte erlaubt sind. Größtenteils legt die Paläo-Ernährung ihren Schwerpunkt auf Fleisch von Tieren aus Weidehaltung, Wild, Fisch aus Wildfang, viel Biogemüse, einige saisonale Früchte (wie Beeren), gesunde Fette, Nüsse, Saaten und fermentierte Lebensmittel. Verarbeitete Lebensmittel, Zucker, Alkohol und Hülsenfrüchte sind tabu. *The Paleo Cure* von Chris Kresser ist ein guter Ausgangspunkt, wenn Sie mehr über die Paläo-Ernährung erfahren wollen.

Keto. Es gibt zwar einige Gemeinsamkeiten zwischen der Keto- und der Paläo-Ernährung, aber beide unterscheiden sich doch in einigen wesentlichen Punkten. Paläo beruht zum Beispiel auf einer Liste von Nahrungsmitteln, die unsere steinzeitlichen Vorfahren (zumindest theoretisch) hätten essen können, während die Keto-Diät dazu dient, einen bestimmten Stoffwechselzustand zu erreichen, indem die Kohlenhydratzufuhr gesenkt wird. Wenn Ihr Körper keine Energie aus Kohlenhydraten beziehen kann, greift er auf Fett zurück. Und wenn das Fett in der Leber abgebaut wird, werden Ketone gebildet, die für das Gehirn und den Magen-Darm-Trakt vorteilhaft sind. Werden viele Ketone hergestellt, gerät der Körper in einen ketogenen Zustand – deshalb heißt diese Ernährungsform so. Bei einer Keto-Diät essen Sie Fleisch, Fisch, Eier, Gemüse, Nüsse, Vollmilchprodukte und Beeren (Letzteres allerdings in Maßen). Sie meiden alle anderen Obstsorten, verarbeitete Kohlenhydrate und Zucker, Getreide, Stärke und Alkohol. *Keto for Women* von Leanne Vogel ist eine hervorragende Informationsquelle.

Schritt 2: Ergänzen Sie Inositol, Chrom, Zink und Vitamin D

Inositol. Diese Substanz findet sich in vielen Nahrungsmitteln wie auch im Körper und trägt zur Verbesserung der Insulinsensitivität bei. Frauen mit PCOS neigen zu einem Inositolmangel, der mit Insulinresistenz, ausbleibendem Eisprung und einem unregelmäßigen Zyklus in Verbindung steht.[11] Für Frauen mit PCOS empfehlen sich zwei Arten von Inositol, nämlich D-Chiro-Inositol und Myo-Inositol – sie lassen sich sehr gut miteinander kombinieren.[12] Die empfohlene Dosis für diese beiden Nahrungsergänzungsmittel steht im Verhältnis von 40:1, dem Verhältnis, das natürlich im Körper vorkommt. Nehmen Sie also zweimal täglich 1000 mg Myo-Inositol plus 25 mg D-Chiro-Inositol ein.

Chrom. Chrom ist ein Spurenelement, das die korrekte Verwertung von Insulin unterstützt und zur Regulierung des Blutzuckers beiträgt.[13] Chrom kommt in so unterschiedlichen Nahrungsmitteln wie Brokkoli, Süßkartoffeln, Rindfleisch aus Weidehaltung, Eiern und rohen Zwiebeln vor. Wenn Sie diese Nahrungsmittel nicht in ausreichender Menge konsumieren oder weiterhin Probleme mit Ihrem Blutzucker haben, sollten Sie täglich 200 µg Chrom-Picolinat einnehmen.

Zink. Es hat sich gezeigt, dass Zink Frauen mit PCOS nicht nur gegen Haarausfall und Hirsutismus (männliche Gesichtsbehaarung) hilft,[14] sondern auch ihre Blutzuckerwerte und Insulinmarker verbessert.[15] Die empfohlene Tagesdosis beträgt 20–50 mg eines hochwertigen Zinkpräparats (Zink-Picolinat oder Zink-Bisglycinat), das zum Essen eingenommen werden sollte. Auf leeren Magen kann Zink Übelkeit verursachen.

Vitamin D. Ich bezeichne Vitamin D oft als »Periodenvitamin«, weil es eine so wichtige Rolle für die Follikelentwicklung, Follikelsensitivität gegenüber FSH und die Progesteronproduktion spielt.[16] Die meisten an PCOS erkrankten Frauen haben ein Vitamin-D-Defizit.[17] Bevor Sie ein Präparat nehmen, sollten Sie allerdings Ihren Vitamin-D-Spiegel untersuchen lassen, um herauszufinden, ob Sie überhaupt ein Defizit haben. Um Ihren Vitamin-D-Spiegel langsam aufzubauen, sollten Sie täglich zwischen 10 und 14 Uhr ins Freie gehen und sich 20 Minuten lang mit entblößten Armen und Beinen von der Sonne bescheinen lassen (tragen Sie nur auf dem Gesicht Sonnenschutz auf). Falls Sie keinen Test machen können, sind 2000 IE eine sichere Dosis, um Ihren aktuellen Vitamin-D-Spiegel zu halten.

Zusatzprotokoll: Endometriose und Adenomyose

Sie werden von den Empfehlungen im Abschnitt »Zusatzprotokoll: Östrogendominanz« (Seite 282) profitieren, fangen Sie also bitte dort an. Zusätzlich empfehle ich folgende Schritte:

Schritt 1: Regenerieren Sie Ihr Immunsystem mithilfe des Autoimmunprotokolls

Die Ursachen für Endometriose und Adenomyose sind noch unbekannt, aber die beiden Krankheitsbilder haben einige Gemeinsamkeiten, unter anderem ein fehlreguliertes Immunsystem. Das Autoimmunprotokoll (AIP) ist eine Ernährungstherapie, die darauf abzielt, die korrekte Funktion des Immunsystems wiederherzustellen. Dr. Sarah Ballantyne und Mickey Trescott sind zwei führende Persönlichkeiten der AIP-Gemeinde, deren Bücher über diese Ernährungsweise zum Teil auch auf Deutsch erschienen sind.

Schritt 2: Nehmen Sie Nahrungsergänzungsmittel gegen Entzündungen und Schmerzen

Curcumin. Curcumin, das starke entzündungshemmende Antioxidans, das in Kurkuma enthalten ist – ein Gewürz, das in der Medizin schon lange Verwendung findet –, kann wirklich enorm helfen, wenn Sie an Endometriose leiden. Der Östradiolspiegel in Endometriosezellen ist höher als in der normalen Gebärmutterschleimhaut. Es hat sich gezeigt, dass Curcumin den Östradiolspiegel in Endometriosezellen verringert. Infolgedessen nehmen Anzahl und Größe dieser Zellen ab, und sie wachsen zudem langsamer.[18] Curcumin ist bei Endometriose und Adenomyose ein hilfreiches Schmerzmittel. Nehmen Sie die empfohlene Tagesdosis von 500–1000 mg zusammen mit einer fetthaltigen Mahlzeit ein, um eine bessere Aufnahme zu gewährleisten.

N-Acetylcystein (NAC). Ich erwähnte dieses Nahrungsergänzungsmittel bereits in Kapitel 7 – es handelt sich um eine Vorstufe für eines der stärksten Antioxidantien des Körpers, Glutathion. Es hat sich gezeigt, dass NAC die Schrumpfung endometriotischer Zysten (Endometriose in den Eierstöcken) unterstützt und die Fruchtbarkeit betroffener Frauen verbessert.[19] Ich selbst habe erlebt, wie sich bei Frauen mit Adenomyose durch NAC eine spürbare Schmerzlinderung einstellte. Die empfohlene Tagesdosis ist 600 mg.

Fischöl. Omega-3-Fischöl hat hervorragende entzündungshemmende Eigenschaften. Es spricht einiges dafür, dass es die Größe endometriotischer Läsionen verringern, Schmerzen stillen und Entzündungen lindern kann, die mit Endometriose in Zusammenhang stehen.[20] Es eignet sich auch hervorragend bei Regelschmerzen, die unabhängig von Endometriose und Adenomyose auftreten. Die empfohlene Tagesdosis beträgt 2000 mg.

Zusatzprotokoll: Hypothalamische Amenorrhö

Schritt 1: Halten Sie sich an die Iss-mehr-Diät

Zugegeben, ich habe mir diesen Namen gerade ausgedacht. Aber im Grunde beschreibt das die Diät, die Sie künftig befolgen sollten, wenn Sie an hypothalamischer Amenorrhö leiden. Es gibt viele Fälle von Amenorrhö (ausbleibender Periode), die auf eine zu geringe Nahrungszufuhr, schnellen Gewichtsverlust, erhöhten Stress und zu intensiven Sport zurückgeführt werden können. Wenn bei Ihnen also eine hypothalamische Amenorrhö diagnostiziert wurde oder Sie aufgrund der Beschreibungen in diesem Buch den Verdacht haben, dass Sie daran leiden, empfehle ich Ihnen, Ihre Zufuhr an Kohlenhydraten, Proteinen und Fetten zu erhöhen und gleichzeitig mindestens 2.500 Kalorien am Tag aufzunehmen. Das kann für Sie bedeuten, weniger Salate zu essen und stattdessen kalorienreichere Speisen zu konsumieren, damit Ihr Menstruationszyklus zurückkehrt. Wenn Sie durch die Paläo-, Keto- oder Low-Carb-Diät Ihre Periode verloren haben, gilt das auch für Sie. Falls Sie betroffen sind, empfehle ich Ihnen wärmstens das Buch *No Period. Now What?* Von Dr. Nicola Rinaldi, das ausführlich die weiteren Schritte erklärt.

Schritt 2: Testen Sie sich

In manchen Fällen von hypothalamischer Amenorrhö, die ich gesehen habe, ist eine durch Parasiten, SIBO oder andere unerkannte Infektionen geschädigte Darmflora der Grund für eine gestörte Schilddrüse, einen erhöhten Cortisolspiegel und eine verminderte Nährstoffaufnahme. Testen Sie Ihre Hormone mit dem DUTCH-Test (siehe Anhang B) und machen Sie bei Ihrem Arzt einen immunologischen Stuhltest, um die Stressoren zu identifizieren, die sich auf Ihre Periode auswirken.

Schritt 3: Haben Sie ein Auge auf mentalen und emotionalen Stress

Wenn bei Ihnen seit drei Monaten oder länger die Periode ausbleibt, ist es an der Zeit, einen ausgebildeten Stressmanagement-Berater, Gesundheits- oder Life-Coach aufzusuchen, um latentem Stress und grundlegenden Denkweisen auf den Grund zu gehen, die Ihrem Körper vielleicht eine Notsituation suggerieren. Wie gesagt: Sie bekommen nur dann die Periode und den Eisprung, wenn Ihr Überleben gesichert ist und Ihr Körper das Gefühl hat, dass er diese Aufgaben gefahrlos erfüllen kann. Wenn Sie alte, verdrängte Traumata und negative Glaubenssätze bewältigen (Überzeugungen, die verschiedene Aspekte Ihres Lebens einschränken und Gefühle wie Unzulänglichkeit, Angst, Unzufriedenheit und Groll erzeugen), kann das Ihre emotionale Gesundheit nachhaltig verändern und zu einer Rückkehr Ihrer Periode führen.

Schritt 4: Nehmen Sie Nahrungsergänzungsmittel

Hochwertige Multivitamine oder Schwangerschaftsvitamine. Sie sollten nicht nur Ihre Kalorienzufuhr erhöhen, sondern gleichzeitig auch ein hochwertiges Multivitamin- oder Schwangerschaftsvitaminpräparat nehmen, um einen eventuell bestehenden Nährstoffmangel auszugleichen, der der Rückkehr Ihrer Periode möglicherweise im Weg steht.

Rhodiola. Dieses Adaptogen (ein biologisch aktiver Pflanzenstoff, der dem Körper hilft, mit Stress fertigzuwerden) wird schon seit Jahrhunderten eingesetzt, um Erschöpfungszustände und Gedächtnisprobleme zu bekämpfen, die Produktivität zu steigern und die allgemeinen Auswirkungen von Stress zu lindern.[21] Noch cooler ist, dass sich gezeigt hat, dass Rhodiola aufgrund seines positiven Effekts auf den Cortisol-Output und die Schilddrüse bei ausbleibendem Eisprung und einer unregelmäßigen oder sporadischen Periode[22] wirksam ist. Die empfohlene Dosis beträgt 200 mg *Rhodiola rosea*, die ein- bis zweimal am Tag eingenommen werden.

Schritt 5: Bewegen Sie sich maßvoll

Wenn Sie an Amenorrhö leiden, sollten Sie auf CrossFit, Laufen, Spinning und andere hochintensive Trainingsformen verzichten. Ein normaler Östrogenspiegel dient als Stresspuffer, aber weil Sie einen niedrigen Östrogenspiegel haben, verfügt Ihr Körper nicht über die nötigen Östrogenreserven, um die Folgen eines solchen Trainings auszugleichen.[23] Ein intensives Workout intensiviert die Stressreaktion, die die Rückkehr Ihrer Periode bzw. die Harmonisierung Ihres Zyklus erschwert. Probieren Sie stattdessen eine leichtere Trainingsform wie regenerierendes (Yin-)Yoga (das heißt kein Bikram-Yoga), Pilates, Walking, Barre und Ballett, Tai-Chi, Schwimmen und funktionelle Übungen wie Ausfallschritte, Knieheben und Step-ups, die Bewegungen simulieren, wie sie regelmäßig im Alltag vorkommen.

11 NUTZEN SIE DIE KRAFT IHRES ZYKLUS

Anfang 2019 befand sich die US-amerikanische Fußballnationalmannschaft der Damen in der letzten Vorbereitungsphase für die bevorstehende Weltmeisterschaft in Frankreich. In ihrem Leistungszentrum in Santa Barbara, Kalifornien, mussten die Spielerinnen ein anspruchsvolles Fitnesstraining durchlaufen, das Dawn Scott, die Fitnesstrainerin der Nationalmannschaft, entworfen hatte. Scott war zu jenem Zeitpunkt bereits seit neun Jahren Fitnesstrainerin des US-Teams, aber in jenem Jahr beschloss sie, neue Wege zu gehen. Sie ergänzte ihren Stab aus Krafttrainern und Ernährungsberatern durch eine neue Spezialistin: die »Periodenberaterin« Dr. Georgie Bruinvels.

Bruinvels, eine Expertin für die Leistungsoptimierung von Sportlerinnen, hatte ausführlich recherchiert, wie sich die verschiedenen Menstruationsphasen auf die sportliche Leistung von Frauen auswirken. Indem Scott und Bruinvels stets wussten, in welcher Zyklusphase sich ihre Spielerinnen gerade befanden, konnten sie maßgeschneiderte Strategien entwickeln, um sie in jeder Phase optimal zu fordern und zu fördern. In diesem Zusammenhang wurden die Schlaf-, Ess- und Alltagsgewohnheiten wie auch die Trainingspläne der Spielerinnen angepasst. »Das gab ihnen das gute Gefühl, proaktiv sein zu können«, sagte Bruinvels. »Es gibt keinen Grund dafür, warum eine Frau nicht in jeder Phase ihres Zyklus in Bestform sein kann, sofern sie bereit ist, entsprechende Maßnahmen zu ergreifen.«

Das US-Team gewann die Weltmeisterschaft 2019, als Rose Lavelle im Finale den Siegtreffer erzielte. Rose bekam am nächsten Tag ihre Periode.[1]

Diese Geschichte des US-Teams zeigt anschaulich, dass die gezielte Berücksichtigung des weiblichen Zyklus zu den besten und effektivsten Methoden zählt, damit wir Frauen in allen Lebensbereichen unser wahres Potenzial entfalten können. Sie haben richtig gehört. Unsere Periode muss uns nicht einschränken, auch wenn wir das glauben.

Wir Frauen arbeiten hart, um stets alles im Griff zu haben, und wir denken aus irgendeinem Grund, dass wir Monat für Monat und Tag für Tag über dieselbe Energie verfügen müssen. Weil der weibliche Körper aber einem natürlichen Rhythmus folgt, ist das unmöglich. Ihre Hormone, vor allem Östrogen, Progesteron und Testosteron, unterliegen in den vier Phasen Ihres Menstruationszyklus gewissen Schwankungen. Ihr Körper verändert sich nahezu wöchentlich – manchmal sogar täglich –, während er die Menstruations-, Follikel-, Ovulations- und Lutealphase durchläuft. So wie jede Jahreszeit bestimmte Merkmale hat – der Winter ist kalt und ruhig, der Frühling hingegen von Licht und Leben erfüllt –, bewirken die hormonellen Veränderungen jeder Zyklusphase verschiedene körperliche Reaktionen und Emotionen.

Diese hormonellen Veränderungen, die im Laufe Ihres Zyklus beinahe wöchentlich eintreten, wirken sich auf folgende Dinge aus:

- Ihre Stimmung (ob Sie gut gelaunt, traurig, nervös oder entspannt sind)
- Ihre Schlafgewohnheiten
- wie Sie auf Situationen und Menschen reagieren
- welche Entscheidungen Sie treffen
- ob Sie in Gesellschaft sein oder lieber Zeit für sich haben wollen
- die Nährstoffe, die Sie vor allem benötigen
- welche körperlichen Aktivitäten Ihnen besonders guttun
- Ihre Libido

Als Dawn Scott und Dr. Bruinvels den Plan fassten, ihren Spielerinnen ein zyklusangepasstes Training zu verordnen, mussten sie zuerst die Symptome verstehen, die jede Spielerin in ihren jeweiligen Phasen zeigte. Und Sie sollten genau so vorgehen. Indem Sie diese Veränderungen erkennen und berücksichtigen, können Sie gewährleisten, dass Sie immer optimaler leistungsfähig sind. Wieder gilt: Es gibt keine Pauschallösungen. Sie haben einen individuellen, einzigartigen Zyklus, und Sie werden lernen müssen, ihn zu beobachten, zu verstehen und mit ihm zu arbeiten.

Wenn Sie gegen Ihren natürlichen Zyklus ankämpfen, führt dies nur zu Frustration und Burnout. Sobald Sie aber anfangen, die besonderen Eigenheiten der vier Zyklusphasen zu erkennen, die Botschaften Ihres Körpers richtig zu deuten und mit Ihrer inneren weiblichen Weisheit zu arbeiten, werden sich Ihre Gesundheit und Ihr Leben tiefgreifend verändern. In den weniger aktiven Phasen Ihres Zyklus werden Sie zum Beispiel wissen, dass Sie Ihr körperliches Bedürfnis nach Ruhe und Erholung ernst nehmen müssen. In den aktiveren Phasen Ihres Zyklus können Sie die vermehrte Energie zu Ihrem Vorteil nutzen, um Ihre Produktivität zu steigern.

Fangen Sie also an, auf die Symptome zu achten, die sich in den einzelnen Phasen bemerkbar machen – wie Sie sich körperlich und emotional fühlen. Sie müssen registrieren, wann sich etwas gut oder nicht gut anfühlt. Zur Erinnerung: Am Ende von Kapitel 1 finden Sie in dem Abschnitt »Einfache Zyklusbeobachtung« eine Liste dieser Symptome. Tragen Sie diese in Ihre Tabelle oder Zyklus-App ein. Als Nächstes sollten Sie einige der in diesem Kapitel empfohlenen Maßnahmen umsetzen, um die natürlichen Tendenzen und Veränderungen der vier Zyklusphasen zu nutzen. Im Laufe der nächsten Wochen und Monate müssen Sie dann im Blick behalten, ob Ihre Symptome durch die Anpassungen in Ihrer Ernährung, Ihren Trainingsgewohnheiten, sozialen und beruflichen Verpflichtungen besser werden oder sogar ganz verschwinden.

Die Magie des Mondes

Laut der Astrologin Jennifer Racioppi »sind Menstruationszyklus und Mondzyklus exakte Spiegelbilder«. Die vier Mondphasen (Neumond, zunehmender Mond, Vollmond und abnehmender Mond) dauern insgesamt rund 29 Tage. Damit befinden sie sich in absolutem Gleichklang mit unseren vier biologischen Phasen (Menstruations-, Follikel-, Ovulations- und Lutealphase). Es ist beinahe so, als sei der Mondzyklus für uns geschaffen! Hey, ein Mädchen wird wohl noch hoffen dürfen, oder?

Die Orientierung an den Mondphasen

Wenn Sie an hypothalamischer Amenorrhö leiden oder zurzeit keine Periode haben (weil Sie schwanger sind, stillen, in der Perimenopause oder Menopause sind oder Ihre Gebärmutter entfernt wurde), wird Ihnen die gezielte Nutzung der Mondphasen helfen, Ihre eigenen Zyklusphasen neu zu beleben. Denn wenn Sie im Einklang mit den Mondzyklen leben, haben Sie einen Bezugsrahmen, an dem Sie sich orientieren können – ganz so, als hätten Sie noch regelmäßig Ihre Periode. Ich habe im Umgang mit meinen Klientinnen die Erfahrung gemacht, dass auf diese Weise die Periode zurückkehren kann, wenn Sie an einer hypothalamischen oder entbindungsbedingten Amenorrhö leiden. In ähnlicher Weise gilt: Wenn Sie nur sehr unregelmäßig Ihre Tage bekommen (einmal in zwei oder drei Monaten), kann es sehr hilfreich sein, wenn Sie in den Zeiten, in denen die Periode ausbleibt, Ihre Energiemuster an die Mondphasen angleichen.

So geht's

Tragen Sie die Mondzyklen in Ihren Kalender ein – beispielsweise in den Google Calendar –, laden Sie eine Mondkalender-App herunter oder kaufen Sie sich einen Papierkalender mit den Mondphasen, damit Sie immer wissen, wann die verschiedenen Mondphasen beginnen.

Jede Mondphase markiert den Anfang einer neuen biologischen Phase und setzt neue Vorgaben für Ihre Lebensgewohnheiten, die Sie in jener Phase befolgen sollten. Beginnen Sie Tag 1 des »Zyklus« am Tag des Neumonds, der den Anfang des Mondzyklus bildet. Die Follikelphase entspräche dem zunehmenden Mond, der zwischen Neu- und Vollmond liegt. Der Eisprung wäre an Vollmond, und die Lutealphase würde sich mit dem abnehmenden Mond decken, also mit der Zeit zwischen Voll- und Neumond. Auch wenn bei Ihnen die Periode zurzeit ausbleibt, sollten Sie so tun, als ob Sie sie hätten, und sich in jeder Phase an die Empfehlungen zu Ernährung, Selbstfürsorge und Bewegung halten, die für die vier Phasen eines normalen Zyklus vorgeschlagen werden. Beim nächsten Neumond fangen Sie wieder von vorne an.

Phase 1: Die Blutungsphase – Winter und Neumond

Themen: Ruhe und Erholung, Rückzug, Ablösung, Vertrauen, Intuition

Diese Phase wird durch sinkende Östrogen- und Progesteronspiegel charakterisiert. Deshalb ist es nicht weiter verwunderlich, dass viele Frauen in dieser Zeit erschöpft, reserviert und introvertiert sind und sich ausruhen oder zurückziehen wollen. Ich habe festgestellt, dass unangenehme Symptome wie Blähungen, Krämpfe, Rückenschmerzen, Kopfschmerzen oder Migräne oft Botschaften des Körpers sind, einen Gang herunterzuschalten oder ganz innezuhalten. Dies ist die Zeit, um sich auf sich zu konzentrieren und gut für sich zu sorgen.

So können Sie diese Phase für sich nutzen

Essen

Sie sollten in dieser Phase Ihren Schwerpunkt darauf richten, die Mineralstoffe (vor allem Eisen) aufzunehmen, die Sie während der Regelblutung verlieren, Entzündungen zu verringern – die Menstruation ist ein Entzündungsprozess – und Ihren Energiehaushalt zu unterstützen, indem Sie viel Vitamin B_{12} aufnehmen. Rotes Fleisch, Lachs, Sardinen, Knochenbrühe mit Frühlingszwiebeln, Algen und Pilze werden Ihre Eisen-, Zink- und übrigen Mineralstoffspeicher wieder auffüllen. Obst und Gemüse, das reich an Antioxidantien ist, zum Beispiel Beeren und Blattgemüse, haben eine entzündungshemmende Wirkung. Essen bzw. trinken Sie Nahrungsmittel mit viel Vitamin C, um die Eisenaufnahme zu unterstützen.

In dieser Phase sind wohltuende Chilis, Suppen, Eintöpfe oder pfannengerührte Gerichte mit wärmenden Gewürzen wie Kurcuma, Cayennepfeffer und Zimt tolle Mahlzeiten, weil sie entzündungshemmend sind und die Durchblutung anregen. Eine angemessene Hydrierung ist jetzt besonders wichtig, vor allem wenn Sie an Durchfall leiden. Deshalb rate ich Ihnen, mehr Gurke, Sellerie, Wassermelone, Cantaloupe-Melone und andere stark wasserhaltige Nahrungsmittel zu essen. So verführerisch der Konsum von Zucker auch sein mag: Lassen Sie lieber die Finger davon, um Ihre Stimmung zu stabilisieren und die Entzündungsreaktion nicht weiter zu verschlimmern. Dasselbe gilt für kalte Smoothies und Getränke mit Eiswürfeln, die Krämpfe verstärken können.

Alltag und Beruf

Wir befinden uns im Winter, deshalb sollten Sie einen Gang herunterschalten. Mit der Ankunft Ihrer Periode sagt Ihnen Ihr Körper, dass Sie sich entspannen sollen – obwohl diese Botschaft bei vielen von uns nicht ankommt. Schließlich sind wir darauf programmiert zu glauben, dass wir den gesamten Monat hindurch immer über gleich viel Energie verfügen müssen, und dass wir für jeden immer alles sein und tun können. Das ist aber nicht der Fall. In dieser Phase sollten Sie auf den Pausenknopf drücken.

Streichen Sie in wichtige soziale Verpflichtungen, Dates und berufliche Aktivitäten aus Ihrem Kalender. Fördern Sie Ihr emotionales Wohlbefinden, indem Sie sich Zeit für sich nehmen: Schauen Sie den ganzen Abend Serien auf Netflix, üben Sie ein Hobby oder eine andere Aktivität aus, die Ihnen Freude bereitet, schreiben Sie in Ihr Tagebuch. Konzentrieren Sie sich auf Ihre Bedürfnisse, notieren Sie, welchen Dingen in Ihrem Leben Sie mehr Aufmerksamkeit schenken sollten, und legen Sie für den kommenden Monat Pläne und Ziele fest. Ein (virtueller) Einkaufsbummel klingt wie eine gute Idee – ich weiß, dass ein neuer Lippenstift prima von Regelschmerzen und Erschöpfung ablenken und die Stimmung heben kann –, aber leider hält das Glücksgefühl nicht lange an. Sie sollten stattdessen Aktivitäten bevorzugen, die Ihnen Energie verleihen.

Bewegung

Für die meisten von uns heißt die Maxime in dieser Phase: »Sanftheit«. Sie sollten sich jetzt nur moderat bewegen und Aktivitäten wie Yoga, Pilates und Walking ausüben, vor allem wenn Sie an Regelschmerzen und anderen Beschwerden leiden. Sofern Sie keine wettkampforientierte Leistungssportlerin sind, die trotz ihrer Periode ein gewisses Trainingspensum erfüllen muss, verzichten Sie auf extrem anstrengende Workouts – also kein CrossFit, keine Fitness-Bootcamps, keine Spinning-Kurse oder langen Läufe. Wenn Sie Leistungssportlerin sind oder oft trainieren, sollten Sie in dieser Phase Ihren Schwerpunkt auf hochintensives Intervalltraining (HIIT) und Krafttraining richten.

Sex

Manche Frauen haben in dieser Zeit wenig Interesse an Geschlechtsverkehr, während andere Frauen Lust auf Sex haben, weil ihre Beckenregion gut durchblutet ist oder der leichte Anstieg an Testosteron in dieser Phase die Libido erhöht. Alles, was Sie spüren, ist in Ordnung. Es sei jedoch darauf hingewiesen, dass intime Berührungen und Orgasmen die Produktion von Oxytocin anregen, dem Hormon der Liebe und Bindung, das nebenbei auch eine schmerzstillende Wirkung hat. Wenn Sie Zärtlichkeiten austauschen können, die sich in dieser Phase gut anfühlen, hat das mehrere Vorteile. Geschlechtsverkehr ist nicht die einzige Möglichkeit. Vielleicht fühlen Sie sich »da unten« viel zu empfindlich, um auch nur an Sex zu denken. Sie bekommen auch dann einen Schub Oxytocin, wenn Sie Ihren Partner zärtlich berühren und Ihre Zuneigung auf andere Weise zum Ausdruck bringen, beispielsweise indem Sie sich einfach küssen, umarmen oder befingern .

Wenn Sie Lust auf Geschlechtsverkehr haben, sollten Sie im Hinterkopf behalten, dass Blut nicht das beste Gleitmittel ist. Verwenden Sie bei Bedarf eine Menge Gleitmittel, damit der Sex nicht unangenehm oder schmerzhaft wird. Menstruationsblut erhöht den pH-Wert der Vagina, die basischer wird und damit schlechter in der Lage ist, eine bakterielle Invasion abzuwehren. In Kombination mit dem niedrigeren Östrogenspiegel in dieser Phase steigt das Risiko für eine Vaginalinfektion, deshalb sollte Ihr Partner es in Betracht ziehen, außerhalb Ihrer Vagina zu ejakulieren.[2]

Phase 2: Die Follikelphase – Frühling und zunehmender Mond

Themen: Erneuerung, Kreativität, Neuanfang und neue Verbindungen

Dies ist der unblutige Teil der Follikelphase, in dem Ihr Körper den Fruchtbarkeitszyklus neu beginnt. Östrogen- und Testosteronspiegel steigen wieder an und sorgen für eine Zunahme von Energie, bessere Stimmung und geistige Klarheit. Der Östrogenanstieg bewirkt, dass Sie mehr aus sich herausgehen und weniger Appetit verspüren. Mehr Östrogen bedeutet auch mehr Dopamin und Serotonin, diese wunderbaren Neurotransmitter, die Ihr Wohlbefinden steigern, während Testosteron Ihre Libido anregt. Sie fühlen sich jetzt selbstbewusster, experimentier- und risikofreudiger. Sie fühlen sich wie neugeboren und wollen es vielleicht mit der ganzen Welt aufnehmen – also nur zu! Nehmen Sie ein neues Projekt in Angriff, stellen Sie sich einer neuen Herausforderung, lassen Sie sich auf eine neue Beziehung ein. Die Selbstfürsorge wird sich in dieser Phase darauf konzentrieren, die Nährstoffe und emotionale Unterstützung zu bekommen, die Sie brauchen, damit Ihr Energieniveau hoch und Ihre Stimmung gut bleibt.

So können Sie diese Phase für sich nutzen

Essen

Ihr Appetit und Nährstoffbedarf werden in dieser Phase vermutlich schwanken. Ein hoher Östrogenspiegel bedeutet eine höhere Insulinsensitivität, und weil Östrogen die Hunger- und Sättigungsmechanismen im Gehirn reguliert (Stichwort Leptinsensitivität), kann Ihr Appetit abnehmen oder Sie bemerken vielleicht, dass Sie weniger essen müssen, um satt zu werden. Vom Beginn dieser Phase bis einige Tage vor dem Eisprung werden Sie möglicherweise auch feststellen, dass Sie Appetit auf kohlenhydratärmere Mahlzeiten haben. Essen Sie leichte, frische und farbenfrohe Dinge wie Salate mit Blattgemüse wie Rucola und jungen Grünkohl, die Sie durch mageres Eiweiß und eine Vielzahl von Gemüsesorten und anderen gesunden Toppings ergänzen. Essen Sie mehr gesunde Fette wie Avocado, Olivenöl, Butter, Nüsse und Saaten (vor allem Kürbiskerne und Leinsamen), um die Östrogenproduktion zu unterstützen.

Wenn Sie sich dem Eisprung nähern, werden Sie voraussichtlich gesteigerten Appetit feststellen. Dann ist es an der Zeit, Ihre Kohlenhydratzufuhr zu erhöhen – Ihr Körper benötigt für den Eisprung viel Energie. Komplexe Kohlenhydrate wie glutenfreie Vollkornprodukte, Süßkartoffeln, herkömmliche Speisekartoffeln und Kürbis eignen sich bestens. Damit Sie in der Phase des Eisprungs keinen Blähbauch bekommen, sollten Sie Ihrer Darmflora etwas Gutes tun und Speisen wie Sauerkraut, Kimchi und Kokoskefir zu sich nehmen.

Alltag und Beruf

Die Follikelphase des Zyklus entspricht dem Frühling. Dies ist eine Zeit der Erneuerung, des Neubeginns und der Kontaktaufnahme. Brainstorming, Problemlösungen und Kreativität sind in dieser Phase Ihre großen Stärken. Fangen Sie also ein neues Projekt an, treffen Sie wichtige Entscheidungen und stellen Sie sich mental herausfordernden Aufgaben. Mit Ihrer klaren Gedankenführung und Ihrem Fingerspitzengefühl sollten Sie in Besprechungen Ihre Meinung sagen und in Projekten eine Führungsrolle übernehmen. Stellen Sie sich der Welt und Ihren Mitmenschen. Schließen Sie sich einer neuen sozialen Gruppe an, um Ihr Netzwerk zu vergrößern, und verabreden Sie sich mit Freunden. Sie befinden sich gerade auf einem Höhenflug! Aber übertreiben Sie es nicht und vermeiden Sie es, zu allem Ja zu sagen, weil Sie sich sonst schnell verausgaben. Beweisen Sie Mut auf eine Weise, die Ihrer Gesundheit zuträglich ist und die Ihre langfristigen Ziele unterstützt.

Bewegung
Die Zeit ist jetzt günstig, um ein neues Workout oder einen neuen Sport auszuprobieren – auch anstrengendere Aktivitäten sind nun durchaus möglich und empfehlenswert. Sie werden aufgrund des steigenden Östrogen- und Testosteronspiegels über viel Energie und Kraft verfügen, deshalb sollten Sie sich mit anspruchsvolleren Trainingseinheiten oder Bewegungsformen fordern, vor allem wenn Sie sich dem Eisprung nähern. Die Forschung zeigt, dass sich in dieser Phase Muskelzellen besser bilden und regenerieren. Wenn Sie also Krafttraining betreiben, sollten Sie Ihren Schwerpunkt auf anaerobe Übungen (kurze, hochintensive Belastungsphasen) richten. Hanteltraining und hochintensives Intervalltraining bieten sich hierfür bestens an.[3]

Sex
Sie haben es geahnt: Diese Phase eignet sich hervorragend, um neue Stellungen, Toys und Orte auszuprobieren. In der frühen Follikelphase, vor allem direkt nach der Periode, ist Ihre Vagina vielleicht etwas trockener als sonst. Nehmen Sie sich also Zeit für ein ausgiebiges Vorspiel und benutzen Sie falls nötig jede Menge Gleitmittel.

Phase 3: Die Ovulationsphase – Sommer und Vollmond

Themen: Fruchtbarkeit, Energie, Unwiderstehlichkeit, Verführung

Der Eisprung ist die Krönung der harten Arbeit, die Ihr Körper in den letzten Wochen geleistet hat. Er stellt die kürzeste Phase in ihrem Zyklus dar, in der aber aufgrund der vielen hormonellen Prozesse am meisten passiert. Sie sehen attraktiver aus und sind besonders selbstbewusst (Danke, Östrogen!), weshalb es Ihnen leichter fallen wird, Ihre Gedanken und Gefühle in Worte zu fassen. Außerdem wird Ihr Geschlechtstrieb auf dem Höchststand sein![4]

Viel Östrogen bedeutet auch viel Dopamin. Wenn Ihnen mehr von diesem Wohlfühl-Neurotransmitter zur Verfügung steht, kann das Ihre Aufmerksamkeit, Konzentration und Motivation verbessern und dafür sorgen, dass Sie Ihre Ziele leichter erreichen. Bei Frauen, die tendenziell mehr Dopamin im Körper haben, kann dieser Zustand während des Eisprungs allerdings schnell kippen. Ja, Dopamin hat viele gute Eigenschaften, aber ein Übermaß kann dazu führen, dass Sie reizbar, ungeduldig und schnell wütend werden.[5] Im Großen und Ganzen sind Sie jetzt aber im Superwoman-Modus, und Sie haben noch mehr Energie als in der Follikelphase. Um die Ovulationsphase optimal zu nutzen, müssen Sie nährstoff- und energiereiche Speisen essen, sich viel bewegen (auch in Form von Sex, sofern Sie das möchten) und Gelegenheiten nutzen, um sich geistig zu fordern.

So können Sie diese Phase für sich nutzen

Essen

Ihre Eierstöcke haben einen Marathon hinter sich. In dieser Phase müssen Sie ihnen die Energie geben, die sie brauchen, um die Ziellinie zu erreichen. Essen Sie Kohlenhydrate (Süßkartoffeln, Reis, Quinoa und stärkereiches Gemüse) und ein deftiges Frühstück (mit Bioeiern, Gemüse und Avocado), um Ihrem Körper die Energie zu verleihen, die er für den Eisprung benötigt. Knochenbrühe ist in dieser Phase ideal, weil sie reich an Vitaminen und Nährstoffen ist (falls Sie Probleme mit Histamin haben, könnte Knochenbrühe allerdings keine so gute Idee sein).

In dieser Phase erreichen die Östrogenspiegel ihren Höchststand, deshalb sollten Sie die ersten beiden Phasen der Östrogenentgiftung unterstützen, die Ihre Leber leistet (siehe Kapitel 7), und täglich ein oder zwei Portionen gedämpfte oder sautierte Kreuzblütler wie Brokkoli, Blumen-, Weiß- oder Grünkohl essen.

Alltag und Beruf

In der Sommerphase des Zyklus sollten Sie zu allen Grill- und Strandpartys gehen, zu denen Sie eingeladen werden, weil das Leben gerade verdammt viel Spaß macht. Östrogen wirkt sich auf den Hippocampus aus, in dem Ihre Erinnerungen gespeichert werden. Deswegen gelingt es Ihnen in dieser Zeit des Monats viel besser, sich an wichtige Informationen zu erinnern.[6] Jetzt ist die Zeit, zu Bewerbungsgesprächen zu gehen, Vorträge zu halten, an Spieleabenden teilzunehmen und Meinungsverschiedenheiten für sich zu gewinnen (haha). Sie werden sich in dieser Zeit des Monats charismatisch und energiegeladen fühlen und – dank Testosteron – sehr motiviert an Ihre Aufgaben herangehen. Deshalb empfehle ich eindringlich, größere Projekte oder alles, was viel Energie und Aufwand erfordert, möglichst in diese Phase zu verlegen. Es wird Ihnen nun auch leichtfallen, Ihre Gedanken und Gefühle in Worte zu fassen, und Sie werden mit größerer Wahrscheinlichkeit die Meinungen und Empfindungen anderer besser aufnehmen können.[7] Verwenden Sie diese gesteigerten sozialen Fähigkeiten, um den Kontakt zu Freunden, Familie und Gemeinschaft zu pflegen. Jetzt ist die Zeit günstig, um nach einer Gehaltserhöhung zu fragen, an Networking-Veranstaltungen teilzunehmen und wichtige geschäftliche oder private Gespräche zu führen. Sie sollten außerdem alle Termine nachholen, die Sie bislang vor sich hergeschoben haben. Wenn Ihr Östrogenspiegel hoch ist, ist Ihre Schmerzempfindlichkeit am niedrigsten, und deshalb sollten Sie unangenehme Arztbesuche (wie den Gang zum Zahn- oder Frauenarzt) oder eine Enthaarung im Kosmetikstudio auf diese Phase verlegen.[8]

Bewegung

Sie können weiterhin körperlich anspruchsvolle und anstrengende Workouts absolvieren, zum Beispiel Hanteltraining zur Steigerung der Maximalkraft, Laufen, Plyometrie (Training der Sprungkraft) und Spinning. Aber Vorsicht: Wenn der Östrogenspiegel seinen Höhepunkt erreicht, steigt das Risiko für einen Kreuzbandriss, weil Östrogen die Instabilität der Gelenke erhöht.[9] Wärmen Sie sich also gründlich auf, vor allem wenn Sie einen Ballsport wie Fußball oder Basketball ausüben und oft scharfe Richtungswechsel durchführen müssen. Benutzen Sie nach dem Training eine Hartschaumrolle, um Ihre verspannten Muskeln zu massieren und das Verletzungsrisiko zu minimieren.

Und vergessen Sie nicht: Wenn Sie von Amenorrhö oder einer extrem unregelmäßigen Periode betroffen sind, sollten Sie *nicht so viel* hochintensives Training betreiben. Schalten Sie einen Gang herunter, bis Sie wieder Ihre Periode bekommen und diese mindestens drei Monate in Folge eingetreten ist.

Sex

Sie sondern in dieser Phase viel Vaginalsekret ab und ihr Sexualtrieb ist jetzt oft höher als während des restlichen Zyklus. Deshalb werden Sie vielleicht wilderen und intensiveren Sex haben wollen und unter Umständen weniger Vorspiel benötigen. Stehen Sie dazu!

Phase 4: Die Lutealphase – Herbst und abnehmender Mond

Themen: Langsamkeit, Empfindsamkeit, Selbstfürsorge, Detailverliebtheit

Die ersten zwei bis drei Tage dieser Phase werden sich weitgehend wie die Eisprungphase anfühlen. Das ändert sich allerdings, sobald Östrogen- und Testosteronspiegel sinken und Ihr Körper anfängt, Progesteron zu bilden – ein Hormon, das müde macht und Angstzustände lindert. Sie werden entweder eine leichte Änderung ihres Energieniveaus feststellen, die vergleichbar ist mit dem Jahreszeitenwechsel von Sommer auf Herbst: Sie fühlen sich ruhiger, ziehen sich zurück, sind weniger gesellig und schalten einen Gang runter. Oder, falls Sie empfindlich auf den Östrogenabfall nach dem Eisprung reagieren, Sie haben vielmehr das Gefühl, ohne jeden Übergang sofort in den Herbst geraten zu sein. Dann werden Sie sich etwas denken wie: »Wo ist nur die ganze positive Sommerstimmung hin?«

In der zweiten Hälfte der Lutealphase stellen sich vielleicht PMS-Symptome ein – Heißhunger auf kohlenhydratreiche Speisen, Angstzustände, Stimmungsschwankungen oder PMDS. Sie bilden sich diese Symptome nicht ein, aber Sie sollten auch nicht unter ihnen leiden. Nach der guten Stimmung, die während der Follikelphase und des Eisprungs herrschte, ist es nun an der Zeit, zur Ruhe zu kommen, sich zu erholen und sich gut um sich selbst zu kümmern.

So können Sie diese Phase für sich nutzen

Essen

In dieser Phase dominiert Progesteron, was das Risiko für einen Blutzuckerabfall erhöht. In Kapitel 5 ging ich bereits darauf ein, dass der weibliche Körper in der zweiten Zyklushälfte stärker zu Blutzucker- und Insulinschwankungen neigt, die die Symptome von PMS und PMDS verschlimmern können.

Aus diesem Grund sollten Sie jetzt kohlenhydratärmere, aber protein- und fettreiche Mahlzeiten zu sich nehmen, um einem raschen Anstieg und Abfall des Blutzuckerspiegels vorzubeugen. Ofengemüse aus Süßkartoffeln, Karotten, Roter Bete, Pastinaken, Maniok und Zwiebeln (die Ballaststoffe und komplexe Kohlenhydrate liefern) wird Ihre Stimmung stabilisieren und

Ihnen helfen, keinen Heißhunger auf Süßes zu entwickeln. Konzentrieren Sie sich auf protein- und fettreiche Snacks wie Powerballs, in Putenscheiben gewickelte Avocado, Nüsse und Kerne (vor allem Sesam und Sonnenblumenkerne).

Wenn Sie Schokolade nicht widerstehen können, sollten Sie zu einer dunklen Sorte greifen (mit einem Kakaoanteil von mindestens 70 Prozent). Bitterschokolade ist reich an Antioxidantien und Magnesium und daher wesentlich empfehlenswerter als stark zuckerhaltige Milchschokolade.

Alltag und Beruf

Wir befinden uns jetzt in der Herbstphase des Zyklus. Der Sommer ist vorbei, und es fällt Ihnen wieder leichter, zu Ihren gewohnten Routinen zurückzukehren. In dieser Phase sollten Sie versuchen, eine Überreizung zu vermeiden. Gehen Sie ins Homeoffice (falls Ihnen diese Option zur Verfügung steht) und verlegen Sie soziale Anlässe auf eine andere Zeit im Monat. Progesteron verhilft Ihnen zu mehr Konzentration, Rationalität und Aufmerksamkeit für Details. Diese Phase ist also bestens geeignet, um Ihre Buchhaltung zu aktualisieren oder ein privates oder berufliches Projekt abzuschließen.[10] Vielleicht haben Sie in auch den starken Drang, Ihr Haus zu putzen, zu entrümpeln und sich um Ihre To-do-Listen zu kümmern, während Sie sich auf Ihre Menstruation vorbereiten.

Wie Dr. Christiane Northrup in ihrem Buch *Frauenkörper – Frauenweisheit* sagt: »Vor der Menstruation lichtet sich der Schleier zwischen der sichtbaren und der unsichtbaren Welt.« Dies ist die Phase in Ihrem Zyklus, in der Sie Ihr Leben mit einem unverstellten Blick betrachten (Sie haben nicht mehr die rosarote Östrogen-Brille an) und anfangen zu analysieren, was gerade gut bzw. nicht so gut läuft. Wie sieht es beruflich aus? Wie kommen Sie mit Ihrem Partner oder bestimmten Freunden zurecht? Wenn Sie feststellen, dass Sie nun – anders als in der ersten Hälfte Ihres Zyklus – emotionaler sind und wütend, ungeduldig oder reizbar auf scheinbare Kleinigkeiten reagieren, sollten Sie sich einen Augenblick Zeit nehmen und über die wahren Gründe für Ihre Gefühle nachdenken.

Seien Sie nicht so streng mit sich selbst. Falls es nötig ist, widmen Sie sich in dieser Phase mehr als sonst der Selbstpflege. Tun Sie sich Gutes – das gilt vor allem gegen Ende der Phase, um Reizbarkeit oder Niedergeschlagenheit vorzubeugen. Verabreden Sie sich mit einer guten Freundin, schlafen Sie eine Stunde länger, meditieren Sie jeden Morgen, bitten Sie eine(n) Angehörige(n) darum, Ihnen bei der Hausarbeit zu helfen – tun Sie alles, was nötig ist, um das Gefühl zu haben, umsorgt zu sein.

Bewegung

In der ersten Woche der Lutealphase können Sie, genauso wie während des Eisprungs, intensive körperliche Aktivitäten ausüben. Die Zeit ist günstig, um eine Form von moderat-intensivem Cardiotraining zu praktizieren und zu joggen oder zum Tanzen, Kickboxen oder Spinning zu gehen. Sie werden eventuell feststellen, dass Sie in dieser Phase mehr Ausdauer haben, deshalb können Ihre Workouts jetzt länger sein. Wenn Sie sich der Periode nähern, müssen Sie wieder Ihre Energiereserven schonen und Ihr Trainingspensum reduzieren oder mehr Erholungstage einplanen, wenn Ihr Körper Ihnen ein entsprechendes Signal dazu gibt. Ersetzen Sie dann hochintensive Workouts durch Schwimmen, Wandern, Yoga, Barre oder Pilates oder gehen Sie nach dem Abendessen spazieren.

Sex

In dieser zweiten Zyklushälfte verfügen Sie über weniger Oxytocin – Hormon der Liebe und Bindung – als in der ersten Hälfte.[11] Der Spiegel fällt nach dem Eisprung ab und ist gegen Ende der Lutealphase sehr niedrig. Dies führt dazu, dass viele Frauen allein sein und sich keiner übermäßigen Stimulation aussetzen wollen. Es kann durchaus sein, dass Sex in dieser Zeit keine Priorität hat. Stattdessen möchten Sie vielleicht lieber in den Arm genommen werden oder eine andere Form von Intimität erleben. Oder Ihr Wunsch nach Rückzug äußert sich darin, dass Sie sich selbst Lust bereiten wollen, statt mit Ihrem Partner Verkehr zu haben. Falls Sie Sex haben, ist in dieser Phase ein Vorspiel wichtig, weil es vielleicht länger dauert, bis Sie in Fahrt kommen.

Wie es Ihnen leichtfällt, mit Ihrem Zyklus zu arbeiten

Um die Kraft Ihres Zyklus zu nutzen, sollten Sie einen Blick auf Ihren Kalender werfen und den ersten Tag Ihrer Periode markieren. Das ist der Startpunkt für alles, was jetzt folgt. Wenn Sie Ihren Zyklus mit einer App im Blick behalten, haben Sie weniger Arbeit damit.

Im nächsten Schritt sollten Sie jede Woche farblich anders markieren, um auf einen Blick die verschiedenen Zyklusphasen zu erkennen. Sie könnten für die erste Woche, also die der Periode, zum Beispiel rot verwenden. Die zweite Woche könnte orange sein – Sie bekommen wieder mehr Energie und fangen an, neue Dinge in Angriff zu nehmen. Die dritte Woche kann grün sein, um Ihre gesteigerte Energie in der Phase des Eisprungs darzustellen. Und die vierte Woche kann violett sein, um die Zeit der inneren Einkehr zu symbolisieren. Sie können natürlich auch jede andere beliebige Farbe verwenden.

Zum Schluss sollten Sie anfangen, Ihren Monat so zu gestalten, dass Sie Ihre Kräfte in jeder Phase optimal nutzen können. Schreiben Sie auf kleine Notizzettel, was Sie wann essen und tun sollten, damit Sie während der Periode Ihren Yin-Yoga-Kurs nicht vergessen, zur Zeit des Eisprungs mehr Networking betreiben und in der Lutealphase vielleicht Ihren Kleiderschrank aufräumen. Mit der Zeit werden Ihnen diese Anpassungen in Fleisch und Blut übergehen. Natürlich ist es nicht möglich, alle Termine an Ihren Zyklus anzupassen. Wichtige Besprechungen, Abgabefristen, Veranstaltungen und soziale Aktivitäten können in jeder Phase vorkommen. Aber Wissen ist Macht: Weil Sie jetzt wissen, was Ihre Hormone in Ihnen bewirken und wie Sie sich voraussichtlich körperlich, geistig und emotional fühlen werden, können Sie besser planen und sich selbst unterstützen. So lässt sich Ihr Leben möglichst angenehm und stressfrei gestalten, ganz gleich, in welcher Zyklusphase Sie sich gerade befinden. Das kann beispielsweise bedeuten, dass Sie etwas mehr Zeit für Ihre Präsentation einplanen, wenn Sie wissen, dass Sie nicht besonders motiviert sein werden, oder dass Sie vor einer langen Arbeitssitzung ein hochintensives Workout absolvieren, um sich auszupowern. Wenn die US-amerikanische Fußballnationalmannschaft der Damen es schaffen kann, dann können Sie das auch! Tun Sie, was in Ihrer Macht steht, um mehr im Einklang mit Ihrem Zyklus zu leben. Es wird Ihnen auf jeden Fall zugutekommen.

Wenn Sie wissen, in welcher Phase Ihres Menstruationszyklus Sie sich gerade befinden, und Ihr Leben so gut wie möglich danach ausrichten, können Sie vorhersehen, wie Sie sich fühlen werden. Ergreifen Sie dann die entsprechenden Maßnahmen, um Ihren Körper jeden Monat optimal zu unterstützen. Indem Sie darauf achten, wie es Ihnen in jeder Phase Ihres Zyklus geht – worauf Sie Appetit haben, wie Ihre Stimmung ist, auf welche Art von körperlicher Betätigung Sie gerade besonders Lust haben, welche Form von Intimität Sie sich wünschen (oder auch nicht) –, und indem Sie mit Ihrem Zyklus zusammenarbeiten, statt gegen ihn anzukämpfen, werden Sie gute Voraussetzungen für einen gesunden Hormonhaushalt schaffen. Sie werden die weiblichen Superkräfte entfesseln, die in Ihnen stecken und mit denen Sie in Ihrem Leben alles reißen können.

12
BESSER VERHÜTEN

Ihr Menstruationszyklus und Ihre Fruchtbarkeit existieren nicht etwa unabhängig voneinander. Alles, was Sie bisher im Rahmen Ihres 6-Wochen-Programms getan haben – von der Regulierung Ihres Blutzuckers bis zur Stärkung Ihrer Leber und Schilddrüse –, hilft Ihnen nicht nur dabei, Ihre Regelbeschwerden zu lindern oder sogar ganz zu beseitigen. Es wirkt sich auch positiv auf Ihre Fruchtbarkeit aus.

Ich muss wohl nicht explizit darauf hinweisen, dass das eine gute Sache ist. Ein auf natürlichem Weg fruchtbarer Körper ist genau das, was wir in und mit diesem Buch angestrebt haben. Vielleicht finden Sie es gerade unwichtig, Ihre Empfängnisfähigkeit zu steigern, oder Sie fürchten das sogar. Doch die Fruchtbarkeit ist auch dann wichtig, wenn Sie zurzeit gar nicht schwanger werden wollen. Denn wenn es regelmäßig zu einem Eisprung kommt, bildet Ihr Körper extrem nutzbringende Hormone, die er nicht bilden würde, wenn Sie Ihren Zyklus mit einer hormonellen Empfängnisverhütung manipulieren.

In den letzten sechs Wochen habe ich Ihnen gezeigt, wie Sie die Verantwortung für Ihren Hormonhaushalt übernehmen können. Jetzt möchte ich Ihnen helfen, dasselbe für Ihre Verhütung zu tun. Ich finde, dass jede Frau wissen sollte, wie sie mit Ihrem Körper zusammenarbeiten kann, um Ihrer Fruchtbarkeit auf die Spur zu kommen, statt ständig Angst und Misstrauen vor diesem fundamentalen Aspekt weiblicher Gesundheit zu empfinden. (Das haben Sie mittlerweile wahrscheinlich selbst herausgefunden!)

Holly Grigg-Spalls bahnbrechendes Buch *Sweetening the Pill* ist ein Weckruf und schärft unser Bewusstsein dafür, dass mit der Pille etwas nicht ganz in Ordnung ist. Die Autorin schreibt: »Die Entscheidung, die Pille zu nehmen, wird vehement verfochten. Allerdings wird diese Entscheidung selten autonom getroffen, und sie beruht darüber hinaus nicht auf fundierten Informationen.«[1] Ich teile Hollys Meinung und bin davon überzeugt, dass jede Frau frei darüber entscheiden sollte, welche Form von Verhütung sie verwenden will. Aber ihre Zustimmung sollte auf vollständigen Informationen basieren – das heißt also, dass die Frauenärztin über *alle* potenziellen Vorteile, Risiken und Alternativen aufklären sollte.

Die meisten Frauen, mit denen ich im Laufe der Jahre zusammengearbeitet habe, konnten das nicht von sich behaupten. Wenn Ihnen jedoch nicht alle Verhütungsoptionen zur Verfügung stehen oder Sie sich nicht bewusst sind, welche gesundheitlichen Risiken damit verbunden sind, sind Sie nicht vollständig informiert. Es ist an der Zeit, etwas daran zu ändern!

Verabschieden Sie sich von der hormonellen Verhütung

Obwohl es die Pille schon seit 1960 gibt, ist sie auch heute noch die beliebteste Form der reversiblen Verhütung, die es in den Vereinigten Staaten gibt. 16 Prozent aller Frauen im Alter zwischen 15 und 44 Jahren benutzen sie, und 25,9 Prozent aller verhütenden Frauen greifen auf die Pille zurück.[2] In Deutschland sind es einer Umfrage zufolge sogar 47 Prozent der Frauen zwischen 18–49 Jahren, die die Pille als Verhütungsmittel nutzen, dicht gefolgt vom Kondom mit 46 Prozent.[3] Gut, die Pille ist zweifellos eine effektive Form der Empfängnisverhütung, doch sie hat eine lange Liste potenzieller Nebenwirkungen, unter anderem Migräne, Libidoverlust, vaginale Trockenheit, anormale Schmierblutungen, Schilddrüsenerkrankungen, Blutgerinnsel und Thrombosen, Nährstoffmangel, Stimmungsschwankungen, Angstzustände, Depressionen usw.[4]

Warum ist die Pille also immer noch so beliebt? Weil sie perfekt zu unserer Einstellung passt, dass eine unkomplizierte Anwendung oberste Priorität hat. Es ist schließlich ziemlich einfach, sich jeden Morgen eine kleine Pille einzuwerfen, um nicht schwanger zu werden, oder? Genauso verfahren wir auch mit Blutdruckmedikamenten oder Cholesterinsenkern. Es ist sehr aufwendig, der eigentlichen Ursache eines gesundheitlichen Problems auf die Spur zu kommen, und manchmal erfordert die Behandlung sogar eine grundlegende Veränderung alter, lieb gewonnener Gewohnheiten. Eine Pille, mit der man dasselbe Ziel erreicht, ist daher nur allzu verlockend.

Fakt ist jedoch, dass kein weiblicher Körper mit der Pille in der Lage ist, optimal zu funktionieren. Denn die synthetischen Hormone greifen in die

Kommunikation zwischen Hypothalamus, Hypophyse und Eierstöcken ein und unterbinden den Eisprung. Andere Methoden der hormonellen Verhütung funktionieren ähnlich, das heißt, sie verhindern den Eisprung oder sie machen es einem befruchteten Ei sehr schwer bis unmöglich, sich einzunisten.

Es gibt in diesem Zusammenhang die klassischen Antibabypillen oder Mikropillen (Östrogen plus Gestagen), reine Gestagenpillen mit den Wirkstoffen Levonorgestrel oder Desogestrel (als Minipille und neue Minipille bekannt), die Hormonspirale, Verhütungsstäbchen (Implantate), Dreimonatsspritzen, Hormonpflaster und Vaginalringe.

Aber wir können unsere Biologie nicht einfach ignorieren und unseren natürlichen Zyklus unterdrücken (manchmal viele Jahre in Folge), ohne zumindest einige Konsequenzen zu tragen. Es muss einen besseren Weg geben. Deswegen tue ich mit meiner Arbeit das, was ich tue – weil es keine Musterlösung gibt, die man allen Frauen pauschal überstülpen kann.

Obwohl ich das Vorzeigebeispiel für die Nebenwirkungen der Antibabypille hätte sein können, fiel es mir schwer, von der Pille loszukommen. Ich hatte große Angst davor, keine verlässliche Form der Verhütung mehr zu haben und die Krücke zu verlieren, die mich als Jugendliche bei meinen Periodenproblemen stützte. Es dauerte einige Monate, bis ich den Mut aufbrachte, sie abzusetzen. Die Zusammenarbeit mit meiner Akupunkteurin half mir, meinen Zyklus zu verstehen, meine Symptome ganzheitlich zu behandeln und letztlich den Schritt zu wagen.

Als meine Periode schließlich zurückkehrte (und wie!), kam ich zu meiner großen Überraschung gut damit zurecht. Eine erträgliche Periode ohne die Pille? Wer hätte das gedacht? Aber hier war ich nun – ich bekam nach einigen Monaten mit Akupunkturbehandlungen und einer Umstellung meiner Ernährungs- und Lebensgewohnheiten meine Periode wieder und es ging mir gut, ich konnte meiner Arbeit und meinem Alltag nachgehen. Das war eine Offenbarung nach der langjährigen Odyssee, in der ich zahlreiche Ärzte und Spezialisten aufgesucht, mich schier endlosen Tests unterzogen und zahlreiche unnötige Behandlungen durchgemacht hatte.

Falls Sie sich in einer ähnlichen Lage befinden, kann ich Ihnen versichern, dass ich Sie wahrnehme, Sie anhöre und in jeder Hinsicht verstehe. Auch wenn Sie mittlerweile wissen, dass eine hormonelle Verhütung für Sie vielleicht nicht die beste Wahl ist und Sie sich in den letzten sechs Wochen durch dieses Programm gearbeitet haben, kann es schwierig sein, sich von der Pille zu verabschieden. Immerhin haben Sie sich jahrelang darauf verlassen, um bestimmte Symptome zu lindern oder nicht schwanger zu werden. Die physiologischen Turbulenzen, die eintreten werden, wenn Sie die Pille absetzen, können gewaltig sein. Mit diesem Programm werden sich die körperlichen Auswirkungen jedoch verringern, falls Sie sich dazu entschließen, sich endgültig von der Pille zu verabschieden.

In letzter Instanz sind Sie die einzige Person, die entscheiden kann, wann der Zeitpunkt gekommen ist, um Ihre Pille durch eine andere Verhütungsmethode zu ersetzen, die nicht so massiv in Ihren natürlichen Hormonhaushalt eingreift. Ich bin mir sicher, dass Sie wissen werden, wann die Zeit dafür reif ist.

Das 1×1 der hormonfreien Verhütung

Waren Sie schon einmal im Baumarkt und haben versucht, eine Dose Farbe zu kaufen? Die völlige Überforderung erlebt, wenn Sie auf 427 Gelbtöne starren? Die meisten davon würden in Ihrem Schlafzimmer vermutlich gut aussehen, aber jeder Farbton hat seine ganz eigenen subtilen Qualitäten, und das macht es schier unmöglich, sich festzulegen. Wenn Sie diese Herausforderung schließlich gemeistert haben, müssen Sie sich auch noch für eine bestimmte Marke entscheiden und ob die Farbe matt, seidenmatt oder glänzend sein soll. Fragen über Fragen. Dasselbe Problem haben Sie, wenn Sie versuchen, sich einen Überblick über Verhütungsmethoden und -produkte zu verschaffen, um herauszufinden, ob etwas davon für Sie geeignet ist (und wenn ja, was). Eine, gelinde gesagt, anspruchsvolle Aufgabe.

Es gibt einen guten Grund, warum ich diesen Abschnitt »Das 1×1 der hormonfreien Verhütung« nenne. Sie müssen in diesem Fach zwar nicht promovieren, aber Sie müssen sich ein Bild über die verschiedenen Verhütungsmethoden verschaffen, damit Sie eine informierte Entscheidung treffen können, was für Sie geeignet ist.

Ungeachtet dessen, zu welchen Verhütungsmethoden Sie tendieren: Die hormonfreien Optionen, die ich in diesem Kapitel vorstelle, sind unterschiedlich wirksam. Es handelt sich keineswegs um eine vollständige Liste, sie soll auch nicht als Bedienungsanleitung oder Leitfaden zur Anwendung der jeweiligen Methode dienen. Sobald Sie sich für eine (oder mehrere) Verhütungsmethode(n) entschieden haben, sollten Sie sie nicht gleich ausprobieren. Um einer ungewollten Schwangerschaft vorzubeugen, bitte ich Sie darum, mit Ihrer Frauenärztin oder Ansprechpartnerinnen in Familienberatungsstellen zu sprechen. Denn wenn Sie im Augenblick keinen Kinderwunsch haben, möchten Sie sicher kein Risiko eingehen.

Optimale versus typische Anwendung

Wenn es um Verhütung geht, gibt es zwei Arten von Effektivität: die optimale und die typische Anwendung. Eine optimale Anwendung bedeutet, dass Sie die Verhütungsmethode jedes Mal genau so anwenden, wie es offiziell empfohlen wird. Typische Anwendung bedeutet hingegen, dass Sie sich nicht immer an die exakten Benutzungsempfehlungen halten. Beispiele für eine typische Anwendung sind ein gelegentliches Vergessen der Pilleneinnahme, die falsche Anwendung eines Kondoms oder das fehlerhafte Einsetzen der Portiokappe oder des Diaphragmas bzw. deren vorzeitige Entfernung nach dem Geschlechtsverkehr. In den folgenden Abschnitten werden unter anderem die Schwangerschaftsstatistiken bei einer optimalen und typischen Anwendung genannt.

Hormonfreie Verhütungsmethoden ohne Barriere

Zyklusbeobachtung oder natürliche Familienplanung

Keine Medikamente, keine Hilfsmittel und überaus kostengünstig – was könnte sich eine Frau mehr wünschen? Bei der Zyklusbeobachtung als Verhütungsmethode, auch bekannt als natürliche Familienplanung, beugen Sie einer Schwangerschaft vor, indem Sie die Fruchtbarkeitszeichen beobachten, um zu ermitteln, ob Sie sich gerade in einer fruchtbaren Zyklusphase befinden.

Zu diesen Anzeichen zählen:[5]

- Ihr Zervixschleim, der sich im Laufe des Zyklus erheblich verändern kann
- Ihre Basaltemperatur (die Körpertemperatur direkt nach dem Aufwachen)
- Position, Festigkeit und Weite des Muttermunds die sich im Laufe des Zyklus verändern

Übrigens: Genau das tun Sie, wenn Sie Ihren Zyklus beobachten (siehe »Erweiterte Zyklusbeobachtung« in Kapitel 1), um Ihre Periode wieder ins Lot zu bringen. Wenn Sie die Zyklusbeobachtung als Verhütungsmethode verwenden, gehen Sie nur anders mit den Daten um. Es gibt verschiedene Formen der Zyklusbeobachtung als Verhütungsmethode, die jeweils eine oder mehrere der genannten Fruchtbarkeitsanzeichen verwenden. Ich empfehle die symptothermale Methode, weil sie am effektivsten ist und im Lauf des Zyklus alle drei Anzeichen prüft – die Veränderung des Zervixschleims, die Position des Muttermunds *(sympto)* und die Basaltemperatur *(thermal)* –, um Auskunft über Ihren Fruchtbarkeitsstatus zu erhalten. Alle drei Faktoren zusammen bilden die Grundlage für Ihre informierten Entscheidungen, die Sie treffen müssen, um nicht schwanger zu werden.

Ob Sie es glauben oder nicht, Sie sind nur an sechs Tagen im Zyklus fruchtbar. Das liegt daran, dass der Eisprung an einem Tag im Zyklus stattfindet, während ein Spermium während Ihres Fruchtbarkeitsfensters bis zu fünf Tage in Ihrem Körper überleben kann.[6] Zur Veranschaulichung: Sobald Sie Ihren Eisprung haben, überlebt Ihr Ei maximal vierundzwanzig Stunden. Sie können in diesem Zeitfenster mehr als ein Ei freisetzen (in diesem Fall bekämen Sie bei einer Schwangerschaft zweieiige Zwillinge), aber sobald es zum Eisprung kommt, verhindert eine Reihe hormoneller Veränderungen – der Progesteronspiegel steigt und sorgt dafür, dass LH nicht wieder ansteigen kann – einen zweiten Eisprung in diesem Zyklus. Es ist also außerhalb dieses Zeitfensters rein körperlich nicht möglich, im selben Zyklus noch einmal fruchtbar zu werden.

Alle Formen der Zyklusbeobachtung als Verhütungsmethode berücksichtigen einen zusätzlichen zeitlichen Puffer, damit sichergestellt ist, dass Ihr Eisprung stattgefunden und sich Ihr Fruchtbarkeitsfenster wieder geschlossen hat. Deshalb kann Ihr Fruchtbarkeitsfenster abhängig von der verwendeten Methode länger als sechs Tage sein. Sobald Sie Ihre fruchtbaren Tage identifiziert haben, müssen Sie in dieser Zeit auf Geschlechtsverkehr verzichten oder eine Barrieremethode verwenden, wenn Sie nicht schwanger werden wollen. Nachdem Sie die Bestätigung haben, dass der Eisprung stattgefunden hat, können Sie für den Rest des Zyklus ungeschützten Sex haben, ohne eine ungewollte Schwangerschaft fürchten zu müssen. Wie die Pille schützt diese Methode aber nicht vor sexuell übertragbaren Krankheiten, deshalb empfiehlt sich gegebenenfalls trotzdem die Anwendung einer Barrieremethode.

Sind natürliche Familienplanung und Zyklusbeobachtung als Verhütungsmethode dasselbe?

Obwohl die Begriffe *Zyklusbeobachtung als Verhütungsmethode* und *natürliche Familienplanung* oft synonym verwendet werden, gibt es zwischen beiden Ansätzen historisch bedingt einige Unterschiede. Die natürliche Familienplanung wird oft in einem religiösen Kontext verwendet. Sie ist die einzige Methode der Familienplanung, die von der katholischen Kirche und anderen religiösen Institutionen gebilligt wird, weil sie zur Vermeidung einer Schwangerschaft zur Enthaltsamkeit während der fruchtbaren Tage anhält. Die Methode der Zyklusbeobachtung als Verhütungsmethode steht in keiner Verbindung zu religiösen Institutionen. Frauen, die auf diese Weise verhüten, können an ihren fruchtbaren Tagen ohne weiteres eine Barrieremethode verwenden, wenn sie das möchten, oder eine andere Form von nichtpenetrativem Sex praktizieren.

Die Zyklusbeobachtung als Verhütungsmethode ist die mit Abstand gesündeste Form der Empfängnisverhütung, weil sie Ihnen die Möglichkeit gibt, Ihre Fruchtbarkeit zu steuern, und das kann Ihnen eine enorme Unabhängigkeit und Selbstwirksamkeit verleihen. Alles, was Sie dafür brauchen, ist ein Fieberthermometer, eine Fruchtbarkeits-App (dazu später mehr) oder eine Tabelle, in die Sie die Informationen über Ihren Zyklus eintragen. Ich gebe in diesem Buch einige Tipps, wie Sie Ihren Zyklus beobachten können (siehe »Erweiterte Zyklusbeobachtung« in Kapitel 1 auf Seite 52), aber ich empfehle immer, eine Spezialistin für Fruchtbarkeitsfragen zu konsultieren, um diese Methode vollständig zu verstehen und effektiv anzuwenden. Nehmen Sie bitte zur Kenntnis, dass Sie eine zweite Verhütungsmethode anwenden müssen, bis Sie die Zyklusbeobachtung als Verhütungsmethode beherrschen und sich sicher genug fühlen, um sich hauptsächlich darauf zu verlassen.

Effektivität

Auf 100 Paare, die über den Zeitraum von einem Jahr die symptothermale Methode korrekt anwendeten, kamen durchschnittlich 0,4 Schwangerschaften (also weniger als ein Paar). Die Effektivität liegt damit bei optimaler Anwendung bei 99,6 Prozent, und das macht die Methode der symptothermalen Fruchtbarkeitsbeobachtung so effektiv wie alle Methoden der hormonellen Verhütung.[7] Bei der typischen Anwendung (siehe »Optimale versus typische Anwendung« auf Seite 312) steigt der Wert jedoch auf 1,8. Das heißt, dass bei 100 Paaren nicht ganz zwei Schwangerschaften eintraten.[8]

Was Sie sonst noch wissen sollten

Die Frage, die mir am häufigsten gestellt wird, ist: »Ist das nicht dasselbe wie die Kalendermethode?« Nein. Die Kalendermethode nach Knaus-Ogino ist eine veraltete und wirkungslose Form der Verhütung, die ausschließlich darauf beruht, Ihr Fruchtbarkeitsfenster unter Berücksichtigung Ihrer vergangenen Perioden zu ermitteln. Selbst wenn Ihr Zyklus ziemlich regelmäßig und vorhersehbar ist, werden Sie irgendwann einmal einen früheren oder späteren Eisprung haben, der Ihr Fruchtbarkeitsfenster verändern und zu einer ungewollten Schwangerschaft führen kann. Wenn Sie im Internet recherchieren, werden Sie schnell auf viele seriöse Websites stoßen, die die Zyklusbeobachtung als Verhütungsmethode/natürliche Familienplanung mit der Kalendermethode gleichsetzen. Das ist bedauerlich, weil Frauen so davor zurückschrecken, sich Informationen anzueignen, die ihr Leben und ihren Umgang mit ihrem Körper von Grund auf verändern würden.

Die symptothermale Methode ist effektiv, weil Sie an jedem Tag Ihre Fruchtbarkeitsanzeichen und Symptome messen und in jedem Zyklus genau bestimmen, an welchen Tagen Sie fruchtbar sein werden. Im »Ich könnte jetzt schwanger werden«-Fenster können Sie auf Sex verzichten oder auf eine Barrieremethode oder den Coitus interruptus ausweichen.

Ein weiteres Plus: Die symptothermale Methode kann Hinweise auf andere Probleme geben. Wenn Sie Ihre Basaltemperatur messen, können Sie einer eventuell vorhandenen Schilddrüsenunterfunktion auf die Spur kommen (siehe Kapitel 9, Seite 254) und erfahren, ob Sie einen Eisprung haben, ob Ihre Lutealphase zu kurz ist und ob Ihre Follikelphase zu kurz oder zu lang ist. Wenn Sie Ihren Zervixschleim beobachten, sehen Sie gleichzeitig Anomalitäten, die durch Candida, bakterielle Infektionen oder sexuell übertragbare Krankheiten entstehen können. Diese Methode der Empfängnisverhütung hat also viele Vorteile.

Natural-Cycles-App

Man könnte diese Methode auch als Verhütung 2.0 bezeichnen. Sie ähnelt der Zyklusbeobachtung als Verhütungsmethode, weil sie die Basaltemperatur verwendet. Natural Cycles ist die erste offiziell in ihrer Wirksamkeit bestätigte Verhütungs-App. Sie wurde von Elina Berglund entwickelt, einer ehemaligen Physikerin, die eine Verhütungsmethode ohne Nebenwirkungen erschaffen wollte. (Die App wurde 2017 als Verhütungsmethode in der Europäischen Union zugelassen, die FDA in den Vereinigten Staaten folgte kurz darauf. Die App steht bislang nur in englischer Sprache zur Verfügung.) Sie messen einfach jeden Morgen Ihre Basaltemperatur und benutzen dafür entweder das Thermometer, das in Ihrem Jahresabonnement von Natural Cycles enthalten ist, oder Sie verwenden ein anderes Modell und geben Ihre Werte in die App ein. Mithilfe eines Algorithmus, der auf den Zyklen von über 15 000 Frauen beruht, verarbeitet die App Ihre Daten und zeigt Ihnen an, ob Sie fruchtbar sind: Ein rotes Signal in der App bedeutet, dass Sie potenziell fruchtbar sind und Enthaltsamkeit üben oder sich schützen müssen, während ein grünes Signal bedeutet, dass Sie an jenem Tag unfruchtbar sind und ungeschützten Geschlechtsverkehr haben können.

Effektivität

Natural Cycles erreicht bei optimaler Anwendung eine Wirksamkeit von 98 Prozent und hat bei typischer Anwendung eine Wirksamkeit von 93 Prozent (siehe »›Optimale‹ versus ›übliche‹ Anwendung« auf Seite 312).

Was Sie sonst noch wissen sollten

Ähnlich wie bei der Zyklusbeobachtung als Verhütungsmethode sagt Ihnen Natural Cycles, ob Sie fruchtbar oder unfruchtbar sind. Damit die App letztlich effektiv ist, dürfen Sie in Ihrem fruchtbaren Zeitfenster keinen penetrativen Geschlechtsverkehr haben. Probieren Sie Alternativen wie Oralsex aus oder verwenden Sie eine andere Form der Empfängnisverhütung wie eine Barrieremethode.

Achten Sie außerdem darauf, Ihre Temperatur jeden Morgen etwa zur selben Zeit zu messen, damit die App die Eigenheiten Ihres Zyklus kennenlernt und Sie mehr »grüne« Tage bekommen können.

Coitus interruptus

Diese Methode wird oft auch als »Rausziehmethode« oder »Rausziehen und Beten« bezeichnet (haha). Sie besteht einfach darin, den Penis vor der Ejakulation aus der Vagina zu ziehen. Das bedeutet, dass Ihr männlicher Partner genau wissen muss, wann er seinen Penis zurücknehmen muss, damit er nicht in die Vagina ejakuliert. Die meisten Frauen, mit denen ich rede, haben vor dieser Methode eine Höllenangst, während andere mir sagen, dass sie nichts anderes anwenden. Ob Sie beschließen, diese Methode zu verwenden, hängt in starkem Maß von der Fähigkeit Ihres Partners ab, seinen Penis rechtzeitig herauszuziehen – und davon, wie risikofreudig Sie in Bezug auf eine potenzielle Schwangerschaft sind.

Effektivität

Der Coitus interruptus kann überraschend effektiv sein. Ist das nicht schockierend? Aber es stimmt: Wenn diese Methode richtig angewendet wird, kann sie eine Wirksamkeit von bis zu 96 Prozent erzielen. Bei einer inkorrekten Anwendung sinkt ihre Effektivität jedoch auf 78 Prozent.[9] Um den Coitus interruptus richtig anzuwenden, muss der Mann seinen Penis vor der Ejakulation herausziehen. Wenn Sie beide beschließen, eine zweite Runde folgen zu lassen, muss er eine Barrieremethode verwenden oder seine Hände und seinen Penis gründlich waschen und urinieren, um verbleibende Spermien aus seiner Harnröhre auszuspülen.

Was Sie sonst noch wissen sollten

Während einige Untersuchungen dafür sprechen, dass der »Lusttropfen«, also das vor der Ejakulation ausgeschiedene Sekret, keine lebenden Spermien enthält,[10] konnten andere Studien nachweisen, dass es bei einer kleinen Anzahl von Testpersonen durchaus Spermien enthält. Und das bedeutet, dass auch bei einem Coitus interruptus eine Befruchtung der Eizelle erfolgen kann.[11] Weil die Forschung noch keine endgültige Antwort darauf hat, ist es klug, diese Methode mit äußerster Vorsicht anzuwenden.

Intrauterinpessare (IUP)

Ein IUP ist ein kleiner T-förmiger Körper, den Ihre Frauenärztin durch den Muttermund in Ihre Gebärmutter einsetzt. (Wenn die Spirale erst einmal eingesetzt ist, sollten Sie nichts mehr davon spüren.) Am unteren Ende des IUP hängt eine Nylonschnur, die bis zum Muttermund reicht. Wenn es an der Zeit ist, die Spirale zu entfernen, kann Ihre Ärztin sie herausziehen. Sie enthält keine synthetischen Hormone. Vielmehr setzt sie Kupferionen frei, die eine Entzündungsreaktion erzeugen, welche die Beweglichkeit der Spermien einschränkt und dadurch die Befruchtung einer Eizelle verhindert.[12] Diese Entzündungsreaktion in der Gebärmutter kann auch ein Einnisten verhindern. Das bedeutet, dass die Kupferspirale manchmal auch nach der Befruchtung wirksam ist, weshalb sie als Notfallmaßnahme nach ungeschütztem Sex verwendet werden kann.

Effektivität

Das IUP hat für eine Dauer von maximal zehn Jahren eine Wirksamkeit von 99,2 Prozent.[13]

Was Sie sonst noch wissen sollten

Das IUP ist eine nachhaltige und sehr wirksame Form der Verhütung. Insgesamt sind die meisten Nutzerinnen sehr zufrieden, weshalb sie dabei bleiben. Es kann aber einige Nebenwirkungen geben, und zwar nicht nur während der Nutzung, sondern auch danach. Eine signifikante Anzahl von Frauen hat berichtet, dass die Kupferspirale bei ihnen zu einer sehr langen und schmerzhaften Periode und starken Regelblutungen geführt hat. Wenn Sie schon eine schmerzhafte und/oder lange Periode haben, ist diese Form der Verhütung also nicht die beste Wahl. Es besteht auch eine höhere Wahrscheinlichkeit für das Eintreten einer bakteriellen Vaginose, weil die Vaginalflora gestört wird. Abgesehen davon besteht auch ein leicht erhöhtes Risiko für Unterleibsentzündungen.[14]

Ich habe schon gehört, dass bei Frauen, die die Kupferspirale benutzt haben, Symptome einer Kupfervergiftung eingetreten sind, beispielsweise Herzstolpern, Panikanfälle, Angstzustände, depressive Phasen und sogar Suizidgedanken. Wenn Sie an einer Kupferallergie oder einer Krankheit wie Morbus Wilson leiden (die dadurch gekennzeichnet ist, dass der Körper Kupfer nicht effektiv abbauen kann), sollten Sie auf die Kupferspirale verzichten. Andererseits habe ich auch mit vielen Frauen zusammengearbeitet, die keinerlei Nebenwirkungen hatten und mit der Kupferspirale sehr zufrieden waren.

Tubenligatur

Die Tubenligatur ist ein operativer Eingriff, der die Eileiter dauerhaft verschließt oder blockiert. Wenn die Eileiter blockiert sind, kann das Spermium nicht auf eine Eizelle stoßen und diese befruchten. Dieser Eingriff wird auch als »Abbinden der Eileiter« oder »weibliche Sterilisation« bezeichnet.

Effektivität

Weil sie dauerhaft ist, beugt eine Tubenligatur einer Schwangerschaft mit einer Wirksamkeit von über 99 Prozent vor.[15] Von 100 sterilisierten Frauen wird pro Jahr weniger als eine Frau schwanger. Sobald Ihnen Ihre Ärztin nach dem Eingriff grünes Licht gibt, können Sie ungeschützten Geschlechtsverkehr haben, ohne eine weitere Form der Empfängnisverhütung benutzen zu müssen.

Was Sie sonst noch wissen sollten

Eine Tubenligatur gilt als permanente Form der Empfängnisverhütung, deshalb müssen Sie sich gründlich überlegen, ob Sie das wollen. Falls Sie später doch noch schwanger werden wollen, müssen Sie auf eine In-vitro-Fertilisation zurückgreifen, und selbst dann gibt es keine Erfolgsgarantie.

Studien haben herausgefunden, dass eine Tubenligatur keinen Einfluss auf die Struktur des Gebärmuttergewebes und damit auf die Funktionsfähigkeit der Gebärmutter nimmt. Es gibt jedoch Belege, dass Frauen nach diesem Eingriff Menstruationsprobleme bekamen, die sich in einer stärkeren Periode, mehr Schmerzen und häufigeren Regelblutungen äußerten.[16]

Vasektomie

Eine Vasektomie ist ein relativ einfacher Eingriff, der normalerweise von einem Urologen durchgeführt wird. Dabei werden die Samenleiter im Hodensack, die die Spermien enthalten, durchtrennt oder blockiert. So können die Spermien den Körper nicht verlassen. Der Eingriff dauert nicht lange und der Patient kann noch am selben Tag nach Hause gehen.

Effektivität
Eine Vasektomie gilt ebenfalls als permanente Verhütungsmethode. Sie ist mit einer Effektivität von 99 Prozent sehr wirksam.[17] Unmittelbar nach dem Eingriff gilt sie jedoch noch als wirkungslos. Darum sollte in dieser Übergangszeit eine zusätzliche Form der Verhütung verwendet werden, bis der behandelnde Arzt bestätigt, dass auch ungeschützter Geschlechtsverkehr sicher ist. Dieser Eingriff ist deutlich weniger invasiv als eine Tubenligatur, das heißt es besteht ein geringeres Risiko für Infektionen und andere Komplikationen, und normalerweise erholt sich der Patient deutlich schneller davon.[18]

Was Sie sonst noch wissen sollten
Eine Vasektomie ändert nichts an der Art und Weise, wie sich eine Ejakulation anfühlt. Das Ejakulat wird nach dem Eingriff immer noch genauso aussehen und sich anfühlen wie davor. Es enthält nur keine Spermien mehr, die zu einer Schwangerschaft führen können. Meiner Meinung nach ist die Vasektomie eine nicht ausreichend genutzte Methode der Empfängnisverhütung – im Vergleich dazu entscheiden sich dreimal so viele Paare in den USA für eine Tubenligatur.[19]

Barrieremethoden für eine nicht hormonelle Empfängnisverhütung

Kondome

Ach ja, Kondome – was wären wir nur ohne sie? Falls Sie im Sexualunterricht in der Schule geschlafen haben sollten: Ein Kondom ist eine dünne Umhüllung, die aus Latex, Polyurethan, tierischen Bestandteilen, Silikon oder anderen Stoffen besteht und unmittelbar vor dem Geschlechtsverkehr über den steifen Penis gezogen wird.

Effektivität
Bei korrekter Anwendung haben Kondome eine Wirksamkeit von 98 Prozent, aber dieser Wert fällt deutlich ab, auf 82 Prozent, wenn das Kondom falsch benutzt wird[20] – indem man es falsch an- oder auszieht oder ein Gleitmittel auf Ölbasis wie Kokosöl oder Vaseline benutzt, was dazu führen kann, dass das Kondom reißt. Sie glauben mir nicht? Nehmen Sie ein Kondom aus der

Verpackung und verreiben Sie für einige Minuten Kokosöl darauf. Es wird sich vor Ihren Augen auflösen.

Was Sie sonst noch wissen sollten

Wenn Sie Kondome kaufen, sollten Sie darauf achten, dass das Produkt kein Spermizid enthält. Wie Sie aus Kapitel 7 wissen, sollten Sie Ihren Körper nicht mit aggressiven Chemikalien belasten. Nonoxinol 9 und andere Spermizide sind jedoch aggressiv und können Symptome wie Jucken, Brennen oder Störungen der Vaginalflora verursachen (die wiederum zu Vaginalinfektionen führen können). Stellen Sie sicher, dass Ihr Partner bei der Wahl des Kondoms auf die richtige Größe achtet. Das gibt Ihnen während des Geschlechtsverkehrs zusätzliche Sicherheit, und Sie müssen keine Angst haben, dass es abrutscht oder reißt. Im Internet gibt es Maßtabellen für die richtige Kondomgröße.

Diaphragma

Ein Diaphragma ist eine Silikonschale, die Sie vor dem Sex über den Muttermund stülpen, um diesen zu verschließen. Sie versperren den Spermien also mechanisch den Weg in die Gebärmutter und kombinieren diese Maßnahme mit der Verwendung eines Spermizids, das Spermien abtötet, die am Rand des Diaphragmas entlang in den Uterus eindringen könnten.

Wenn ich an Diaphragmen denke, muss ich unweigerlich an die Folge von *Sex and the City* denken, als Carrie Samantha um Hilfe bittet, weil sie ihr verklemmtes Diaphragma nicht mehr herausbekommt. (Das war 1999, und Diaphragmen waren damals noch sehr beliebt.) Die meisten jungen Frauen wissen heute nicht, wie sie ein Diaphragma einsetzen müssten, geschweige denn wo man es kaufen kann. In den letzten drei Jahrzehnten hat die Verwendung von Diaphragmen stark abgenommen. Sie wurden durch andere, einfachere Methoden wie das IUP ersetzt.

Effektivität

Diaphragmen sind nicht die effektivste Form der Verhütung. Bei korrekter Anwendung verhindert ein Diaphragma eine Schwangerschaft in 94 Prozent aller Fälle, bei typischer Anwendung fällt dieser Wert auf 88 Prozent.[21] Ein Diaphragma sollte immer mit einem Spermizid benutzt werden, aber es kann auch mit einem Kondom oder Coitus interruptus kombiniert werden, um die Effektivität zu erhöhen. Ich empfehle ein ungiftiges Spermizid auf Basis von Zellulose und Milchsäure, z.B. Contragel® grün.

Was Sie sonst noch wissen sollten

Das Diaphragma ist kostengünstig und hat keine negativen Auswirkungen auf die Gesundheit. Allerdings muss es von einer Ärztin angepasst werden, es kann schwer einzusetzen sein, kann beim Sex seine Lage ändern und muss mit einem Spermizid kombiniert werden, um die maximale Wirkung zu erzielen. Außerdem können Sie es während der Periode nicht verwenden. Ein Diaphragma muss (bis zu zwei Stunden) vor dem Spaß eingesetzt werden, was ein ziemlicher Lustkiller sein kann. Und schließlich muss es nach dem Geschlechtsverkehr noch acht Stunden im Körper bleiben. Darüber hinaus besteht bei dieser Verhütungsmethode auch ein erhöhtes Risiko für das toxische Schocksyndrom.

Es gibt ein relativ neues Diaphragma namens Caya®. Dieses ist anatomisch so geformt, dass es den meisten Frauen passt, weshalb keine vorherige Untersuchung oder Anpassung erforderlich ist, wie das bei traditionellen Diaphragmen der Fall ist.

Portiokappe (FemCap)

Die Portiokappe ist so etwas wie die kleine Schwester des Diaphragmas. Sie ist kleiner, aus Silikon und wie das Diaphragma muss sie über den Muttermund gestülpt und mit einem Spermizid kombiniert werden. Sie ist in drei Größen erhältlich und muss von einem Frauenarzt verordnet und angepasst werden.

Effektivität

Bei typischer Anwendung verhindert die Portiokappe eine Schwangerschaft mit einer Wahrscheinlichkeit von 92 Prozent, bei optimaler Anwendung kann sie jedoch eine Wirksamkeit von 98 Prozent erreichen.[22]

Was Sie sonst noch wissen sollten

Damit die Portiokappe ihre höchste Wirksamkeit erreichen kann, ist ein zusätzlich angewandtes Spermizid unumgänglich. Falls Sie eine Silikonallergie haben, sollten Sie auf eine andere Methode zurückgreifen. Wie beim Diaphragma besteht auch hier ein erhöhtes Risiko für das toxische Schocksyndrom.

Verhütungsschwamm

Diese Verhütungsmethode besteht aus einem Schaumstoffschwamm, der mit einem Spermizid getränkt ist. Wie das Diaphragma und die Portiokappe wird er vor dem Geschlechtsverkehr in die Vagina eingeführt, um den Muttermund mechanisch zu verschließen, während das Spermizid die Spermien abtötet. Der Schwamm ist rezeptfrei erhältlich und für den Einmalgebrauch vorgesehen.

Effektivität
Bei optimaler Anwendung hat der Schwamm bei Frauen, die noch nie entbunden haben, eine Wirksamkeit von 91 Prozent. Bei Frauen, die ihn nicht exakt nach Vorgabe anwenden, hat er eine Wirksamkeit von 88 Prozent. Die Effektivität dieses Verhütungsmittels fällt signifikant bei Frauen, die bereits entbunden haben: Bei korrekter Anwendung bietet der Schwamm ihnen einen 80-prozentigen Schutz, bei fehlerhafter Anwendung fällt dieser Wert um weitere vier Punkte auf 76 Prozent.[23]

Was Sie sonst noch wissen sollten
Der Schwamm kann bis zu 24 Stunden vor dem Sex eingeführt werden. Bleibt der Schwarm länger im Körper, besteht ein Risiko für einen toxischen Schock und eine Scheidenpilzinfektion. Außerdem kann die Vagina durch das Spermizid gereizt werden.

Zykluscomputer und Schwangerschafts-Apps

Der Begriff *Femtech* beschreibt Technologien, die darauf abzielen, alle Bereiche der Frauengesundheit zu steuern und zu verbessern. Von der Periode und dem Beckenboden über die Fruchtbarkeit bis hin zur Schwangerschaft gibt es eine Fülle innovativer Produkte, die es Frauen erleichtern, ihre Gesundheit und ihr Leben im Blick zu behalten und positiv zu beeinflussen. Weil ich selbst ein

Tech-Junkie für Frauengesundheit bin, habe ich Dutzende von Apps und Geräten ausprobiert und bin begeistert von den Innovationen, die gerade in diesem Bereich stattfinden.

Zu behaupten, dass die Frauengesundheit im Laufe der Geschichte größtenteils ignoriert wurde, ist eine Untertreibung. Die Teilnahme von Frauen an klinischen Studien für neue medizinische Behandlungsformen wurde in den USA erst 1993 vorgeschrieben.[24] Nach 1960, als die Pille auf den Markt kam, gab es kaum weitere Innovationen im Bereich der Empfängnisverhütung, und 2014 versäumte es Apple, einen Periodentracker in die aktualisierte Health-App zu integrieren.

Ich will damit sagen, dass ich mich sehr darüber freue, in der letzten Zeit so viele Neuerungen in diesem Bereich feststellen zu können. Apps und andere digitale Hilfsmittel zur Beobachtung von Periode und Fruchtbarkeit, Periodenunterwäsche, smarte Sextoys, Schwangerschafts-Apps und Tampon-Lieferdienste sind nur einige Dinge, die es mittlerweile gibt. So wie die Pille damals bei ihrer Markteinführung geben diese Technologien Frauen mehr Kontrolle über ihren Körper und ihre Fruchtbarkeit. Im Gegensatz zur Pille, die den natürlichen Zyklus manipuliert, liefern diese neuartigen Technologien wichtige Daten und wertvolle Einblicke in unseren einzigartigen Menstruationszyklus – und zwar auf eine sichere, leicht zugängliche Weise, die nicht in den Hormonhaushalt eingreift.

Abhängig von Ihren individuellen Bedürfnissen empfehle ich Ihnen, einen Blick auf diese neuen Geräte zu werfen, unter anderem auf den Daysy-Zykluscomputer, den Ava-Tracker und den iFertracker. Ich habe noch etliche andere ausprobiert, aber die meisten Erfahrungen habe ich mit Daysy und Ava gesammelt.

Daysy-Zykluscomputer

Der Daysy-Zykluscomputer ist ein Gerät, das ich selbst benutzt habe und für sehr gut befand. Er ist zwar kein Verhütungsmittel, aber ich (und die meisten meiner Klientinnen) haben ihn mit großem Erfolg eingesetzt, um nicht schwanger zu werden. Wenn Sie jeden Morgen Ihre Basaltemperatur messen, wendet der Daysy-Zykluscomputer einen Algorithmus an, der auf den Menstruationszyklen von über 500 000 Anwenderinnen beruht. Auf dieser Basis bestimmt er, ob Sie gerade fruchtbar sind. Wenn ein grünes Licht erscheint, sind Sie an jenem Tag unfruchtbar, ein rotes Licht deutet darauf hin, dass Sie fruchtbar sind, und ein gelbes Licht beschreibt die Tage, an denen das Gerät Ihren Zyklus noch kennenlernt und sich nicht sicher ist. Neben der Hardware benötigen Sie die DaysyView-App, die Sie auf Ihrem Smartphone oder Tablet installieren müssen, damit Sie Ihre Daten in Kalender und Temperaturtabelle sehen können.[25]

Ava-Fruchtbarkeitstracker

Ein anderes Gerät, das ich benutzt habe und wärmstens empfehlen kann, ist der Ava-Fruchtbarkeitstracker, den ich auch als Fitbit für Menstruationszyklus und Fruchtbarkeit bezeichne. Sie tragen den Tracker beim Schlafen am Handgelenk, er misst unter anderem Ihre Körpertemperatur, Atemfrequenz und Herzfrequenzvariabilität. Diese Messwerte, die sich während der Zyklusphasen (Follikel- oder Lutealphase) verändern, helfen Ava, für jeden Zyklus Ihre fruchtbaren Tage zu prognostizieren. Jedes Mal, wenn Sie das Gerät mit der Ava-App synchronisieren, erhalten Sie eine Benachrichtigung, wie hoch Ihre Empfängniswahrscheinlichkeit an jenem Tag ist.[26]

Das war's! Vermutlich staunen Sie, dass es so viele nicht hormonelle Verhütungsmethoden gibt. Dank Femtech gibt es zurzeit deutlich mehr Innovationen in diesem Bereich als in den ganzen 25 Jahren zuvor. In Zukunft werden sicher noch mehr Methoden zur Empfängnisverhütung und Fruchtbarkeitsbeobachtung entwickelt.

SCHLUSS

Perioden-Power

Wie fühlt es sich an, dass Sie nun wieder am Steuer sitzen, sich mehr und mehr auf Ihren Körper einlassen können, Ihre Periode jeden Tag ein klein wenig besser verstehen und aktiv dazu beitragen, Ihre Menstruationsprobleme zu lösen? Verdammt gut, richtig? Im Laufe des 6-Wochen-Programms zur Harmonisierung Ihres Zyklus haben Sie einen weiten Weg zurückgelegt. Wie viel Sie in dieser Zeit über sich und Ihren Körper gelernt haben!

Sie fühlen sich jetzt besser als je zuvor und wissen, wie Sie gesünder und im Einklang mit Ihrem Zyklus leben können. Und ich meine damit nicht nur Ihre neuen Essgewohnheiten, Nahrungsergänzungsmittel und geänderten Alltagsgewohnheiten – obwohl diese Aspekte sicherlich auch dazu beitragen. Nein, ich meine, dass Sie jetzt auf Ihren Körper hören und verstehen, was er Ihnen sagen will.

Und Ihr Körper ist ja auch ein erstaunliches Wunderwerk! Er besteht aus Trillionen von Zellen, die alle auf ein Ziel hinarbeiten: Sie zur besten Version Ihrer selbst zu machen, die Sie sein können. Ihr Körper ist mit Abstand das außergewöhnlichste Ding im uns bekannten Universum. Mit dem Wissen, über das Sie jetzt verfügen, können Sie seine wahre Größe und Erhabenheit angemessen würdigen. Vertrauen Sie ihm, hören Sie auf ihn und vergessen Sie nicht, dass er immer versucht, in Ihrem besten Interesse zu handeln.

Wo wir gerade über Sie sprechen: Keine andere Person auf dieser Welt, die je existiert hat, war oder ist so wie Sie. Darum sind nur *Sie* die Expertin für sich selbst. Ganz gleich, was man Ihnen auch erzählen mag – Sie müssen sich nicht mit Ihren zyklusbezogenen Problemen abfinden. Denn schließlich gibt es natürliche, wissenschaftlich fundierte Methoden, um Ihren Hormonen aus der Klemme zu helfen und eine beschwerdefreie Periode zu bekommen.

Die Wiederherstellung eines gesunden Zyklus ist aber keine einmalige Sache. Sie brauchen dafür einen langen Atem und Sie werden immer wieder vor Herausforderungen gestellt werden. Der Dialog, den Sie mit Ihrem Körper begonnen haben, ist ein Gespräch, das Sie Ihr Leben lang führen werden. Sie werden mit ihm zahlreiche Unterhaltungen über Ihren Zyklus führen, vielleicht ein oder zwei Takte darüber reden, ob Sie ein Baby bekommen wollen, und Sie werden zu gegebener Zeit eingehend über die Perimenopause und Menopause sprechen. Hören Sie einfach nur zu. Und wenn Sie die nächsten Schritte gehen, sollten Sie an Folgendes denken:

So etwas wie die perfekte Periode gibt es nicht. Wenn Sie ständig nach *der* perfekten Periode streben, verausgaben Sie sich nur unnötig und werden immer mit Ihrem Körper unzufrieden sein. Streben Sie also nach *Ihrer* perfekten Periode. Definieren Sie, wie diese für Sie aussehen sollte (zum Beispiel weniger Schmerzen, größere Regelmäßigkeit) und konzentrieren Sie sich darauf, diese Ziele zu erreichen.

Bleiben Sie sich treu. Ihr Körper ist einzigartig. Dementsprechend sollte der Lösungsansatz für Ihr Periodenproblem maßgeschneidert sein. Das bedeutet, dass Sie immer wieder Neues ausprobieren sollten und sich durch Fehl- oder Rückschläge nicht entmutigen lassen dürfen. Nicht alle Maßnahmen werden zu den erwünschten Ergebnissen führen. Und das, was bei Ihnen funktioniert, muss nicht automatisch bei Ihrer Schwester oder Ihrer besten Freundin funktionieren. Aber immerhin wissen Sie jetzt, dass Ihnen viele Optionen zur Verfügung stehen. Lassen Sie sich von diesem Buch, meinen Online-Ressourcen und den Quellen leiten, die in den Anhängen vorgestellt werden. Vergessen Sie nicht: Sie sind nicht allein. Außerdem ist es gut, um Unterstützung und Hilfe zu bitten. Wenn Sie zu dem Schluss kommen, dass Sie eine speziellere Behandlung benötigen, sollten Sie einen naturheilkundlich versierten Therapeuten aufsuchen, damit er die Ursache für Ihre Periodenprobleme findet, die richtigen Untersuchungen anordnet und anschließend die Testergebnisse mit Ihnen durchspricht. Geben Sie nicht auf und bleiben Sie aufgeschlossen. Es *werden* sich Ergebnisse einstellen.

Es ist in Ordnung, Fehler zu machen. Das Leben verläuft nicht immer nach Plan. Ihre Essgewohnheiten und Ihre Selbstfürsorge werden nicht immer optimal sein, und das ist auch nicht weiter problematisch. Machen Sie sich keine Vorwürfe. Verzeihen Sie sich selbst und blicken Sie nach vorn. Nehmen Sie zur Kenntnis, dass Sie etwas falsch gemacht haben, und finden Sie einen Weg, damit Ihnen derselbe Fehler nicht noch einmal passiert. Nach der Lektüre dieses Buches wissen Sie, welche Maßnahmen bei Ihnen funktionieren, und das bedeutet, dass Sie Ihre Marschroute bei Bedarf relativ einfach ändern können. Brauchen Sie mehr Hilfe oder Unterstützung von Ihrer Familie oder besten Freundin? Eine App oder ein Gerät, das Ihnen die Zyklusbeobachtung erleichtert? Geben Sie Ihr Bestes, um herauszufinden, was die Ursache für Ihr Problem ist, und probieren Sie verschiedene Lösungen aus. Sie sind diese Anstrengung wert!

Es ist wichtig, sich selbst gegenüber Rechenschaft abzulegen. Legen Sie sich ein Tagebuch zu und schreiben Sie auf, welche Veränderungen Sie vornehmen und wie sie sich auswirken. Legen Sie fest, wann Sie Ihre Werte zu einer bestimmten Uhrzeit aufzeichnen wollen – täglich, wöchentlich oder monatlich –, und verwenden Sie Ihren Menstruations- oder den Mondzyklus als Orientierung. Wie verändern sich Ihre Symptome? Was geht gut? Was nicht? Welche Maßnahmen müssen Sie fortsetzen, oder sollten Sie lieber etwas Neues ausprobieren? Diese Zwischenkontrollen sind kein Urteilsspruch oder »Jahreszeugnis«, sondern vielmehr eine Gelegenheit, die erstaunliche Komplexität Ihres Körpers zu würdigen. Sie können damit sich selbst gegenüber Rechenschaft ablegen, um Ihre Gesundheit weiterhin positiv zu beeinflussen. Ihr Ziel ist es, neue Gewohnheiten einzuüben, die eine harmonische Periode unterstützen. Dazu brauchen Sie eine klare Vorstellung davon, wie Sie diese Gewohnheiten umsetzen. Ihr Tagebuch dient dazu, Sie an Ihre Ziele zu erinnern, sich neue Ziele zu setzen und die nächsten Schritte zu planen. Denn Sie sind die Gestalterin Ihres eigenen Lebens.

Dinge ändern sich. Das ist nun einmal so. Der natürliche Alterungsprozess wird sich auf Ihre Hormone und die Maßnahmen auswirken, die Sie ergreifen müssen, um sich weiterhin in Ihrer Haut wohlzufühlen. Je nachdem, ob Sie zum Beispiel Mitte 20 oder Mitte 40 sind, wird sich die Erschaffung bzw. Beibehaltung eines ausgeglichenen Hormonhaushalts völlig anders gestalten. Deswegen ist es so wichtig, auf Ihren Körper zu hören, auf seine Signale zu achten, bei Bedarf Anpassungen vorzunehmen und zu experimentieren, damit er zufrieden bleibt. Wenn Ihre hormonelle Gesundheit aus den Fugen zu geraten scheint oder Sie auf einem falschen Kurs sind, können Sie das 6-Wochen-Programm als Gedächtnishilfe benutzen, um wieder zu den Basics zurückzukehren: nährstoffreiche Kost (Kapitel 4), ausgeglichener Blutzuckerspiegel (Kapitel 5), gesunde und vielfältige Darmflora (Kapitel 6), gute Östrogen-Entgiftung (Kapitel 7), verbesserte HHN-Achse (Kapitel 8), gesunde Schilddrüse

(Kapitel 9). Die Gewohnheiten, die jede Woche im dazugehörigen Protokoll skizziert werden, werden einen positiven Schneeballeffekt haben.

Kehren Sie also bei Bedarf zu diesen hormonfreundlichen Gewohnheiten zurück, wann immer Sie Ihre Perioden-Power nutzen und damit Erfolg haben möchten. Wenn Sie Ihren Zyklus kennen, dann kennen Sie auch die Superkräfte, die Sie besitzen. Ich wünsche Ihnen viel Erfolg damit, diese Kräfte weiterhin freizusetzen!

DANK

Ich habe bis ganz zum Schluss damit gewartet, diese Zeilen zu schreiben (bis etwa eine Stunde vor der Abgabe des Manuskripts an meine Lektorin!). Zum einen wollte ich mir sicher sein, dass ich niemanden vergesse. Zum anderen ist es mir nahezu unmöglich, die richtigen Worte zu finden, um meine unendliche Dankbarkeit für die phänomenalen Menschen zum Ausdruck zu bringen, die mich auf meinem Weg begleitet haben.

Am wichtigsten ist mein Dank an Haden (den »Period Guy«), der selbstlos immer wieder mich, mein Unternehmen und alle meine Träume unterstützt hat. Dieses Buch wäre ohne dich einfach nicht möglich gewesen. Die Tatsache, dass du mich das ganze letzte Jahr ertragen hast, zeigt, dass du der beste Mensch bist, den ich kenne. Deine unendliche Liebe, Geduld, positive Einstellung und dein Weitblick bedeuten mir mehr, als ich in Worte fassen kann.

Mom, danke für deine bedingungslose Liebe und alles, was du für mich getan hast. Der Weg war lang und steinig, aber wir haben es geschafft! Ich bin mir sicher, dass ich ihn nur deshalb gegangen bin, weil wir in unserem Leben so viel durchgemacht haben. Dad, ich wünsche mir mehr als alles andere, dass du jetzt hier wärst, um an meinem Erfolg teilzuhaben. Meiner Schwester Chantal sage ich danke für ihre fortwährende unerschütterliche Unterstützung. Was wäre ich nur ohne deinen Humor und dein Lachen? Meinen Verwandten in Antigua, Guyana, Großbritannien, Trinidad, den USA und Kanada danke für eure Unterstützung!

An Arthur, Claudine, Timmy, Nicholas und Matthew: Aus tiefstem Herzen danke, dass ich fünf Wochen euren Esstisch benutzen durfte, um mein Manuskript fertig zu schreiben. Es war nicht die klügste Idee, in dieser heiklen Phase aus unserer alten Wohnung auszuziehen, aber ich bin unendlich dankbar, dass ihr uns aufgenommen habt! Und dem Rest der Familie Ware mein großer Dank für eure Unterstützung und euer Verständnis dafür, dass ich nicht so viel Zeit mit euch verbringen konnte, wie ich es mir gewünscht hätte, als ich letztes Jahr mit Schreiben beschäftigt war.

Meinen Klientinnen und all den Frauen weltweit, die meiner Fix-Your-Period-Gemeinde angehören. *Ihr* seid der Grund dafür, warum ich jeden Tag aufstehe und diese Arbeit mache. Ohne euch wäre nichts von alldem möglich. Dieses Buch ist mein Geschenk an euch und an jede Frau, die auf ihrem Heilungsweg ist. Mein spezieller Dank gilt auch den Teilnehmern des Mastermind- und Ausbildungsprogramms von 2019. Danke für die Geduld, die ihr mir entgegengebracht habt, als ich dieses Buch schrieb und gleichzeitig beide Programme leitete.

Ich bin dem Team sehr dankbar, das mir im Laufe des letzten Jahres mit Brainstorming, Korrektorat, Lektorat und Faktenchecks geholfen und mich stets bei der Stange gehalten hat. Es ist schwer, um Hilfe zu bitten, aber ihr habt es mir leicht gemacht. Ellie Thomas, du bist eine Königin! Carrie Jones und Angela Heap, ihr seid Superstars! Heather Pierce, danke für deine leckeren Rezepte! Jessica Drummond, Robin Randisi, Lara Briden, Lisa Hendrickson-Jack, Shawn Tassone, Laura Wershler, Amanda Laird, Holly Grigg-Spall, Adam Kirby, E. M. Grimes-Graeme, Jessica Scheer, Kelsey Knight, Barbara Loomis, Cindy Luquin und Fiona McCulloch, eure Beiträge waren unermesslich wertvoll!

Ein Buch zu schreiben bringt das ganze System gehörig durcheinander. Warum hat mir das niemand zuvor gesagt? Es ist ausgeschlossen, dass ich dieses Projekt ohne meine »Lesegruppe« zu Ende geführt hätte. Jenny Sansouci und Jenn Racioppi, nachdem wir gemeinsam die tückischen Gewässer der ersten Buchveröffentlichung gemeistert haben, sind wir jetzt ein Leben lang Blutsschwestern. Auf uns und unsere Buch-Babys!

Dieses Buch wäre ohne meine wundervolle Agentin Wendy Sherman nicht entstanden. Danke dafür, dass du bereits 2016 (lange vor mir!) erkannt hast, dass ich ein Buch schreiben muss, und mir dabei geholfen hast, dieses Projekt zu realisieren. Ich bin dir für deine Tipps und unerschütterliche Unterstützung in diesem Jahr zutiefst dankbar. Sheila Oakes, vielen Dank dafür, dass du meinem Buchkonzept Leben eingehaucht hast! Ein großes Dankeschön auch an Hannah Robinson, meiner Lektorin bei Harper Wave, die von Anfang an den nötigen Weitblick besaß und die Marschroute kannte. Du bist die beste Lektorin, die sich eine Frau nur wünschen kann! Vielen Dank an Haley Swanson, die dieses Projekt in einer heiklen Phase übernommen und einen nahtlosen Übergang ermöglicht hat. Deine

Unterstützung war im letzten Monat unendlich wertvoll. Mein tiefer Dank an das übrige Team von Harper Wave, unter anderem an die Verlegerin Karen Rinaldi, das Marketing- und PR-Team, Laura Cole, Brian Perrin, Sophia Lauriello und ebenso an Nikki Baldauf und Elina Cohen für die Produktion und das Design.

Meinen talentierten Illustratorinnen Hannah Coward und Elizabeth Hudy: Ich bin so dankbar für eure Kreativität und überragende Fähigkeit, meine Worte in Bildern zu verdeutlichen.

Dem Team von *Fix Your Period*: Ihr habt mein Unternehmen am Laufen gehalten, während ich mir für dieses Buch eine fast einjährige Auszeit nahm. Ich hätte das niemals ohne eure Motivation und Hingabe schaffen können. Mein besonderer Dank gilt Deirdre, meiner rechten Hand. Weiterhin bin ich Emily und allen anderen Mitarbeitern dankbar, die meine Firma durch ihre Mitwirkung unterstützen.

Allen meinen Freundinnen, Mentorinnen und Kolleginnen, die Wegbereiterinnen waren, das öffentliche Bewusstsein geschärft und den öffentlichen Diskurs über Frauengesundheit und -medizin nachhaltig verändert haben: Dr. Christiane Northrup, Dr. Sara Gottfried, Dr. Aviva Romm, Dr. Jessica Drummond, Dr. Lara Briden, Dr. Carrie Jones, Alexandra Pope, Dr. Shawn Tassone, Lisa Hendrickson-Jack, Dr. Jolene Brighten, Nat Kringoudis, Dr. Kelly Brogan, Kelsey und Emily von Fifth Vital Sign, Jennifer Weiss Wolf, Sarah Hill, Jennifer Block, Erica Chidi Cohen, Dr. Felice Gersh, Marc Sklar, Molly Nichols, Kimberly Johnson, Abby Epstein und Ricki Lake, Caroline Zwickson, Holly Grigg-Spall, Dr. Mariza Snyder, Aimee Raupp, Dr. Fiona McCulloch, Melissa Ramos, Dr. Anna Cabeca, Angelique Panagos, Angela Heap, Charlotte Bulman und Maisie Hill. Ich bin ein großer Fan von euch!

Natürlich möchte ich mich auch bei meinen Freundinnen bedanken. Was wäre mein Leben nur ohne euch? Auf jeden Fall sterbenslangweilig! Danke, dass ihr für mich da wart, als ich euch am dringendsten gebraucht habe – für eure Unterstützung, Telefonate, SMS, aufmunternden Gespräche, Coachings, Teekränzchen, lustigen Memes und eure Fähigkeit, mir gut zuzureden, als ich drauf und dran war, die Flinte ins Korn zu werden. Danke für alles. Ich habe großes Glück, dass Ihr zu meinem Leben gehört. Grüße auch an Jeannine und Molly … Meine Güte, ohne eure regelmäßigen Kontrollanrufe hätte ich dieses Projekt nicht überlebt!

Schließlich möchte ich meine Dankbarkeit dafür zum Ausdruck bringen, dass mir in diesem Leben so viele Chancen gegeben wurden. Ich kam 2001 aus meinem Heimatland Antigua in die USA und brachte nichts weiter mit als meinen Traum, »etwas aus mir zu machen«. Dank unzähliger Menschen, die mir in den letzten 18 Jahren unermüdlich zur Seite gestanden haben, ist es mir gelungen, ein Leben und eine Berufung zu leben, die alles übertreffen, was ich mir jemals hätte erträumen können.

ANHANG A

Rezepte

Anmerkung: Rezepte ohne entzündungsfördernde Nahrungsmittel, die in der dritten Woche des Programms im Rahmen des Protokolls zur Darmsanierung verwendet werden können, sind mit einem Stern (*) gekennzeichnet.

Detox Lemon Elixir

Ergibt 1 Portion

350–450 ml warmes, gefiltertes Wasser
Saft von ¼ Zitrone

Optionale Zutaten:
1 Esslöffel roher Apfelessig
1 Prise Zimt
1–2 Tropfen Stevia

Zitronensaft und gegebenenfalls optionale Zutaten ins Wasser geben, alles gut verrühren und sofort trinken.

FRÜHSTÜCK

Mix-'n'-Match-Formel: Breakfast Goddess Bowl*

Ergibt 1 Portion

½ Tasse gehacktes stärkereiches Gemüse Ihrer Wahl: Süßkartoffel, Karotten, Kürbis
1–2 Tassen gehacktes Blattgemüse Ihrer Wahl: Grünkohl, Blattkohl, Mangold, Spinat
2 Bio-Eier (während der Weglassdiät durch Puten- oder Hähnchenbratwurst ersetzen)
½ kleine Avocado, in Scheiben geschnitten
1–2 Esslöffel natürlich fermentiertes Sauerkraut oder anderes eingelegtes oder »vergorenes« (also fermentiertes) Gemüse (optional)
Optionale Toppings: natives Olivenöl extra oder Leinöl, Meersalz, frisch gemahlener schwarzer Pfeffer, Sesam, Brokkolisprossen, Microgreens (Grünkräuter) oder Ihre Lieblingsgewürze und Würzmittel

1. Einen großen Topf mehrere Zentimeter hoch mit Wasser füllen, einen Dampfkorb oder -topf einsetzen und das Wasser bei mittlerer Temperatur zum Kochen bringen.
2. Stärkereiches Gemüse und Blattgemüse in den Dampfkorb geben. Eier (mit Schale) auf das Gemüse legen und den Topf zudecken. (Oder Bratwurst in eine Pfanne geben und so lange braten, bis sie leicht gebräunt und gar ist.)
3. 6–7 Minuten dämpfen (8–9 Minuten, falls die Eigelbe fest sein sollen), dann Eier mit einem Schaumlöffel aus dem Topf heben, in eine kleine Schüssel legen und 30 Sekunden unter kaltem Wasser abschrecken. Gemüse aus dem Dampfkorb nehmen.

4. Gedämpftes Gemüse, Avocadoscheiben und Sauerkraut/fermentiertes Gemüse (falls verwendet) auf einem Teller anrichten. Nach Belieben mit Toppings ergänzen.
5. Eier schälen, der Länge nach aufschneiden und auf dem Teller anrichten.
6. Bewundern Sie das farbenfrohe Kunstwerk, das Sie geschaffen haben, und lassen Sie es sich schmecken.

Lieblingskombis für die Breakfast Goddess Bowl

- Brokkoli, Süßkartoffel und eingelegter Ingwer mit Rucola-Microgreens.
- Grünkohl, Karotten und eingelegtes Blaukraut mit Brokkolisprossen.

Zuckerarme Beeren-Smoothie-Schale*

Ergibt 1 Portion

150 ml ungesüßte Mandelmilch oder eine andere vegane Milch (zum Beispiel Hafer, Kokos, Soja)
½ Tasse gefrorene Heidelbeeren
⅓ Tasse gefrorene Kirschen
1 Esslöffel Leinsamen
1 Esslöffel Chiasamen
1 Esslöffel Mandelbutter
2 Dosierlöffel Kollagenprotein oder 1 Portion Vanilleproteinpulver
1 Handvoll Spinat
Optionale Toppings: Beeren, ein kleiner Klecks Mandelbutter, Hanfsamen, Sonnenblumenkerne, getreidefreies Müsli, Kokosraspeln

1. Zuerst die Flüssigkeit, dann alle anderen Zutaten in einen Mixer geben und alles zu einer homogenen Masse verarbeiten.
2. Mit Ihren Lieblingstoppings in einer Schale anrichten.

Mix-'n'-Match-Formel: Smoothie*

Ergibt 1 Portion

250 ml Flüssigkeit aus der Liste »Flüssigkeit«
2–3 Zutaten aus der Liste »Ballast- und Nährstoffe«
1–3 Zutaten aus der Liste »Süßes und Aromatisches«
1–3 Zutaten aus der Liste »Superfoods«

Flüssigkeit

Wasser
Kokoswasser
Ungesüßte Mandelmilch
Kokosmilch

Ballast- und Nährstoffe

½ Tasse veganer Naturjoghurt
½ Tasse Kürbispüree
½ Gurke
3–4 Stangen Grün- oder Blattkohl oder 1 Handvoll Spinat
1 Dosierlöffel Kollagen oder 1 Dosierlöffel Proteinpulver
½ Avocado
1–2 Esslöffel ungesüßte Mandelbutter ohne Zusätze

Süßes und Aromatisches

½ Banane (am besten gefroren)
½ Tasse gefrorene Beeren
¼ Tasse gefrorene Mango
1 Teelöffel Vanilleextrakt
1 cm frische Ingwerwurzel
½ Teelöffel gemahlener Zimt
¼ Teelöffel gemahlener Muskat
½ Birne oder Apfel, entkernt und mit Schale
1 Spritzer frischer Zitronensaft

Superfoods

2 Esslöffel gemahlene Leinsamen
2 Esslöffel Chiasamen
1 kleine Handvoll Microgreens (Grünkräuter) oder Brokkolisprossen
1 Dosierlöffel grünes Smoothie-Pulver
1 Esslöffel Rohkakaopulver
¼ Tasse frische Kräuter wie Minze, Basilikum oder Koriandergrün

Zuerst die Flüssigkeit, dann alle anderen Zutaten in einen Mixer geben und zu einer homogenen Masse verarbeiten. Bei Bedarf mehr Flüssigkeit hinzugeben, bis die gewünschte Konsistenz erreicht ist.

Warmer Quinoa-Frühstücksporridge*

Ergibt 1 Portion

½ Tasse gekochte Quinoa oder Hirse
½ Tasse Wasser oder Mandelmilch
2 Esslöffel Rosinen
1 Prise gemahlener Zimt
2 Esslöffel Sonnenblumenkerne
2 Esslöffel gemahlene Leinsamen
1 Tropfen roher Honig oder Ahornsirup (optional)

1. Quinoa oder Hirse mit Wasser oder Mandelmilch zum Kochen bringen.
2. Die Hitze reduzieren und 5–7 Minuten weiterköcheln lassen, bis eine cremige Konsistenz entsteht.
3. Rosinen, Zimt, Sonnenblumenkerne und gemahlene Leinsamen einrühren. Bei Bedarf mit etwas Honig oder Ahornsirup abschmecken. Guten Appetit!

Geflügelbratwurst mit sautiertem Mangold*

Ergibt 1 Portion

2–3 große Mangoldblätter
1 Esslöffel Avocadoöl
1 Schalotte, geschält und gehackt
Meersalz
1 Puten- oder Hähnchenbratwurst, in Scheiben geschnitten

1. Mangoldblätter von den Stielen trennen. Stiele hacken. Blätter übereinanderlegen, wie eine Zigarre aufrollen und in feine Streifen schneiden.
2. Avocadoöl bei mittlerer Temperatur in einer Pfanne erhitzen.
3. Schalotten hineingeben und etwa 3 Minuten sautieren, bis sie weich sind.
4. Mangoldstiele und eine Prise Salz hinzufügen. 1 Minute sautieren.
5. Mangoldblätter und eine weitere Prise Salz hinzufügen und etwa 2–3 Minuten sautieren, bis die Streifen gar, aber noch bissfest sind.
6. Gemüse an den Pfannenrand schieben und Bratwurstscheiben in die Mitte geben.
7. Bratwurstscheiben braten, bis sie gar und leicht gebräunt sind. Mit dem Gemüse anrichten. Für eine Extraportion Eiweiß kann in der heißen Pfanne noch schnell ein Rührei zubereitet werden, das man anschließend über die Bratwurst und das Gemüse geben kann.

Kokosnuss-Joghurt-Parfait mit Granatapfel und Pistazien*

Ergibt 1 Portion

1 Tasse Kokosjoghurt
¼ Tasse gehackte Pistazien und Walnüsse (oder andere Nüsse)
1 Esslöffel Hanfsamen (oder andere Samen wie Leinsamen oder Sonnenblumenkerne)
⅓ Tasse Granatapfelkerne und Himbeeren (oder andere Beeren)

1. ½ Tasse Joghurt in eine Schale oder ein Glas geben.
2. Pistazien, Walnüsse, Hanfsamen, Granatapfelkerne und Himbeeren in einer Schicht darauf verteilen.
3. Mit der verbleibenden ½ Tasse Joghurt auffüllen.
4. Mit den verbleibenden Nüssen, Kernen und Beeren garnieren. Guten Appetit!

Variationen

- Mit Zimt bestreuen.
- Anstelle der Granatapfelkerne und Himbeeren können auch Brombeeren, Erdbeeren, Heidelbeeren oder Apfelwürfel verwendet werden.
- Eine Schicht getreidefreies Müsli ergänzen.

SALATE

Mix-'n'-Match-Formel: Salat*

Ergibt 1 Portion

1–2 Tassen aus der Liste »Blattgemüse«
1 Tasse aus der Liste »Anderes Gemüse«
¼ Tasse aus der Liste »Süßes«
2 Esslöffel Salatdressing (siehe Optionen unter »Dressing«)
¼ Tasse aus der Liste »Reichhaltiges«
110–170 g aus der Liste »Proteine«
Optional 1 EL aus der Liste »Röstaromen«

Blattgemüse
Rucola
Babyspinat
Mesclun-Salat (Blattsalatmischung)
Romanasalat
Radicchio
Chicorée

Anderes Gemüse
Paprika
Karotten
Cocktailtomaten
Rotkohl
Gurke
Blanchierte grüne Bohnen
Gebackene rote Paprika
Eingelegte Artischocken

Süßes
Rosinen
Getrocknete Cranberrys
Obstscheiben
Gebackene Rote Bete
Gebackenes Wurzelgemüse

Röstaromen

Geröstete Nüsse

Geröstete Samen

Dressing

Zitronensaft und Olivenöl

Sesam-Vinaigrette (siehe »Knuspriger Kohlsalat mit Sesam-Vinaigrette«, Seite 345)

Zitronen-Dijon-Dressing (siehe »Grünkohlsalat mit Granatapfel oder Feigen und Zitronen-Dijon-Dressing«, Seite 344)

Reichhaltiges

Avocadoscheiben

Oliven

Proteine

Huhn

Pute

Gegrilltes Flankensteak

Lachs

Bohnen (in der Weglassdiät vermeiden)

Hartgekochte Eier (in der Weglassdiät vermeiden)

Gegrillte Garnelen (in der Weglassdiät vermeiden)

Alle Zutaten in eine Schüssel geben, gut vermengen und das Dressing unterheben. Guten Appetit!

Grünkohlsalat mit Granatapfel oder Feigen und Zitronen-Dijon-Dressing*

Ergibt 2 Portionen als Hauptgericht oder 4 Portionen als Beilage

1 Bund Grünkohl, die Blätter von den Stielen gezupft und in mundgerechte Stücke zerpflückt
1 Esslöffel natives Olivenöl extra
1 Esslöffel frischer Zitronensaft
1 Tasse gekochte und leicht abgekühlte Quinoa (optional)
½ Tasse gehackte Feigen oder Granatapfelkerne
½ Tasse Kürbiskerne
1 Tasse geraspelte Karotten
Zesten von 1 unbehandelten Zitrone

Für das Dressing
1 Esslöffel Dijonsenf
1 Esslöffel frischer Zitronensaft
2 Esslöffel natives Olivenöl extra

1. Zerpflückten Grünkohl in eine große Schüssel geben. Olivenöl und Zitronensaft hinzugeben und etwa 3–5 Minuten mit den Händen in den Grünkohl einarbeiten, bis er in sich zusammenfällt und zart wird.
2. Gekochte Quinoa (falls verwendet), Obst, Kürbiskerne, Karottenraspeln und Zitronenschale hinzugeben.
3. Für das Dressing Senf, Zitronensaft und Olivenöl sämig schlagen.
4. Dressing über den Salat geben, alles gut vermengen und anrichten. Der Salat kann zwei bis drei Tage im Kühlschrank aufbewahrt werden.

Knuspriger Kohlsalat mit Sesam-Vinaigrette*

Ergibt etwa 4 Portionen

1 kleiner Chinakohl oder Wirsing, in dünne Streifen geschnitten
½ kleiner Rotkohl, in dünne Streifen geschnitten
1 Handvoll frische Minze, grob gehackt
1 Handvoll frisches Koriandergrün, grob gehackt
½ Tasse Mandelstifte oder -scheiben, geröstet

Für die Vinaigrette

2 Esslöffel natives Olivenöl extra
1 Esslöffel geröstetes Sesamöl
1 Esslöffel Coconut Aminos (sojafreie Gewürzsoße aus Kokosblütennektar)
1 Esslöffel brauner Reisessig oder frischer Limettensaft
Gerösteter Sesam (optional)

1. Kohlstreifen, Minze, Koriandergrün und einige Mandeln in eine große Schüssel geben und gut vermengen.
2. Für die Vinaigrette beide Öle, Coconut Aminos und Essig oder Limettensaft in einer kleinen Schüssel sämig schlagen.
3. Vinaigrette unter den Salat heben.
4. Mit mehr Mandelstiften und/oder Sesam bestreuen und genießen. Der Salat kann drei bis vier Tage im Kühlschrank aufbewahrt werden.

SUPPEN

Mix-'n'-Match-Formel: Suppe*

Ergibt etwa 6 Portionen

2 Esslöffel aus der Liste »Fette«
1–3 Zutaten aus der Liste »Aromatisches Gemüse«
1 Tasse mit 1–2 Zutaten aus der Liste »Akzentgemüse«, in dünne Scheiben geschnitten
4–6 Tassen einer beliebigen Anzahl von Zutaten aus der Liste »Hauptzutaten«, grob gehackt
Meersalz und frisch gemahlener Pfeffer zum Abschmecken
1 Zutat aus der Liste »Flüssigkeit« (die genaue Menge hängt von der Anzahl der verwendeten Gemüsesorten ab)
1 Spritzer oder Klecks von 1–3 Zutaten aus der Liste »Toppings«

Fette

Butter aus Weidemilch
Avocadoöl
Kokosöl

Aromatisches Gemüse

Zerdrückter Knoblauch (3 Zehen)
Geriebene Ingwerwurzel (2 Esslöffel)
In Scheiben geschnittener Lauch (1 Tasse)
Gehackte Zwiebel (1 Tasse)
In Scheiben geschnittene Schalotten (1 Tasse)

Akzentgemüse

Karotten
Selleriestangen

Hauptzutaten

Spargel
Brokkoli
Blumenkohl
Grünkohl
Anderes Wurzelgemüse (zum Beispiel Pastinaken)
Zucchini
Kürbis

Flüssigkeit

Rinderbrühe
Hühnerbrühe
Gemüsebrühe
Wasser

Toppings

Kokosmilch
Frische Kräuter
Kokosjoghurt
Ahornsirup
Gewürze (Curry, Zimt, Ingwer)
Geröstete Kürbiskerne

1. Fett in einen großen Topf geben und bei mittlerer Temperatur erhitzen, bis die Butter geschmolzen oder das Öl heiß ist.
2. Aromatisches Gemüse hineingeben und etwa 5 Minuten unter gelegentlichem Rühren sautieren, bis es weich ist.
3. Akzentgemüse und Hauptzutaten hinzugeben, mit Salz und Pfeffer abschmecken und umrühren.
4. Mit Brühe oder Wasser auffüllen, bis das Gemüse bedeckt ist, und kurz aufkochen lassen.
5. Umrühren, die Hitze reduzieren und bei niedriger Temperatur 15–25 Minuten weiterköcheln lassen, bis das Gemüse weich ist (die Dauer hängt vom Wassergehalt der Hauptzutaten und der Dicke der Scheiben ab).
6. Den Topf von der Herdplatte nehmen. Gemüse mit einem Stabmixer pürieren oder mit einem Schaumlöffel in einen Mixer füllen und zu einer homogenen Masse verarbeiten. Den Mixer bzw. die Küchenmaschine maximal zu drei Vierteln füllen und das Gemüse, falls nötig, in mehreren Portionen verarbeiten. Vorsicht: Wenn die Suppe noch heiß ist und Ihr Mixer einen Glasbehälter hat, dürfen Sie diesen nicht mit dem Deckel verschließen, weil das Glas sonst zerspringen kann! Bedecken Sie die Öffnung mit einem Küchentuch, damit der Dampf entweichen kann, und pürieren Sie das Gemüse auf niedriger Stufe zu einer glatten

Masse. Vielleicht müssen Sie zusätzliche Flüssigkeit aus dem Topf hinzufügen, um die gewünschte Konsistenz zu erreichen.

7. Suppe wieder in den Topf geben (falls ein Mixer bzw. eine Küchenmaschine benutzt wurde) und bei Bedarf mit Salz und Pfeffer abschmecken. Mit den Toppings und Gewürzen oder Kräutern verfeinern, auf die Sie Appetit haben.

Karottencremesuppe*

Ergibt 4–6 Portionen

2 Esslöffel Butter aus Weidemilch oder Avocadoöl
2 Schalotten oder 1 kleine Zwiebel, geschält und in Scheiben geschnitten
8–10 mittelgroße Karotten, geschält und in dicke Scheiben geschnitten (werden später püriert)
Meersalz
Frisch gemahlener schwarzer Pfeffer
3–4 Tassen Knochenbrühe, salzarme Hühnerbrühe, Gemüsebrühe oder Wasser
Petersilie (optional)

1. Butter oder Avocadoöl (falls Sie vollständig auf Milchprodukte verzichten) bei mittlerer Temperatur in einem großen Topf erhitzen, bis die Butter geschmolzen oder das Öl heiß ist. Den Topf leicht anheben und schräg halten, damit der Boden gleichmäßig vom Fett bedeckt wird.
2. Schalotten oder Zwiebeln in den Topf geben und sautieren, bis sie weich und an den Rändern leicht gebräunt sind; regelmäßig im Abstand von ca. 30 Sekunden umrühren.
3. Karotten, Salz und frisch gemahlenen schwarzen Pfeffer hinzugeben. Umrühren.

4. So viel Brühe oder Wasser hinzugeben, dass die Karotten etwa fingerdick davon bedeckt sind.
5. Temperatur erhöhen und aufkochen lassen.
6. Hitze reduzieren und den Topf abdecken. Karotten etwa 15 Minuten kochen und mit einer Gabel prüfen, ob sie gar sind. Die Herdplatte ausschalten.
7. Suppe pürieren: Einen Stabmixer in den Topf halten und die Suppe pürieren, bis sie eine homogene Konsistenz hat. Oder Gemüse (Karotten und Schalotten oder Zwiebeln) mit einem Schaumlöffel in einen Mixer füllen (den Mixer maximal zu drei Vierteln füllen, Gemüse falls nötig in mehreren Portionen verarbeiten). Vorsicht: Wenn die Suppe noch heiß ist und Ihr Mixer einen Glasbehälter hat, dürfen Sie diesen nicht mit dem Deckel verschließen, weil das Glas sonst zerspringen kann! Bedecken Sie die Öffnung mit einem Küchentuch, damit der Dampf entweichen kann, und pürieren Sie das Gemüse auf niedriger Stufe zu einer glatten Masse. Vielleicht müssen Sie zusätzliche Flüssigkeit aus dem Topf hinzufügen, um die gewünschte Konsistenz zu erreichen.
8. Das pürierte Gemüse wieder in den Topf geben, umrühren, kosten und bei Bedarf mit mehr Salz und Pfeffer abschmecken.
9. Bei Bedarf mit Petersilie garnieren und anrichten. Die Suppe kann auch in luftdichte Behälter gefüllt und bis zu einer Woche im Kühlschrank oder bis zu drei Monate in der Gefriertruhe aufbewahrt werden. Achten Sie darauf, dass die Suppe vollständig im Kühlschrank erkaltet ist, bevor Sie sie einfrieren.

Hühnersuppe auf dreierlei Art*

Ergibt 6–8 Portionen

2 Esslöffel Butter aus Weidemilch oder Avocadoöl
1 Kartoffel (oder Süßkartoffel), gewürfelt
1 mittelgroße Zwiebel, gewürfelt
2 Karotten, gewürfelt
2 Selleriestangen, gewürfelt
1 Pastinake, gewürfelt
Meersalz
Frisch gemahlener schwarzer Pfeffer
1 Dose Tomatenwürfel (425 ml)
2 Thymianzweige
4 Tassen Knochenbrühe, Hühnerbrühe oder Wasser
1 kleiner Weißkohl, in Streifen geschnitten
1 Pfund Hühnerbrust oder -schlegel, ohne Haut und Knochen
2 Tassen Hühnerbrühe (in der das Huhn gekocht wird)

1. Butter oder Avocadoöl bei mittlerer Temperatur in einem großen Topf erhitzen.
2. Kartoffel, Zwiebeln, Karotten, Sellerie, Pastinake, 2 Prisen Meersalz und frisch gemahlenen Pfeffer hineingeben und etwa 5 Minuten sautieren, bis das Gemüse weich ist.
3. Tomatenwürfel und Thymian hinzugeben und alles mit Brühe oder Wasser bedecken. Falls nötig, mit mehr Flüssigkeit auffüllen.
4. Kurz aufkochen, dann die Hitze reduzieren und weiterköcheln lassen. Mit einer Gabel ins Gemüse stechen und prüfen, ob es gar ist.
5. Kohl und eine weitere Prise Salz hinzugeben und kochen, bis der Kohl hellgrün wird. Von der Herdplatte nehmen.
6. Huhn in einen anderen Topf geben und mit Hühnerbrühe bedecken. Aufkochen, dann die Hitze reduzieren und 10–15 Minuten weiterköcheln lassen, bis das Huhn gar ist.
7. Huhn aus dem Topf nehmen und das Fleisch per Hand oder im Mixer zerkleinern.
8. Hühnerfleisch in die Suppe geben oder mit etwas Hühnerbrühe in einem separaten luftdichten Behälter aufbewahren, um es bei Bedarf in die Suppe zu geben.

Variationen

- *Thai-Curry-Hühnersuppe*
  Zusammen mit den Tomatenwürfeln 1–2 Esslöffel rote Thai-Currypaste und 1 Dose Kokosmilch in die Suppe geben.
- *Mexikanische Hühnersuppe*
  Zusammen mit den Tomatenwürfeln 1 Esslöffel gehackte Chipotle-Chilis in Adobo-Soße (normalerweise in Dosen erhältlich, findet sich im Supermarkt im Bereich »Internationale Spezialitäten« oder online) und 1 Esslöffel Chilipulver hinzugeben. Wenn die Suppe fertig ist, den Saft von 2 frischen Limetten hineinpressen.

Knochenbrühe*

2–3 kg Knochen (Markknochen, Schulter, Hochrippe, Nacken – was beim Metzger verfügbar ist)
3–4 Liter kaltes Wasser (je nach Topfgröße)
½ Tasse Essig (ich bevorzuge Apfelessig)
2–3 Zwiebeln, grob gehackt
3 Karotten, grob gehackt
3 Selleriestangen, grob gehackt
Mehrere frische Thymianzweige, zusammengebunden
1 Teelöffel getrocknete grüne Pfefferkörner, zerdrückt, oder 1 Teelöffel schwarze Pfefferkörner

1. Alle Zutaten in einen Slow Cooker oder großen Topf geben und bei niedriger Hitze 24 Stunden köcheln lassen.
2. Temperatur ausschalten und Brühe leicht abkühlen lassen.
3. Alle Zutaten durch ein Metallsieb streichen und verbleibende Knochen und Gemüse entsorgen.
4. Brühe in Schraubgläser oder andere Behälter füllen, die sich luftdicht verschließen lassen.
5. 30–60 Minuten abkühlen lassen, bis das Fett an die Oberfläche steigt. Anschließend Fett abschöpfen und entsorgen.
6. Die Brühe kann bis zu fünf Tage im Kühlschrank oder bis zu drei Monate in der Gefriertruhe aufbewahrt werden.

BEILAGEN

Pastinaken-Pommes*

Ergibt 2–3 Portionen

5 mittelgroße Pastinaken
Meersalz
1–2 Esslöffel Traubenkern- oder Kokosöl

1. Den Ofen auf 180 °C vorheizen und ein Backblech mit Backpapier auslegen.
2. Pastinaken schälen und die Enden stutzen. Alle dünneren Teile abschneiden und beiseitestellen. Die verbleibenden Pastinaken der Länge nach vierteln und in schmale Stifte oder »Pommes« schneiden.
3. Alle Pastinaken in eine großen Schüssel füllen, mit Öl und einer Prise Meersalz würzen und alles gut vermengen.
4. Auf das Backblech geben und 10–15 Minuten im Ofen backen, bis die Gemüsestifte leicht gebräunt und gar sind.
5. Abkühlen lassen. Guten Appetit!

Variation
Anstelle der Pastinaken lassen sich auch Karotten verwenden.

Pfannengerührter Spargel mit Cashewkernen*

Ergibt 4 Portionen

1 Bund grüner Spargel
1 Esslöffel Traubenkern- oder Kokosöl
1 Esslöffel geriebene frische Ingwerwurzel
⅓ Tasse Cashewkerne, gehackt
2 Esslöffel Coconut Aminos (sojafreie Gewürzsoße aus Kokosblütennektar)
1 Esslöffel geröstetes Sesamöl

1. Holzige Spargelenden entfernen und den Rest in ca. 2,5 cm lange Stücke schneiden.
2. Öl in einer großen Pfanne bei mittlerer Temperatur erhitzen. Ingwer hineingeben und 1 Minute anbraten.
3. Spargel hinzugeben und 4–5 Minuten unter Rühren braten, bis er zart und bissfest ist.
4. Gehackte Cashewkerne, Coconut Aminos und Sesamöl hinzugeben und anrichten.

Variationen

- Sie können anstelle von Cashewkernen auch Mandeln, Haselnüsse, Walnüsse oder Pecannüsse verwenden.
- Ersetzen Sie den Spargel durch Pak Choi oder Brokkoli.
- Mit Hühnerwürfeln oder -stücken wird aus diesem Gericht eine vollwertige Mahlzeit.
- Als Beilagen eignen sich Quinoa oder Reis.

Supereinfaches sautiertes Blattgemüse*

Ergibt 2 Portionen

5–6 große Blattkohl- oder Mangoldblätter
1 Esslöffel Avocadoöl
1 Schalotte, geschält und in Scheiben geschnitten
Meersalz

1. Blattkohl- oder Mangoldblätter von den Stielen zupfen. Stiele hacken. Blätter übereinanderlegen, wie eine Zigarre aufrollen und in feine Streifen schneiden.
2. Avocadoöl in einer Pfanne bei mittlerer Temperatur erhitzen.
3. Schalotten hineingeben und 3 Minuten sautieren, bis sie weich sind.
4. Mangoldstiele und 1 Prise Salz hinzugeben. 1 Minute sautieren.
5. Mangoldstreifen mit einer weiteren Prise Salz hinzugeben und 2–3 Minuten sautieren, bis die Streifen bissfest sind. Anrichten.

HAUPTGERICHTE

Herzhafte Goddess Bowl* zum Selbst-Zusammenstellen

Ergibt 1 Portion

½ Tasse gegrilltes Wurzelgemüse, Quinoa, Reis, Buchweizen oder Hirse
1 Tasse sautiertes, gedämpftes oder rohes Blattgemüse
1 Tasse Proteine: Reste vom Vortag, zum Beispiel Huhn, Hackfleisch, Steak, Fisch
Toppings: gehackte, geröstete Nüsse und Kerne, frische Kräuter wie Petersilie oder Koriandergrün, Brokkolisprossen, Microgreens (Grünkräuter), Avocadoscheiben, Zitronensaft und Olivenöl, Sesam-Vinaigrette oder Zitronen-Dijon-Dressing

Alle Zutaten in eine Schüssel geben, das Lieblingsdressing unterheben und genießen. (Meine absolute Lieblingskombination besteht aus gebackenem Wurzelgemüse, sautiertem Blattkohl, Hühnerstreifen, Avocado, gerösteten Kürbiskernen und Zitronen-Dijon-Dressing – aber es gibt unendlich viele Möglichkeiten.)

Salat mit Curry-Huhn und cremiger Cashew-Mayo*

Ergibt 4 Portionen

Für die cremige Cashew-Mayo

1 Tasse rohe Cashewkerne
1 Tasse gefiltertes Wasser
Saft von 1 Zitrone
1 Teelöffel Apfelessig
1 Teelöffel Currypulver
Meersalz
Frisch gemahlener schwarzer Pfeffer zum Abschmecken

Für den Salat mit Curry-Huhn

1 Apfel, gewürfelt
Saft von ½ Zitrone oder Limette
1 Pfund gekochtes Huhn vom Vortag (Brust oder Schlegel)
1 Selleriestange, in Scheiben geschnitten
¼ Tasse Mandelstifte, geröstet
1 Limette, in Scheiben geschnitten (optional)
Frisches Koriandergrün oder Petersilie (optional)

Zubereitung der cremigen Cashew-Mayo

1. Die Cashews mindestens 1 Stunde in einer Schüssel Wasser ziehen lassen. Oder zugedeckt im Kühlschrank bis zu 24 Stunden einweichen lassen.
2. Das Wasser abgießen und die Cashews mit 1 Tasse frisch gefiltertem Wasser und etwas Salz in einem Mixer pürieren, bis eine cremige Masse entsteht.
3. Zitronensaft und Essig zugeben und erneut mixen, bis alles gut vermengt ist.
4. ½ Tasse dieser Mischung mit 1 Teelöffel Currypulver, einer Prise Salz und etwas frisch gemahlenem Pfeffer würzen. Abschmecken und bei Bedarf nachwürzen. (Die übrige cremige Cashew-Mayo kann in einem luftdichten Behälter, zum Beispiel einem Schraubglas, bis zu einer Woche im Kühlschrank aufbewahrt und später als Dressing oder Soße benutzt werden.)

Zubereitung des Salats mit Curry-Huhn

1. Die Apfelwürfel in einer Schüssel mit Zitronen- oder Limettensaft vermischen, damit sie nicht braun werden.
2. Das Huhn mit den Händen zerpflücken oder im Mixer zerkleinern.
3. Huhn, Sellerie und Nüsse zu den Apfelwürfeln geben.
4. Cremige Cashew-Mayo zugeben und alles gut vermengen.
5. Mit einem Spritzer Limettensaft und etwas Koriandergrün oder Petersilie garnieren und auf Salat anrichten oder in ein Kohlblatt wickeln und als Wrap servieren.

Puten-Chili mit mexikanischer Soße und Butternusskürbis*

Ergibt 6–8 Portionen

1 Esslöffel Avocado- oder Traubenkernöl
2 mittelgroße Lauchstangen, in dünne Scheiben geschnitten und abgebraust
2 Karotten, geraspelt
900 g Putenhack
2 Teelöffel Kreuzkümmel
2 Esslöffel Chilipulver
1 Esslöffel Kakaopulver (optional, aber empfehlenswert)
Meersalz zum Abschmecken
Frisch gemahlener schwarzer Pfeffer zum Abschmecken
170 g Tomatenmark
425 ml Tomatenwürfel aus der Dose
1 frische Jalapeño-Chilischote
400 ml Rinderbrühe oder Wasser
2 Dosen gehackter Butternusskürbis oder 2 Tassen gehackter Blumenkohl
Zum Garnieren: frische Limette, Koriandergrün, Avocado, Jalapeño-Chilis

1. Öl in einem großen Topf bei mittlerer Temperatur erhitzen.
2. Lauch und Karotten hineingeben und unter regelmäßigem Rühren sautieren, bis das Gemüse nach ca. 5 Minuten gar und der Lauch hellgrün ist.

3. Putenhack hinzugeben und ca. 5 Minuten sautieren, mit einem Löffel auflockern, bis das Hack gar ist.
4. Kreuzkümmel, Chilipulver, Kakao (falls verwendet), Salz und Pfeffer zugeben. Alles gut vermengen.
5. Tomatenmark zugeben und ca. 1 Minute verrühren.
6. Tomatenwürfel, in Streifen geschnittene Chilischote, Rinderbrühe oder Wasser sowie Butternusskürbis oder Blumenkohl zugeben und aufkochen lassen.
7. Die Hitze herunterschalten und 1–2 Stunden bei niedriger Temperatur weiterköcheln lassen, damit sich die Aromen entfalten können. Je länger die Kochzeit, umso intensiver das Geschmackserlebnis.
8. Von der Herdplatte nehmen und mit Reis oder einer Handvoll Babyspinat, einem Spritzer Limette, Koriandergrün, Avocadoscheiben und/oder Jalapeño-Scheiben anrichten. Das Chili kann auch in luftdichte Behälter gefüllt und bis zu vier Tage im Kühlschrank bzw. bis zu drei Monate in der Gefriertruhe aufbewahrt werden. Achten Sie nur darauf, dass das Chili vollständig erkaltet ist, bevor Sie es einfrieren.

Variationen

- Herzhafter: Verwenden Sie Rinder- statt Putenhack.
- Schärfer: Ergänzen Sie 1 Teelöffel Cayennepfeffer und/oder rote Chiliflocken oder verwenden Sie mehr frische Chilischote.
- Milder: Verwenden Sie 1 Teelöffel Zimt.

Ingwer-Limetten-Kabeljau en Papillote*

Ergibt 1 Portion

110 g Kabeljau aus Wildfang
Meersalz
Frisch gemahlener schwarzer Pfeffer
1 Esslöffel Butter aus Weidemilch oder Ghee
1 Teelöffel frisch geriebene Ingwerwurzel
1 Teelöffel frisch geriebene Limettenschale
Saft von ½ Limette
1 Esslöffel gehacktes frisches Koriandergrün (optional)

1. Ofen auf 215 °C vorheizen.
2. Ein ca. 40 cm großes Quadrat Backpapier ausschneiden. In der Mitte falten und die Falte wieder öffnen.
3. Fischfilet in die Mitte einer Backpapierhälfte legen. Filet von beiden Seiten mit Salz und Pfeffer würzen.
4. Butter oder Ghee über das Filet geben und mit Ingwer, Limettenschale, Limettensaft und Koriandergrün bestreichen.
5. Die freie Backpapierhälfte über den Fisch schlagen und die Ränder einrollen, damit der Fisch von allen Seiten umschlossen wird und kein Saft austreten kann.
6. Das Päckchen auf ein Backblech legen und 10–12 Minuten backen, bis es sich aufbläht.
7. Das Päckchen öffnen und mit Beilagen Ihrer Wahl servieren.

SNACKS

Apfel mit Sonnenblumenkernbutter*

Ergibt 1 Portion

1 Apfel, in Scheiben geschnitten
2 EL Sonnenblumenkernmus
1 Prise Meersalz

Bestreuen Sie jede Apfelspalte ganz leicht mit Salz und bestreichen Sie sie mit etwas Sonnenblumenkernbutter!

Gemüse mit Tahini*

Ergibt 1 Portion

1 Tasse Tahini im Glas (Sesampaste, kaufen Sie ein Produkt ohne Zusatz von Raps-, Distel- oder anderem Pflanzenöl)
¾ Tasse kaltes Wasser (Sie brauchen evtl. mehr für eine glattere, flüssigere Konsistenz)
Saft von ½ Zitrone
1–3 Knoblauchzehen (falls kein Mixer verwendet wird, sollte der Knoblauch zerdrückt werden)
1 Prise Meersalz
Gehacktes rohes Gemüse (Karotten, Selleriestangen, Paprika, Yambohne) oder gebackenes Gemüse (Rosenkohl, Karotten)

1. Alle Zutaten bis auf das Gemüse in einen Mixer oder eine Küchenmaschine füllen. Oder Sie tun etwas für Ihre Armmuskulatur und verrühren alles per Hand mit einem Schneebesen in einer großen Schüssel.
2. Die Zutaten zu einer cremigen Masse verarbeiten. Mit der Rohkostplatte oder dem gebackenen Gemüse anrichten. Lecker!
3. Das übrige Tahini in einen luftdickten Behälter füllen und bis zu eine Woche im Kühlschrank aufbewahren.

Schokoladen-Chia-Pudding*

Ergibt 4 Portionen

2½ Tassen ungesüßte Mandelmilch oder 1 Dose Kokosmilch (400 ml)
2 Esslöffel Ahornsirup
1 Teelöffel Vanilleextrakt
½ Tasse Chiasamen
2 Esslöffel Rohkakaopulver
Himbeeren oder Erdbeerscheiben (optional)

4. Mandel- oder Kokosmilch, Ahornsirup und Vanilleextrakt in eine mittelgroße Schüssel oder ein Schraubglas füllen.
5. Alles gut verrühren oder das Glas zuschrauben und schütteln.
6. Chiasamen und Kakaopulver hinzugeben und mit einem Schneebesen schaumig schlagen, bis sich alle Klümpchen aufgelöst haben.
7. Abdecken und 2–3 Stunden (am besten über Nacht) im Kühlschrank kalt stellen. Gelegentlich umrühren.
8. Bei Bedarf mit Himbeeren oder Erdbeerscheiben garnieren.

Powerballs*

Ergibt 4–6 Portionen, 2 Kugeln pro Portion

1 Tasse ungesalzenes Mandel- oder Sonnenblumenkernmus ohne Zusätze
¼ Tasse gemahlene Leinsamen
2–3 entsteinte getrocknete Datteln oder Feigen
1 Esslöffel Kakaopulver
¼ Teelöffel gemahlener Zimt
Meersalz
Vanilleextrakt
2 Esslöffel Kakaonibs (optional)
¼ Tasse geröstete Kokosflocken (optional)

1. Mandel- oder Sonnenblumenkernbutter, Leinsamen, Datteln oder Feigen, Kakaopulver, Zimt, Salz und Vanilleextrakt in einen Mixer geben und zu einer homogenen Masse verarbeiten.
2. Kakaonibs (falls welche verwendet werden) einstreuen und mit einem Löffel umrühren.
3. Einen Teelöffel der Masse abnehmen und mit den Händen zu einer Kugel formen. Sollte die Kugel zu klebrig sein und zerfallen, weitere 1–2 Teelöffel Leinsamen zur Masse geben.
4. Jede Kugel in Kokosflocken wälzen (falls welche verwendet werden) und genießen.

ANHANG B

Tests für die hormonelle Gesundheit

Es wäre eine Untertreibung zu behaupten, dass es viele Methoden gibt, um Hormone zu testen. Manche von ihnen sind genauer oder besser geeignet als andere, deshalb werde ich Ihnen nachfolgend einige Optionen vorstellen. Je nachdem, welche Ressourcen und Rahmenbedingungen Ihnen zur Verfügung stehen, können Sie die für Sie besten Möglichkeiten auswählen.

DUTCH

Die Testmethode, die ich heutzutage bevorzugt verwende, ist der sogenannte Dried Urine Test for Comprehensive Hormones, kurz DUTCH. Dieser Test sagt Ihnen nicht nur, wie es um Ihren Östrogen-, Progesteron-, Testosteron-, DHEA- und Cortisolstatus bestellt ist, sondern liefert zudem viele Informationen über andere wichtige Indikatoren wie Melatonin und Neurotransmitter. DUTCH zeigt außerdem, was mit Ihren Hormonmetaboliten los ist, die bei der Verstoffwechslung von Östrogen, Progesteron, Androgenen und Cortisol entstehen, und wie gut Ihre Leber diese Hormone umwandeln oder abbauen kann. Mit anderen Worten: Der Test kann nähere Auskünfte erteilen, warum Sie bestimmte Symptome haben, vor allem wenn frühere Bluttests ohne Befund waren. (Östrogenmetaboliten werden in Kapitel 7 ausführlich behandelt.) DUTCH bietet eine Reihe verschiedener Testmöglichkeiten. Sie können den Test rezeptfrei bestellen und zu Hause anwenden. Ich empfehle jedoch eindringlich, einen Arzt zu konsultieren, der diesen Test versteht, weil die Ergebnisse kompliziert sind. DUTCH testet nicht Ihre Schilddrüse, hierfür benötigen Sie eine Blutprobe (siehe »Schilddrüsentests« in diesem Anhang.)

Gentests

In Deutschland ist es gesetzlich vorgeschrieben, dass genetische Analysen nur nach einer schriftlichen Einverständniserklärung von Patientin und Arzt bzw. Ärztin durchgeführt werden dürfen. Die Kosten für den MTHFR-Gentest werden von den Krankenkassen übernommen. Wenn ein Test auf MTHFR-Polymorphismus gemacht werden soll, ist es wichtig, dass beide MTHFR-Varianten getestet werden, C677T sowie A1298C. Andere Genmutationen, wie z.B. COMT, werden bei einzelnen Laboren auch getestet, die Tests müssen aber selbst bezahlt werden, wenn der Arzt es nicht über die Kasse abrechnen kann.

Einige deutsche Labore für Gentests:

- Ganzimmun Labor
  http://www.ganzimmun.de
- IMD Labor, Berlin, Potsdam, Rostock, Greifswald, Oderland
  http://www.imd-laborverbund.de
- IPgD-Labore, Hannover
  https://ipgd-labore.de
- Labor Biovis Diagnostik, Limburg
  http://www.biovis.de
- Labor Dr. Fenner und Kollegen, Hamburg
  https://www.fennerlabor.de
- Zentrum für Humangenetik und Laboratoriumsdiagnostik (MVZ), München
  http://medizinische-genetik.de

Umfassendere Gentests lassen sich (auf eigene Kosten) z.B. bei MTHFR Genetics in England durchführen, wo bis zu 650.000 SNPs auf Mutationen überprüft werden können (https://mthfr-genetics.co.uk).

Bluttests

Basistests für Sexualhormone

Wenn DUTCH keine Option für Sie ist, sollten Sie Ihren Arzt darum bitten, folgende Hormonwerte untersuchen zu lassen:

- Östradiol
- Progesteron
- Testosteron
- DHEA-S

Wenn Sie einen regelmäßigen 28-Tage-Zyklus haben, sollten diese Tests zwischen Tag 19 und 21 durchgeführt werden bzw. fünf bis sieben Tage nach dem Eisprung. Dies wird Ihnen helfen, den genauen Progesteronspiegel nach dem Eisprung zu bestimmen. (Es bringt schließlich nichts, Progesteron vor dem Eisprung zu testen.)

Weitere Hormone und andere Tests

Nehmen Sie diese Tests zwischen Tag 2 und 4 Ihres Zyklus vor, um sich ein genaueres Bild über Ihre Fruchtbarkeit zu verschaffen. Anmerkung: Östradiol kann zu diesem Zeitpunkt ebenfalls getestet werden.

- Der FSH-Spiegel sollte zwischen Tag 2 und 4 Ihres Zyklus getestet werden (während der Periode).
- Der LH-Spiegel sollte mit dem FSH zwischen Tag 2 und 4 getestet werden oder kurz vor dem Eisprung, um zu sehen, ob der LH-Spiegel korrekt steigt.
- Auch Östradiol sollte zwischen Tag 2 und 4 getestet werden. Wenn Ihr Östradiol in dieser Zeit hoch ist, könnte dies das FSH künstlich unterdrücken und den FSH-Spiegel verfälschen.

Tests, die jederzeit während des Zyklus vorgenommen werden können

- Vitamin D, weil viele Menschen an einem Mangel leiden und dieses Vitamin einen großen Einfluss auf mehrere Körpersysteme hat. Ich empfehle nur dann eine Supplementierung, wenn Sie auch wirklich wissen, dass Sie ein Defizit haben.
- Prolaktin, um einen hohen Wert auszuschließen. Ein erhöhter Prolaktinspiegel kann den Eisprung beeinträchtigen oder unterbinden.
- Sexualhormon-bindendes-Globulin (SHBG). Hohes SHBG bindet zu viel Östrogen und Testosteron, wodurch diese dem Körper nicht zur Verfügung stehen. Niedriges SHBG bewirkt, dass der Spiegel dieser Hormone steigt.
- Ein Test der Blutzuckermarker sollte Glukosetoleranz, Nüchterninsulin, Nüchternglukose und Hämoglobin A1c testen.

Schilddrüsentests

- TSH (Thyreoidea-stimulierendes Hormon)
- freies T_4
- freies T_3
- reverses T_3
- Thyreoperoxidase-Antikörper (TPO-AK) und Thyreoglobulin-Antikörper (TG-AK)

Bedenken Sie, dass Bluttests zur Bestimmung der Hormonwerte hilfreich sein können, aber nicht immer ein vollständiges Bild zeichnen, das zuverlässige Aussagen über langfristige Entwicklungen erlaubt. Es ist zum Beispiel wenig sinnvoll, den Cortisolspiegel im Blut zu testen, weil dieser nichts über die natürlichen Schwankungen im Tagesverlauf aussagt. Cortisol wird am besten mit DUTCH oder einem Speicheltest getestet. Es gibt Selbsttests, die Sie im Internet bestellen und zu Hause durchführen können.

Weiterführende Tests

Manchmal benötigen Sie für Ihre Symptome etwas mehr detektivisches Gespür und müssen weiterführende Tests vornehmen, um eine genauere Diagnose zu erhalten. Hier sind einige Empfehlungen, die Ihnen als Orientierung dienen sollen. Konsultieren Sie einen Heilpraktiker oder Arzt für Naturheilverfahren, um der wahren Ursache für Ihre Probleme auf die Spur zu kommen.

Bei PCOS oder einer unregelmäßigen Periode

Neben den Hormonwerten, die in den »Basistests für Sexualhormone« gemessen werden, sollten Sie folgende Marker überprüfen lassen:

- Blutzuckermarker, vor allem Glukosetoleranz, Nüchterninsulin, Nüchternglukose und Hämoglobin A1c.
- Androgene, hierzu zählen Gesamt-Testosteron, freies Testosteron, Androstendion, Dihydrotestosteron (DHT) und DHEA-S.
- FSH, LH, SHBG und Prolaktin, die zu einem ausbleibenden Eisprung oder einer unregelmäßigen Periode führen können.
- Alle Schilddrüsenwerte.
- Cortisol-Aufwachreaktion (CAR) mit dem DUTCH-Test. Hierfür müssen Sie Ihren Cortisolspiegel unmittelbar nach dem Aufwachen und im Tagesverlauf messen. Sie werden also in regelmäßigen Zeitabständen Proben nehmen müssen, um zu sehen, wie sich Ihr Cortisol vom Morgen bis zum Abend verändert.
- Lassen Sie Ihren Vitamin-D-Spiegel testen, um einen Mangel auszuschließen. In Kapitel 10 sind wir bereits darauf eingegangen, dass Vitamin D für einen gesunden Zyklus wichtig ist.
- Lassen Sie Ihren Adrenalen Stressindex (ASI) prüfen. Dieser Test bestimmt Ihren 17α-Hydroxyprogesteron-Wert (17-OHP-Wert) – ist dieser zu hoch, könnte eine kongenitale Nebennierenhyperplasie (CAH) vorliegen, ein Zustand mit ähnlichen Symptomen wie beim PCOS. So können Sie Ihr Problem genauer eingrenzen. Das wird Ihnen helfen, eine korrekte Diagnose zu erhalten.

Bei Amenorrhö oder potenzieller Unfruchtbarkeit

Zusätzlich zum »Basistest für Sexualhormone« bieten sich folgende Tests an:

- Schwangerschaftstest.
- FSH, LH, SHBG und Prolaktin. Sind diese Hormone fehlreguliert, kann der Eisprung ausbleiben.
- Anti-Müller-Hormon (AMH). Neben dem FSH gibt Ihnen dieser Test mehr Informationen über Ihre ovarielle Reserve. Bedenken Sie bitte, dass AMH nur ein Test ist und nichts über Ihre allgemeine Fruchtbarkeit aussagt. Wie Sie jetzt wissen, können Sie viel tun, um Ihren Menstruationszyklus und Ihre Fruchtbarkeit zu verbessern.
- Zöliakie. Wie in Kapitel 6 besprochen, kann Zöliakie zu Amenorrhö und Fruchtbarkeitsproblemen führen.
- MRT, um einen Hypophysentumor auszuschließen. Dieser kann zu einem hohen Prolaktinwert und damit zu einer ausbleibenden oder sehr unregelmäßigen Periode führen.
- Alle Schilddrüsenwerte.
- Cortisol-Aufwachreaktion (CAR) mit dem DUTCH-Test. Hierfür müssen Sie Ihren Cortisolspiegel unmittelbar nach dem Aufwachen und im Tagesverlauf messen. Sie werden also in regelmäßigen Zeitabständen Proben nehmen müssen, um zu sehen, wie sich Ihr Cortisol vom Morgen bis zum Abend verändert.
- Vitamin D.

ANHANG C

Nicoles Ressourcen für die Gesundheit

Sie finden mich auch im Internet. Auf den folgenden Kanälen erfahren Sie noch viel mehr über Hormone und den weiblichen Zyklus (in englischer Sprache):

- Besuchen Sie meine Website (nicolejardim.com). Dort finden Sie weitere Ressourcen und Exklusivmaterial zum Download (in englischer Sprache).
- Machen Sie mein Perioden-Quiz (nicolejardim.com/quiz).
- Hören Sie sich meinen Podcast an, *The Period Party*, den Sie auf allen wichtigen Podcast-Plattformen finden.
- Besuchen Sie mich auf Instagram (instagram/nicolejardim oder @nicolemjardim).
- Besuchen Sie mich auf Facebook (facebook.com/nicolemjardim).

Weiterführende Literatur

Fruchtbarkeit und Zyklusbeobachtung

Familienplanung: Das Standardwerk zur natürlichen Empfängnisverhütung, Kontrolle der Fruchtbarkeit sowie Erfüllung des Kinderwunsches von Toni Weschler

The Fifth Vital Sign von Lisa Hendrickson-Jack

The Garden of Fertility und Honoring Our Cycles von Katie Singer

Fertility Awareness Mastery Charting Workbook von Lisa Hendrickson-Jack

Honoring Our Cycles: A Natural Family Planning Workbook von Katie Singer

Periode und Menstruationszyklus

Beautiful You von Dr. Nat Kringoudis

Code Red von Lisa Lister

Die Perioden-Werkstatt: Der Weg zu gesunden Hormonen und einer gesunden Periode von Dr. Lara Briden

Es geht auch ohne Pille: Das 30-Tage-Programm für den Hormonausgleich und das schonende Absetzen der Antibabypille von Dr. Jolene Brighten

Heavy Flow von Amanda Laird

Her Blood Is Gold von Lara Owen

No Period. Now What? von Dr. Nicola J. Rinaldi

Periods Gone Public von Jennifer Weiss-Wolf

Seeing Red von Kirsten Karchmer

Superpower Periode: Wie Sie Ihren Zyklus richtig verstehen und seinen Rhythmus für sich nutzen von Maisie Hill

Sweetening the Pill von Holly Grigg-Spall

The Pill: Are You Sure It's for You? von Jane Bennett und Alexandra Pope

Wild Power: Dein Zyklus als Quelle weiblicher Kraft von Alexandra Pope und Sjanie Hugo Wurlitzer

Frauengesundheit

8 Steps to Reverse Your PCOS von Dr. Fiona McCulloch

Aromatherapie für die Hormonbalance: Wie Sie mit ätherischen Ölen Ihre Hormone regulieren, neue Energie gewinnen und natürlich abnehmen von Dr. Mariza Snyder

Das Hashimoto-Kochbuch: Ernährungspläne und über 125 heilende Rezepte für eine gesunde Schilddrüse von Izabella Wentz

Das Hashimoto-Programm: Gesund in 90 Tagen von Izabella Wentz

Der Aufstand der Hormone: Wie unser Lebensstil Schilddrüse, Nebennieren und Stoffwechsel stresst von Dr. Aviva Romm

Die Hormonkur: So bringen Sie Ihren Hormonhaushalt natürlich ins Gleichgewicht von Dr. Sara Gottfried

Die Keto-Diät von Leanne Vogel

Die Macht der Hormone: Mit richtiger Ernährung zu hormoneller Balance von Angelique Panagos

Die Wahrheit über weibliche Depression: Warum sie nicht im Kopf entsteht und ohne Medikamente heilbar ist von Kelly Brogan, MD

Frauenkörper – Frauenweisheit. Wie Frauen ihre ursprüngliche Fähigkeit zur Selbstheilung wiederentdecken können von Christiane Northrup, MD

Glücksfaktor Stress: Warum Stress uns erfolgreich und gesund macht von Kelly McGonigal

Hashimoto im Griff: Endlich beschwerdefrei mit der richtigen Behandlung von Izabella Wentz

Moody Bitches: Die Wahrheit über die Pillen, die wir nehmen, den Schlaf, der uns fehlt, den Sex, den wir vermissen, und was uns wirklich verrückt macht von Julie Holland

PCO-Syndrom heilen: Der 21-Tage-Plan, um den Hormonhaushalt natürlich zu regulieren von Amy Medling

PCOS SOS Fertility Fast Track von Dr. Felice Gersh

The Stress Remedy von Dr. Doni Wilson

Beckenschmerzen und Endometriose

Beating Endo von Iris Kerin Orbuch, MD, und Amy Stein, DPT

Ending Female Pain von Isa Herrera

Outsmart Endo von Dr. Jessica Drummond

Anbindung an Ihre weibliche Urkraft

Die Wolfsfrau – Die Kraft der weiblichen Urinstinkte von Clarissa Pinkola Estés

Goddesses in Everywoman von Jean Shinoda Bolen

Ignite Your Inner Goddess von Marina Schroeder

The Book of SHE von Sara Avant Stover

Wild Feminine von Tami Lynn Kent

Websites

Funktionelle Medizin und Naturheilverfahren

The American Association of Naturopathic Physicians (naturopathic.org)

The Institute for Functional Medicine (ifm.org)

Zertifizierte Coaches für Frauengesundheit

The Integrative Women's Health Institute (integrativewomenshealthinstitute.com): In der Rubrik »Provider Directory« findet sich eine Liste mit zertifizierten Beraterinnen weltweit.

Ernährungstherapeuten oder Ernährungsberater

Bauman College (baumancollege.org)

Nutritional Therapy Association (nutritionaltherapy.com)

Hormone und andere Tests

DiagnosTechs Adrenal Stress Index (diagnostechs.com)

DUTCH (dutchtest.com; ifu-wolfhagen.de)

Let'sGetChecked Selbsttests für Heimanwender (letsgetchecked.com)

Cerascreen (cerascreen.de)

Zyklusbeobachtung als Verhütungsmethode Weiterführende Informationen und Ressourcen

Association of Fertility Awareness Professionals (fertilityawarenessprofessionals.com)

Taking Charge of Your Fertility (tcoyf.com)

Produkte

Blutzuckermessgeräte

Es sind eine Reihe von Blutzuckermessgeräten auf dem Markt. Neben dem Gerät benötigen Sie kompatible Lanzetten und Teststreifen, um Ihren Blutzuckerspiegel zu messen. Vergleichen Sie vor dem Kauf des Geräts den Preis der Teststreifen, weil diese oft teuer sein können.

Nahrungsergänzungsmittel

- Ashwagandha
- Betain-Hydrochlorid (Betain-HCl)
- Diindolylmethan (DIM)
- Eisen
- Fischöl
- Gelatine
- Glutathion (S-Acetyl-Glutathion)
- Kollagen
- Kurkuma
- Lebertran
- Magnesium
- Mariendistel
- N-Acetylcystein (NAC)
- Phosphatidylserin
- Probiotika
- Probiotika speziell zur Unterstützung der Vaginalflora
- Produkte zur Darmsanierung
- Rhodiola rosea (Rosenwurzextrakt)
- Selen
- Sulforaphan-Glucosinolat (SGS)
- Verdauungsenzyme
- Vitamin-B-Komplex
- Vitamin C
- Vitamin D
- Vitamin E
- Zink

Suchen Sie nach qualitativ hochwertigen Produkten ohne unnötige Zusätze. Meinen amerikanischen Klientinnen empfehle ich z.B. Produkte von Seeking Health, Now Foods, Integrative Therapeutics, Great Lakes, Thorne Research, Pure Encapsulations, Gaia Herbs, Designs for Health, Klaire Labs, LivOn, Gaia Herbs. In Deutschland müssen Sie womöglich nach anderen Herstellern suchen.

ANMERKUNGEN

Einführung: Was ist mit Ihrer Periode los?

1 Iacovides, Stella et al.: »What We Know About Primary Dysmenorrhea Today: A Critical Review«, *Human Reproduction Update* 21, Nr. 6 (November/Dezember 2015): 762–78, doi:10.1093/humupd/dmv039; Giovanni Grandi et al.: »Prevalence of Menstrual Pain in Young Women: What Is Dysmenorrhea?«, *Journal of Pain Research* 5 (Juni 2012): 169–74, doi:10.2147/JPR.S30602.

2 Jones, Rachel K.: »Beyond Birth Control: The Overlooked Benefits of Oral Contraceptive Pills«, Guttmacher Institute, 2011, https://www.guttmacher.org/sites/default/files/report_pdf/beyond-birth-control.pdf.

3 Siegel Watkins, Elizabeth: »How the Pill Became a Lifestyle Drug: The Pharmaceutical Industry and Birth Control in the United States Since 1960«, *American Journal of Public Health* 102, Nr. 8 (August 2012): 1462–72, doi:10.2105/AJPH.2012.300706.

4 Cooper, Danielle B. und Mahdy, Heba: »Oral Contraceptive Pills«, *StatPearls* (14. August 2019), https://www.ncbi.nlm.nih.gov/books/NBK430882/; R. Rivera et al.: »The Mechanism of Action of Hormonal Contraceptives and Intrauterine Contraceptive Devices«, *American Journal of Obstetrics and Gynecology* 181, Nr. 5 (November 1999): 1263–9, https://www.ncbi.nlm.nih.gov /pubmed/10561657; Sarah Horvath et al.: »Contraception«, Endotext (17. Januar 2018), https://www.ncbi.nlm.nih.gov/books/NBK279148/.

5 Horvath et al.: »Contraception«; Filipa de Castro Coelho and Cremilda Barros: »The Potential of Hormonal Contraception to Influence Female Sexuality«, *International Journal of Reproductive Medicine* (3. März 2019), https://www.ncbi.nlm.nih.gov/pmc/articles/PMC6421036/.

1 Grundkurs Periode

1 Committee Opinion No. 651: »Menstruation in Girls and Adolescents: Using the Menstrual Cycle as a Vital Sign«, *Obstetrics and Gynecology* 126, Nr.6 (Dezember 2015): e143–46, doi:10.1097/AOG.0000000000001215.

2 Vigil, Pilar, Lyon, Carolina, Flores, Betsi, Rioseco, Hernán und Serrano, Felipe: »Ovulation, A Sign of Health«, *The Linacre Quarterly* 84, no. 4 (November 2017), 343–355, doi:10.1080/00243639.2017.1394053

3 Novella , S. et al.: »Mechanisms Underlying the Influence of Oestrogen on Cardiovascular Physiology in Women«, *The Journal of Physiology* (August 2019): 4873–86, doi:10.1113/JP278063.

4 Kaaks, R. et al.: »Serum Sex Steroids in Premenopausal Women and Breast Cancer Risk Within the European Prospective Investigation into Cancer and Nutrition (EPIC)«, *Journal of the National Cancer Institute* 97, Nr. 10 (Mai 2005): 755–65, doi:10.1093/jnci/dji132.

5 Shieh, A. et al.: »Estradiol and Follicle-Stimulating Hormone as Predictors of Onset of Menopause Transition-Related Bone Loss in Pre- and Perimenopausal Women«, *Journal of Bone and Mineral Research* (August 2019): 2246–53, doi:10.1002/jbmr.3856.

6 Khadilkar, S. V. u.a.: »Sex Hormones and Cognition: Where Do We Stand?«, *The Journal of Obstetrics and Gynecology of India* 69, Nr. 4 (August 2019): 303-12, doi:10.1007/s13224-019-01223-5; Siddiqui, A. N. et al.: »Neuroprotective Role of Steroidal Sex Hormones: An Overview«, *CNS Neuroscience and Therapeutics* 22, Nr. 5 (Mai 2016): 342-50, doi:10.1111/cns.12538; Melcangi, R. C. et al.: »Levels and Actions of Progesterone and Its Metabolites in the Nervous System During Physiological and Pathological Conditions«, *Progress in Neurobiology 113* (Februar 2014): 56–69, doi:10.1016/j.pneurobio.2013.07.006.

7 Dasharathy, Sonya S. et al.: »Menstrual Bleeding Patterns Among Regularly Menstruating Women«, *American Journal of Epidemiology* 175, Nr. 6 (Februar 2012): 536–45, doi:10.1093/aje/kwr356;

Wang, Yixin u.a.: »Menstrual cycle regularity and length and risk of mortality: a prospective cohort study.« *Fertility and Sterility* 112, Nr. 3 (September 2019), e437-e438, doi:10.1016/j.fertnstert.2019.08.019;
Vigil, Pilar, Lyon, Carolina, Flores, Betsi, Rioseco, Hernán und Serrano, Felipe: »Ovulation, A Sign of Health« *The Linacre Quarterly* 84, Nr. 4 (November 2017): 343-355, doi:10.1080/00243639.2017.1394053.

8 Vitale, Salvatore Giovanni et al.: »The Impact of Lifestyle, Diet, and Psychological Stress on Female Fertility«, *Oman Medical Journal* 32, Nr. 5 (September 2017): 443-44, doi:10.5001/omj.2017.85;
Mumford, Sunni L. et al.: »Serum Antioxidants Are Associated with Serum Reproductive Hormones and Ovulation Among Healthy Women«, *The Journal of Nutrition 146*, Nr. 1 (Nov. 2015), 98–106, doi:10.3945/jn.115.217620.

9 Ballard, K. D. et al.: »Can Symptomatology Help in the Diagnosis of Endometriosis? Findings from a National Case-Control Study – Part 1«, *BJOG* 115, Nr. 11 (Oktober 2008): 1382-91, doi:10.1111/j.1471-0528.2008.01878.x;
Abbott, Jason: »Optimal Management of Chronic Cyclical Pelvic Pain: An Evidence-Based and Pragmatic Approach«, *International Journal of Women's Health*, August 2010, 263-77, doi:10.2147/ijwh.s7991.

10 Livdans-Forret, Anna B. et al.: »Menorrhagia: A Synopsis of Management Focusing on Herbal and Nutritional Supplements, and Chiropractic«, *The Journal of the Canadian Chiropractic Association* 51, Nr. 4 (Dezember 2007): 235-46.

11 Shufelt, Chrisandra L. et al.: »Hypothalamic Amenorrhea and the Long-Term Health Consequences«, *Seminars in Reproductive Medicine* 35, Nr. 3 (Mai 2017): 256-62, doi:10.1055/s-0037-1603581.

12 Hampl, R. u.a.: »Antimüllerian Hormone (AMH) Not Only a Marker for Prediction of Ovarian Reserve«, *Physiological Research* 60 (2011): 217–23, http://www.biomed.cas.cz/physiolres/pdf/60/60_217.pdf.

13 Reed, Beverly G. und Carr, Bruce: »The Normal Menstrual Cycle and the Control of Ovulation«, *Endotext* (5. August 2018), https://www.ncbi.nlm.nih.gov/books/NBK279054/.

14 Espey, L. L. und Lipner, H.: »Ovulation«, in Knobil, E. und Neill, J. D. (Hrsg.): *The Physiology of Reproduction*. Raven, New York 1994. 725.

15 Depares, J. et al.: »Ovarian Ultrasonography Highlights Precision of Symptoms of Ovulation as Markers of Ovulation«, *British Medical Journal (Clinical Research Ed.)* 292, Nr. 6535 (Juni 1986): 1562, doi:10.1136/bmj.292.6535.1562.

16 Fukuda, M. et al.: »Right-Sided Ovulation Favours Pregnancy More than Left-Sided Ovulation«, *Human Reproduction* 15, Nr. 9 (September 2000): 1921–26, doi:10.1093/humrep/15.9.1921.

17 Keefe, Catherine E. et al.: »The Evaluation and Treatment of Cervical Factor Infertility: A Medical-Moral Analysis«, *Linacre Quarterly* 79, Nr. 4 (November 2012): 409–25, https://doi.org/10.1179/002436312804827127.

18 Mesen, Tolga B. et al.: »Progesterone and the Luteal Phase: A Requisite to Reproduction«, *Obstetrics and Gynecology Clinics of North America* 42, no. 1 (März 2015): 135–51, doi:10.1016/j.ogc.2014.10.003.

19 Welt, C. K. et al.: »Control of Follicle-Stimulating Hormone by Estradiol and the Inhibins: Critical Role of Estradiol at the Hypothalamus During the Luteal-Follicular Transition«, *The Journal of Clinical Endocrinology and Metabolism* 88, no. 4 (April 2003): 1766–71, doi:10.1210/jc.2002 -021516.

20 Niswender, G. D. und Nett, T. M.: »The Corpus Luteum and Its Control in Infraprimate Species«, in Knobil, E. and Neill, J. D. (Hrsg.): *The Physiology of Reproduction*. Raven, New York 1994. 781.

21 Su, Hsiu-Wei et al.: »Detection of Ovulation: A Review of Currently Available Methods«, *Bioengineering and Translational Medicine* 2, Nr. 3 (Mai 2017): 238–46, doi:10.1002/btm2.10058.

22 Reed und Carr: »The Normal Menstrual Cycle and the Control of Ovulation.«

23 Davis, Nicola: »›We Don't Need to Bleed‹: Why Many Women Are Giving Up on Periods«, *The Guardian*, 18. Juli 2019, https://www.theguardian.com/lifeandstyle/2019/jul/18/women-dont-need-to-bleed-why-many-more-of-us-are-giving-up-periods;
Oerman, Ashley: »Here's How to Stop Your Period from Coming If You're Sick of This Sh*t Every Month«, Cosmopolitan, 26. Februar 2019, https://www.cosmopolitan.com/health-fitness/a26516622/how-to-stop-your-period-from-coming/.

24 Fehring, Richard et al.: »Variability in the Phases of the Menstrual Cycle«, *Journal of Obstetric, Gynecologic, and Neonatal Nursing* 35 (Mai/Juni 2006): 376–84, doi:10.1111/j.1552-6909.2006.00051.x.

25 Mesen et al.: »Progesterone and the Luteal Phase: A Requisite to Reproduction«, 135–51.

26 Fehring u.a.: »Variability in the Phases of the Menstrual Cycle«, 376–84.

27 Boutzios, G. et al.: »Common Pathophysiological Mechanisms Involved in Luteal Phase Deficiency and Polycystic Ovary Syndrome: Impact on Fertility«, *Endocrine* 43, Nr. 2 (April 2013): 314–17, doi:10.1007/s12020-012-9778-9.

28 Fehring u.a.: »Variability in the Phases of the Menstrual Cycle«, 376–84;
Münster, K. et al.: »Length and Variation in the Menstrual Cycle – A Cross-Sectional Study from a Danish County«, *BJOG* 99, Nr. 5 (Mai 1992): 422–29, doi:10.1111/j.1471-0528.1992.tb13762.x;
Creinin, Mitchell D., Keverline, Sharon und Meyn, Leslie A.: »How Regular Is Regular? An Analysis of Menstrual Cycle Regularity«, *Contraception* 70, Nr. 4 (2004), 289–92, doi:10.1016/j.contraception.2004.04.012.

29 Dasharathy u.a.: »Menstrual Bleeding Patterns Among Regularly Menstruating Women«, 536–45.

30 Santoro, Nanette et al.: »Menopausal Symptoms and Their Management«, *Endocrinology and Metabolism Clinics of North America* 44, Nr. 3 (September 2015): 497–515, doi:10.1016/j.ecl.2015.05.001.

31 Koutras, D. A.: »Disturbances of Menstruation in Thyroid Disease«, Annals of the New York Academy of Sciences 816 (June 1997): 280–84, doi:10.1111/j.1749-6632.1997.tb52152.x.

32 Dasharathy et al.: »Menstrual Bleeding Patterns Among Regularly Menstruating Women« 536–45;
Magnay, Julia L. et al.: »A Systematic Review of Methods to Measure Menstrual Blood Loss«, *BMC Women's Health* 18, Nr. 142 (August 2018), doi:10.1186/s12905-018-0627-8;
Fraser, I. S. et al.: »Estimating Menstrual Blood Loss in Women with Normal and Excessive Menstrual Fluid Volume«, *Obstetrics and Gynecology* 98, Nr. 5, part 1 (November 2001): 806–14, https://doi.org/10.1097/00006250-200111000-00017.

33 Dasharathy et al.: »Menstrual Bleeding Patterns Among Regularly Menstruating Women«, 536–45.

34 Magnay et al.: »A Systematic Review of Methods to Measure Menstrual Blood Loss«,
Wyatt, Katrina M. et al.: »Determination of Total Menstrual Blood Loss«, *Fertility and Sterility* 76, Nr. 1 (Juli 2001): 125–31, https://doi.org/10.1016/s0015-0282(01)01847-7.

35 Wyatt et al.: »Determination of Total Menstrual Blood Loss«, 125–31.

36 Apter, Dan et al.: »Follicular Growth in Relation to Serum Hormonal Patterns in Adolescent Compared with Adult Menstrual Cycles«, *Fertility and Sterility* 47, Nr. 1 (Jan. 1987): 82–88, doi:10.1016/S0015-0282(16)49940-1.

37 Fehring et al.: »Variability in the Phases of the Menstrual Cycle«, 376–84.

38 Hale, G. E. et al.: »Endocrine Features of Menstrual Cycles in Middle and Late Reproductive Age and the Menopausal Transition Classified According to the Staging of Reproductive Aging Workshop (STRAW) Staging System«, *The Journal of Clinical Endocrinology and Metabolism* 92, Nr. 8 (August 2007): 3060–67, doi:10.1210/jc.2007-0066;
Santoro, N. et al.: »Factors Related to Declining Luteal Function in Women During the Menopausal Transition«, *The Journal of Clinical Endocrinology and Metabolism* 93, Nr. 5 (Mai 2008): 1711–21, doi:10.1210/jc.2007-2165.

39 Vigil, Pilar u.a.: »The Importance of Fertility Awareness in the Assessment of a Woman's Health: A Review«, *Linacre Quarterly* 79, Nr. 4 (November 2012): 426–50, doi:10.1179/002436312804827109.

2 Die hormonelle Hierarchie

1 Wasserman, David H.: »Four grams of glucose.« *American journal of physiology. Endocrinology and metabolism* vol. 296, 1 (2009): E11-21. doi:10.1152/ajpendo.90563.2008.

2 Haffner, S M.: »Sex hormone-binding protein, hyperinsulinemia, insulin resistance and noninsulin-dependent diabetes.« *Hormone research in Paediatrics* vol. 45, 3-5 (1996): 233-7. doi:10.1159/000184794

3 Vallée, M. et al.: »Role of Pregnenolone, Dehydroepiandrosterone and Their Sulfate Esters on Learning and Memory in Cognitive Aging«, *Brain Research Reviews* 37, Nr. 1–3 (Nov. 2001): 301–12.

4 Osuji, I. J. et al.: »Pregnenolone for Cognition and Mood in Dual Diagnosis Patients«, *Psychiatric Research* 178, Nr. 2 (Juli 2010): 309–12, doi:10.1016 /j.psychres.2009.09.006.

5 Traish, A. M. et al.: »Dehydroepiandrosterone (DHEA): A Precursor Steroid or an Active Hormone in Human Physiology«, *The Journal of Sexual Medicine* 8, Nr. 11 (Nov. 2011): 2960–82, doi:10.1111/j.1743-6109.2011.02523.x;
Wolkowitz, O. M. et al.: »Dehydroepiandrosterone (DHEA) Treatment of Depression«, *Biological Psychiatry* 41, Nr. 3 (Februar 1997): 311–18, doi:10.1016/s0006-3223(96)00043-1.

6 Orentreich, N. et al.: »Age Changes and Sex Differences in Serum Dehydroepiandrosterone Sulfate Concentrations Throughout Adulthood«, *The Journal of Clinical Endocrinology and Metabolism* 59, Nr. 3 (September 1984): 551–55, doi:10.1210/jcem-59-3-551.

7 Heldring, N. et al.: »Estrogen Receptors: How Do They Signal and What Are Their Targets0171, *Physiological Reviews* 87, Nr. 3 (Juli 2007): 905–31, doi:10.1152/physrev.00026.2006.

8 Reed und Carr: »The Normal Menstrual Cycle and the Control of Ovulation.«

9 Schumacher, Michael et al.: »Progesterone Synthesis in the Nervous System: Implications for Myelination and Myelin Repair«, *Frontiers in Neuroscience* 6 (Februar 2012): 10, doi:10.3389/fnins.2012.00010.

10 Datta, M. et al.: »Thyroid Hormone Stimulates Progesterone Release from Human Luteal Cells by Generating a Proteinaceous Factor«, *Journal of Endocrinology* 158, Nr. 3 (September 1998): 319–25.

11 Shechter, Ari und Boivin, Diane B.: »Sleep, Hormones, and Circadian Rhythms Throughout the Menstrual Cycle in Healthy Women and Women with Premenstrual Dysphoric Disorder«, *International Journal of Endocrinology* (2010): 259345, doi:10.1155/2010/259345.

12 Barron, Mary: »Light Exposure, Melatonin Secretion, and Menstrual Cycle Parameters: An Integrative Review«, *Biological Research for Nursing* 9, Nr. 1 (Juli 2007): 49–69, doi:10.1177/1099800407303337.

3 Entschlüsseln Sie Ihre Symptome

1 Dickerson, L. M. et al.: »Premenstrual Syndrome«, *American Family Physician* 67, Nr. 8 (April 2003): 1743–52.

2 Direkvand-Moghadam, Ashraf et al.: »The Worldwide Prevalence of Premenstrual Syndrome: A Systematic Review and Meta-analysis Study«, *Iranian Journal of Obstetrics, Gynecology and Infertility* 16, Nr. 65 (September 2013): 8–17.

3 Tschudin, S. et al.: »Prevalence and Predictors of Premenstrual Syndrome and Premenstrual Dysphoric Disorder in a Population-Based Sample«, *Archives of Women's Mental Health* 13, Nr. 6 (Dezember 2010): 485–94, doi:10.1007/s00737-010-0165-3;
Dueñas, José Luis et al.: »Prevalence of Premenstrual Syndrome and Premenstrual Dysphoric Disorder in a Representative Cohort of Spanish Women of Fertile Age«, *European Journal of Obstetrics and Gynecology and Reproductive Biology* 156, Nr. 1 (Mai 2011): 72–77, doi:10.1016/j.ejogrb.2010.12.013.

4 Hantsoo, Liisa und Epperson, C. N.: »Premenstrual Dysphoric Disorder: Epidemiology and Treatment«, *Current Psychiatry Reports* 17, Nr. 11 (November 2015), doi:10.1007/s11920-015-0628-3.

5 Yonkers, Kimberly A. et al.: »Epidemiology and Pathogenesis of Premenstrual Syndrome and Premenstrual Dysphoric Disorder«, UpToDate, https://www.uptodate.com/contents/epidemiology-and-pathogenesis-of-premenstrual-syndrome-and-premenstrual-dysphoric-disorder.

6 Halbreich, U. et al.: »The Prevalence, Impairment, Impact, and Burden of Premenstrual Dysphoric Disorder (PMS/PMDD)«, *Psychoneuroendocrinology* 28, Nr. 3 (August 2003): 1–23, doi:10.1016/s0306-4530(03)00098-2.

7 Tschudin et al.: »Prevalence and Predictors of Premenstrual Syndrome and Premenstrual Dysphoric Disorder in a Population-Based Sample«, 485–94.

8 Fauber, John: »Lowering the Bar: How PMDD Went from an Idea to a Diagnosis«, MedPageToday, 16. November 2016, https://www.medpagetoday.com/special-reports/loweringthebar/61457.

9 Iacovides et al.: »What We Know About Primary Dysmenorrhea Today«, 762–78;
Grandi et al.: »Prevalence of Menstrual Pain in Young Women«, 169–74.

10 Hong Ju et al.: »The Prevalence and Risk Factors of Dysmenorrhea«, Ep*idemiologic Reviews* 36, Nr. 1 (2014): 104–13, doi:10.1093/epirev/mxt009.

11 Iacovides et al.: »What We Know About Primary Dysmenorrhea Today«, 762–78;

12 Pall, M. et al.: »Induction of Delayed Follicular Rupture in the Human by the Selective COX-2 Inhibitor Rofecoxib: A Randomized Double-Blind Study«, *Human Reproduction* 16, Nr. 7 (Juli 2001): 1323–28, doi:10.1093/humrep/16.7.1323.

13 McInerney, Kathryn A. et al.: »Preconception Use of Pain Relievers and Time to Pregnancy: A Prospective Cohort Study«, *Human Reproduction* 32, Nr. 1 (Januar 2017): 103–11, doi:10.1093/humrep/dew272;
Gaytan, M. et al.: »Non-steroidal Anti-inflammatory Drugs (NSAIDs) and Ovulation: Lessons from Morphology«, *Histology and Histopathology* 21, Nr. 5 (Mai 2006): 541–56, doi:10.14670/HH-21.541.

14 Harada, Tasuku. »Dysmenorrhea and Endometriosis in Young Women«, *Yonago Acta Medica* 56, Nr. 4 (November 2013): 81–84.

15 Osayande, Amimi S. und Mehulic, Suarna: »Diagnosis and Initial Management of Dysmenorrhea«, *American Family Physician* 89, Nr. 5 (März 2014): 341–46, https://www.aafp.org/afp/2014/0301/p341.html.

16 Eisenberg, V. H. et al.: »Epidemiology of Endometriosis: A Large Population-Based Database Study from a Healthcare Provider with 2 Million Members«, *BJOG* 125, Nr. 1 (Januar 2018): 55–62, doi:10.1111/1471-0528.14711.

17 Li, Jin-Jiao, Chung, Jacqueline P., Wang, Sha, Li, Tin-Chiu und Duan, Hua: »The Investigation and Management of Adenomyosis in Women Who Wish to Improve or Preserve Fertility«, *BioMed Research International* 2018 (März 2018), 1–12, doi:10.1155/2018/6832685.

18 Ebenda.

19 Stewart, E. A. et al.: »Epidemiology of Uterine Fibroids: A Systematic Review«, *BJOG* 124, Nr. 10 (September 2017): 1501–12, doi:10.1111/1471-0528.14640.

20 Kreisel, Kristen et al.: »Prevalence of Pelvic Inflammatory Disease in Sexually Experienced Women of Reproductive Age – United States, 2013–2014«, *Morbidity and Mortality Weekly Report* 66, Nr. 3 (Januar 2017): 80–83, doi:10.15585/mmwr.mm6603a3.

21 Hobby, J. H. et al.: »Effect of Baseline Menstrual Bleeding Pattern on Copper Intrauterine Device Continuation«, *American Journal of Obstetrics and Gynecology* 219, Nr. 5 (November 2018): 465, doi:10.1016/j.ajog.2018.08.028.

22 Elmaoğulları, Selin und Aycan, Zehra: »Abnormal Uterine Bleeding in Adolescents«, *Journal of Clinical Research in Pediatric Endocrinology* 10, Nr. 3 (September 2018): 191–97, doi:10.4274/jcrpe.0014;
Santoro, Nanette: »Perimenopause: From Research to Practice«, *Journal of Women's Health* 25, Nr. 4 (April 2016): 332–39, doi:10.1089/jwh.2015.5556.

23 Regidor, P. A.: »Progesterone in Peri- and Postmenopause: A Review«, *Geburtshilfe und Frauenheilkunde* 74, Nr. 11 (Oktober 2014): 995–1002, doi:10.1055/s-0034-1383297.

24 Hapangama, Dharani K. und Bulmer, Judith N.: »Pathophysiology of Heavy Menstrual Bleeding«, *Women's Health* 12, Nr. 1 (Januar 2016): 3-13, doi: 10.2217/whe.15.81.

25 Gude, Dilip: »Thyroid and Its Indispensability in Fertility«, *Journal of Human Reproductive Sciences* 4, Nr. 1 (Januar – April 2011): 59–60, doi:10.4103/0974-1208.82368.

26 Donnez, Jacques and Dolmans, Marie-Madeleine: »Uterine Fibroid Management: From the Present to the Future«, *Human Reproduction Update* 22, Nr. 6 (November 2016): 665–86, doi:10.1093/humupd/dmw023.

27 Lockwood, Charles J.: »Mechanisms of Normal and Abnormal Endometrial Bleeding«, *Menopause* 18, Nr. 4 (April 2011): 408–11, doi:10.1097/GME.0b013e31820bf288.

28 Villavicencio, Jennifer und H. Allen, Rebecca: »Unscheduled Bleeding and Contraceptive Choice: Increasing Satisfaction and Continuation Rates«, *Open Access Journal of Contraception* 7 (März 2016): 43–52, doi:10.2147/OAJC.S85565.

29 Hapangama und Bulmer: »Pathophysiology of Heavy Menstrual Bleeding«, 3–13;
Castaman, Giancarlo und Linari, Silvia: »Diagnosis and Treatment of von Willebrand Disease and Rare Bleeding Disorders«, *Journal of Clinical Medicine* 6, Nr. 4 (April 2017): 45, doi:10.3390/jcm6040045.

30 Elmaoğulları und Aycan: »Abnormal Uterine Bleeding in Adolescents«, 191–97.

31 Hammond, G. L.: »Plasma Steroid-Binding Proteins: Primary Gatekeepers of Steroid Hormone Action«, *Journal of Endocrinology* 230, Nr. 1 (Juli 2016): R13–25, doi:10.1530/JOE-16-0070.

32 Fourman, Lindsay T. und K. Fazeli, Pouneh: »Neuroendocrine Causes of Amenorrhea: An Update«, *The Journal of Clinical Endocrinology and Metabolism* 100, Nr. 3 (Januar 2015): 812–24, doi:10.1210/jc.2014-3344.

33 Cassidy, A. et al.: »Biological Effects of a Diet of Soy Protein Rich in Isoflavones on the Menstrual Cycle of Premenopausal Women«, *The American Journal of Clinical Nutrition* 60, Nr. 3 (September 1994): 333–40, doi:10.1093/ajcn/60.3.333.

34 Cassidy, A. et al.: »Biological Effects of a Diet of Soy Protein Rich in Isoflavones on the Menstrual Cycle of Premenopausal Women«, 333–40.

35 Gordon, C. M. et al., »Functional Hypothalamic Amenorrhea: An Endocrine Society Clinical Practice Guideline«, *The Journal of Clinical Endocrinology and Metabolism* 102, no. 5 (May 2017): 1413–39, doi:10.1210/jc.2017-00131.

36 Parazzini, F. et al.: »Lifelong Menstrual Pattern and Risk of Breast Cancer«, *Oncology* 50, Nr. 4 (Juli 1993): 222–25, doi:10.1159/000227183.

37 Mumford, Sunni L. et al.: »The Utility of Menstrual Cycle Length as an Indicator of Cumulative Hormonal Exposure«, *The Journal of Clinical Endocrinology and Metabolism* 97, Nr. 10 (Oktober 2012): E1871–79, doi:10.1210/jc.2012-1350.

38 Ebenda.

39 Ebenda.

40 Jukic, Anne Marie Zaura et al.: »Lifestyle and Reproductive Factors Associated with Follicular Phase Length«, *Journal of Women's Health* 16, Nr. 9 (November 2007): 1340–47, doi:10.1089/jwh.2007.0354.

41 Klein, D. A.: »Amenorrhea: An Approach to Diagnosis and Management«, *American Family Physician* 87, Nr. 11 (Juni 2013): 781–88.

42 »What Causes Amenorrhea?«, National Institute of Child Health and Human Development, https://www.nichd.nih.gov/health/topics/amenorrhea/conditioninfo/causes.

43 Rojas-Walsson, R. und Cardoso, R.: »Diagnosis and Management of Post-pill Amenorrhea«, *The Journal of Family Practice* 13, Nr. 2 (August 1981): 165–69.

44 La Torre, Daria und Falorni, Alberto: »Pharmacological Causes of Hyperprolactinemia«, *Therapeutics and Clinical Risk Management* 3, Nr. 5 (Oktober 2007): 929–51.

45 Tersigni, Chiara et al.: »Celiac Disease and Reproductive Disorders: Meta-analysis of Epidemiologic Associations and Potential Pathogenic Mechanisms«, *Human Reproduction Update* 20, Nr. 4 (Juli/August 2014): 582–93, doi:10.1093/humupd/dmu007.

46 Shufelt et al.: »Hypothalamic Amenorrhea and the Long-Term Health Consequences«, 256–62.

47 Shufelt et al.: »Hypothalamic Amenorrhea and the Long-Term Health Consequences«, 256–62.

48 Schrager, S.: »Abnormal Uterine Bleeding Associated with Hormonal Contraception«, *American Family Physician* 65, Nr. 10 (Mai 2002): 2073–80.

49 Uguz F. et al.: »Antidepressants and Menstruation Disorders in Women: A Cross-Sectional Study in Three Centers«, *General Hospital Psychiatry* 34, Nr. 5 (September – Oktober 2012): 529–33, doi:10.1016/j.genhosppsych.2012.03.014;
Casilla-Lennon, Marianne M. et al.: »The Effect of Antidepressants on Fertility«, *American Journal of Obstetrics and Gynecology* 215, Nr. 3 (2016): 314.e1–314.e5, doi:10.1016/j.ajog.2016.01.170.

50 Bedoschi, Giuliano et al.: »Chemotherapy-Induced Damage to Ovary: Mechanisms and Clinical Impact«, *Future Oncology* 12, Nr. 20 (Oktober 2016): 2333–44, doi:10.2217/fon-2016-0176.

51 Murke, M. P. et al.: »Study of Menstrual Irregularities in Patients Receiving Antipsychotic Medications«, *Indian Journal of Psychiatry* 53, Nr. 1 (Januar – März 2011): 79–80, doi:10.4103/0019-5545.75550.

52 McLachlan, A. E. W. und Brown, Donald D.: »The Effects of Penicillin Administration on Menstrual and Other Sexual Cycle Functions«, *British Journal of Venereal Diseases* (März 1947): 1–10, doi:10.1136/sti.23.1.1, https://sti.bmj.com/content/sextrans/23/1/1.full.pdf.

53 Lockwood, »Mechanisms of Normal and Abnormal Endometrial Bleeding«, 408–11.

54 Pennant, M. E. et al.: »Premenopausal Abnormal Uterine Bleeding and Risk of Endometrial Cancer«, *BJOG* 124, Nr. 3 (Februar 2017): 404–11, doi:10.1111/1471-0528.14385.

55 Sirmans, Susan und Pate, Kristen: »Epidemiology, Diagnosis, and Management of Polycystic Ovary Syndrome«, *Clinical Epidemiology* 6, Nr. 1 (Dezember 2013): 1–13, doi:10.2147/clep.s37559;
Trivax, B. und Azziz, R.: »Diagnosis of Polycystic Ovary Syndrome«, *Clinical Obstetrics and Gynecology* 50, Nr. 1 (März 2007): 166–77, doi:10.1097/GRF.0b013e31802f351b.

56 Bremer, Andrew A.: »Polycystic Ovary Syndrome in the Pediatric Population«, *Metabolic Syndrome and Related Disorders* 8, Nr. 5 (Oktober 2010): 375–94, doi:10.1089/met.2010.0039.

57 Boss, Angela und Weidman, Evelina: *Living with PCOS*. Addicus Books, Omaha, NE 2001. S. 3.

58 Khadilkar, Suvarna Satish: »Polycystic Ovarian Syndrome: Is It Time to Rename PCOS to HA-PODS?«, *Journal of Obstetrics and Gynaecology of India* 66, Nr. 2 (April 2016): 81–87, https://www.ncbi.nlm.nih.gov/pmc/articles/PMC4818834/.

59 Futterweit, Walter und Ryan, George: *A Patient's Guide to PCOS: Understanding and Reversing Polycystic Ovary Syndrome*. Henry Holt and Company, New York 2006. S. 11.

60 Rojas, Joselyn et al.: »Polycystic Ovary Syndrome, Insulin Resistance, and Obesity: Navigating the Pathophysiologic Labyrinth«, *International Journal of Reproductive Medicine* 2014 (2014): 719050, doi:10.1155/2014/719050;
Stepto, N. K. et al.: »Women with Polycystic Ovary Syndrome Have Intrinsic Insulin Resistance on Euglycaemic-Hyperinsulaemic Clamp«, *Human Reproduction 28*, no. 3 (März 2013): 777–84, doi:10.1093/humrep/des463.

61 Jones, Michelle R., Xu, Ning, and Goodarzi, Mark O.: »Recent Advances in the Genetics of Polycystic Ovary Syndrome«, Polycystic Ovary Syndrome, April 2013, 29–52, doi:10.1007/978-1-4614-8394-6_3.

62 Burney, Richard O. und Giudice, Linda C.: »Pathogenesis and Pathophysiology of Endometriosis«, *Fertility and Sterility* 98, Nr. 3 (September 2012): 511–9, doi:10.1016/j.fertnstert.2012.06.029.

63 Cervigni, M. und Natale, F.: »Gynecological Disorders in Bladder Pain Syndrome/Interstitial Cystitis Patients«, *International Journal of Urology* 21, Nr. 1 (April 2014): 85–88, doi:10.1111/iju.12379.

64 Adamson, G. D. et al.: »Creating Solutions in Endometriosis: Global Collaboration Through the World Endometriosis Research Foundation«, *Journal of Endometriosis and Pelvic Pain Disorders* 2, Nr. 1 (Januar 2010): 3-6, doi: 10.1177/228402651000200102;
Rogers, P. A. et al.: »Priorities for Endometriosis Research: Recommendations from an International Consensus Workshop«, *Reproductive Science* 16, Nr. 4 (April 2009): 335–46, doi:10.1177/1933719108330568.

65 Bulletti, Carlo et al.: »Endometriosis and Infertility«, *Journal of Assisted Reproduction and Genetics* 27, Nr. 8 (August 2010): 441–47, doi:10.1007/s10815-010-9436-1.

66 Husby, G. K. et al.: »Diagnostic Delay in Women with Pain and Endometriosis«, *Acta Obstetricia et Gynecologica Scandinavica* 82, Nr. 7 (Juli 2003): 649–53, doi:10.1034/j.1600-0412.2003.00168.x.

67 Burney, Richard O. und Giudice, Linda C.: »Pathogenesis and Pathophysiology of Endometriosis«, *Fertility and Sterility* 98, Nr. 3 (September 2012): 511–19, doi:10.1016/j.fertnstert.2012.06.029.

4 Woche 1

1 Zeevi, David: »Personalized Nutrition by Prediction of Glycemic Responses«, *Cell* 163, Nr. 5 (November 2015): 1079–93, doi:10.1016/j.cell.2015.11.001.

2 Coelho, Maris et al.: »Biochemistry of Adipose Tissue: An Endocrine Organ«, *Archives of Medical Science* 9, Nr. 2 (April 2013): 191–200, doi:10.5114/aoms.2013.33181.

3 Booth, A. et al.: »Adipose Tissue: An Endocrine Organ Playing a Role in Metabolic Regulation«, *Hormone Molecular Biology and Clinical Investigation* 26, Nr. 1 (April 2016): 25–42, doi:10.1515/hmbci-2015-0073.

4 Shobeiri, Fatemeh et al.: »Effect of Calcium on Premenstrual Syndrome: A Double-Blind Randomized Clinical Trial«, *Obstetrics and Gynecology Science* 60, Nr. 1 (Januar 2017): 100–105, doi:10.5468/ogs.2017.60.1.100.

5 Abdi, F. et al.: »A Systematic Review of the Role of Vitamin D and Calcium in Premenstrual Syndrome«, *Obstetrics and Gynecology Science* 62, Nr. 2 (März 2019): 73–86, doi:10.5468/ogs.2019.62.2.73.

6 ten Bolscher, Marieke: »Estrogen Regulation of Intestinal Calcium Absorption in the Intact and Ovariectomized Adult Rat«, *Journal of Bone and Mineral Research* 14, Nr. 7 (Dezember 2009): 1197–202, doi:10.1359/jbmr.1999.14.7.1197.

7 Moslehi, M. et al.: »The Association Between Serum Magnesium and Premenstrual Syndrome: A Systematic Review and Meta-analysis of Observational Studies«, *Biological Trace Element Research* 192, Nr. 2 (Dezember 2019): 145–52, doi:10.1007/s12011-019-01672-z.

8 Saeedian, Kia A. et al.: »The Association Between the Risk of Premenstrual Syndrome and Vitamin D, Calcium, and Magnesium Status Among University Students: A Case Control Study«, *Health Promotion Perspectives* 5, Nr. 3 (Oktober 2015): 225–30, doi:10.15171/hpp.2015.027.

9 Miller, Elizabeth M.: »The Reproductive Ecology of Iron in Women«, *American Journal of Physical Anthropology* 159 (2016), 172–95, doi:10.1002/ajpa.22907.

10 Livdans-Forret et al.: »Menorrhagia: A Synopsis of Management Focusing on Herbal and Nutritional Supplements, and Chiropractic«, 235–46.

11 McCabe, Delia und Colbeck, Marc: »The Effectiveness of Essential Fatty Acid, B Vitamin, Vitamin C, Magnesium and Zinc Supplementation for Managing Stress in Women: A Systematic Review Protocol« *JBI Database of Systematic Reviews and Implementation Reports* 13, Nr. 7 (Juli 2015): 104–18, http://journals.lww.com/jbisrir/Fulltext/2015/13070/The_effective_ness_of_essential_fatty_acid,_B.10.aspx.

12 Gaskins, A. J. et al.: »The Impact of Dietary Folate Intake on Reproductive Function in Premenopausal Women: A Prospective Cohort Study«, *PLOS One* 7, Nr. 9 (2012): e46276, doi:10.1371/journal.pone.0046276.

13 Asemi, Z. u. .a.: »Effects of Long-Term Folate Supplementation on Metabolic Status and Regression of Cervical Intraepithelial Neoplasia: A Randomized, Double-Blind, Placebo-Controlled Trial« *Nutrition* 32, Nr. 6 (Juni 2016): 681–86, doi:10.1016/j.nut.2015.12.028.

14 Teucher, B. et al.: »Enhancers of Iron Absorption: Ascorbic Acid and Other Organic Acids«, *International Journal for Vitamin and Nutrition Research* 74, Nr. 6 (November 2004): 403–19, doi:10.1024/0300-9831.74.6.403.

15 Mumford, Sunni L. et al.: »Serum Antioxidants Are Associated with Serum Reproductive Hormones and Ovulation Among Healthy Women«, *The Journal of Nutrition* 146, Nr. 1 (Januar 2016): 98–106, doi:10.3945/jn.115.217620.

16 Cao, D. et al.: »Association Between Vitamin C Intake and the Risk of Cervical Neoplasia: A Meta-analysis«, *Nutrition and Cancer* 68, Nr. 1 (2016): 48–57, doi:10.1080/01635581.2016.1115101;
Thomas, F. H., Walters, K. A. und Telfer, E. E.: »How to Make a Good Oocyte: An Update on in-Vitro Models to Study Follicle Regulation«, *Human Reproduction Update* 9, Nr. 6 (2003): 541–55, https://doi.org/10.1093/humupd/dmg042.

17 Santanam, N. et al.: »Antioxidant Supplementation Reduces Endometriosis Related Pelvic Pain in Humans«, *Translational Research* 161, Nr. 3 (März 2013): 189–95, doi:10.1016/j.trsl.2012.05.001.

18 Kashanian, M. et al.: »Evaluation of the Effect of Vitamin E on Pelvic Pain Reduction in Women Suffering from Primary Dysmenorrhea«, *The Journal of Reproductive Medicine* 58, Nr. 1–2 (Januar–Februar 2013): 34–38.

19 Livdans-Forret et al.: »Menorrhagia: A Synopsis of Management Focusing on Herbal and Nutritional Supplements, and Chiropractic«, 235–46.

20 Wang, S. Q. et al.: »Indole-3-Carbinol (I3C) and Its Major Derivatives: Their Pharmacokinetics and Important Roles in Hepatic Protection«, *Current Drug Metabolism* 17, Nr. 4 (2016): 401–9.

21 Felker, P. et al.: »Concentrations of Thiocyanate and Goitrin in Human Plasma, Their Precursor Concentrations in Brassica Vegetables, and Associated Potential Risk for Hypothyroidism«, *Nutrition Reviews* 74, Nr. 4 (April 2016): 248–58, doi:10.1093/nutrit/nuv110.

22 McMillan, M. et al.: »Preliminary Observations on the Effect of Dietary Brussels Sprouts on Thyroid Function«, *Human Toxicology* 5, Nr. 1 (Januar 1986): 15–19, doi:10.1177/096032718600500104.

23 Baggish, M. S. et al.: »Urinary Oxalate Excretion and Its Role in Vulvar Pain Syndrome«, *American Journal of Obstetrics and Gynecology* 177, Nr. 3 (September 1997): 507–11, doi:10.1016/s0002-9378(97)70137-6.

24 Fahey, J. W., Zhang, Y. und Talalay, P.: »Broccoli Sprouts: An Exceptionally Rich Source of Inducers of Enzymes That Protect Against Chemical Carcinogens«, *Proceedings of the National Academy of Sciences* 94, Nr. 19 (September 1997), 10367–10372, doi:10.1073/pnas.94.19.10367.

25 James, Don, Devaraj, Sridevi, Bellur, Prasad, Lakkanna, Shantala, Vicini, John und Boddupalli, Sekhar: »Novel Concepts of Broccoli Sulforaphanes and Disease: Induction of Phase Ii Antioxidant and Detoxification Enzymes by Enhanced-Glucoraphanin Broccoli«, *Nutrition Reviews* 70, Nr. 11 (November 2012), 654–65, doi:10.1111/j.1753-4887.2012.00532.x.

26 Higdon, J. V. et al.: »Cruciferous Vegetables and Human Cancer Risk: Epidemiologic Evidence and Mechanistic Basis«, *Pharmacological Research* 55, Nr. 3 (März 2007): 224–36, doi:10.1016/j.phrs.2007.01.009.

27 Xiao, Z. et al.: »Assessment of Vitamin and Carotenoid Concentrations of Emerging Food Products: Edible Microgreens«, *Journal of Agricultural and Food Chemistry* 60, Nr. 31 (August 2012): 7644–51, doi:10.1021/jf300459b;
Pinto, Edgar et al.: »Comparison Between the Mineral Profile and Nitrate Content of Microgreens and Mature Lettuces« *Journal of Food Composition and Analysis* 37 (Februar 2015): 38–43, doi:10.1016/j.jfca.2014.06.018.

28 Chocano-Bedoya, P. O. et al.: »Dietary B Vitamin Intake and Incident Premenstrual Syndrome«, *The American Journal of Clinical Nutrition* 93, Nr. 5 (Mai 2011): 1080–86, doi:10.3945/ajcn.110.009530;
Wolak, N. et al.: »Vitamins B1, B2, B3 and B9: Occurrence, Biosynthesis Pathways and Functions in Human Nutrition«, *Mini-Reviews in Medicinal Chemistry* 17, Nr. 12 (2017): 1075–111, doi:10.2174/1389557516666160725095729.

29 Jaroenporn, Sukanya et al.: »Effects of Pantothenic Acid Supplementation on Adrenal Steroid Secretion from Male Rats«, *Biological and Pharmaceutical Bulletin* 31, Nr. 6 (2008): 1205–8, https://doi.org/10.1248/bpb.31.1205.

30 Rose, D. P.: »The Interactions Between Vitamin B6 and Hormones«, *Vitamins and Hormones* 36 (1978): 53–99.

31 Fathizadeh Nahid et al.: »Evaluating the Effect of Magnesium and Magnesium Plus Vitamin B6 Supplement on the Severity of Premenstrual Syndrome«, *Iranian Journal of Nursing and Midwifery Research* 15, Suppl. 1 (Dezember 2010): 401–5.

32 Holley, J. et al.: »Effects of Vitamin B6 Nutritional Status on the Uptake of [^{3}H]-oestradiol into the Uterus, Liver and Hypothalamus of the Rat«, *Journal of Steroid Biochemistry* 18, Nr. 2 (Februar 1983): 161–65, doi:10.1016/0022-4731(83)90082-1;
Livdans-Forret et al.: »Menorrhagia: A Synopsis of Management Focusing on Herbal and Nutritional Supplements, and Chiropractic« 235–46;
Shobeiri, Fatemeh et al.: »Clinical Effectiveness of Vitamin E and Vitamin B6 for Improving Pain Severity in Cyclic Mastalgia« *Iranian Journal of Nursing and Midwifery Research* 20, Nr. 6 (November–Dezember 2015): 723–27, doi:10.4103/1735-9066.170003;
De Souza, M. C. et al.: »A Synergistic Effect of a Daily Supplement for 1 Month of 200 mg Magnesium Plus 50 mg Vitamin B6 for the Relief of Anxiety-Related Premenstrual Symptoms: A Randomized, Double-Blind, Crossover Study«, *Journal of Women's Health and Gender-Based Medicine* 9, Nr. 2 (März 2000): 131–39, doi:10.1089/152460900318623.

33 Shi , L. et al.: »Changes in Levels of Phytic Acid, Lectins and Oxalates During Soaking and Cooking of Canadian Pulses«, *Food Research International* 107 (Mai 2018): 660–68, doi:10.1016/j.foodres.2018.02.056.

34 Lien, Keng-Wen et al.: »Assessing Aflatoxin Exposure Risk from Peanuts and Peanut Products Imported to Taiwan«, *Toxins* 11, Nr. 2 (Februar 2019): 80, doi:10.3390/toxins11020080.

35 »Soy«, Non-GMO Project, https://www.nongmoproject.org/high-risk/soy/#easy-footnote-2-1012.

36 »Recent Trends in GE Adoption«, Schaubild, United States Department of Agriculture Economic Research Service, https://www.ers.usda.gov/data-products/adoption-of-genetically-engineered-crops-in-the-us/recent-trends-in-ge-adoption.aspx.

37 Patisaul, Heather B. und Jefferson, Wendy: »The Pros and Cons of Phytoestrogens«, *Frontiers in Neuroendocrinology* 31, Nr. 4 (März 2010): 400–419, doi:10.1016/j.yfrne.2010.03.003.

38 Barmeyer, C. et al.: »Long-Term Response to Gluten-Free Diet as Evidence for Non-celiac Wheat Sensitivity in One Third of Patients with Diarrhea-Dominant and Mixed-Type Irritable Bowel Syndrome«, *International Journal of Colorectal Disease* 32, Nr. 1 (Januar 2017): 29–39, doi:10.1007/s00384-016-2663-x.

39 Bischoff, Stephan C. et al.: »Intestinal Permeability: A New Target for Disease Prevention and Therapy«, *BMC Gastroenterology* 14 (November 2014): 189, doi:10.1186/s12876-014-0189-7.

40 Collin, Pekka et al.: »Autoimmune Thyroid Disorders and Coeliac Disease«, *European Journal of Endocrinology* 130, Nr. 2 (Februar 1994): 137–40, doi:10.1530/eje.0.1300137;
Akcay, M. N. und Akcay, G.: »The Presence of the Antigliadin Antibodies in Autoimmune Thyroid Diseases«, *Hepato-Gastroenterology* 50, Suppl. 2 (Dezember 2003): cclxxix–cclxxx.

41 »Corn«, Non-GMO Project, https://www.nongmoproject.org/high-risk/corn/.

42 Jackson, A. S. et al.: »The Effect of Sex, Age and Race on Estimating Percentage Body Fat from Body Mass Index: The Heritage Family Study«, *International Journal of Obesity* 26, Nr. 6 (Juni 2002): 789–96, doi:10.1038/sj.ijo.0802006.

43 Chang, C. Y. et al.: »Essential Fatty Acids and Human Brain«, *Acta Neurologica Taiwanica* 18, Nr. 4 (Dezember 2009): 231–41.

44 Zafari, Mandana et al.: »Comparison of the Effect of Fish Oil and Ibuprofen on Treatment of Severe Pain in Primary Dysmenorrhea«, *Caspian Journal of Internal Medicine* 2, Nr. 3 (Sommer 2011): 279–82;
Sampalis, F. et al.: »Evaluation of the Effects of Neptune Krill Oil on the Management of Premenstrual Syndrome and Dysmenorrhea«, *Alternative Medicine Review* 8, Nr. 2 (Mai 2003): 171–79;
Brush, M. G. et al.: »Abnormal Essential Fatty Acid Levels in Plasma of Women with Premenstrual Syndrome«, *American Journal of Obstetrics and Gynecology* 150, Nr. 4 (Oktober 1984): 363–66, doi:10.1016/s0002-9378(84)80139-8.

45 Gonzales, Elisa et al.: »Omega-3 Fatty Acids Improve Behavioral Coping to Stress in Multiparous Rats«, *Behavioural Brain Research* 279 (Februar 2015): 129–38, doi:10.1016/j.bbr.2014.11.010.

46 Simopoulos, A. P.: »The Importance of the Ratio of Omega-6/Omega-3 Essential Fatty Acids«, *Biomedicine and Pharmacotherapy* 56, Nr. 8 (Oktober 2002): 365–79, doi:10.1016/S0753-3322(02)00253-6.

47 Iacovides et al.: »What We Know About Primary Dysmenorrhea Today«, 762–78.

48 Nadjarzadeh, Azadeh et al.: »The Effect of Omega-3 Supplementation on Androgen Profile and Menstrual Status in Women with Polycystic Ovary Syndrome: A Randomized Clinical Trial«, *Iranian Journal of Reproductive Medicine* 11, Nr. 8 (August 2013): 665–72.

49 Larrieu, Thomas und Layé, Sophie: »Food for Mood: Relevance of Nutritional Omega-3 Fatty Acids for Depression and Anxiety«, *Frontiers in Physiology* 9 (August 2018): 1047, doi:10.3389/fphys.2018.01047.

50 Rahbar, N.: »Effect of Omega-3 Fatty Acids on Intensity of Primary Dysmenorrhea«, *The International Journal of Gynecology and Obstetrics* 117, Nr. 1 (April 2012): 45–47, doi:10.1016/j.ijgo.2011.11.019.

51 Davis, B. C. et al.: »Achieving Optimal Essential Fatty Acid Status in Vegetarians: Current Knowledge and Practical Implications«, *The American Journal of Clinical Nutrition* 78, NR. 3 (September 2003): 640S–46S, doi:10.1093/ajcn/78.3.640S.

52 Piourde, M. und Cunnane, S. C.: »Extremely Limited Synthesis of Long Chain Polyunsaturates in Adults: Implications for Their Dietary Essentiality and Use as Supplements«, *Applied Physiology, Nutrition, and Metabolism* 32, Nr. 4 (August 2007): 619–34, doi:10.1139/H07-034.

53 Gibson, R. A. et al.: »Docosahexaenoic Acid Synthesis from Alpha-Linolenic Acid Is Inhibited by Diets High in Polyunsaturated Fatty Acids«, *Prostaglandins, Leukotrienes and Essential Fatty Acids* 88, Nr. 1 (Januar 2013): 139–46, doi:10.1016/j.plefa.2012.04.003;
Gerster, H.: »Can Adults Adequately Convert Alpha-Linolenic Acid (18:3n-3) to Eicosapentaenoic Acid (20:5n-3) and Docosahexaenoic Acid (22:6n-3)?«, *International Journal for Vitamin and Nutrition Research* 68, Nr. 3 (1998): 159–73.

54 Shek, Lynette P. et al.: »Role of Dietary Long-Chain Polyunsaturated Fatty Acids in Infant Allergies and Respiratory Diseases«, *Clinical and Developmental Immunology* 5, Suppl. 2 (August 2012): 730568, doi:10.1155/2012/730568.

55 Chavarro, Jorge E. et al.: »Dietary Fatty Acid Intakes and the Risk of Ovulatory Infertility«, *The American Journal of Clinical Nutrition* 85, Nr. 1 (Januar 2007): 231–37, doi:10.1093/ajcn/85.1.231;
Chavarro, Jorge E. et al.: »Diet and Lifestyle in the Prevention of Ovulatory Disorder Infertility«, *Obstetrics and Gynecology* 110, Nr. 5 (November 2007): 1050–58, doi:10.1097/01.AOG.0000287293.25465.e1.

56 University of Adelaide: »Women's Fertility Linked to Detox Element in Diet«, *ScienceDaily*, 17. November 2014, https://www.sciencedaily.com/releases/2014/11/141117111008.htm

57 Tian, X. und Diaz, F. J.: »Zinc Depletion Causes Multiple Defects in Ovarian Function During the Periovulatory Period in Mice« *Endocrinology* 153, Nr. 2 (Februar 2012): 873–86, doi:10.1210/en.2011-1599;
Tian, X. und Diaz, F. J.: »Acute Dietary Zinc Deficiency Before Conception Compromises Oocyte Epigenetic Programming and Disrupts Embryonic Development«, *Developmental Biology* 376, Nr. 1 (April 2013): 51–61, doi:10.1016/j.ydbio.2013.01.015.

58 Maxel, Trine et al.: »Expression Patterns and Correlations with Metabolic Markers of Zinc Transporters ZIP14 and ZNT1 in Obesity and Polycystic Ovary Syndrome«, *Frontiers in Endocrinology* 8 (März 2017): 38, doi:10.3389/fendo.2017.00038.

59 Ambooken, Betsy et al.: »Zinc Deficiency Associated with Hypothyroidism: An Overlooked Cause of Severe Alopecia«, *International Journal of Trichology* 5, Nr. 1 (Januar–März 2013): 40–42, doi:10.4103/0974-7753.114714;
Prasad, Ananda S.: »Zinc Is an Antioxidant and Anti-inflammatory Agent: Its Role in Human Health«, *Frontiers in Nutrition* 1 (September 2014): 14, doi:10.3389/fnut.2014.00014.

60 Pałkowska-Goździk, Ewelina: »Effects of Dietary Protein on Thyroid Axis Activity.« *Nutrients* 10, Nr. 1 (Dezember 2017), 5. doi:10.3390/nu10010005;
Pezeshki, Adel, C. Zapata, Rizaldy, Singh, Arashdeep, Yee, Nicholas J. und Chelikani, Prasanth K.: »Low Protein Diets Produce Divergent Effects on Energy Balance«, *Scientific Reports* 6, Nr. 1 (April 2016), doi:10.1038/srep25145.

61 Jabbar, A. et al.: »Vitamin B12 Deficiency Common in Primary Hypothyroidism«, *The Journal of the Pakistan Medical Association* 58, Nr. 5 (Mai 2008): 258–61.

62 Lynch, Heidi et al.: »Plant-Based Diets: Considerations for Environmental Impact, Protein Quality, and Exercise Performance«, *Nutrients* 10, Nr. 12 (Dezember 2018): 1841, doi:10.3390/nu10121841.

63 Maruyama, Kazumi, Oshima, Tomoe und Ohyama, Kenji: »Exposure to Exogenous Estrogen Through Intake of Commercial Milk Produced from Pregnant Cows«, *Pediatrics International* 52, Nr. 1 (Februar 2010), 33–38, doi:10.1111/j.1442-200x.2009.02890.x;
Jeyaraman, Maya M., Abou-Setta, Ahmed M., Grant Laurel, Farshidfar, Farnaz, Copstein, Leslie, Lys, Justin, Gottschalk, Tania et al.: »Dairy Product Consumption and Development of Cancer: An Overview of Reviews.« *BMJ Open* 9, Nr. 1 (Januar 2019), e023625, doi:10.1136/bmjopen-2018-023625.

64 Lamas, Alexandre et al.: »Tracing Recombinant Bovine Somatotropin Ab(Use) Through Gene Expression in Blood, Hair Follicles, and Milk Somatic Cells: A Matrix Comparison«, *Molecules* 23, Nr. 7 (Juli 2018): 1708, doi:10.3390/molecules23071708.

65 Kim, Keewan et al.: »Dairy Food Intake Is Associated with Reproductive Hormones and Sporadic Anovulation Among Healthy Premenopausal Women« *The Journal of Nutrition* 147, Nr. 2 (Februar 2017): 218–26, doi:10.3945/jn.116.241521.

66 Aghasi, M. et al.: »Dairy Intake and Acne Development: A Meta-analysis of Observational Studies«, *Clinical Nutrition* 38, Nr. 3 (Juni 2019): 1067–75, doi:10.1016/j.clnu.2018.04.015;
Melnik, B. C.: »Evidence for Acne-Promoting Effects of Milk and Other Insulinotropic Dairy Products«, *Nestlé Nutrition Institute Workshop Series Pediatric Program* 67 (2011): 131–45, doi:10.1159/000325580.

67 Brooke-Taylor, Simon et al.: »Systematic Review of the Gastrointestinal Effects of A1 Compared with A2 β-Casein«, *Advances in Nutrition* 8, Nr. 5 (September 2017): 739–48, doi:10.3945/an.116.013953.

5 Woche 2

1 Neth, Bryan J. und Craft, Suzanne: »Insulin Resistance and Alzheimer's Disease: Bioenergetic Linkages«, *Frontiers in Aging Neuroscience* 9 (Oktober 2017): 345, doi:10.3389/fnagi.2017.00345;
Orgel, Etan und Mittelman, Steven D.: »The Links Between Insulin Resistance, Diabetes, and Cancer«, *Current Diabetes Reports* 13, Nr. 2 (April 2013): 213–22, doi:10.1007/s11892-012-0356-6.

2 Johnson, Richard J. et al.: »Theodore E. Woodward Award – The Evolution of Obesity: Insights from the Mid-Miocene«, *Transactions of the American Clinical and Climatological Association* 121 (2010): 295–308.

3 Ahrens, Sandra: »Pro-Kopf-Konsum von Zucker in Deutschland bis 2017/18« *Statista*, (02.07.2020). https://de.statista.com/statistik/daten/studie/175483/umfrage/pro-kopf-verbrauch-von-zucker-in-deutschland.

4 »New CDC Report: More than 100 Million Americans Have Diabetes or Prediabetes«, CDC, 18. Juli 2017, https://www.cdc.gov/media/releases/2017/p0718-diabetes-report.html.

5 Bericht der Nationalen Diabetes-Surveillance 2019: *Diabetes in Deutschland*. https://diabsurv.rki.de/SharedDocs/downloads/DE/DiabSurv/diabetesbericht2019.pdf?__blob=publicationFile&v=12.

6 »WHO Calls on Countries to Reduce Sugars Intake Among Adults and Children«, World Health Organization, 4. März 2015, https://www.who.int/mediacentre/news/releases/2015/sugar-guideline/en/.

7 Miranda, M. I. et al.:»The Role of Dopamine D2 Receptors in the Nucleus Accumbens During Taste-Aversive Learning and Memory Extinction After Long-Term Sugar Consumption«, *Neuroscience* 359 (September 2017): 142–50, doi:10.1016/j.neuroscience.2017.07.009;
Wiss, David A. et al.: »Sugar Addiction: From Evolution to Revolution«, *Frontiers in Psychiatry* 9 (November 2018): 545, doi:10.3389/fpsyt.2018.00545.

8 Lenoir, Magalie et al.: »Intense Sweetness Surpasses Cocaine Reward«, *PlOS One* 2, Nr. 8 (August 2007): e698, doi:10.1371/journal.pone.0000698.

9 DiNicolantonio, J. J. et al. (2018): »Not Salt But Sugar as Aetiological in Osteoporosis: A Review«, *Missouri Medicine* 115, Nr. 3, 247–52.

10 Donders, Gilbert G. G. et al.: »Impaired Tolerance for Glucose in Women with Recurrent Vaginal Candidiasis«, *American Journal of Obstetrics and Gynecology* 187, Nr. 4 (Oktober 2002): 989–93, doi:10.1067/mob.2002.126285.

11 Thoma, Marie E. et al.: »Bacterial Vaginosis Is Associated with Variation in Dietary Indices«, *The Journal of Nutrition*, 141, Nr. 9 (September 2011): 1698–704, doi:10.3945/jn.111.140541.

12 González-Saldivar, Gloria et al.: »Skin Manifestations of Insulin Resistance: From a Biochemical Stance to a Clinical Diagnosis and Management« *Dermatology and Therapy* 7, Nr. 1 (März 2017): 37–51, doi:10.1007/s13555-016-0160-3.

13 Orgel, Etan und D. Mittelman, Steven: »The Links Between Insulin Resistance, Diabetes, and Cancer«, *Current Diabetes Reports* 13, Nr. 2 (April 2013), 213–222, doi:10.1007/s11892-012-0356-6.

14 Saklayen, Mohammad G.: »The Global Epidemic of the Metabolic Syndrome«, *Current Hypertension Reports* 20, Nr. 2 (Februar 2018): 12, doi:10.1007/s11906-018-0812-z;
Rippe, James M. und J. Angelopoulos, Theodore: »Relationship Between Added Sugars Consumption and Chronic Disease Risk Factors: Current Understanding«, *Nutrients* 8, Nr. 11 (November 2016): 697, doi:10.3390/nu8110697.

15 Wasserman: »Four Grams of Glucose« E11–21.

16 Vambergue, A. et al.: »Pathophysiology of Gestational Diabetes«, *Journal de Gynécologie Obstétrique et Biologie de la Reproduction* 31, Suppl. 6 (Oktober 2002): 4S3–4S10;
Pedersen, O.: »Insulin Resistance: A Physiopathological Condition with Numerous Sequelae: Non-insulin-dependent Diabetes Mellitus (NIDDM), Android Obesity, Essential Hypertension, Dyslipidemia and Atherosclerosis«, *Ugeskrift for Læger* 154, no. 20 (Mai 1992): 1411–16.

17 Rojas et al.: »Polycystic Ovary Syndrome, Insulin Resistance, and Obesity«, 719050;
Graham, E. J. et al. : »A Model of Ovulatory Regulation Examining the Effects of Insulin-Mediated Testosterone Production on Ovulatory Function«, *Journal of Theoretical Biology* 416 (März2017): 149–60, doi:10.1016/j.jtbi.2017.01.007.

18 Dupont, J. et al.: »Insulin Signalling and Glucose Transport in the Ovary and Ovarian Function During the Ovarian Cycle«, *Biochemical Journal* 473, Nr. 11 (Juni 2016): 1483–501, doi:10.1042/BCJ20160124.

19 Moghetti, P.: »Insulin Resistance and Polycystic Ovary Syndrome«, *Current Pharmaceutical Design* 22, Nr. 36 (2016): 5526–34.

20 Dupont et al.: »Insulin Signalling and Glucose Transport in the Ovary and Ovarian Function During the Ovarian Cycle«, 1483–501;
Franks, S. und Mason, H. D.: »Polycystic Ovary Syndrome: Interaction of Follicle Stimulating Hormone and Polypeptide Growth Factors in Oestradiol Production by Human Granulosa Cells«, *The Journal of Steroid Biochemistry and Molecular Biology* 40, Nr. 1–3 (1991): 405–9, doi:10.1016/0960-0760(91)90208-m.

21 Strain, G. et al.: »The Relationship Between Serum Levels of Insulin and Sex Hormone-Binding Globulin in Men: The Effect of Weight Loss«, *The Journal of Clinical Endocrinology and Metabolism* 79, Nr. 4 (Oktober 1994): 1173–76, doi:10.1210/jcem.79.4.7962291.

22 Sweet, M. G. et al.: »Evaluation and Management of Abnormal Uterine Bleeding in Premenopausal Women«, *American Family Physician* 85, Nr. 1 (Jan. 2012): 35–43.

23 Ferreira, S. R. und Motta, A. B.: »Uterine Function: From Normal to Polycystic Ovarian Syndrome Alterations«, *Current Medicinal Chemistry* 25, Nr. 15 (2018): 1792–804, doi:10.2174/0929867325666171205144119.

24 Liang Y. und Yao, S.: »Potential Role of Estrogen in Maintaining the Imbalanced Sympathetic and Sensory Innervation in Endometriosis«, *Molecular and Cellular Endocrinology* 424 (März 2016): 42–49, doi:10.1016/j.mce.2016.01.012.

25 Luo, N. et al.: »Estrogen-Mediated Activation of Fibroblasts and Its Effects on the Fibroid Cell Proliferation«, *Translational Research* 163, Nr. 3 (März 2014): 232–41, doi:10.1016/j.trsl.2013.11.008.

26 Cohen, P. G.: »Aromatase, Adiposity, Aging and Disease: The Hypogonadal-Metabolic-Atherogenic-Disease and Aging Connection«, *Medical Hypotheses* 56, Nr. 6 (Juni 2001): 702–8, doi:10.1054/mehy.2000.1169.

27 Ambiger, Sudha et al.: »Role of Leutenising Hormone LH and Insulin Resistance in Polycystic Ovarian Syndrome«, *International Journal of Reproduction, Contraception, Obstetrics and Gynecology* 6, Nr. 9 (August 2017): 3892–96, doi:10.18203/2320-1770.ijrcog20174029.

28 Kumar, Pratap und Farouk Sait, Sameer: »Luteinizing Hormone and Its Dilemma in Ovulation Induction«, *Journal of Human Reproductive Sciences* 4, Nr. 1 (Januar – April 2011): 2–7, doi:10.4103/0974-1208.82351.

29 Espey und Lipner, »Ovulation«, 725.

30 MacGregor, E. A. und Hackshaw, A.: »Prevalence of Migraine on Each Day of the Natural Menstrual Cycle«, *Neurology* 63, Nr. 2 (Juli 2004), 351–53, doi:10.1212/01.wnl.0000133134.68143.2e.

31 Parantainen, J. et al.: »Relevance of Prostaglandins in Migraine«, *Cephalalgia* 5, Suppl. 2 (Mai 1985): 93–97, doi:10.1177/03331024850050S217;
Durham, P. L. et al.: »Changes in Salivary Prostaglandin Levels During Menstrual Migraine with Associated Dysmenorrhea«, *Headache: The Journal of Headache and Face Pain* 50, Nr. 5 (Mai 2010): 844–51, doi:10.1111/j.1526-4610.2010.01657.x.

32 Nattero, G. et al.: »Relevance of Prostaglandins in True Menstrual Migraine«, *Headache: The Journal of Headache and Face Pain* 29, Nr. 4 (April 1989): 233–38, doi:10.1111/j.1526-4610.1989.hed22904233.x.

33 Hartman, T. J. et al.: »Alcohol Consumption and Urinary Estrogens and Estrogen Metabolites in Premenopausal Women«, *Hormones and Cancer* 7, Nr. 1 (Februar 2016): 65–74, doi:10.1007/s12672-015-0249-7.

34 Frydenberg, Hanne et al.: »Alcohol Consumption, Endogenous Estrogen and Mammographic Density Among Premenopausal Women«, *Breast Cancer Research* 17 (August 2015): 103, doi:10.1186/s13058-015-0620-1.

35 »Alcohol and Sleep: How Drinking Disrupts the Body's Circadian Rhythm«, Chronobiology, https://www.chronobiology.com/alcohol-and-sleep-how-drinking-disrupts-the-bodys-circadian-rhythm/.

36 Rowan, C. P. et al.: »Aerobic Exercise Training Modalities and Prediabetes Risk Reduction«, *Medicine and Science in Sports and Exercise* 49, no. 3 (März 2017): 403–12, doi:10.1249/MSS.0000000000001135.

37 Hwang, C. L. et al.: »Novel All-Extremity High-Intensity Interval Training Improves Aerobic Fitness, Cardiac Function and Insulin Resistance in Healthy Older Adults«, *Experimental Gerontology* 82 (September 2016):

112–19, doi:10.1016/j.exger.2016.06.009;
Marcinko, K. et al.: »High Intensity Interval Training Improves Liver and Adipose Tissue Insulin Sensitivity«, *Molecular Metabolism* 4, Nr. 12 (Oktober 2015): 903–15, doi:10.1016/j.molmet.2015.09.006.

38 Westcott, W. L.: »Resistance Training Is Medicine: Effects of Strength Training on Health«, *Current Sports Medicine Reports* 11, Nr. 4 (Juli – August 2012): 209–16, doi:10.1249/JSR.0b013e31825dabb8.

39 Di Meo, S. et al.: »Improvement of Obesity-Linked Skeletal Muscle Insulin Resistance by Strength and Endurance Training«, *Journal of Endocrinology* 234, Nr. 3 (September 2017): R159–81, doi:10.1530/JOE-17-0186.

40 Vinutha, H. T. et al.: »Effect of Integrated Approach of Yoga Therapy on Autonomic Functions in Patients with Type 2 Diabetes«, *Indian Journal of Endocrinology and Metabolism* 19, Nr. 5 (September – Oktober 2015): 653–57, doi:10.4103/2230-8210.163194;
Tikhe, Ashwini Sham et al.: »Yoga: Managing Overweight in Mid-life T2DM«, *Journal of Mid-Life Health* 6, Nr. 2 (April – Juni 2015): 81–84, doi:10.4103/0976-7800.158959.

41 Stelzer, I. et al.: »Ultra-endurance Exercise Induces Stress and Inflammation and Affects Circulating Hematopoietic Progenitor Cell Function«, *Scandinavian Journal of Medicine and Science in Sports* 25, Nr. 5 (Oktober 2015): e442–50, doi:10.1111/sms.12347.

42 Fuqua, J. S. und Rogol, A. D.: »Neuroendocrine Alterations in the Exercising Human: Implications for Energy Homeostasis«, *Metabolism* 62, Nr. 7 (Juli 2013): 911–21, doi:10.1016/j.metabol.2013.01.016.

43 Escalante Pulido, J. M. und Alpizar Salazar, M.: »Changes in Insulin Sensitivity, Secretion and Glucose Effectiveness During Menstrual Cycle«, *Archives of Medical Research* 30, Nr. 1 (Januar – Februar 1999): 19–22;
Brown, Sue A., Jiang, Boyi, McElwee-Malloy, Molly, Wakeman, Christian und Breton, Marc D.: »Fluctuations of Hyperglycemia and Insulin Sensitivity Are Linked to Menstrual Cycle Phases in Women with T1D.« *Journal of Diabetes Science and Technology* 9, Nr. 6 (Oktober 2015), 1192–1199, doi:10.1177/1932296815608400.

44 Yeung, Edwina H. et al.: »Longitudinal Study of Insulin Resistance and Sex Hormones over the Menstrual Cycle: The BioCycle Study«, *The Journal of Clinical Endocrinology and Metabolism* 95, Nr. 12 (Dezember 2010): 5435–42, doi:10.1210/jc.2010-0702.

45 Allais, G. et al.: »Estrogen, Migraine, and Vascular Risk«, *Neurological Sciences* 39, Suppl. 1 (Juni 2018): 11–20, doi:10.1007/s10072-018-3333-2.

46 Fink, G. et al.: »Estrogen Control of Central Neurotransmission: Effect on Mood, Mental State, and Memory«, *Cellular and Molecular Neurobiology* 16, Nr. 3 (Juni 1996): 325–44.

47 Kaewrudee, Srinaree et al.: »Vitamin or Mineral Supplements for Premenstrual Syndrome«, *Cochrane Database of Systematic Reviews 2018*, Nr. 1 (Januar 2018): CD012933, doi:10.1002/14651858.CD012933;
Saeedian et al.: »The Association Between the Risk of Premenstrual Syndrome and Vitamin D, Calcium, and Magnesium Status Among University Students«, 225–30; Girman, A. et al.: »An Integrative Medicine Approach to Premenstrual Syndrome«, *American Journal of Obstetrics and Gynecology* 188, Suppl. 5 (Mai 2003): S56–65;
Retallick-Brown, Hannah, Rucklidge, Julia und Blampied, Neville: »Study Protocol for a Randomized Double Blind, Treatment Control Trial Comparing the Efficacy of a Micronutrient Formula to a Single Vitamin Supplement in the Treatment of Premenstrual Syndrome.«

48 Kaewrudee, Srinaree et al.: »Vitamin or Mineral Supplements for Premenstrual Syndrome«, *Cochrane Database of Systematic Reviews 2018*, Nr. 1 (Januar 2018): CD012933, doi:10.1002/14651858.CD012933;
Saeedian et al.: »The Association Between the Risk of Premenstrual Syndrome and Vitamin D, Calcium, and Magnesium Status Among University Students«, 225–30;
Girman, A. et al.: »An Integrative Medicine Approach to Premenstrual Syndrome«, *American Journal of Obstetrics and Gynecology* 188, Suppl. 5 (Mai 2003): S56–65;
Retallick-Brown, Hannah, Rucklidge, Julia und Blampied, Neville: »Study Protocol for a Randomized Double Blind, Treatment Control Trial Comparing the Efficacy of a Micronutrient Formula to a Single Vitamin Supplement in the Treatment of Premenstrual Syndrome.«

49 Li, W. et al.: »Sex Steroid Hormones Exert Biphasic Effects on Cytosolic Magnesium Ions in Cerebral Vascular Smooth Muscle Cells: Possible Relationships to Migraine Frequency in Premenstrual Syndromes and Stroke Incidence«, *Brain Research Bulletin* 54, Nr. 1 (Januar 2001): 83–89, doi:10.1016/s0361-9230(00)00428-7.

6 Woche 3

1 Baker, J. M. et al.: »Estrogen–Gut Microbiome Axis: Physiological and Clinical Implications«, *Maturitas* 103 (September 2017): 45–53, doi:10.1016/j.maturitas.2017.06.025.

2 Plottel, Claudia S. und Blaser, Martin J.: »Microbiome and Malignancy«, *Cell Host and Microbe* 10, Nr. 4 (Oktober 2011): 324–35, doi:10.1016/j.chom.2011.10.003.

3 Konturek, P. C. et al.: »Stress and the Gut: Pathophysiology, Clinical Consequences, Diagnostic Approach, and Treatment Options«, *Journal of Physiology and Pharmacology* 62, Nr. 6 (2011): 591–99, http://www.jpp.krakow.pl/journal/archive/12_11/pdf/591_12_11_article.pdf.

4 Tetel, M. J. et al.: »Steroids, Stress and the Gut Microbiome-Brain Axis«, *Journal of Neuroendocrinology* 30, Nr. 2 (2018), doi:10.1111/jne.12548.

5 Hubinont, C. und Debieve, F.: »Prevention of Preterm Labour: 2011 Update on Tocolysis«, *Journal of Pregnancy* 2011 (November 2011): 941057, doi: 10.1155/2011/941057.

6 Evans, J. und Salamonsen, L. A.: »Inflammation, Leukocytes and Menstruation«, *Reviews in Endocrine and Metabolic Disorders* 13, Nr. 4 (Dezember 2012): 277–88, doi:10.1007/s11154-012-9223-7.

7 Fasano, A.: »Intestinal Permeability and Its Regulation by Zonulin: Diagnostic and Therapeutic Implications«, *Clinical Gastroenterology and Hepatology* 10, Nr. 10 (Oktober 2012): 1096–100, doi:10.1016/j.cgh.2012.08.012.

8 Boulangé, Claire L. et al.: »Impact of the Gut Microbiota on Inflammation, Obesity, and Metabolic Disease«, *Genome Medicine* 8, Nr. 1 (April 2016): 42, doi:10.1186/s13073-016-0303-2.

9 Caminero, Alberto et al.: »Mechanisms by Which Gut Microorganisms Influence Food Sensitivities«, *Nature Reviews: Gastroenterology and Hepatology* 16 (2019): 7–18.

10 Nishida, A. et al.: »Gut Microbiota in the Pathogenesis of Inflammatory Bowel Disease«, *Clinical Journal of Gastroenterology* 11, Nr. 1 (Februar 2018): 1–10, doi:10.1007/s12328-017-0813-5.

11 Menees, Stacy und Chey, William: »The Gut Microbiome and Irritable Bowel Syndrome«, *F1000Research* 7 (Juli 2018): 1029, doi:10.12688/f1000research.14592.1.

12 Virili, C. et al.: »Gut Microbiota and Hashimoto's Thyroiditis«, *Reviews in Endocrine and Metabolic Disorders* 19, Nr. 4 (Dezember 2018): 292–300, doi: 10.1007/s11154-018-9467-y.

13 Sacchetti, L. und Nardelli, C.: »Gut Microbiome Investigation in Celiac Disease: From Methods to Its Pathogenetic Role«, *Clinical Chemistry and Laboratory Medicine* (2019), doi:10.1515/cclm-2019-0657.

14 Vaarala, O.: »Gut Microbiota and Type 1 Diabetes« *The Review of Diabetic Studies* 9, Nr. 4 (Winter 2012): 251–59, doi:10.1900/RDS.2012.9.251.

15 Budhram, A. et al.: »Breaking Down the Gut Microbiome Composition in Multiple Sclerosis«, *Multiple Sclerosis Journal* 23, Nr. 5 (April 2017): 628 – 36, doi:10.1177/1352458516682105.

16 Nagpal, Ravinder et al.: »Obesity-Linked Gut Microbiome Dysbiosis Associated with Derangements in Gut Permeability and Intestinal Cellular Homeostasis Independent of Diet«, *Journal of Diabetes Research* 2018 (Sept. 2018), doi:10.1155/2018/3462092.

17 Harmon Courage, Katherine: »Fiber-Famished Gut Microbes Linked to Poor Health«, *Scientific American*, 23. März 2015, https://www.scientificamerican.com/article/fiber-famished-gut-microbes-linked-to-poor-health1/.

18 Bode, J. C. et al.: »Jejunal Microflora in Patients with Chronic Alcohol Abuse«, *Hepato-Gastroenterology* 31, Nr. 1 (Februar 1984): 30–34.

19 Lyte, M. et al.: »Stress at the Intestinal Surface: Catecholamines and Mucosa-Bacteria Interactions«, *Cell and Tissue Research* 343, Nr. 1 (Januar 2011): 23–32, doi:10.1007/s00441-010-1050-0.

20 Spiller, Robin C.: »Hidden Dangers of Antibiotic Use: Increased Gut Permeability Mediated by Increased Pancreatic Proteases Reaching the Colon«, *Cellular and Molecular Gastroenterology and Hepatology* 6, Nr. 3 (Juli 2018): 347–48.e1, doi:10.1016/j.jcmgh.2018.06.005.

21 Khalili, Hamed: »Risk of Inflammatory Bowel Disease with Oral Contraceptives and Menopausal Hormone Therapy: Current Evidence and Future Directions«, *Drug Safety* 39, Nr. 3 (März 2016): 193–97, doi:10.1007/s40264-015-0372-y.

22 Achilles, Sharon L. und Hillier, Sharon L.: »The Complexity of Contraceptives: Understanding Their Impact on Genital Immune Cells and Vaginal Microbiota«, AIDS 27, suppl. 1 (Oct. 2013): S5–15, doi:10.1097/QAD.0000000000000058.

23 Ramanan, Deepshika und Cadwell, Ken: »Intrinsic Defense Mechanisms of the Intestinal Epithelium«, *Cell Host & Microbe* 19, Nr. 4 (März 2016), 434–441, doi:10.1016/j.chom.2016.03.003.

24 Samadi, Nazanin et al.: »The Role of Gastrointestinal Permeability in Food Allergy«, *Annals of Allergy, Asthma and Immunology* 121, Nr. 2 (August 2018): 168–73, doi:10.1016/j.anai.2018.05.010.

25 Mu, Qinghui et al.: »Leaky Gut as a Danger Signal for Autoimmune Diseases«, *Frontiers in Immunology* 8 (Mai 2017): 598, doi:10.3389/fimmu.2017.00598.

26 Bischoff et al.: »Intestinal Permeability: A New Target for Disease Prevention and Therapy« 189.

27 Kelly, John R. et al.: »Breaking Down the Barriers: The Gut Microbiome, Intestinal Permeability and Stress-Related Psychiatric Disorders« *Frontiers in Cellular Neuroscience* 9 (Oktober 2015): 392, doi:10.3389/fncel.2015.00392.

28 Clemente, M. G. et al.: »Early Effects of Gliadin on Enterocyte Intracellular Signalling Involved in Intestinal Barrier Function«, *Gut* 52, Nr. 2 (Februar 2003): 218–23, doi:10.1136/gut.52.2.218.

29 Bishehsari, Faraz et al.: »Alcohol and Gut-Derived Inflammation«, *Alcohol Research: Current Reviews* 38, Nr. 2 (2017): 163–71.

30 Khalili, Hamed et al.: »Association Between Long-Term Oral Contraceptive Use and Risk of Crohn's Disease Complications in a Nationwide Study«, *Gastroenterology* 150, Nr. 7 (Juni 2016): 1561–67.e1, doi:10.1053/j.gastro.2016.02.041.

31 Spiller: »Hidden Dangers of Antibiotic Use«, 347–48.e1.

32 Utzeri, Erika und Usai, Paolo: »Role of Non-steroidal Anti-inflammatory Drugs on Intestinal Permeability and Nonalcoholic Fatty Liver Disease«, *World Journal of Gastroenterology* 23, Nr. 22 (Juni 2017): 3954–63, doi:10.3748/wjg.v23.i22.3954.

33 Mao, Qixing et al.: »The Ramazzini Institute 13-Week Pilot Study on Glyphosate and Roundup Administered at Human-Equivalent Dose to Sprague Dawley Rats: Effects on the Microbiome«, *Environmental Health: A Global Access Science Source* 17 (Mai 2018): 50, doi:10.1186/s12940-018-0394-x;
Lozano, Veronica L. et al.: »Sex-Dependent Impact of Roundup on the Rat Gut Microbiome«, *Toxicology Reports* 5 (2018): 96–107, doi:10.1016/j.toxrep.2017.12.005;
Aitbali, Yassine et al.: »Glyphosate-Based Herbicide Exposure Affects Gut Microbiota, Anxiety and Depression-Like Behaviors in Mice«, *Neurotoxicology and Teratology* 67 (Mai – Juni 2018): 44–49, doi:10.1016/j.ntt.2018.04.002.

34 Die Bundesregierung: »Lebensmittel in Deutschland grundsätzlich gentechnikfrei«, https://www.bundesregierung.de/breg-de/aktuelles/lebensmittel-in-deutschland-grundsaetzlich-gentechnikfrei-348862.

35 Bundesministerium für Ernährung und Landwirtschaft: »Fragen und Antworten: Gentechnik in Lebensmitteln«, 6. August 2019, https://www.bmel.de/SharedDocs/FAQs/DE/faq-gentechnikLebensmitteln/FAQ-gentechnikLebensmitteln_List.html.

36 BUND: »Was ist Glyphosat?« https://www.bund.net/umweltgifte/glyphosat.

37 Plottel und Blaser: »Microbiome and Malignancy«, 324–35.

38 Flores, R. et al.: »Fecal Microbial Determinants of Fecal and Systemic Estrogens and Estrogen Metabolites: A Cross-Sectional Study«, *Journal of Translational Medicine* 10 (Dezember 2012): 253, doi:10.1186/1479-5876-10-25.

39 Baker et al.: »Estrogen–Gut Microbiome Axis: Physiological and Clinical Implications«, 45–53.

40 Boulangé et al.: »Impact of the Gut Microbiota on Inflammation, Obesity, and Metabolic Disease«, 42.

41 Magata, F. et al.: »Lipopolysaccharide in Ovarian Follicular Fluid Influences the Steroid Production in Large Follicles of Dairy Cows«, *Animal Reproduction Science* 144, Nr. 1–2 (Jan. 2014): 6–13, doi:10.1016/j.anireprosci.2013.11.005;
Williams, E. J. et al.: »The Effect of Escherichia Coli Lipopolysaccharide and Tumour Necrosis Factor Alpha on Ovarian Function«, *American Journal of Reproductive Immunology* 60, Nr. 5 (November 2008): 462–73;

Tremellen, K. et al.: »Metabolic Endotoxemia – A Potential Novel Link Between Ovarian Inflammation and Impaired Progesterone Production«, *Gynecological Endocrinology* 31, Nr. 4 (2015): 309–12.

42 Lammers, K. M. et al.: »Gliadin Induces an Increase in Intestinal Permeability and Zonulin Release by Binding to the Chemokine Receptor CXCR3«, *Gastroenterology* 135, Nr. 1 (Juli 2008): 194–204.e3, doi:10.1053/j.gastro.2008.03.023.

43 Singh, Prashant et al.: »Global Prevalence of Celiac Disease: Systematic Review and Meta-analysis«, *Clinical Gastroenterology and Hepatology* 16, Nr. 6 (Juni 2018): 823–36, doi:10.1016/j.cgh.2017.06.037.

44 Ortiz, Catalina et al.: »Celiac Disease, Non-celiac Gluten Sensitivity and Wheat Allergy: Comparison of 3 Different Diseases Triggered by the Same Food«, *Revista Chilena de Pediatría* 88, Nr. 3 (Juni 2017): 417–23, doi:10.4067/S0370-41062017000300017.

45 Parzanese, Ilaria et al.: »Celiac Disease: From Pathophysiology to Treatment«, *World Journal of Gastrointestinal Pathophysiology* 8, Nr. 2 (Mai 2017): 27–38, doi:10.4291/wjgp.v8.i2.27.

46 Choi, Janet M. et al.: »Increased Prevalence of Celiac Disease in Patients with Unexplained Infertility in the United States«, *The Journal of Reproductive Medicine* 56, Nr. 5–6 (Mai–Juni 2011): 199–203.

47 Freeman, Hugh-James: »Reproductive Changes Associated with Celiac Disease«, *World Journal of Gastroenterology* 16, Nr. 46 (Dezember 2010): 5810–14, doi:10.3748/wjg.v16.i46.5810;
Khashan, A. S. et al.: »The Impact of Maternal Celiac Disease on Birthweight and Preterm Birth: A Danish Population-Based Cohort Study«, *Human Reproduction* 25, Nr. 2 (Feb. 2010): 528–34, doi:10.1093/humrep/dep409.

48 Jericho, Hilary und Guandalini, Stefano: »Extra-intestinal Manifestation of Celiac Disease in Children«, *Nutrients* 10, Nr. 6 (Juni 2018): 755, doi:10.3390/nu10060755.

49 Choi et al.: »Increased Prevalence of Celiac Disease in Patients with Unexplained Infertility in the United States«, 199–203.

50 Barbuzano, Javier: »Understanding How the Intestine Replaces and Repairs Itself«, *Harvard Gazette.* Zuletzt bearbeitet am 13. Juni 2019. https://news.harvard.edu/gazette/story/2017/07/understanding-how-the-intestine-replaces-and-repairs-itself/.

51 Mittal, Rahul et al.: »Neurotransmitters: The Critical Modulators Regulating Gut-Brain Axis«, *Journal of Cellular Physiology* 232, Nr. 9 (Sept. 2017): 2359–72, doi:10.1002/jcp.25518.

52 Carabotti, Marilia et al.: »The Gut-Brain Axis: Interactions Between Enteric Microbiota, Central and Enteric Nervous Systems«, *Annals of Gastroenterology* 28, Nr. 2 (April–June 2015): 203–9.

53 Mittal et al.: »Neurotransmitters: The Critical Modulators Regulating Gut-Brain Axis,« 2359–72.

54 Matsumoto, Tamaki, Ushiroyama, Takahisa, Kimura, Tetsuya, Hayashi, Tatsuya und Moritani, Toshio: »Altered Autonomic Nervous System Activity as a Potential Etiological Factor of Premenstrual Syndrome and Premenstrual Dysphoric Disorder«, *BioPsychoSocial Medicine* 1, Nr. 1 (Dezember 2007), 24, doi:10.1186/1751-0759-1-24.

55 Park, C. et al.: »Probiotics for the Treatment of Depressive Symptoms: An Anti-inflammatory Mechanism?«, *Brain, Behavior, and Immunity* 73 (Oktober 2018): 115–24, doi:10.1016/j.bbi.2018.07.006.

56 Eisenberg, V. H. et al.: »Is There an Association Between Autoimmunity and Endometriosis?«, *Autoimmunity Reviews* 11, Nr. 11 (September 2012): 806–14, doi:10.1016/j.autrev.2012.01.005.

57 Khan, K. N. et al.: »17β-Estradiol and Lipopolysaccharide Additively Promote Pelvic Inflammation and Growth of Endometriosis«, *Reproductive Sciences* 22, Nr. 5 (Mai 2015): 585–94, doi:10.1177/1933719114556487.

58 Mathias, J. R. et al.: »Relation of Endometriosis and Neuromuscular Disease of the Gastrointestinal Tract: New Insights«, *Fertility and Sterility* 70, Nr. 1 (Juli 1998): 81–88, doi:10.1016/s0015-0282(98)00096-x;
Laschke, M. W. et al.: »The Gut Microbiota: A Puppet Master in the Pathogenesis of Endometriosis?«, *American Journal of Obstetrics and Gynecology* 215, Nr. 1 (Juli 2016): 68e1–4, doi:10.1016/j.ajog.2016.02.036.

59 Laschke et al.: »The Gut Microbiota«, 68e1–4.

60 Polpeta, N. C. et al.: »Clinical and Therapeutic Aspects of Vulvodynia: The Importance of Physical Therapy«, *Minerva Ginecologica* 64, Nr. 5 (Oktober 2012): 437–45.

61 Sadownik, L. A.: »Etiology, Diagnosis, and Clinical Management of Vulvodynia«, *International Journal of Women's Health* 6 (Mai 2014): 437–39, doi:10.2147/IJWH.S37660.

62 Maintz, Laura und Novak, Natalija: »Histamine and Histamine Intolerance«, *The American Journal of Clinical Nutrition* 85, Nr. 5 (Mai 2007): 1185–96, doi:10.1093/ajcn/85.5.1185.

63 Zhu, T. H. et al.: »Estrogen Is an Important Mediator of Mast Cell Activation in Ovarian Endometriomas«, *Reproduction* 155, Nr. 1 (Januar 2016): 73–83, doi:10.1530/REP-17-0457;
Kempuraj, D. et al.: »Increased Numbers of Activated Mast Cells in Endometriosis Lesions Positive for Corticotropin-Releasing Hormone and Urocortin«, *American Journal of Reproductive Immunology* 52, Nr. 4 (2004): 267–75, doi:10.1111/j.1600-0897.2004.00224.x.

64 Anaf, V. et al.: »Pain, Mast Cells, and Nerves in Peritoneal, Ovarian, and Deep Infiltrating Endometriosis«, *Fertility and Sterility* 86, Nr. 5 (Nov. 2006): 1336–43, doi:10.1016/j.fertnstert.2006.03.057.

65 Afrin, Lawrence B. et al.: »Successful Mast-Cell-Targeted Treatment of Chronic Dyspareunia, Vaginitis, and Dysfunctional Uterine Bleeding«, *Journal of Obstetrics and Gynaecology* 39, Nr. 5 (Juli 2019): 664–69.

66 Binda, M. M. et al.: »Targeting Mast Cells: A New Way to Treat Endometriosis«, *Expert Opinion on Therapeutic Targets* 21, Nr. 1 (Januar 2017): 67–75, doi:10.1080/14728222.2017.1260548.

67 Gajdacs, M. et al.: »Resistance Levels and Epidemiology of Non-fermenting Gram-Negative Bacteria in Urinary Tract Infections of Inpatients and Outpatients (RENFUTI): A 10-Year Epidemiological Snapshot«, *Antibiotics* (Basel) 8, Nr. 3 (September 2019): ii, E143, doi:10.3390/antibiotics8030143.

68 Paalanne, N. et al.: »Intestinal Microbiome as a Risk Factor for Urinary Tract Infections in Children«, *European Journal of Clinical Microbiology and Infectious Diseases* 37, Nr. 10 (Oktober 2018): 1881–91, doi:10.1007/s10096-018-3322-7.

69 Liu, Yulan et al.: »Therapeutic Potential of Amino Acids in Inflammatory Bowel Disease«, *Nutrients* 9, Nr. 9 (August 2017): 920, doi:10.3390/nu9090920;
Lopetuso, L. R. et al.: »The Therapeutic Management of Gut Barrier Leaking: The Emerging Role for Mucosal Barrier Protectors«, *European Review for Medical and Pharmacological Sciences* 19, Nr. 6 (2015): 1066–76.

7 Woche 4

1 Institute of Medicine: »The Challenge: Chemicals in Today's Society«, Kapitel 2 in *Identifying and Reducing Environmental Health Risks of Chemicals in Our Society: Workshop Summary*. National Academies Press, Washington, DC 2014.

2 Correa, A. et al.: »Ethylene Glycol Ethers and Risks of Spontaneous Abortion and Subfertility«, *American Journal of Epidemiology* 143, Nr. 7 (April 1996): 707–17, doi:10.1093/oxfordjournals.aje.a008804;
Chen, Pau-Chung et al.: »Prolonged Time to Pregnancy in Female Workers Exposed to Ethylene Glycol Ethers in Semiconductor Manufacturing«, *Epidemiology* 13, Nr. 2 (2002): 191–96, http://www.jstor.org/stable/3703912.

3 Weatherly, Lisa M. und Gosse, Julie A.: »Triclosan Exposure, Transformation, and Human Health Effects«, *Journal of Toxicology and Environmental Health, Part B: Critical Reviews* 20, Nr. 8 (2017): 447–69, doi:10.1080/10937404.2017.1399306.

4 Cao, Xin-Yuan et al.: »Impact of Triclosan on Female Reproduction Through Reducing Thyroid Hormones to Suppress Hypothalamic Kisspeptin Neurons in Mice«, *Frontiers in Molecular Neuroscience* 19 (Januar 2018), doi:10.3389/fnmol.2018.00006.

5 Engeli, Roger T. et al.: »Interference of Paraben Compounds with Estrogen Metabolism by Inhibition of 17β-Hydroxysteroid Dehydrogenases«, *International Journal of Molecular Sciences* 18, Nr. 9 (September 2017): 2007, doi: 10.3390/ijms18092007.

6 Meeker, John D. et al.: »Phthalates and Other Additives in Plastics: Human Exposure and Associated Health Outcomes«, *Philosophical Transactions of the Royal Society of London: Series B, Biological Sciences* 364, Nr. 1526 (Juli 2009): 2097–113, doi:10.1098/rstb.2008.0268;
Benjamin, Sailas et al.: »Phthalates Impact Human Health: Epidemiological Evidences and Plausible Mechanism of Action«, *Journal of Hazardous Materials* 340 (Oktober 2017): 360–83, doi:10.1016/j.jhazmat.2017.06.036;

Parlett, Lauren E. et al.: »Women's Exposure to Phthalates in Relation to Use of Personal Care Products«, *Journal of Exposure Science and Environmental Epidemiology* 23, Nr. 2 (März 2013): 197–206, doi:10.1038/jes.2012.105.

7 Kunisue, Tatsuya et al.: »Urinary Concentrations of Benzophenone-Type UV Filters in U.S. Women and Their Association with Endometriosis«, *Environmental Science and Technology* 46, Nr. 8 (März 2012): 4624–32, doi:10.1021/es204415a.

8 Demır, Mehmet et al.: »Effects of Acute Toluene Toxicity on Different Regions of Rabbit Brain«, *Analytical Cellular Pathology* 2017 (März 2017): 2805370, doi:10.1155/2017/2805370.

9 »Dioxins and Their Effects on Human Health«, *World Health Organization*, 4. Oktober 2016, https://www.who.int/en/news-room/fact-sheets/detail/dioxins-and-their-effects-on-human-health.

10 »Dioxins and Their Effects on Human Health« World Health Organization.

11 Spektrum.de: »Atrazin«, *Lexikon der Biologie*, https://www.spektrum.de/lexikon/biologie/atrazin/5914;
Römer, Gunnar und Messner, Patrick: »Atrazin«, *DocCheckFlexikon*. https://flexikon.doccheck.com/de/Atrazin;
Häne, Stefan: »Zu giftig für die Schweiz – aber exportierbar allemal«, *Baseler Zeitung*, 15.03.2019. https://www.bazonline.ch/schweiz/standard/zu-giftig-fuer-die-schweiz-aber-exportierbar-allemal/story/12050290.

12 Venerosi, A. et al.: »Sex Dimorphic Behaviors as Markers of Neuroendocrine Disruption by Environmental Chemicals: The Case of Chlorpyrifos«, *Neuro-Toxicology* 33, Nr. 6 (Dezember 2012): 1420–26, doi:10.1016/j.neuro.2012.08.009;
Slotkin, T. A.: »Does Early-Life Exposure to Organophosphate Insecticides Lead to Prediabetes and Obesity?«, *Reproductive Toxicology* 31, Nr. 3 (April 2011): 297–301, doi:10.1016/j.reprotox.2010.07.012.

13 Hayes, Tyrone B. et al.: »Atrazine Induces Complete Feminization and Chemical Castration in Male African Clawed Frogs (Xenopus Laevis)«, Proceedings of the National Academy of Sciences 107, Nr. 10 (März 2010): 4612–17.

14 Cooper, R. L. et al.: »Atrazine and Reproductive Function: Mode and Mechanism of Action Studies«, *Birth Defects Research, Part B: Developmental and Reproductive Toxicology* 80, Nr. 2 (April 2007): 96–112, doi:10.1002/bdrb.20110;
Benachour, N. et al.: »Cytotoxic Effects and Aromatase Inhibition by Xenobiotic Endocrine Disrupters Alone and in Combination«, *Toxicology and Applied Pharmacology* 222, Nr. 2 (Juli 2007): 129–40, doi:10.1016/j.taap.2007.03.033;
Hayes, Tyrone B.: »There Is No Denying This: Defusing the Confusion About Atrazine«, *BioScience* 54, Nr. 12 (Dezember 2004): 1138–49, doi:10.1641/0006-3568(2004)054[1138:TINDTD]2.0.CO;2.

15 Vandenberg, Laura N. et al.: »Hormones and Endocrine-Disrupting Chemicals: Low-Dose Effects and Non-monotonic Dose Responses«, *Endocrine Reviews* 33, Nr. 3 (Juni 2012): 378–455, doi:10.1210/er.2011-1050.

16 Connett, P.: »50 Reasons to Oppose Fluoridation«, *Medical Veritas* 1 (2004): 70–80, doi:10.1588/medver.2004.01.00014.

17 Unüvar, Tolga und Büyükgebiz, Atilla: »Fetal and Neonatal Endocrine Disruptors«, *Journal of Clinical Research in Pediatric Endocrinology* 4, Nr. 2 (Juni 2012): 51–60, doi:10.4274/jcrpe.569.

18 Alonso-Magdalena, Paloma et al.: »The Estrogenic Effect of Bisphenol A Disrupts Pancreatic β-Cell Function In Vivo and Induces Insulin Resistance«, *Environmental Health Perspectives* 114, Nr. 1 (Januar 2006): 106–12, doi:10.1289/ehp.8451;
Piazza, Mauri José und Urbanetz, Almir Antônio: »Environmental Toxins and the Impact of Other Endocrine Disrupting Chemicals in Women's Reproductive Health«, *JBRA Assisted Reproduction* 23, Nr. 2 (April 2019): 154–64, doi:10.5935/1518-0557.20190016;
Vandenberg et al.: »Hormones and Endocrine-Disrupting Chemicals«, 378–455.

19 Rönn, Monika et al.: »Bisphenol A Is Related to Circulating Levels of Adiponectin, Leptin and Ghrelin, but Not to Fat Mass or Fat Distribution in Humans«, *Chemosphere* 112 (Oktober 2014): 42–48, doi:10.1016/j.chemosphere.2014.03.042.

20 Rubin, B. S. et al.: »The Case for BPA as an Obesogen: Contributors to the Controversy«, *Frontiers in Endocrinology* 10 (Februar 2019): 30, doi:10.3389/fendo.2019.00030.

21 Hunt, Patricia A. et al.: »Bisphenol A Alters Early Oogenesis and Follicle Formation in the Fetal Ovary of the Rhesus Monkey«, *Proceedings of the National Academy of Sciences* 109, Nr. 43 (Oct. 2012): 17525–30, doi:10.1073/pnas.1207854109.

22 Peretz, Jackye et al.: »Bisphenol A Impairs Follicle Growth, Inhibits Steroidogenesis, and Downregulates Rate-Limiting Enzymes in the Estradiol Biosynthesis Pathway«, *Toxicological Sciences* 119, Nr. 1 (Januar 2011): 209–17, doi:10.1093/toxsci/kfq319.

23 Wang, Wei et al.: »In Utero Bisphenol A Exposure Disrupts Germ Cell Nest Breakdown and Reduces Fertility with Age in the Mouse«, *Toxicology and Applied Pharmacology* 276, Nr. 2 (April 2014): 157–64, doi:10.1016/j.taap.2014.02.009.

24 Kurzer, M. S. und Xu, X.: »Dietary Phytoestrogens«, *Annual Review of Nutrition* 17 (Juli 1997): 353–81, doi:10.1146/annurev.nutr.17.1.353.

25 Branca, F. und Lorenzetti, S.: »Health Effects of Phytoestrogens«, *Forum of Nutrition* 57 (2005): 100–11;
Bryant, M. et al.: »Effect of Consumption of Soy Isoflavones on Behavioural, Somatic and Affective Symptoms in Women with Premenstrual Syndrome«, *British Journal of Nutrition* 93, Nr. 5 (Mai 2005): 731–39, doi:10.1079/bjn20041396.

26 Phipps, W. R. et al.: »Effect of Flax Seed Ingestion on the Menstrual Cycle«, *The Journal of Clinical Endocrinology and Metabolism* 77, Nr. 5 (November 1993): 1215–19, doi:10.1210/jcem.77.5.8077314.

27 Rietjens, Ivonee M. C. M. et al.: »The Potential Health Effects of Dietary Phytoestrogens«, *British Journal of Pharmacology* 174, Nr. 11 (Juni 2017): 1263–80, doi:10.1111/bph.13622.

28 Bryant et al.: »Effect of Consumption of Soy Isoflavones on Behavioural, Somatic and Affective Symptoms in Women with Premenstrual Syndrome«, 731–39.

29 Sears, Margaret E. et al.: »Arsenic, Cadmium, Lead, and Mercury in Sweat: A Systematic Review«, *Journal of Environmental and Public Health* 2012 (2012): 184745, doi:10.1155/2012/184745.

30 Gu, Xinsheng und Manautou, Jose E.: »Molecular Mechanisms Underlying Chemical Liver Injury«, *Expert Reviews in Molecular Medicine* 14 (Februar 2012): e4, doi:10.1017/S1462399411002110.

31 Jackson, Erin et al.: »Adipose Tissue as a Site of Toxin Accumulation«, *Comprehensive Physiology* 7, Nr. 4 (Sept. 2017): 1085–135, doi:10.1002/cphy.c160038.

32 Samavat, H. und Kurzer, MS: »Estrogen Metabolism and Breast Cancer«, *Cancer Lett.* 2015;356:231–43, doi:10.1016/j.canlet.2014.04.018.

33 Cavalieri, Ercole L. und Rogan, Eleanor G.: »Depurinating Estrogen-DNA Adducts, Generators of Cancer Initiation: Their Minimization Leads to Cancer Prevention«, *Clinical and Translational Medicine* 5, Nr. 1 (März 2016): 12, doi:10.1186/s40169-016-0088-3.

34 Samavat, Hamed und Kurzer, Mindy S.: »Estrogen Metabolism and Breast Cancer«, *Cancer Letters* 356, Nr. 2, Teil A (Januar 2015): 231–43, doi:10.1016/j.canlet.2014.04.018.

35 Lakhani, N. J., Sarkar, M. A., Venitz, J., Figg, W. D.: »2-Methoxyestradiol, A Promising Anticancer Agent«, *Pharmacotherapy* 23 (2003): 165–72. doi:10.1592/phco.23.2.165.32088.

36 Yager, James D.: »Catechol-O-Methyltransferase: Characteristics, Polymorphisms and Role in Breast Cancer«, *Drug Discovery Today: Disease Mechanisms* 9, Nr. 1–2 (Juni 2012), e41-e46. doi:10.1016/j.ddmec.2012.10.002;
Worda, C.: »Influence of the Catechol-O-Methyltransferase (COMT) Codon 158 Polymorphism on Estrogen Levels in Women«, *Human Reproduction* 18, Nr. 2 (Februar 2003), 262–66, doi:10.1093/humrep/deg059.

37 Regland, B. et al.: »Increased Concentrations of Homocysteine in the Cerebrospinal Fluid in Patients with Fibromyalgia and Chronic Fatigue Syndrome«, *Scandinavian Journal of Rheumatology* 26, Nr. 4 (1997): 301–7, doi:10.3109/03009749709105320;
Knezevic, Nebojsa, Tverdohleb, Tatiana, Knezevic, Ivana und Candido, Kenneth: »The Role of Genetic Polymorphisms in Chronic Pain Patients«, *International Journal of Molecular Sciences* 19, Nr. 6 (Juni 2018), 1707, doi:10.3390/ijms19061707.

38 Mukhopadhyay, R. et al.: »MTHFR C677T and Factor V Leiden in Recurrent Pregnancy Loss: A Study Among an Endogamous Group in North India«, *Genetic Testing and Molecular Biomarkers* 13, Nr. 6 (Dezember 2009): 861–65, doi:10.1089/gtmb.2009.0063;

del Rosario Rodríguez-Guillén. María et al.: »Maternal MTHFR Polymorphisms and Risk of Spontaneous Abortion«, *Salud Pública de México* 51, Nr. 1 (Januar–Februar 2009): 19–25.

39 »Non-alcoholic Fatty Liver Disease«, Genetics Home Reference,https://medlineplus.gov/genetics/condition/non-alcoholic-fatty-liver-disease/#statistics.

40 Vargas-Mendoza, Nancy et al.: »Hepatoprotective Effect of Silymarin«, *World Journal of Hepatology* 6, Nr. 3 (März 2014): 144–49, doi:10.4254/wjh.v6.i3.144.

8 Woche 5

1 Zhu, Chaojuan et al.: »Exogenous Melatonin in the Treatment of Pain: A Systematic Review and Meta-analysis,« *Oncotarget* 8, Nr. 59 (Okt. 2017): 100582-92, doi:10.18632/oncotarget.21504.

2 Shechter und Boivin: »Sleep, Hormones, and Circadian Rhythms Throughout the Menstrual Cycle in Healthy Women and Women with Premenstrual Dysphoric Disorder,« 259345; Jacqueline D. Kloss et al.: »Sleep, Sleep Disturbanceund Fertility in Women,« *Sleep Medicine Reviews* 22 (Aug. 2015): 78-87, doi:10.1016/j.smrv. 2014.10.005.

3 Attarchi, M. et al.: »Characteristics of Menstrual Cycle in Shift Workers,« *Global Journal of Health Science* 5, Nr. 3 (Feb. 2013): 163-72, doi:10.5539/gjhs.v5n3p163;
C. C. Lawson et al.: »Rotating Shift Work and Menstrual Cycle Characteristics,« *Epidemiology* 22, Nr. 3 (Mai 2011): 305-12, doi:10.1097/EDE.0b013e3182130016.

4 Tamura, Hiroshi et al.: »The Role of Melatonin as an Antioxidant in the Follicle,« *Journal of Ovarian Research* 5 (Jan. 2012): 5, doi:10.1186/1757-2215-5-5.

5 Kloss et al.: »Sleep, Sleep Disturbance, and Fertility in Women,« 78-87.

6 Whirledge, S. und Cidlowski, J. A.: »Glucocorticoids, Stress, and Fertility,« *Minerva Endocrinologica* 35, Nr. 2 (2010): 109-25.

7 Tsigos, C. und Chrousos, G. P.: »Hypothalamic–Pituitary–Adrenal Axis, Neuroendocrine Factors and Stress,« *Journal of Psychosomatic Research* 53, Nr. 4 (Okt. 2002): 865-71, doi:10.1016/s0022-3999(02)00429-4; D. Toufexis et al.: »Stress and the Reproductive Axis,« *Journal of Neuroendocrinology* 26, Nr. 9 (Sept. 2014): 573–86, doi: 10.1111/jne.12179.

8 Roney, J. R., and Simmons, Z. L.: »Elevated Psychological Stress Predicts Reduced Estradiol Concentrations in Young Women,« *Adaptive Human Behavior and Physiology 1*, Nr. 30 (März 2015): 30-40, doi:10.1007/s40750-014-0004-2.

9 Whirledge und Cidlowski: »Glucocorticoids, Stress and Fertility,« 109-25.

10 Michael, A. E. et al.: »Direct Inhibition of Ovarian Steroidogenesis by Cortisol and the Modulatory Role of 11 β-Hydroxysteroid Dehydrogenase,« *Clinical Endocrinology* 38, Nr. 6 (Juni 1993): 641–44, doi:10.1111/j.1365-2265.1993.tb02147.x.

11 Michael et al.: »Direct Inhibition of Ovarian Steroidogenesis by Cortisol and the Modulatory Role of 11 β-Hydroxysteroid Dehydrogenase,« 641-44; Tsigos and Chrousos: »Hypothalamic–Pituitary–Adrenal Axis, Neuroendocrine Factors and Stress,« 865-71.

12 Leo, Joyce C. L. et al.: »Glucocorticoid and Mineralocorticoid Cross-Talk with Progesterone Receptor to Induce Focal Adhesion and Growth Inhibition in Breast Cancer Cells,« *Endocrinology* 145, Nr. 3 (März 2004): 1314-21, https://doi.org/10.1210/en.2003-0732.

13 Jimena, P. et al.: »Adrenal Hormones in Human Follicular Fluid,« *Acta Endocrinologica* (Copenhagen) 127, Nr. 5 (Nov. 1992): 403-6, doi:10.1530/acta.0.1270403.

14 Tsigos und Chrousos: »Hypothalamic–Pituitary–Adrenal Axis, Neuroendocrine Factors and Stress,« 865-71.

15 ebenda

16 Kadiyala, R. et al.: »Thyroid Dysfunction in Patients with Diabetes: Clinical Implications and Screening Strategies,« *The International Journal of Clinical Practice* 64, Nr. 8 (Juli 2010): 1130-39, doi:10.1111/j.1742-1241.2010.02376.x.

17 Tatomir, Alexandru et al.: »The Impact of Stress and Glucocorticoids on Memory,« *Clujul Medical* 87, Nr. 1 (Jan. 2014): 3-6, doi:10.15386/cjm.2014.8872.871.at1cm2; Panagiotis Anagnostis et al.: »The Pathogenetic Role of Cortisol in the Metabolic Syndrome: A Hypothesis,« *The Journal of Clinical Endocrinology and Metabolism* 94, Nr. 8 (Aug. 2009): 2692-701, doi:10.1210/jc.2009-0370.

18 Kelly et al.: »Breaking Down the Barriers,« 392.

19 Taylor, S. E. et al.: »Biobehavioral Responses to Stress in Females: Tend-and-Befriend, Not Fight-or-Flight,« *Psychological Review* 107, Nr. 3 (Juli 2000): 411-29, http://dx.doi.org/10.1037/0033-295X.107.3.411.

20 Powell, Daniel J. und Schlotz, Wolff: »Daily Life Stress and the Cortisol Awakening Response: Testing the Anticipation Hypothesis,« *PlOS One* 7, Nr. 12 (Dez. 2012): e52067, doi:10.1371/journal. pone.0052067.

21 Powell und Schlotz: »Daily Life Stress and the Cortisol Awakening Response,« e52067.

22 Oschman, James L. et al.: »The Effects of Grounding (Earthing) on Inflammation, the Immune Response, Wound Healing, and Prevention and Treatment of Chronic Inflammatory and Autoimmune Diseases,« *Journal of Inflammation Research* 8 (März 2015): 83-96, doi:10.2147/JIR.S69656;
Gaétan Chevalier et al.: »Earthing: Health Implications of Reconnecting the Human Body to the Earth's Surface Electrons,« *Journal of Environmental and Public Health* 2012 (Jan. 2012): 291541, doi:10.1155/2012/291541.

23 Chevalier et al.: »Earthing: Health Implications of Reconnecting the Human Body to the Earth's Surface Electrons,« 291541.

24 Smolensky, M. H. et al.: »Circadian Disruption: New Clinical Perspective of Disease Pathology and Basis for Chronotherapeutic Intervention,« *Chronobiology International* 33, Nr. 8 (2016): 1101-19, doi:10.1080/07420528. 2016.1184678.

25 Kayaba, M. et al.: »The Effect of Nocturnal Blue Light Exposure from Light-Emitting Diodes on Wakefulness and Energy Metabolism the Following Morning,« *Environmental Health and Preventive Medicine* 19, Nr. 5 (Sept. 2014): 354-61, doi:10.1007/s12199-014-0402-x.

26 Loprinzi, Paul D. und Cardinal, Bradley J.: »Association Between Objectively Measured Physical Activity and Sleep, NHANES 2005–2006,« *Mental Health and Physical Activity* 4, Nr. 2 (Dez. 2011): 65-69, doi:10.1016/j.mhpa. 2011.08.001;
L. Larun et al.: »Exercise Therapy for Chronic Fatigue Syndrome,« *Cochrane Database of Systematic Reviews* 12 (Dez. 2016): CD003200, doi:10.1002/ 14651858.CD003200.pub6.

27 Ebrahim, O. et al.: »Alcohol and Sleep I: Effects on Normal Sleep,« *Alcoholism: Clinical and Experimental Research* 37, Nr. 4 (April 2013): 539-49, doi:10.1111/acer.12006.

9 Woche 6

1 Vanderpump, M. P. J. et al.: »The Incidence of Thyroid Disorders in the Community: A Twenty-Year Follow-Up of the Whickham Survey,« *Clinical Endocrinology* 43, Nr. 1 (Juli 1995): 55-68, doi:10.1111/j.1365-2265.1995.tb01894.x.

2 Koutras: »Disturbances of Menstruation in Thyroid Disease,« 280-84.

3 Ebenda.

4 Ebenda.

5 Rugge, J. B. et al.: »Screening and Treatment of Thyroid Dysfunction: An Evidence Review for the U.S. Preventive Services Task Force,« *Annals of Internal Medicine* 162, Nr. 1 (Jan. 2015): 35-45, doi:10.7326/M14-1456.

6 Fatourechi, Vahab: »Subclinical Hypothyroidism: An Update for Primary Care Physicians,« *Maio Clinic Proceedings* 84, Nr. 1 (Jan. 2009): 65-71, doi: 10.1016/S0025-6196(11)60809-4.

7 Fedail, J. S. et al.: »Roles of Thyroid Hormones in Follicular Development in the Ovary of Neonatal and Immature Rats,« *Endocrine* 46, Nr. 3 (Aug. 2014): 594-604, doi:10.1007/s12020-013-0092-y.

8 Poppe, K. et al.: »Thyroid Disease and Female Reproduction,« *Clinical Endocrinology* 66, Nr. 3 (März 2007): 309-21, doi:10.1111/j.1365-2265.2007.02752.x.

9 Rodríguez-Castelán, J. et al.: »Hypothyroidism Reduces the Size of Ovarian Follicles and Promotes Hypertrophy of Periovarian Fat with Infiltration of Macrophages in Adult Rabbits,« *BioMed Research International* 2017 (2017): 3795950, doi:10.1155/2017/3795950.

10 Gierach, M. et al.: »Insulin Resistance and Thyroid Disorders,« *Endokrynologia Polska* 65, Nr. 1 (2014): 70-76, doi:10.5603/EP.2014.0010.

11 Yu, Qun und Wang, Jin-Bei: »Subclinical Hypothyroidism in PCOS: Impact on Presentation, Insulin Resistance, and Cardiovascular Risk,« *BioMed Research International* 2016 (2016): 2067087, doi:10.1155/2016/2067087.

12 Selva, David M. et al.: »Thyroid Hormones Act Indirectly to Increase Sex Hormone-Binding Globulin Production by Liver via Hepatocyte Nuclear Factor-4α,« *Journal of Molecular Endocrinology* 43, Nr. 1 (Juli 2009): 19-27, doi:10.1677/JME-09-0025.

13 Dumoulin, S. C. et al.: »Opposite Effects of Thyroid Hormones on Binding Proteins for Steroid Hormones (Sex Hormone-Binding Globulin and Corticosteroid-Binding Globulin) in Humans,« *European Journal of Endocrinology* 132, Nr. 5 (Mai 1995): 594-98, doi:10.1530/eje.0.1320594.

14 Jefferys, Amanda et al.: »Thyroid Dysfunction and Reproductive Health,« *The Obstetrician and Gynaecologist* 17, Nr. 1 (2015): 39-45, https://doi.org/10.1111/tog.12161.

15 Squizzato, A. et al.: »Thyroid Dysfunction and Effects on Coagulation and Fibrinolysis: A Systematic Review,« *The Journal of Clinical Endocrinology and Metabolism* 92, Nr. 7 (Juli 2007): 2415-20, doi:10.1210/jc.2007-0199;

P. P. Vescovi et al.: »The Spectrum of Coagulation Abnormalities in Thyroid Disorders,« *Seminars in Thrombosis and Hemostasis* 37, Nr. 1 (Feb. 2011): 7-10, doi:10.1055/s-0030-1270065.

16 Miller, Elizabeth M.: »The Reproductive Ecology of Iron in Women,« *American Journal of Physical Anthropology* 159 (2016), 172-95, doi:10.1002/ajpa.22907.

17 Allan, W. C. et al.: »Maternal Thyroid Deficiency and Pregnancy Complications: Implications for Population Screening,« *Journal of Medical Screening* 7, Nr. 3 (2000): 127-30, doi:10.1136/jms. 7.3.127

18 Stagnaro-Green, A.: »Overt Hyperthyroidism and Hypothyroidism During Pregnancy,« *Clinical Obstetrics and Gynecology* 54, Nr. 3 (Sept. 2011): 478-87, doi:10.1097/GRF.0b013e3182272f32.

19 Tomer, Yaron und Huber, Amanda: »The Etiology of Autoimmune Thyroid Disease: A Story of Genes and Environment,« *Journal of Autoimmunity* 32, Nr. 3-4 (Mai 2009): 231-39, doi:10.1016/j.jaut. 2009.02.007.

20 Vélez, María L. et al.: »Bacterial Lipopolysaccharide Stimulates the Thyrotropin-Dependent Thyroglobulin Gene Expression at the Transcriptional Level by Involving the Transcription Factors Thyroid Transcription Factor-1 and Paired Box Domain Transcription Factor 8,« *Endocrinology* 147, Nr. 7 (Juli 2006): 3260-75, http://doi.org/10.1210/en.2005-0789;

Mori, K. et al.: »Does the Gut Microbiota Trigger Hashimoto's Thyroiditis?,« *Discovery Medicine* 14, Nr. 78 (Nov. 2012): 321-26.

21 Yaglova, N. V.: »Regulation of Thyroid and Pituitary Function by Bacterial Lipopolysaccharide,« *Biomeditsinskaya Khimiya* 56 (Jan. 2010): 179-86, doi:10.18097/pbmc20105602179.

22 Santin, Ana Paula und Weber Furlanetto, Tania: »Role of Estrogen in Thyroid Function and Growth Regulation,« *Journal of Thyroid Research* 2011 (Mai 2011): 875125, doi:10.4061/2011/875125.

23 Gunton, J. E. et al.: »Iodine Deficiency in Ambulatory Participants at a Sydney Teaching Hospital: Is Australia Truly Iodine Replete?,« *The Medical Journal of Australia* 171, Nr. 9 (Nov. 1999): 467-70.

24 Katagiri, Ryoko et al.: »Effect of Excess Iodine Intake on Thyroid Diseases in Different Populations: A Systematic Review and Meta-analyses Including Observational Studies,« *PlOS One* 12, Nr. 3 (Mai 2017): e0173722, doi:10.1371/journal.pone.0173722.

25 Walter, Kimberly N. et al.: »Elevated Thyroid Stimulating Hormone Is Associated with Elevated Cortisol in Healthy Young Men and Women,« *Thyroid Research* 5, Nr. 1 (2012): 13, https://doi.org/10.1186/1756-6614-5-13;

Helmreich, Dana L. et al.: »Relation Between the Hypothalamic-Pituitary-Thyroid (HPT) Axis and the Hypothalamic-Pituitary-Adrenal (HPA) Axis During Repeated Stress,« *Neuroendocrinology* 81, Nr. 3 (2005): 183-92, https://doi.org/10.1159/000087001.

26 Turyk, Mary E. et al.: »Relationships of Thyroid Hormones with Polychlorinated Biphenyls, Dioxins, Furans, and DDE in Adults,« *Environmental Health Perspectives* 115, Nr. 8 (Aug. 2007): 1197-203, doi:10.1289/ehp.10179.

27 Wolff, J.: »Perchlorate and the Thyroid Gland,« *Pharmacological Reviews* 50, Nr. 1 (März 1998): 89-105.

28 Nainggolan, Lisa: »Are Flame Retardants Driving Some of Thyroid Cancer Increase?,« Medscape, 1. April 2017, https://www.medscape.com/viewarticle/878087.

29 Moriyama, Kenji et al.: »Thyroid Hormone Action Is Disrupted by Bisphenol A as an Antagonist,« *The Journal of Clinical Endocrinology and Metabolism* 87, Nr. 11 (Nov. 2002): 5185-90, doi:10.1210/jc.2002-020209.

30 Zoeller, Thomas R.: »Environmental Chemicals as Thyroid Hormone Analogues: New Studies Indicate that Thyroid Hormone Receptors Are Targets of Industrial Chemicals?,« *Molecular and Cellular Endocrinology* 242 (2005): 10-15, http://citeseerx.ist.psu.edu/viewdoc/download?doi=10.1.1.326. 6016&rep=rep1&type=pdf.

31 Jereczek-Fossa, B. A. et al.: »Radiotherapy-Induced Thyroid Disorders,« *Cancer Treatment Reviews* 30, Nr. 4 (Juni 2004): 369-84, doi:10.1016/j.ctrv.2003.12.003

32 Han, M. A. et al.: »Diagnostic X-Ray Exposure and Thyroid Cancer Risk: Systematic Review and Meta-analysis,« *Thyroid* 28, Nr. 2 (Feb. 2018): 220-28, doi:10.1089/thy.2017.0159

33 Mortavazi, Seyed et al.: »Alterations in TSH and Thyroid Hormones Following Mobile Phone Use,« *Oman Medical Journal* 24, Nr. 4 (Okt. 2009): 274-78, doi:10.5001/omj.2009.56.

34 Redman, Leanne M. und Ravussin, Eric: »Caloric Restriction in Humans: Impact on Physiological, Psychologica, and Behavioral Outcomes,« *Antioxidants & Redox Signaling* 14, Nr. 2 (January 2011), 275-87, doi:10.1089/ars.2010.3253.

35 Fallah, S. et al.: »Effect of Contraceptive Pill on the Selenium and Zinc Status of Healthy Subjects,« *Contraception* 80, Nr. 1 (Juli 2009): 40-43, doi:10.1016/j.contraception.2009.01.010.

36 Khalili: »Risk of Inflammatory Bowel Disease with Oral Contraceptives and Menopausal Hormone Therapy,« 193-97.

37 Westhoff, Carolyn L. et al.: »Using Changes in Binding Globulins to Assess Oral Contraceptive Compliance,« *Contraception* 87, Nr. 2 (Feb. 2013): 176-81, doi:10.1016/j.contraception.2012. 06.003.

38 Sategna-Guidetti, C. et al.: »Prevalence of Thyroid Disorders in Untreated Adult Celiac Disease Patients and Effect of Gluten Withdrawal: An Italian Multicenter Study,« *The American Journal of Gastroenterology* 96, Nr. 3 (März 2001): 751-57, doi:10.1111/j.1572-0241.2001.03617.x.

39 Nishiyama, S. et al.: »Zinc Supplementation Alters Thyroid Hormone Metabolism in Disabled Patients with Zinc Deficiency,« *Journal of the American College of Nutrition* 13, Nr. 1 (1994): 62-67, https://doi.org/10.1080/07315724.1994.10718373.

40 Ventura, Mara et al.: »Selenium and Thyroid Disease: From Pathophysiology to Treatment,« *International Journal of Endocrinology* 2017 (2017): 1-9, https://doi.org/10.1155/2017/1297658.

41 Ghiya, Ronak und Ahmad, Shema: »SUN-591 Severe Iron-Deficiency Anemia Leading to Hypothyroidism,« *Journal of the Endocrine Society* 3, Suppl. 1 (April-Mai 2019), https://doi.org/10. 1210/js.2019-sun-591.

42 Hunt, Janet R.: »Bioavailability of Iron, Zinc, and Other Trace Minerals from Vegetarian Diets,« *The American Journal of Clinical Nutrition* 78, Nr. 3 (Sept. 2003), 633S-39S, doi:10.1093/ajcn/78.3.633s.

43 Wang, Kunling et al.: »Severely Low Serum Magnesium Is Associated with Increased Risks of Positive Anti-thyroglobulin Antibody and Hypothyroidism: A Cross-Sectional Study,« *Scientific Reports* 8, Nr. 1 (2. Juli 2018), doi:10.1038/s41598-018-28362-5.

44 Abbasalizad Farhangi, Mahdieh et al.: »The Effect of Vitamin A Supplementation on Thyroid Function in Premenopausal Women,« *Journal of the American College of Nutrition* 31, Nr. 4 (2012): 268-74. https://doi.org/10.1080/07315724.2012.10720431;
Julie Brossaud et al.: »Vitamin A, Endocrine Tissues and Hormones: Interplay and Interactions,« *Endocrine Connections* 6, Nr. 7 (9. Aug. 2017): R121–30, doi:10.1530/EC-17-0101.

45 Rodrigo Mora, V. et al.: »Vitamin Effects on the Immune System: Vitamins A and D Take Centre Stage,« *Nature Reviews: Immunology* 8, Nr. 9 (Sept. 2008): 685-98.

10 Nach den 6 Wochen

1 Russo, Ethan: »Cannabis Treatments in Obstetrics and Gynecology: A Historical Review,« *Journal of Cannabis Therapeutics* 2, Nr. 3-4 (2002): 5-35, doi: 10.1300/J175v02n03_02.

2 Walker, O. S. et al.: »The Role of the Endocannabinoid System in Female Reproductive Tissues,« *Journal of Ovarian Research* 12, Nr. 3 (2019), doi:10.1186/s13048-018-0478-9; Jerome Bouaziz et al.: »The Clinical Significance of Endocannabinoids in Endometriosis Pain Management,« *Cannabis and Cannabinoid Research* 2, Nr. 1 (Dez. 2017), http://doi.org/10.1089/can.2016.0035.

3 Hellhammer, Juliane et al.: »A Soy-Based Phosphatidylserine/Phosphatidic Acid Complex (PAS) Normalizes the Stress Reactivity of Hypothalamus-Pituitary-Adrenal-Axis in Chronically Stressed Male Subjects: A Randomized, Placebo-Controlled Study,« *Lipids in Health and Disease* 13 (31. Juli 2014): 121, doi:10.1186/1476-511X-13-121.

4 Camfield, David A. et al.: »The Effects of Multivitamin Supplementation on Diurnal Cortisol Secretion and Perceived Stress,« *Nutrients* 5, Nr. 11 (Nov. 2013): 4429-50, doi:10.3390/nu5114429.

5 Jaroenporn et al.: »Effects of Pantothenic Acid Supplementation on Adrenal Steroid Secretion from Male Rats,« 1205-8.

6 Patak, P. et al.: »Vitamin C Is an Important Cofactor for Both Adrenal Cortex and Adrenal Medulla,« *Endocrine Research* 30, Nr. 4 (Nov. 2004): 871-75.

7 Henmi, Hirofumi et al.: »Effects of Ascorbic Acid Supplementation on Serum Progesterone Levels in Patients with a Luteal Phase Defect,« *Fertility and Sterility* 80, Nr. 2 (Aug. 2003): 459-61, doi:10.1016/S0015-0282(03)00657-5.

8 Singh, Narendra et al.: »An Overview on Ashwagandha: A Rasayana (Rejuvenator) of Ayurveda,« *African Journal of Traditional, Complementary, and Alternative Medicines* 8, Suppl. 5 (2011): 208-13, doi:10.4314/ajtcam.v8i5S.9.

9 Adams, Case: »Ashwagandha Can Treat More than 50 Medical Conditions,« Heal Naturally, 5. Feb. 2013, http://www.realnatural.org/over-fifty-recent-studies-prove-ashwagandhas-potential-for-treating-a-myriad-of-conditions/.

10 Manheimer, Eric W. et al.: »Paleolithic Nutrition for Metabolic Syndrome: Systematic Review and Meta-analysis,« *The American Journal of Clinical Nutrition* 102, Nr. 4 (Okt. 2015): 922-32, doi:10.3945/ajcn.115.113613;
Ian Spreadbury: »Comparison with Ancestral Diets Suggests Dense Acellular Carbohydrates Promote an Inflammatory Microbiota, and Mai Be the Primary Dietary Cause of Leptin Resistance and Obesity,« *Diabetes, Metabolic Syndrome and Obesity: Targets and Therapy* 5 (2012): 175-89, doi:10.2147/DMSO.S33473.

11 Unfer, Vittorio et al.: »Effects of Inositol(s) in Women with PCOS: A Systematic Review of Randomized Controlled Trials,« *International Journal of Endocrinology* 2016 (2016): 1849162, doi:10.1155/2016/1849162.

12 Nordio, M. und Proietti, E.: »The Combined Therapy with Myo-inositol and D-chiro-inositol Reduces the Risk of Metabolic Disease in PCOS Overweight Patients Compared to Myo-inositol Supplementation Alone,« *European Review for Medical and Pharmacological Sciences* 16, Nr. 5 (Mai 2012): 578-81.

13 Leigh Broadhurst, C. und Domenico, Philip: »Clinical Studies on Chromium Picolinate Supplementation in Diabetes Mellitus – A Review,« *Diabetes Technology and Therapeutics* 8, Nr. 6 (Dez. 2006): 677-87.

14 Jamilian, M. et al.: »Effects of Zinc Supplementation on Endocrine Outcomes in Women with Polycystic Ovary Syndrome: A Randomized, Double-Blind, Placebo-Controlled Trial,« *Biological Trace Element Research* 170, Nr. 2 (April 2016): 271-78, doi:10.1007/s12011-015-0480-7.

15 Foroozanfard, F. et al.: »Effects of Zinc Supplementation on Markers of Insulin Resistance and Lipid Profiles in Women with Polycystic Ovary Syndrome: A Randomized, Double-Blind, Placebo-Controlled Trial,« *Experimental and Clinical Endocrinology and Diabetes* 123, Nr. 4 (April 2015): 215-20, doi:10.1055/s-0035-1548790.

16 Krul-Poel, Y. H. M. et al.: »Vitamin D and Metabolic Disturbances in Polycystic Ovary Syndrome (PCOS): A Cross-Sectional Study,« *PlOS One* 13, Nr. 12 (Dez. 4, 2018): e0204748, doi:10.1371/journal. pone.0204748.

17 Lin, Ming-Wei und Wu, Meng-Hsing: »The Role of Vitamin D in Polycystic Ovary Syndrome,« *The Indian Journal of Medical Research* 142, Nr. 3 (Sept. 2015): 238-40, doi:10.4103/0971-5916.166527.

18 Zhang, Y. et al.: »Curcumin Inhibits Endometriosis Endometrial Cells by Reducing Estradiol Production,« *Iranian Journal of Reproductive Medicine* 11, Nr. 5 (Mai 2013): 415-22.

19 Porpora, Maria Grazia et al.: »A Promise in the Treatment of Endometriosis: An Observational Cohort Study on Ovarian Endometrioma Reduction by N-acetylcysteine,« *Evidence-Based Complementary and Alternative Medicine* 2013 (2013): 240702, doi:10.1155/2013/240702.

20 Khanaki, Korosh et al.: »Evaluation of the Relationship Between Endometriosis and Omega-3 and Omega-6 Polyunsaturated Fatty Acids,« *Iranian Biomedical Journal* 16, Nr. 1 (Jan. 2012): 38-43, doi:10.6091/IBJ.1025.2012;
Jennifer L. Herington et al.: »Dietary Fish Oil Supplementation Inhibits Formation of Endometriosis-Associated Adhesions in a Chimeric Mouse Model,« *Fertility and Sterility* 99, Nr. 2 (Feb. 2013): 543-50, doi:10.1016/j.fertnstert.2012.10.007.

21 Lishmanov, IuB et al.: »Plasma Beta-Endorphin and Stress Hormones in Stress and Adaptation,« *Bulletin of Experimental Biology and Medicine* 103, Nr. 4 (April 1987): 422-24.

22 Brown, R. et al.: »Rhodiola Rosea: A Phytomedicinal Overview,« *Herbal-Gram* 56 (2002): 40-52, http://cms.herbalgram.org/herbalgram/issue56/article2333.html.

23 Moreau, Kerrie L., Stauffer, Brian L., Kohrt, Wendy M. und Seals, Douglas R.: »Essential Role of Estrogen for Improvements in Vascular Endothelial Function with Endurance Exercise in Postmenopausal Women,« *The Journal of Clinical Endocrinology & Metabolism* 98, Nr. 11 (Nov. 2013), 4507-15, doi:10.1210/jc.2013-2183.

11 Nutzen Sie die Kraft Ihres Zyklus

1 Pender, Kieran: »Ending Period ›Taboo‹ Gave USA Marginal Gain at World Cup,« *The Telegraph*, 13. Juli 2019, https://www.telegraph.co.uk/world-cup/2019/07/13/revealed-next-frontier-sports-science-usas-secret-weapon-womens/.

2 Eschenbach, D. et al.: »Influence of the Normal Menstrual Cycle on Vaginal Tissue, Discharge, and Microflora,« *Clinical Infectious Diseases* 30, Nr. 6 (Juni 2000): 901-7.

3 Sung, E. et al.: »Effects of Follicular Versus Luteal Phase-Based Strength Training in Young Women,« *SpringerPlus* 3 (Nov. 2014): 668, doi:10.1186/2193-1801-3-668;
N. R. Geiker et al., »A Weight-Loss Program Adapted to the Menstrual Cycle Increases Weight Loss in Healthy, Overweight, Premenopausal Women: A 6-Mo Randomized Controlled Trial,« *The American Journal of Clinical Nutrition* 104, Nr. 1 (Juli 2016): 15–20, doi:10.3945/ajcn. 115.126565.

4 Roney, J. R. und Simmons, Z. L.: »Hormonal Predictors of Sexual Motivation in Natural Menstrual Cycles,« *Hormones and Behavior* 63, Nr. 4 (April 2013): 636-45, doi:10.1016/j.yhbeh.2013.02.013.

5 Lustig, Robert: The Hacking of the American Mind: The Science Behind the Corporate Takeover of Our Bodies and Brains (New York: Avery, 2017), 50-51.

6 Bean, Linda A. et al.: »Estrogen Receptors, the Hippocampus, and Memory,« *The Neuroscientist* 20, Nr. 5 (Okt. 2014): 534-45.

7 Maki, P. M. et al.: »Implicit Memory Varies Across the Menstrual Cycle: Estrogen Effects in Young Women,« *Neuropsychologia* 40, Nr. 5 (2002): 518–29, doi:10.1016/s0028-3932(01)00126-9.

8 Vincent, Katy und Tracey, Irene: »Hormones and Their Interaction with the Pain Experience,« *Reviews in Pain* 2, Nr. 2 (Dez. 2008): 20-24.

9 Herzberg, Simone D. et al.: »The Effect of Menstrual Cycle and Contraceptives on ACL Injuries and Laxity: A Systematic Review and Meta-analysis,« *Orthopaedic Journal of Sports Medicine* 5, Nr. 7 (Juli 2017), 232596711771878, doi:10.1177/2325967117718781.

10 Frye, Cheryl A. et al.: »Progesterone Can Enhance Consolidation and/or Performance in Spatial, Object and Working Memory Tasks in Long-Evans Rats,« *Animal Behaviour* 78, Nr. 92 (Aug. 2009): 279-86.

11 Salonia, A. et al.: »Menstrual Cycle-Related Changes in Plasma Oxytocin Are Relevant to Normal Sexual Function in Healthy Women,« *Hormones and Behavior* 47, Nr. 2 (Feb. 2005): 164-69, doi:10.1016/j.yhbeh.2004.10. 002.

12 Besser verhüten

1 Grigg-Spall, Holly: *Sweetening the Pill: Or How We Got Hooked on Hormonal Birth Control* (Alresford, Hants, UK: Zer0 Books, 2013), 41.

2 Daniels, Kimberly et al.: »Current Contraceptive Use and Variation by Selected Characteristics Among Women Aged 15-44: United States, 2011-2013,« National Health Statistics Reports Nr. 86, Nov. 2015, https://www.cdc.gov/nchs/data/nhsr/nhsr086.pdf.

3 https://de.statista.com/statistik/daten/studie/1176897/umfrage/genutzte-verhuetungsmittel-in-deutschland.

4 Lewis, Carolin A., Kimmig, Ann-Christin S., Zsido, Rachel G., Jank, Alexander, Derntl Birgit und Sacher, Julia: »Effects of Hormonal Contraceptives on Mood: A Focus on Emotion Recognition and Reactivity, Reward Processing, and Stress Response,« *Current Psychiatry Reports* 21, Nr. 11 (Nov. 2019), doi:10.1007/s11920-019-1095-z;

Anouk E. De Wit, Sanne H. Booij, Erik J. Giltay, Hadine Joffe, Robert A. Schoevers und Albertine J. Oldehinkel: »Association of Use of Oral Contraceptives with Depressive Symptoms Among Adolescents and Young Women,« *JAMA Psychiatry* (Okt. 2019), doi:10.1001/jamapsychiatry.2019.2838;

Petra M. Casey, Kathy L. MacLaughlin und Stephanie S. Faubion: »Impact of Contraception on Female Sexual Function,« *Journal of Women's Health* 26, Nr. 3 (März 2017), 207-13, doi:10.1089/jwh.2015.5703;

Filipa De Castro Coelho und Cremilda Barros: »The Potential of Hormonal Contraception to Influence Female Sexuality,« *International Journal of Reproductive Medicine* 2019 (März 2019), 1-9, doi:10.1155/2019/9701384;

M. Palmery, A. Saraceno, A. Vaiarelli und G. Carlomagno: »Oral Contraceptives and Changes in Nutritional Requirements,« *European Review for Medical and Pharmacological Sciences* 2013; 17:1804-1813.

5 Vigil et al.: »The Importance of Fertility Awareness in the Assessment of a Woman's Health,« 426-50.

6 Wilcox, Allen J., Weinberg, Clarice R. und Baird, Donna D.: »Timing of Sexual Intercourse in Relation to Ovulation,« *Obstetrical & Gynecological Survey* 51, Nr. 6 (Dez. 1995), 357-58, doi:10.1097/00006254-199606000-00016.

7 Frank-Herrmann, P. et al.: »The Effectiveness of a Fertility Awareness-Based Method to Avoid Pregnancy in Relation to a Couple's Sexual Behaviour During the Fertile Time: A Prospective Longitudinal Study,« *Human Reproduction* 22, Nr. 5 (Mai 2007): 1310-19, doi:10.1093/humrep/ dem003.

8 Frank-Herrmann et al.: »The Effectiveness of a Fertility Awareness-Based Method to Avoid Pregnancy in Relation to a Couple's Sexual Behaviour During the Fertile Time,« 1310-19.

9 »How Effective Is Pulling Out?,« Planned Parenthood, https://www.plannedparenthood.org/learn/ birth-control/withdrawal-pull-out-method/how-effective-is-withdrawal-method-pulling-out.

10 Zukerman, Z. et al.: »Does Preejaculatory Penile Secretion Originating from Cowper's Gland Contain Sperm?,« *Journal of Assisted Reproduction and Genetics* 20, Nr. 4 (April 2003): 157-59, doi:10.1023/a:1022933320700; G. Ilaria, »Detection of HIV-1 DNA Sequences in Pre-Ejaculatory Fluid,« *The Lancet* 340, Nr. 8833 (Dez. 1992), 1469, doi:10.1016/0140-6736(92)92658-3.

11 Killick, Stephen R. et al.: »Sperm Content of Pre-ejaculatory Fluid,« *Human Fertility* 14, Nr. 1 (März 2011): 48–52, doi:10.3109/14647273.2010.520798; E. Kovavisarach et al., »Presence of Sperm in Pre-Ejaculatory Fluid of Healthy Males,« *Journal of the Medical Association of Thailand*, Feb. 2016, 99: S38-41.

12 Kaneshiro, Bliss et al.: »Long-Term Safety, Efficacy, and Patient Acceptability of the Intrauterine Copper T-380A Contraceptive Device,« *International Journal of Women's Health* 2 (Aug. 2010), 211-20, doi:10.2147/ijwh.s6914.

13 Von Paragard veröffentlichte Broschüre mit Verschreibungsinformationen.

14 Achilles, Sharon L. et al.: »Impact of Contraceptive Initiation on Vaginal Microbiota,« *American Journal of Obstetrics and Gynecology* 218, Nr. 6 (Juni 2018): 622.e1–622.e10, doi:10.1016/j.ajog. 2018.02.017; von Paragard veröffentlichte Broschüre mit Verschreibungsinformationen.

15 »Contraception,« CDC, https://www.cdc.gov/reproductivehealth/contraception/index.htm?

16 Jahanian Sadatmahalleh, Shahideh et al.: »Menstrual Pattern Following Tubal Ligation: A Historical Cohort Study,« *International Journal of Fertility and Sterility* 9, Nr. 4 (Jan.-März 2016): 477-82, doi:10.22074/ijfs.2015. 4605.

17 »Contraception,« CDC.

18 Johnson, Dane und Sandlow, Jay I.: »Vasectomy: Tips and Tricks,« *Translational Andrology and Urology* 6, Nr. 4 (2017): 704-9, doi:10.21037/tau.2017.07.08.

19 Chandra, A. et al.: »Fertility, Family Planning and Reproductive Health of U.S. Women: Data from the 2002 National Survey of Family Growth,« *Vital and Health Statistics* Nr. 25 (2005): 1-160.

20 »How Effective Are Condoms?,« Planned Parenthood, https://www.plannedparenthood.org/ learn/birth-control/condom/how-effective-are-condoms.

21 »How Effective Are Diaphragms?,« Planned Parenthood, https://www.plannedparenthood.org/ learn/birth-control/diaphragm/how-effective-are-diaphragms.

22 »How Effective Are Cervical Caps?,« Planned Parenthood, https://www.plannedparenthood.org/ learn/birth-control/cervical-cap/how-effective-are-cervical-caps.

23 »How Effective Is the Sponge?,« Planned Parenthood, https://www.plannedparenthood.org/ learn/birth-control/birth-control-sponge/how-effective-sponge.

24 Liu, Katherine A. und Dipietro Mager, Natalie A.: »Women's Involvement in Clinical Trials: Historical Perspective and Future Implications,« *Pharmacy Practice* 14, Nr. 1 (Jan.-März 2016): 708, doi:10.18549/PharmPract. 2016.01.708.

25 »Technology,« Daysy, https://daysy.me/technology/.

26 »How Ava Works,« Ava Women, https://www.avawomen.com/how-ava-works/.

REGISTER

Kursivierte Seitenzahlen verweisen auf eine Abbildung oder Tabelle.

B

E

F

K

O

Q

R

S

W

X

Z

DIE AUTORIN

Nicole Jardim ist zertifizierte Frauengesundheitstrainerin, Autorin, Rednerin und Mentorin. Das von ihr entwickelte Programm »Fix Your Period« vermittelt evidenzbasierte wissenschaftliche Informationen verständlich und unterhaltsam und befähigt so Frauen, ihre Hormongesundheit zurückzuerobern. Mit ihrer Arbeit hat sie das Leben Zehntausender Frauen auf der ganzen Welt verbessert, indem sie deren Zyklus- und Hormonstörungen, PCOS, Endometriose, PMS, unregelmäßige, schmerzhafte, starke oder ausbleibende Perioden und vieles mehr effektiv behandelt hat. Nicole ist außerdem Co-Moderatorin des Podcasts »The Period Party«, der bei iTunes sehr gut bewertet ist – hören Sie unbedingt rein, wenn Sie mehr darüber erfahren möchten, wie Sie Ihren Zyklus und Ihre Periode in den Griff bekommen können.

Nicoles Leidenschaft für die Gesundheit von Frauen rührt von ihren eigenen gesundheitlichen Herausforderungen und negativen Erfahrungen mit hormonellen Verhütungsmitteln in ihren frühen Zwanzigern her. Nachdem sie mit einem Akupunkteur gearbeitet hatte, um ihre Gesundheit wiederzuerlangen, wurde ihr klar, dass sie vielen anderen in der gleichen Situation helfen könnte, wenn sie ihre Erfahrungen teilt. Sie wurde zertifizierter Gesundheitscoach und absolvierte weitere Spezialausbildungen im Bereich der hormonellen Gesundheit von Frauen bei Visionärinnen und Visionären auf dem Gebiet wie Dr. Sara Gottfried, Dr. Jessica Drummond, Gründerin des Integrative Women's Health Institute, und Chris Kresser, Gründer des Kresser Institute.

Anstatt Symptome zu behandeln, hilft Nicole den Frauen, die Ursache ihrer Probleme anzugehen. Sie ist zutiefst davon überzeugt, dass der Schlüssel zur Heilung jedes hormonellen Ungleichgewichts in einem Ansatz liegt, der die einzigartige und individuelle Physiologie jeder Frau berücksichtigt. Dies ist in jedem Alter entscheidend, um optimale Gesundheit und Vitalität wiederzuerlangen und zu erhalten.